Florence

Nightingale

中国的南丁格尔

——80位
国际南丁格尔奖章
获得者的护理生涯

主　审　姜安丽　沈旭慧

主　编　张秀伟　史　平

副主编　姚金兰　曹梅娟　王丽娜　吴志霞　倪西强

编　者　（按姓氏笔画排序）

王　瑞　王丽娜　王奕霖　叶苗苗　史　平

吕冬梅　李丽红　吴志霞　张利兵　张秀伟

钟天毅　姚金兰　倪西强　郭维维　黄维肖

曹梅娟　董晓萌　裴彩利

编写秘书　王奕霖　张红玲

人民卫生出版社
·北　京·

图书在版编目（CIP）数据

中国的南丁格尔 ：80 位国际南丁格尔奖章获得者的
护理生涯 / 张秀伟，史平主编. -- 北京 ：人民卫生出
版社，2024. 11. -- ISBN 978-7-117-36720-2

Ⅰ. K826. 2

中国国家版本馆 CIP 数据核字第 2024MP0655 号

| 人卫智网 | www.ipmph.com | 医学教育、学术、考试、健康，购书智慧智能综合服务平台 |
| 人卫官网 | www.pmph.com | 人卫官方资讯发布平台 |

中国的南丁格尔
——80位国际南丁格尔奖章获得者的护理生涯
Zhongguo de Nandingge'er
——80 Wei Guoji Nandingge'er Jiangzhang Huodezhe de
Huli Shengya

主　　编：张秀伟　史　平
出版发行：人民卫生出版社（中继线 010-59780011）
地　　址：北京市朝阳区潘家园南里 19 号
邮　　编：100021
E - mail：pmph @ pmph.com
购书热线：010-59787592　010-59787584　010-65264830
印　　刷：北京汇林印务有限公司
经　　销：新华书店
开　　本：710×1000　1/16　印张：33　插页：4
字　　数：540 千字
版　　次：2024 年 11 月第 1 版
印　　次：2024 年 11 月第 1 次印刷
标准书号：ISBN 978-7-117-36720-2
定　　价：89.00 元

打击盗版举报电话：010-59787491　E-mail：WQ @ pmph.com
质量问题联系电话：010-59787234　E-mail：zhiliang @ pmph.com
数字融合服务电话：4001118166　E-mail：zengzhi @ pmph.com

序（一）

2016年的初春，天气微寒，湖州师范学院医学院·护理学院的几位老师风尘仆仆地来到北京协和医院找到我，她们怀着满腔热情给我介绍了湖州师范学院的发展。让我特别敬佩的是从湖州师范学院走出了邹瑞芳（第35届）和潘美儿（第42届）两位国际南丁格尔奖章获得者。为了进一步传承和弘扬南丁格尔精神，不断创新和发展护理学科，培养兼具高尚的职业人格修养和精湛的专业知识技能的"南丁格尔"式护理人才，学院以此为契机构建起了人文护理教育教学的大框架，提议创建中国南丁格尔教育馆，并将设想和思路与我进行了汇报交流，我毫不犹豫地表示肯定和支持。

三年后，2019年5月12日，南太湖畔，中国南丁格尔教育馆在湖州师范学院的校园内落成并开馆。当时我有幸受邀参加开馆典礼并做了发言。就这样，一个构想，在湖州师范学院师生们的共同努力下，梦想成真。中国首家南丁格尔教育馆在湖州这片"两山"理念的诞生地，世界茶文化和丝绸文化的发祥地之一的土地上诞生了。

有了精神家园，还要有精神食粮。继开馆不久，湖州师范学院史平和张秀伟两位老师又向我提议要把收集到的80位中国的国际南丁格尔获奖者的杰出事迹重新整理编写成书，书名为《中国的南丁格尔——80位国际南丁格尔奖章获得者的护理生涯》，我又毫不犹豫地表示大力支持。80位国际南丁格尔奖章获得者是我国护理工作者为护理事业呕心沥血、无私奉献、作出卓越贡献的典范和楷模，是南丁格尔精神在中国的发扬光大。本书记载和描写了获奖者的护理历程和感人故事，为护理职业道德教育提供了极好的素材，树立了优秀的榜样，也为护理专业学生人文修养和职业精神的教育提供了好教材，值得每一位护理工作者和护生们学习。

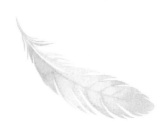

　　成书之际,我衷心地祝贺湖州师范学院,不仅建成了中国首家南丁格尔教育馆,还进一步丰富和发展了中国的南丁格尔精神。感谢所有参与编写工作的师生们,他们不辞辛苦地追寻80位国际南丁格尔奖章获得者的足迹,收集了大量资料,付出了大量心血。感谢所有为传承和发扬南丁格尔精神作出努力与贡献的护理人。让南丁格尔不朽的人格光辉永驻每位护理工作者的心间!

中华护理学会理事长 **吴欣娟**

2023 年 5 月 8 日于北京

序（二）

一百多年前，南丁格尔用她手中那盏明灯点燃了护理事业的圣火。百年沧桑，中国护理人汲取并发扬了南丁格尔精神，并将中国的传统文明、文化与现代科学技术相结合，为中国乃至世界的护理事业作出了卓越的贡献。1983年，我国护理界首次获得国际护士最高荣誉南丁格尔奖章，截至2019年已有80位中国护理工作者获此殊荣。她们都是我国护理界的精英与社会的楷模，为护理学科的发展作出了重要贡献，是广大护理工作者乃至医疗卫生行业领域从业者的学习标杆。

作为"两山"理论诞生地，湖州孕育了邹瑞芳、潘美儿两位国际南丁格尔奖章获得者，她们是湖州的荣耀，也是湖州师范学院的光荣。湖州师范学院，一所一直在奋进的高校，在传承和弘扬南丁格尔精神上尽心竭力。自2016年，湖州师范学院护理学院的老师们就带着研究生，赴上海、奔北京、走江西、去福建……寻访诸多南丁格尔奖章得主，求教护理真谛，聆听感人故事，记录生平事迹，收集纪念实物……积累了中国的国际南丁格尔奖章获得者的丰富而珍贵的史料资源，并于2019年5月12日创建了"中国南丁格尔教育馆"。

面对这笔滋养心灵、激励人生的宝贵精神财富，老师们萌生了将其编辑成书供世人学习传承的想法，并征求我的意见。鉴于当前有关南丁格尔奖章获得者的书籍寥寥无几，现有版本也均为2006年前的版本，我十分赞同她们的想法，并提议运用叙事的表现手法撰写南丁格尔奖章获得者感人事迹的作品体裁风格，得到了主编老师的积极响应。该书从立意到最终付梓面世，历时4年，编写团队精诚合作、精研缜密、精雕细琢，通过一个个真实、生动、感人的故事，刻画出80位中国南丁格尔奖章获得者高尚的职业精神与人格魅力，讴歌了她们在平凡的岗位上作出的不平凡业绩，诠释了南丁格尔精神的丰富而深刻的内涵。

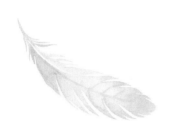

　　在南丁格尔诞辰 200 周年之时，湖州师范学院护理学院的师生们献出这本书以表达他们对南丁格尔这位伟大护士的深深缅怀，并昭示世界，南丁格尔精神正在中国薪火相传、发扬光大。希望这本书能为全国护理院校进行人文修养和职业精神教育提供真实鲜活的素材，为广大护理工作者的职业品格养成和全心全意为病人服务提供典范参照，让"提灯女神"不朽的人格光辉永驻心间！同时，也希望借此书向广大读者展示我国杰出护理工作者为国家医疗卫生事业发展、为人民的健康福祉所作出的不懈努力和卓越贡献，并永远铭记她们！

中国人民解放军海军军医大学　姜安丽

2023 年 7 月 15 日于上海

序（三）

我做了 30 多年的医生，从事医学教育也已经 20 多年，我有幸与许多优秀的护士做过同事，也在课堂上面对过更多将要成为护士的护理专业学生。也许从最普遍的价值观出发，这不是一个付出和回报成正比的职业。尽管他们被授予"白衣天使"这样一个美好而受人尊敬的称呼，但这个称呼的背后却是近乎母亲般无条件的责任，是即使千辛万苦也依旧纯洁善良。

所以当我以一个医学教育工作者的身份面对每一位即将踏入这个神圣岗位的同学时，我想我可以做些什么，让他们在实践奉献和服务的时候，可以汲取强大的精神力量，用博爱和人道的情怀温暖和守护病人，用获取认可和尊重来实现自己的人生价值。而榜样，尤其是具体而真实的榜样，可以给予他们这样的力量。这也是我在 2015 年 5 月提议在湖州师范学院设立"中国南丁格尔教育馆"的初衷。

湖州师范学院护理系学生很幸运，因为我们学校的邹瑞芳老师和潘美儿老师是两位国际南丁格尔奖章获得者，大家可以有很多面对面的机会了解两位老师对于南丁格尔精神的理解和实践。而为了获取更多更完整的故事和经历，我们湖州师范学院的护理老师和学生们在寻访其他南丁格尔奖章获得者的过程中，收获了大量在中国特色社会主义新时代践行南丁格尔精神的宝贵资料和精神财富，在各位老师和同学的共同努力下，我们最终将所见所闻所得用更加多元化的形式在建成的教育馆中呈现，他们每个人都是鲜活而独立的个体，但都以相似的职业精神和大爱铺陈了南丁格尔精神在新时代的伟大实践。我们希望以此为更多致力于护理事业，赓续南丁格尔精神的优秀学子提供理论和精神给养。

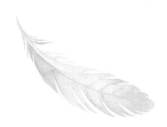

　　在中国南丁格尔教育馆建立的同时，为了让更多无法亲临南丁格尔教育馆的同道们也可以分享这些宝贵的史料资源，也为了更全面、更完整地记录这80位中国的国际南丁格尔奖章获得者的经历。在我校20多位护理专业老师、30多位护理专业学生历经4年多的努力下，将所收集到的获奖者生平经历和照片整理成册，也就有了今天展现在各位阅读者面前的《中国的南丁格尔——80位国际南丁格尔奖章获得者的护理生涯》一书。

　　现代医学在不断进步，而人类所面对的疾病也在不断更新，慢性病、恶性肿瘤以及各种病毒、细菌仍在时刻威胁着大众的生命健康，人类与疾病的抗争史可以说是贯穿了整个人类文明的发展史。在科技为医学注入力量的同时，神州大地上无数的"白衣天使"们也在提醒我们，爱与关怀才更是这无数病患的托命之场。

湖州师范学院医学院、护理学院院长　**卢东民**

2023年7月25日于湖州

前 言

任凭时代如何变换,科技如何进步,医学如何发展,人类所崇尚和追求的"真""善""美"的真理、价值与生命意义,永恒不变!

护理事业,自从19世纪中叶南丁格尔女士创立以来,它独有的内涵与价值便赋予了生命永恒的人道主义价值与现实意义。国际南丁格尔奖章,自1907年被国际红十字会拟筹备设立至2020年,已经颁发47次,我国护理界自1983年至2019年已有80位获奖者。她们都是南丁格尔精神的传承者,她们都有着非凡的从业经历、无比的勇敢气概和刻骨的感人事迹,值得所有护理从业人员或即将走上这一崇高职业道路的人员去学习、去品味、去细细阅读和体会,并激发自己对所从事的护理职业的敬意、挚爱与执着奉献。

湖州师范学院,一所还在成长中的普通地方高校,或许难以企及全国其他传承与弘扬南丁格尔精神的知名院校,但我们却幸运地拥有了浙江省现有3位国际南丁格尔奖章获得者中的2位,成为全校师生引以为豪的标杆榜样。在湖州师范学院领导大力支持和推动下,特邀请中华护理学会理事长吴欣娟教授、全国护理教育资深专家姜安丽教授作指导,于2019年5月12日正式建成了全国首家南丁格尔教育馆,展出了南丁格尔本人及80位国际南丁格尔奖章获得者的典型事迹,受到全国各级领导、专家及同仁的高度赞誉,均表示教育馆为南丁格尔精神的传播与弘扬作出了贡献。

有鉴于此,我院师生组建成队共同商榷编写一部展现80位国际南丁格尔奖章获得者群体形象和品质的作品,以更好地传承和弘扬南丁格尔精神。本书将80位获奖者的护理生涯分为两个部分,即人物简介与护理历程。其中,人物简介部分坚

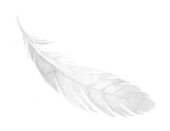

持科学性、全面性的原则,以时间为主轴简要再现获奖者的经历,包括出生、学习、工作、职务、突出业绩与社会贡献等;护理历程部分,坚持叙事化风格,注重时间、地点、场景、情节等故事要素的应用,同时强调故事的真实性、体验性和感悟性,以求读者在阅读的过程中从小故事中见大仁义,感受每位国际南丁格尔奖章获得者的高尚人格品质和博大的人文情怀,并能够触类旁通,习之、仿之。

成书在即,诚挚感谢各位国际南丁格尔奖章获得者们在本书撰写过程中提供的珍贵素材和不厌其烦地修正与指导,让我们无形中体验和学习到各位获奖者身上所渗透的那种仔仔细细、扎扎实实、负责到底的利他主义精神与人文情怀,并为之钦佩与感动;也衷心感谢各位老师和同学们利用业余时间通力合作、不断改进和忘我工作,每一个鲜活感人故事的背后都有你们的辛勤付出;更加感谢姜安丽教授对此书成书各个环节的严格把关和精心指教;深深感谢我院院长卢东民教授及其学科团队在南丁格尔教育素材建设等方面的大力支持和鞭策!尽管团队成员尽心竭力按照叙事体裁进行故事撰写与编辑,但难免因才学有限,未能尽如人意,还望各位读者海涵。同时,由于未获得部分获奖者的肖像授权书,未能将80位获奖者的照片在文末全部展现,在此深表歉意!

张秀伟 史平

2023 年 8 月 20 日

目 录

注：获奖者按获奖先后顺序与姓氏笔画排序

1954 年，任《护理杂志》(1981 年更名为《中华护理杂志》)主编；1980—1987 年，任中华护理学会科普工作委员会主任委员；1983 年 9 月，当选中华全国妇女联合会第五届副主席；1984 年，任《实用护理杂志》(1994 年更名为《中国实用护理杂志》)顾问；1986 年，任《护士进修杂志》编辑委员会名誉主任；1987 年，任中华护理学会第二十届理事会名誉理事长。

1954 年，在《护理杂志》发表《作一个人民护士是无限光荣的》；1981—2006 年，撰写《我国护理教育改革初探》《在艰辛历程中发展壮大的中华护理学会》等多篇文章；1982—1987 年，主编《家庭护理》《护理发展简史》《护理荟萃》等专著。

1956 年，获评北京市卫生局先进工作者；1982 年，获评北京市科协积极分子；1983 年 5 月，荣获第 29 届国际南丁格尔奖；1986 年，获英国皇家护理学院荣誉校友称号。

2000 年 9 月 4 日 14 时 51 分，王琇瑛在北京逝世，享年 92 岁。

内忧外患
立志救国

1908 年，彼时的中国正处于内忧外患的清朝末期。那年的 5 月 28 日，随着一声啼哭，一个清贫的小学教员家庭迎来了他们的第一个孩子。她就是未来的中国第一位南丁格尔奖章获得者——王琇瑛。

王琇瑛乃家中长女，开明的父母对她寄予厚望，时常叮嘱她“不要手心朝上靠男人吃饭”。在东城灯市口，有一所贝满女子中学，那可是当时数一数二的现代女子学校，许多巾帼英才曾在此求学。为了“学一门本事独立生活”，1920 年秋，十二岁的王琇瑛考入贝满女子中学，开始接受为期六年的中学教育。在最初的三年里，王琇瑛的生活规律而充实。在校，她是品学兼优的好学生；在家，她是照顾弟妹的好姐姐。

进入高中后，王琇瑛时常听到一些难以置信的消息：上海某公园、北京某民巷竟不准中国人入内；上海、青岛的纱厂工人罢工，竟遭受帝国主义和北洋军阀的残酷欺压；学生在租界举行抗议，租界当局竟肆意打死打伤学生……她的爱国激情熊熊燃烧。“望着美丽的秋海棠叶似的祖国地图”，王琇瑛立志“学会一门本事去救我们可爱的中国”。可是，“什么技术能救国呢？”

机缘巧合，毕业前夕，北京协和医学院护士学校校长盈路得女士来到贝满女子中学进行招生宣传。盈路得校长为风华正茂的女生们描述了一个非常特殊的专业：女性特别适合这个专业；毕业后可以获取学士学位；日后专门从事治病救人的护理工作。王琇瑛被这个"发扬女子力与美"的专业深深吸引，旋即赶到燕京大学报考北京协和医学院护士学校，开启了她救人以救国的梦想征程。

刻苦研读
倾心公卫

北京协和医学院护士学校（简称协和护校）创建的第七个年头，十八岁的王琇瑛怀揣学好技术救人救国的梦想，来到了这个中国护理教育的最高学府，一头扎入书山学海。

燕京大学的预科阶段要学一堆和护理不沾边的物理、化学、英语和社会学等课程，王琇瑛明白这些通识课程是在为将来的专业发展打下厚重的自然和人文科学基础。她刻苦学习，门门优秀，顺利通过预科学习进入了专科学习阶段。随着学习的深入，她越来越真切地感受到"人生的价值在于奉献"，更是铆足了劲儿地学习护理知识。

所有课程中，王琇瑛最感兴趣的是公共卫生护理。讲授公共卫生课程的先生们说起预防，嘴边经常提起一句谚语——"一两预防胜过三两治疗"。预防的效果竟是远胜于治疗的，她为之惊叹。临床见习时，看到孱弱的病人受着病痛的折磨，时而皱眉呻吟；贫苦的百姓筹不到钱付不起费用，时常愁苦叹息，她心急如焚。钻研许多病例后，她发现大多数病人患的是可以预防的传染性疾病，倘若帮助大家改变卫生或饮食习惯，就能少生病甚至不生病。她想：只要能大力普及卫生保健知识，就能助国民身强体健，那不远的将来我们就可以挺起脊梁了！她盼望着早日毕业，用自己的所学报效国家。

1931年的初夏，王琇瑛毕业了。手捧着学士学位证书和护士专业证书，她"达到了前所未有的欣慰"。怀着救人救国的赤子之情，她陷入深深的思考：怎样才能尽快使我们卫生预防工作发展起来呢？当协和护校邀她留校任教时，她当即申请从事公共卫生护理和护理教育工作。十八岁的她，梦想着救人以救国；二十三岁的她，稚气已脱，有了一个更切合实际的理想，那就是追寻"提灯女神"的脚步，只争朝夕，为国家培养优秀的公共卫生护理人才，将疾病预防知识更广泛地传播出去，让早已苦难不堪的老百姓少一些病痛。

京蓉转战
一心育人

1931年仲夏，王琇瑛骄傲地戴上毕业时颁发的校徽。蓝底校徽上的"勤慎警护"四字校训在阳光下熠熠生辉，她的眼里也闪耀着自豪的光芒。她不再是埋头苦学的大学生了，她要快速成长，要做那"学高为师，身正为范"的王老师，要为祖国培养更多更优秀的公共卫生护士。

彼时中国的老百姓，生活艰难，面对公共卫生护士的无私帮助，他们也是多一事不如少一事，时常拒人千里。公共卫生护士必须具备"健全之体质、高尚之人格、坚忍之魄力"，方可为之。年轻的王琇瑛有着一股初生牛犊不怕虎的勇气，她满怀热忱来到协和医学院公共卫生教学区（即北平市第一卫生区事务所），开始了公共卫生教育工作。公共卫生护理教学缺乏针对性的专业教材，她邀请同事们一起编写《公共卫生护士学进化史及原理概要》。课堂授课时，她循循善诱，引导学生们感受公共卫生的重要意义、吃透公共卫生护理的基本原理；课外实践中，她带领学生们走入胡同，不怕脏不畏难一访再访，手把手教百姓如何防范肺结核等疾病、产妇如何调理身体和喂养婴儿。

日常教学之余，她思考还有什么办法能让更多人更快地知晓卫生知识。她和同事们一起用通俗易懂的语言编写《卫生演讲广播集》，让浅显却实用的日常卫生知识"飞入寻常百姓家"。孩子是祖国的未来，她又想到在小学里开设卫生课。为了吸引孩子们，他们又特地编写图文并茂的小学生卫生试验教材，还设计了许多格外有趣的小实验。孩子们饶有兴趣，不用耳提面命，自己就主动改变了不讲卫生的不良习惯。

1942年，日寇占领了协和医学院，协和护校没法继续开办了。当时的校长是聂毓禅，她是协和护校的第四任校长，也是首任中国籍校长。在国难当头之际，王琇瑛毅然追随聂校长从沦陷区迁移至数千里外的成都。她们坚信，冲锋陷阵的抗日勇士们、受苦受难的后方百姓们，此时更需要如母亲那般能够给予他们心理安慰和身体照顾的护理人才。冒再大风险，经再多苦难，她们都要去远方的成都，把协和护校继续办下去。

那时的四川，是抗战的大后方，在民族生死存亡之际，为国人撑起了顽强抗战的脊梁。成都华西大学的师生员工们雪中送炭，支援协和护校的重建。1943年9月，协和护校终于恢复招生。危难时刻，王琇瑛被委以重任，担任协和护校的教务主任，职称也晋升为副教授。他乡重建，同胞们相互依存。每一次冉冉升起的红日，都令人分外珍惜，催人奋进。在如此困难境地，王琇瑛依然趁着暑假随同华西大学教授们翻山越岭，走入当地彝族百姓居住区。他们与彝族同胞同吃同住，了解他们的生活习惯后，帮助他们改变生活环境，增强体魄，预防疾患。

1945 年 8 月,历经十四年抗战,中国人民赶走了侵略者,夺回了家园。当抗战捷报传来之际,王琇瑛和同事们泪湿衣襟,欣喜若狂。终于可以回家了!他们历经艰辛,辗转多地,终于在第二年的五月回到了北京。又是新一轮的重建筹备工作。"国家不可一日无兵,亦不可一日无护士!"就是秉持这样的信念,他们克服了重重困难,筹措资金,安排教室,召集教员,准备课本。1948 年 5 月,终于万事俱备。时隔六年后,协和护校再一次于北京开启了以"严谨治学"而著称的护理教育工作。

王琇瑛在协和护校度过了近二十二个春秋,与同仁们培养了近五百名公共卫生护士。在大好的青春年华,她用女性特有的柔美与坚韧,推动了我国民众基础卫生保健的探索与实践进程,在中国公共卫生护理事业的发展篇章中留下了浓墨重彩的一笔。

致力护理
效劳祖国

大学毕业前夕,王琇瑛已经二十三岁了。身边同龄的姑娘们早已嫁人生子。她也渴望拥有美好的爱情、和睦美满的家庭和稚子绕膝的欢乐。但在那个年代,一旦嫁人就得脱下洁白的护士服,就得套上围裙一心在家"洗手作羹汤"。她早已爱上了这个治病救人的护理专业,她还有育人防病的梦想要去实现,如何割舍得下?心中的天平最终还是倒向了梦想。她下定决心,追随心中"女神"南丁格尔,和她一样为护理事业奉献终身。

转眼到了 1935 年,因工作表现优异,王琇瑛被协和护校保送到美国留学。为了更好地从事钟爱的护理工作,她孤身一人远涉重洋,来到美国纽约哥伦比亚大学进修公共卫生护理和护理教育,如饥似渴地学习护理新理念新技术。纽约大都市繁花似锦,而那时的国内却积贫积弱,两处差别真是天地悬殊。但她毫不艳羡更不留恋,一心只想赶紧学成归国,将自己的所学传播出去,救助更多的同胞。次年学习期满,她获得了硕士学位。雀跃的心,令她再也无法多停留一刻,恨不得插翅飞越太平洋,飞回彼岸的祖国。归国后,她旋即致力于公共卫生护理教育和科普工作中。

栉风沐雨,砥砺前行。1949 年春,北平解放啦!解放军接管下的协和医学院似重生一般,校园里的每一块砖墙都在阳光的照耀下透着绵绵的欢悦。"三大纪律,八项注意",不仅是布告栏上的红纸黑字,不仅是宣传喇叭中热情的口号,更是人人亲眼所见的深深感动。王琇瑛激动万分,久盼的春天终于到来了。

满目疮痍的祖国有了天翻地覆的变化,新中国的建设如火如荼。此时,她获得了再次出国留学的机会。距第一次去纽约进修已有十四个年头了,四十一岁的她十分渴望与世界先进理念再次近距离接触,但她实在舍不得此时离开祖国。再三权衡后,她放弃了这次学习机会。她要和亲爱的同志们一起为新家园播种、耕耘,为打造一个国富民强的新中国贡献自己的一份力量。

鼎力学科 教育为先

新中国成立初期,百废待兴。1950 年 8 月,四十二岁的王琇瑛被委以重任,当选为中华护士学会第十七届副理事长。"能力越大,责任越大",她感受到落在肩头那沉甸甸的责任,但为了新中国护理学科的发展,她义不容辞。当时,全国五亿多人口,而护士总共只有三万多,急需培养更多的护理人才。但令人遗憾的是,老百姓多以为护士的工作就是打针发药,甚至许多护士也以为自己只是医嘱的执行者。为此,王琇瑛开导姐妹们,护士不仅是"七分养"的主要承担者,也是"三分治疗"的主要协助者,"护士工作亦是祖国在建设时期最需要的、必不可缺的一项光荣的工作"。

随后,护士队伍得到迅速壮大,但这支队伍的素质并不高。王琇瑛再三提出"护士的根本性问题之一是教育问题""护理教育不应只限于中级"。1954 年,王琇瑛被调派至北京市卫生局任教育科技正,她想方设法提高医疗卫生教育水平。考虑到当时高中生源十分有限,她提出进修学院更适合我国过渡时期高级护理人才培养。在她的引领下,护士长进修班、公共卫生护士训练班等短期培训班得以举办,北京市第三护士学校得以创立。数百名护士通过短期进修提高了护理专业素养,他们返回临床一线后,将自身所学迅速传播给了更多临床护士。

进修学院成效显著,但王琇瑛对此并不满足。她明白"护理工作是一项自然科学、社会科学和医学三者综合的应用科学",短期培训班只是暂时应急之法。如果能在医学院内设立护理系,进行以高中为起点的四年更为系统深入的专业培养,那才是长久之计,才能为护理专业延续性培养高级护理人才。

1961 年,在她和众多护理同仁多年不懈的努力下,在卫生部领导的大力支持下,新中国的第一个护理系在北京第二医学院得以创建。五十三岁的王琇瑛主动请缨,担任护理系主任。为了培养高素质的护理人才,她要继续带领教职员工们摸索一条中国人自己的高等护理教育之路。

壮心不已
再引航程

1977年，"春风又绿江南岸"。王琇瑛已年近七旬，但为了中国护理事业的再度启航，身为中华护理学会副理事长的她又一次挺立潮头。她赶赴一个又一个省市，做了一场又一场报告，为迷茫中的护理人拨云见日。她频频提起毛主席"尊重护士爱护护士"的延安题词，为姐妹们鼓劲；她时时说起"三分治七分养"，强调每一分健康都离不开护理工作；她常常述说优秀护士的杰出事迹，为大家树立精神榜样。

在王琇瑛等护理人的共同努力下，1979年，卫生部相继发布《关于加强护理工作的意见》《关于加强护理教育工作的意见》等文件，充分肯定了护理工作的意义，明确提出加强护理工作的领导和护理教学建设的要求。

乘着改革的东风，中国护理"直挂云帆济沧海"。王琇瑛为护理事业的发展操劳了近半个世纪，也该好好歇一歇颐养天年了，但她"壮心不已"，愿"为民健康献终身"。

自协和护校毕业后，王琇瑛近七十年的护理生涯中，青春无限的二十余年，是属于协和护校的；老当益壮的二十余年，则大多给了北京第二医学院。1973年开始，王琇瑛一直担任北京第二医学院的护理顾问。她带领教师们翻译护理专业外文书籍；为护理教育的发展出谋划策；为可爱的准护士们戴上洁白的护士帽。

最令王琇瑛放不下的还是祖国的高等护理教育。她热切地盼望着高等护理教育能在中国的大地上茁壮成长。1981年9月，在中国防痨协会举办的防痨护理专题学术讨论会上，王琇瑛提出了培养三级防痨护理人员等多个设想。她强调在初级和中级护士的基础上，比较理想的是争取在有条件的医学院护理专业设置公共卫生护理课程内容，培养能胜任教学、科研和管理工作的高级护士。

1984年，协和医学院等十所医学院校被批准恢复高等护理教育，第二年就能招收护理学专业本科生，护理人终于迎来了中国高等护理教育的春天。母校已经加入了高等护理教育的行列，那首都医学院也要紧随其后。王琇瑛一次又一次争取校外的支持和帮助，一次又一次带着李淑迦等护理教师走访取经，终于在1990年，首都医学院设立了护理系。

2000年，这是王琇瑛作为护理人的第七十个年头，年逾九旬的她，身在繁荣富强的祖国，看着护理事业已是满园芬芳。她放下心来，安宁地离开了她挚爱一生的祖国、钟爱一世的护理事业。

（吴志霞）

王琇瑛

中国护理第一获奖人

翠绿丛中，滴水洞，险峰
峻岭育英雄；祖国江山多
壮丽，振兴中华靠育人；
万众护士一条心，卫民健
康献终生。

——王琇瑛

1983 年 5 月 12 日，红十字国际委员会授予中华护理学会第十九届副理事长、北京第二医学院（现首都医科大学）护理顾问王琇瑛第 29 届国际南丁格尔奖，这是我国护理工作者首次荣获国际护士的最高荣誉。当年的 7 月 11 日，在北京人民大会堂举办的颁奖典礼上，时任全国政协主席、中华护理学会名誉理事长邓颖超为王琇瑛颁发奖章。

王琇瑛(1908—2000)，女，河北定县人，中共党员，教授。

1908 年 5 月 28 日出生。

1920—1926 年，就读于北京贝满女子中学，获得高中学历；1926—1931 年，在燕京大学完成预科学习继而在北京协和医学院护士学校完成专科学习，获得理学学士学位和护理专业文凭；1935—1936 年，在美国纽约哥伦比亚大学进修，获得理科硕士学位。

1931—1952 年，在北京协和医学院护士学校任教，历任公共卫生教学区第一卫生事务所的护理教师、副主任和主任以及教务主任等职务；1952—1953 年，代表中华护理学会率护士长教学队赴沈阳后方医院培训护士长；1954—1961年，被调派北京市卫生局任教育科技正，管理全市中等卫生专业教育、创办北京市第三护士学校，且于 1956—1957 年兼任校长；1961—1965 年，任北京第二医学院护理系主任；1973 年起，任北京第二医学院(1985 年更名为首都医学院，现为首都医科大学)的护理顾问。

1947—1949 年，担任中华护士学会北平分会理事长；1950—1987 年，当选中华护理学会（原中华护士学会，1964 年更名）第十七、十八和十九届副理事长；

参考文献

[1] 小马 . 新中华护理第一人：记第 29 届南丁格尔奖获得者王琇瑛 [J]. 当代护士，1996 (05)：7-8.

[2] 南丁格尔奖章获得者：王琇瑛 [J]. 实用护理杂志，1999 (05)：61.

[3] 王琇瑛同志永远活在我们心中 [J]. 中华护理杂志，2000 (10)：62.

[4] 中国红十字年鉴编辑部 . 中国的南丁格尔 [M]. 北京：台海出版社，2006.

[5] 李淑迦，吴瑛，史淑萍，等 . 缅怀王琇瑛先生诞辰一百周年 [J]. 中华护理杂志，2008 (05)：479-480.

[6] 唐文娟，甄橙 . 协和护校公共卫生护士与北平市第一卫生区事务所 [J]. 中国科技史杂志，2010，31 (01)：70-78.

[7] 姚莉莎 .1909—1937 年中华护士会在华事业初探 [D]. 北京：首都师范大学，2013.

[8] 张钰 . 中国近代教会大学医学教育研究 (1866—1936)[D]. 保定：河北大学，2014.

司堃范

情满社区 终身奉献

> 我只是一粒种子，我愿看到这粒种子长成参天大树，为他人带来阴凉。志愿服务是我一生的追求，我该做的只能是在自己的余生中不断奉献，我要让南丁格尔奖章永远闪光。
>
> ——司堃范

1985 年 5 月 12 日，红十字国际委员会授予首都医科大学附属北京朝阳医院的外科科护士长司堃范第30 届国际南丁格尔奖。当年的 6 月 22 日，在北京人民大会堂举办的颁奖典礼上，时任全国人大常委会副委员长、中国红十字会名誉会长朱学范为司堃范颁发奖章。

司堃范 (1930—2016)，女，河北武安人，中共党员，副主任护师。

1930 年 9 月 18 日出生。

1948 年，就读于河北省立医学院(现河北医科大学)附设高级护士职业学校。

1950 年，参加抗美援朝医疗队；1951 年，毕业后在河北医学院附属医院 (现河北医科大学第二医院) 担任护士，后任护士长等职务；1958 年，参与北京朝阳医院的筹建工作，随后担任北京朝阳医院手术室的第一任护士长；1963—1988 年，担任北京朝阳医院的外科科护士长；1988 年 3 月，从北京朝阳医院退休。

退休后，她义务照护社区孤寡空巢老人，是北京市第一位红十字会志愿工作者；1999 年，在北京市红十字会办理了身后志愿捐献遗体给首都医科大学的登记手续；2000 年，成立团结湖社区独居老人"好姐妹聊天组"和"低龄老人帮助高龄老人服务组"；2005 年 5 月 12 日，成立"司堃范志愿者爱心工作室"，开通"司堃范为老服务热线"，引领一批又一批志愿者为老人提供医疗、心理和生活等照护。

1983 年，中华全国妇女联合会授予全国三八红旗手荣誉称号；1985 年 5 月，荣获第30 届国际南丁格尔奖章；1997 年，被评为北京市社区服务之星；2003 年，被评为全国首届十大社会公益之星;2005 年,被评为北京市十大志愿者;荣获原卫生部先进工作者、首都十大公德人物、中华孝亲敬老楷模、全国离退休先进工作者、北京市劳动模范等称号。

2016 年 2 月 12 日 15 时 56 分,司堃范因病在北京朝阳医院逝世,享年 85 岁。

紫白丁香散芬芳
战地黄花分外香

司堃范,生于 1930 年,河北省武安人。13 岁时的一天,她跟随家人去医院探望姑妈,医院病房清洁安静的环境和护士端庄的形象瞬间深深吸引了她,洁白的床单、洁白的被褥、洁白的墙,护士们的白衣白帽、轻盈的脚步、温柔的语言、随和的微笑,病人们感激的眼神,还有那桌子上的紫白丁香,都是那么地纯洁和神圣。此时此刻,一粒心愿的种子开始埋藏心底:"多么想长大以后也当一名护士呀!"

1948 年初中毕业,她毅然报考护士学校,并如愿以偿地考取了河北医学院附设高级职业护士学校。在学校里,她开始认识并了解南丁格尔——这位在意大利出生的英国姑娘,在极其艰苦的环境下护理伤病员,创立了一套科学的护理方法,成为现代护理事业的奠基人。她被这位"提灯女神"的故事深深感动,多少受伤的士兵在她的精心护理下挽回生命,多少被病痛折磨的人们在她的帮助下看到了康复的希望。世界上最宝贵的是什么? 是生命! 护士的职业就是去挽救千千万万人的生命,那一刻南丁格尔毫无疑问地成为她少女时代的偶像。

1950 年抗美援朝战争爆发,司堃范护校还未毕业,就同许多热血青年一起,勇敢地奔赴保家卫国的战场。她被分配到了第一批抗美援朝志愿医疗队。战火中硝烟弥漫、枪林弹雨,她践行南丁格尔精神,置生死于度外,像战士一样时刻做好了为国捐躯的准备,用满腔热情全身心投入到工作中去,一个人管 50 张病床,不舍昼夜地照护伤病员。其中有一名叫吴懋德的伤员,只剩一只手臂,却毫不悲观,积极配合治疗,时刻准备着伤愈后重返战场。即使养伤期间,吴懋德也不忘发挥自己的特长,单手写通讯报道,歌颂战友们的英雄事迹。他这种革命乐观主义精神和无私无畏的献身精神深深感动了司堃范。"战地黄花分外香",战场环境坚定了她为实现共产主义奋斗终身的伟大理想,为此,她怀着激动的心情写下了入党申请书。从此她以南丁格尔为榜样,以党员的标准严格要求自己,决心为党的事业,为护理事业奉献出自己的一切。

心心念念于病人
勤勤恳恳为耕耘

司堃范说："护理工作是医疗工作的眼睛。"几十年来，无论是风雨天还是节假日，病房里总有她的身影和脚步。她深入临床第一线，不但细心观察病情，还时刻关注病人的吃、喝、拉、撒、睡，不放过任何一个细微的变化，对重病人更是加倍关心。她常说："不要小看这些生活细节，这些细节往往反映出病人的病情轻重。"无论多么忙碌，她都十分重视对病人的生活护理。有一天，正是午饭时间，她又像往常一样去病房查看，发现一位 50 多岁患有门静脉高压症的男病人，因上消化道出血而住院，保守治疗后虽然血止住了，但仍需少渣饮食，当病人夹起一块油炸大排正往嘴里送时，被司堃范看到了，她及时制止并耐心地跟病人解释和宣教，避免了病人发生大出血的危险。有一位小女孩，做了阑尾切除手术，术后伤口愈合，医生已允许出院了，司堃范来同小女孩告别时，却发现她闷闷不乐，不想吃饭，她习惯性地摸了摸小女孩的额头，很烫，再检查小女孩的伤口部位，小女孩说有压痛感，她立刻为小女孩量了体温——38.5℃，并请医生为其做进一步检查，白细胞计数异常，伤口穿刺后发现了感染，下午便进行了切开引流术，及时避免了小女孩的病情恶化。

司堃范说："我希望自己可以成为像南丁格尔一样的人，有着一颗同情的心和一双愿意工作的手。"她做到了，当看到面无血色、骨瘦如柴的肺结核大咯血病人，面对着又腥又臭的被褥，她忍着腥臭尽心尽力地护理着病人；遇到流行性脑膜炎的患儿时，她天天给他们擦澡洗脸，端屎端尿，累计 40 多天，将患儿从死亡线上抢救回来。而她自己却发烧 38℃，仍然坚持工作。在护理工作中，司堃范常问自己："假如我是一个病人，假如病人是我的亲人，我该怎么办？"一想到这，她就感到浑身有使不完的劲儿，也忘了什么是脏，什么是臭。有一次，在护理一位 60 多岁的烧伤病人时，病人便秘非常严重，却因为要做植皮手术而不能灌肠，大便拉不出来，她就用手一块一块地给他抠。事后，病人感激地说："老护士长，我一天不死就一天忘不了您！"某个星期天，她去巡视病房，遇上一名败血症患儿，高烧、抽搐、昏迷，紧张地抢救之后，病情平稳了，但她刚回到家忽然想起来，在抢救过程中没有见到患儿排尿，心想："可别发生肾衰，这可是要命的啊！"她还没来得及坐下就又回到了医院，直到亲眼看到患儿排尿后才放心回家。有些手术后病人需要加强营养，但胃口不好，什么都不想吃，她看在眼里记在心上，回家给病人捎带绿豆汤、小米粥和咸菜等，千方百计替病人着想。病人们说："我们的一冷一热，护士长都惦记着呢。"司堃范觉得护士的工作能够解除病人的痛苦,能使他们早日康复,这是一件多么有意义和光荣的事情。工作以来她像哨兵一样,日夜奋战在救死扶伤的岗位上,勤勤恳恳细心耕耘着这块她挚爱的土地。也正如她在自己《走南丁格尔的路》一书中所言:护士是高尚的职业,必须具备一颗无私的心,燃烧自己,照亮别人。

一丝不苟严要求
潜移默化促成长

几十年的护理工作经验让司堃范认识到,护理是一门很重要的学科,需要不断地学习,紧跟时代步伐。护理工作是医疗工作的眼睛,不得马虎,一点点小事情都有可能酿成大错,这是人命关天的大事。所以工作中她仍然孜孜不倦地学习基础理论,钻研专业技术,虽然年龄大了,但每当遇到疑难病例时,都会马上翻书,或向医生请教,直到完全明白为止。每次外出学习和同行经验交流后,她都及时更新科室相关疾病的护理知识,并做成教学幻灯片。她就像优秀的攀登者一样,一步一步地攀向护理技术的高峰。一年四季,她每天都在交班之前至少提前半个小时进病房,了解每一个病人病情之后再参加交班会,当班护士交班内容有遗漏她都会给予补充,并强调病情观察的重要性,加强护士的责任心,使同行们从心底敬佩,成为护士的模范标杆。

她不仅注意自己能力的提高,自身素质的加强,作为护士长,她更关注的是新生力量的培养。护师考试时,虽然自己不需要参加,但她照样和大家一起复习,鼓励参加考试的同志,帮助他们提高;每年给全院护理人员制订培训计划,规范各个岗位责任制,定期检查,随时抽查,并做好护理质量的评比、改进工作;对于年轻的护士,她坚持亲自授课,亲自做示范,按照要求一丝不苟地操作,言传身教,例如静脉穿刺技术练习时,她伸出自己的双臂,让年轻护士在自己身上寻找血管,练习穿刺,以提高年轻护士的穿刺技术,并且定期考核,对他们严格要求。

护士工作繁忙辛苦,但无论多么繁忙,司堃范始终关注着青年护士的成长,除了注意护士能力的提高外,还时刻注意做好护士的思想政治工作。闲暇时,她走访了科室几乎每个护士的家庭,和护士们促膝长谈,了解他们思想上、工作中、生活中的具体困难,帮他们排忧解难。例如有一位新护士,家住得比较偏远,上下班往返将近3小时,不方便,家长也不放心,司堃范了解情况后帮助她申请了集体宿舍;又如家访时了解到有一名新同志和父母有隔阂,时常发生矛盾,她就跟双方沟通了解情况,分别做工作化解彼此的矛盾。在她的带领和培养下,一批批年轻护士快速成长,不但具有精湛的护理技术,还有着良好的专业思想和生活作风。司堃范在护理质量的提高上,在新生力量的培养上作出了巨大贡献。

春风化雨赢信任
情洒社区暖人心

1985年,司堃范被授予南丁格尔奖章,她说"我决心不辜负党和人民的期望,要在平凡的护理工作中,为人民服务一辈子,为共产主义奋斗终身",她在心中勉励自己:"我是一名共产党员,我一定要让胸前的这枚奖章永远闪光,为党增辉添彩。"1988年,58岁的司堃范退休,本可以像其他老人一样儿孙环绕安度晚年,但她没有忘记自己曾经的誓言,决心继续为老人的健康管理服务,继续利用自己的专业知识护理老年病人。于是,她找到了社区办事处领导,说:"我想把咱们辖区的孤寡老人义务服务包起来。"说干就干,第二天就开始四处走访,摸清楚辖区内所有孤寡老人的基本情况,并确定了护理对象。

一开始,社区的老年人并不相信她,不相信世界上会有人不计酬劳地来伺候自己而将司堃范拒之门外。司堃范并没有因此放弃,她耐心地解释,细心地开导。社区关大爷讲述了第一次接受司堃范护理的亲身经历:"我听见敲门了,不给开,只回答一句话'我没病,你走吧。'她好说歹说,我给开了道门缝,看见她掏出血压计,就问:'要多少钱?'得知是义务检查,我才让她进门。这一查我吃惊了,血压高得吓人。她赶紧从家里拿来老伴的降压药给我服用。再之后,她天天来,天天督促我服药,我跟她成了朋友。"多年来,类似的情况不胜枚举,司堃范却说:"老人最知情,我做一点事情,他们心里总记着,我工作的动力也从这里来。"关大爷看出司堃范的确是个好人,态度渐渐好转。一天,他终于不好意思地说:"我的后背又疼又痒,有好些日子了。"脱下衣服一看,只见大大小小的湿疹有14片,挠得道道血迹,她立即带他去医院诊治。从那以后,每天给他涂药、量血压。不久,关大爷的湿疹就痊愈了,血压也维持正常了。关大爷紧握着她的手,老泪纵横地说:"您真是个大好人啊!"她就是通过这样春风化雨的方式,赢得了老人们的信任与尊敬,被他们当成了自己的亲人。

张大娘患有支气管扩张、门静脉高压多年,一次突然咯血特别严重,她老伴急忙找到了司堃范。司堃范跟着气喘吁吁地爬上五楼,急忙查看病人,找出止血剂和消炎药给老人服下,观察了一个多小时才离开。可是到了晚上,她怎么也不放心,觉得自己还没有完全尽到责任,她打着手电筒,抱着被子,决定亲自去陪老人度过这一晚，以免有危急情况发生，有她在身边守护，老人睡了一个踏踏实实的好觉。孤寡老人身边没有亲人，住院时没人陪护，她就把吃饭、洗碗等事情全包下来，出院后也经常去看望；有些老年人大便总是拉不出来，她就把花生油热了，戴上手套，蘸上油给老人一点一点地抠。每当人们看到司堃范这位瘦弱的老人奔忙在社区的身影，为老年人量血压、测脉搏、听心率、指导用药、大小便护理时，觉得她是那样地和蔼与亲切，都由衷地钦佩，许多老人都说："是她减少了我们的病痛，给我们带来了幸福。她是中国的南丁格尔，更是我们身边的南丁格尔。"人们在司堃范身上看到了一种南丁格尔精神，一种倾心为他人服务具有崇高思想境界的共产党员的光辉形象。

鳏寡孤独她来料 身心护理双管齐下

司堃范是一位细心人。多年来为孤寡老人服务的经验，让她深切意识到，孤独寂寞往往是老人们最大的敌人，这会影响他们的精神健康，对身体更为有害，也更难治疗。为此，她学习并运用专业知识为独居老人消除孤独感、寂寞感，将这作为了自己社区志愿服务工作的重要内容。有位 90 多岁的居民徐老，由于老伴去世，情绪很是低落，他不吃不喝，也不好好休息，身体状况急剧恶化。司护士长得知消息后，常常赶到徐老家中和他谈心，做心理疏导。通过她循循善诱的开导，徐老开始振作起来，重新树立了对生活的信心。孤寡老人无儿无女，有些人每当想到自己走不动瘫痪在床时无人知晓没人照顾，只能躺在床上发愣，胸口就堵得慌，司堃范得知后就会告诉他："有病，有我护理呀，真有一天走不动了，我会来陪你的"，她这样连说带劝，说到做到，使老人们的心情逐渐好转。

为了缓解独居老人的孤独感，除了自己经常为孤寡老人们做心理护理之外，她还鼓励老人们彼此多多交流。从 1992 年开始，她组织独居老人们在公园聊天，一起锻炼身体。并于 2000 年正式成立了团结湖社区的独居老人"十姐妹聊天会"和"低龄老人帮助高龄老人服务组"，组织老人们自发地互帮互助。每个月的 5 号，是独居姐妹们活动的日子。她们坐在一起谈谈彼此的烦心事，互相传授一些健康知识。老人们常说："见到了司大姐我们就有了安全感！"司堃范用她默默的付出，让孤寡、独居老人走出封闭的世界，给更多的老人们带来了"安全感"，让他们享受到更健康快乐的晚年。

莫道桑榆晚
为霞尚满天

一个人的力量总是有限的，只有发动大家才能做得更好，于是司堃范决定成立志愿者服务队，为社区的老年人服务。她利用作报告、上德育课的机会，号召大家加入志愿者队伍。为了动员更多的人参加，她要求每个请她去做报告的单位"承包"几个孤寡老人，接管部分孤寡老人的照顾工作。北京中医药大学的同学们也备受鼓舞，开展了"杏林飘香入社区"的活动，一届一届的学生不断接力，组成16个服务小组，经常进入社区为近百名老人按摩、理疗、推拿等，提高老人的生活质量和幸福感。

2005年5月12日，这一年的国际护士节，以她命名的"司堃范志愿者爱心工作室"正式成立，同时开通了"司堃范为老服务热线"。开始向老人提供心理、医疗及生活方面的系统服务。

司堃范有一个棕色的本子，写着：北京市红十字会志愿工作者证书，号码是00001。翻开证书，在志愿服务活动记录一栏下有四项内容：年月日、服务内容、服务时数、确认。司堃范把它叫作时间储蓄本，以此鼓励低龄人为老龄人服务。这个本子记录了志愿者帮助老弱病残的内容，等该志愿者老了需要帮助时，出示该本便有青年志愿者来帮助。"莫道桑榆晚，为霞尚满天。"这支社区志愿者队伍，实现了志愿服务的供需对接，为老人送去了关爱和温暖，也给自己创造了助人自助的平台。他们在"永不退休的护士长"司堃范的引领下，正在用行动为弱势群体排忧解难，为和谐社会积极奉献！在司堃范的动员下，志愿者队伍已经发展到了六百多人，最大的已有88岁，最小的不到9岁，不同身份、不同职业的志愿者发挥自己的特长，使志愿服务多元化。在司堃范老人的呼吁下，更多有医学背景的人员，退休医护人员加入志愿者行列中。司堃范曾感动地说："我只是一粒种子，我愿看到这粒种子长成参天大树，为他人带来阴凉。"

她将自己全部的爱奉献给社区的孤寡老人，1999年她到北京市红十字会办理了身后志愿捐献遗体的登记手续。她说："我是一名党员，我要为党工作一生，为人民健康奉献全部。"司堃范的一生是殚精竭虑救治危重病人的一生，是无私奉献温暖孤寡老人的一生。

吃喝冷暖放心上
实实在在为病人

司堃范常说："护士工作是医疗工作的眼睛，护士工作容不得半点马虎，哪怕出一点点差错，都有可能是人命关天的大事"。因此无论多么忙碌，多么辛苦,她都始终非常重视病人的生活护理,始终将病人的吃喝冷暖这些细节放在心上。护士工作可能不被人理解,但司堃范在从事护理工作几十年后,深深体会到,只有在病榻上呻吟过的人们,在医院里痛苦过的人们,在手术台上搏斗过的人们,才能真正理解护士,才能看到护士的价值。她在护理这个平凡的岗位上,给病人、给社区的孤寡老人带去了不平凡的价值感、安全感、幸福感,甚至救助了无数个病人的生命。

作为一名中国共产党党员,她时时勉励自己:"我是一名光荣的共产党员,从今以后,我一定要事事按照党的要求去做,永远跟着党走,无愧于党员的称号。"作为一名护士,她将南丁格尔作为她毕生追求奋斗的目标,希望"自己可以成为像南丁格尔一样的人。"一生的追求与奉献,使她养成了"一切为病人着想"的思维定式和习惯,除了关注病人的身体的疾病,更是设身处地去抚慰病人的心灵,让病患能够更快乐、更健康,她也就更快乐、更幸福!真正成了活在人们身边的实实在在的中国的南丁格尔。

(王瑞 吕冬梅)

参考文献

[1] 孟莛. 司堃范:陪我们慢慢变老的南丁格尔 [J]. 中国卫生人才,2012(10):64–66.

[2] 清华. 我们身边的南丁格尔:记南丁格尔奖章获得者、首届全国十大社会公益之星司堃范 [J]. 今日科苑,2007(01):7–11.

[3] 玲子. 于细微之处见精神:记第 30 届南士格尔奖获得者司堃范 [J]. 当代护士,1996(06):4–6.

[4] 李丹鉴. 献身于神圣事业的人:记南丁格尔奖获得者司堃范 [J]. 护士进修杂志,1986(02):1.

[5] 郝庆成. 护士的楷模:司堃范 [J]. 医院管理,1984(09):65.

杨必纯

永远不熄的夜明珠

> 当护士有啥子不好？人人
> 住院都需要护理，个个医
> 院都需要护士。
>
> ——杨必纯

1985 年 5 月 12 日，红十字国际委员会授予四川
省泸州市人民医院护理部副主任杨必纯第 30 届
国际南丁格尔奖，这是四川省护理工作者赢得的
第一枚南丁格尔奖章。当年的 6 月 22 日，在北
京人民大会堂举办的颁奖典礼上，时任全国人大
常委会副委员长、中国红十字会名誉会长朱学范
为杨必纯颁发奖章。

杨必纯(1940—)，女，四川泸州人，中共党员，主任护师。

1940 年 3 月 6 日出生。

1956 年，毕业于泸州川南医院(现西南医科大学临床医学院附属医院)附设
护士学校；1972 年，在凉山卫生学校进修学习；1975 年，在四川医学院(现四川
大学华西医学中心)病房管理专业进修学习。

1956 年，毕业后被分配到泸州市合江县人民医院工作；1958 年，主动报名
前往凉山彝族自治州，于金阳县人民医院工作二十余年，历任护士、护士长、代
理总护士长等职务；1981 年，调至泸州市人民医院担任内科护士长，之后相继担
任护理部副主任、护理部主任、副院长等职务；1995 年，主动卸任领导职务，走入
社区建立卫生服务站，为社区居民提供基层卫生服务；2000 年，退休后依然坚持
在临床第一线。

1978 年，当选金阳护理学会理事长；1983 年，当选泸州市护理学会副理事
长；1989 年，当选四川省护理学会常务理事；当选四川省第八届人民代表大会代
表；历任泸州市红十字会常务理事、泸州市计划生育协会常务理事等。

1986 年，在《健康报》上发表《护理工作的重要性》；1987 年，在《健康报》上

发表《护理工作是光荣的》，并在 1988 年全国护理部主任及护士长大会上进行了交流；1988 年，在《护士进修杂志》发表《肌肉注射断针的处理》；1990 年，在《护士进修杂志》发表《青春期功能性子宫出血的护理》；主持的"斜面封顶侧孔医用配液针头的研制和临床应用"项目，荣获泸州市科委三等奖；主研的"YB-I 型晨间护理消毒车"项目，1993 年荣获四川省卫生厅科技进步奖三等奖；主研的"适合我国国情的社区护理及康复医疗模式"项目，1997 年荣获四川省卫生厅科技成果奖三等奖和泸州市科技成果奖二等奖。

1983 年，中国科学技术协会、国家民族事务委员会、中国劳动人事部联合授予"少数民族地区先进科技工作者"称号；1985 年 5 月，荣获第 30 届国际南丁格尔奖；1986 年，中华全国总工会授予全国五一劳动奖章；荣获国务院政府特殊津贴、四川省劳动模范、全国优秀红十字会会员等；2019 年 5 月，在中央文明办、国家卫生健康委联合主办的"我推荐我评议身边好人"活动中光荣当选"中国好医生、中国好护士"月度人物。

纯洁白衫 心萦梦绕

杨必纯，生于 1940 年 3 月 6 日，四川泸州人。父亲是一位医术精湛的医生，每天接诊众多病人。在父亲行医诊治时，杨必纯便在身旁静静地观察，默默地模仿。慢慢地，在父亲的影响和教导下，杨必纯对医学产生了浓厚的兴趣。她说："小时候，见父亲给别人打针，我觉得非常有趣，就用老木柑树上的刺，在妹妹的屁股上学着打，把她弄得直哭。后来，见到穿白衣服的医生和护士，心里总是满怀羡慕之情。我曾写过一篇作文，题目就叫《我要穿上洁白的护士衫》。"

20 世纪 50 年代，杨必纯可以步入社会参加工作了，家人建议她进入工厂工作。然而，她内心始终对那身洁白的护士服心驰神往。她说："当护士有啥子不好？人人住院都需要护理，个个医院都需要护士"。为实现心中魂牵梦绕的理想，她毅然考进了川南医院护训班。经过系统的学习和规范的训练，1956 年，杨必纯以优异的成绩顺利毕业，随后进入合江县人民医院工作，正式成为一名临床护士，开启她一生为之奋斗的事业。

一心求学 孜孜不倦

杨必纯从年幼时期就对医学和护理深深着迷，在人生职业生涯规划初期，她就拒绝了其他工作机会，全心全意走在学医的道路上。她的医学生涯最初是从泸州川南医院护训班开始的。在护校那段时光里，杨必纯每天都能接触老师传授的医护知识，这极大满足了她对知识的渴求。她勤奋刻苦，善于思考，孜孜不倦地学习，培养了扎实的专业知识和护理技能，最终以优异的成绩顺利毕业。

时间如同一把尺子，它能衡量奋斗者前进的步伐。杨必纯参加工作后连续多年坚持进修和研读。1972年她申请进入凉山卫校进修，学习新的护理理念和技能；1975年，作为护士长，为更好管理科室和病区，她又到四川医学院进修一年，学习病房管理；1976年，杨必纯已是金阳县人民医院代理总护士长，但是职位越高，身上的担子越重，杨必纯越发意识到学习和创新的重要，她坚持学习，善于用新理念和新知识解决临床实际问题，同时带领年轻护士开展护理科学研究。多年的积累和沉淀大大提高了杨必纯的管理能力和科研水平，使她在护理岗位上创造了令人瞩目的成就。

支援边疆 奉献青春

青春是一个被赋予美好憧憬和无限可能的词语，而杨必纯的青春就是这样一场带着希望和激情的远行。

1958年，杨必纯怀着对建设国家的热情，积极响应国家支援边疆建设的号召。她和丈夫一样，到凉山彝族同胞居住区工作，为祖国西南边疆建设贡献自己的一份力量。当时在凉山工作的丈夫给她来信："不管你是响应号召，还是行使'白衣天使'的使命，我只希望你千万别来，你根本无法忍受这里的艰苦。"然而，"白衣天使"的职责和使命能压倒一切，已经怀孕的杨必纯毅然放弃城市的舒适生活，一个人挺着大肚子来到凉山彝族自治州金阳县。她在丈夫的办公室里简易地搭了一张床，就算是安下了自己的家。有一天她在单位听说，一个彝族同胞因生病被巫医宣判救治无望而想要自杀，现在生死未卜。此时，整个医院专业人员很少，只有杨必纯作为一名正规卫校毕业生具备应对能力。于是，杨必纯没来得及吃一口晚饭，就在两名民兵的护卫下，踏着60多公里的莽莽山路，走了一夜，甚至还有野狼的嚎叫声，她不惧艰难，饿着肚子，心急如焚，终于第二天清晨赶到了现场。庆幸的是，那时病人身上的皮肤虽已多处被划破，但未伤及血管。杨必纯仔细地为病人缝合了伤口，并进行了健康教育和倾心交谈，给病人带去了光明和希望。但等她再返回家中时，却因奔波劳累感染了肺炎。尽管遭遇了这样的困难，但并没有让杨必纯退缩。此后，杨必纯跋山涉水，穿林过涧，走遍金阳县的各个角落，风里来，雨里去，只为给彝族同胞送医送药，劝说那些病人不要盲目迷信，要接受正规治疗，相信科学的力量。由于她的坚持和努力，渐渐地，彝族同胞对于疾病的认识开始发生转变，许多顾虑在杨必纯的耐心宣教下逐渐消散。由于观念的改变，许多彝族兄弟姐妹也得到及时救治。科学击退了迷信，医院的病床也由最初的几张猛增至30多张。

随着分娩期的临近，身边的亲友和同事总是叮嘱她"要注意保重肚里的孩子"。然而，一旦投身工作，她全然顾不上自己的身体。有一次，一位彝族同胞被石头砸伤，腿部受伤严重，情况岌岌可危，急需输血。抢救现场只有杨必纯的血型与之匹配，她就毫不犹豫地挽起袖口坚定地说："抽我的！"但其实她怀孕期间也有贫血，领导坚决不同意她献血。手术台上的医生急得满头大汗，杨必纯悄悄跑到化验室，恳求化验员抽取自己的血液。殷红的血液从她的血管流进了彝族同胞的身体，病人的生命因此获救了。

为了不影响工作，杨必纯毅然把出生不久的孩子交给母亲带回泸州老家，结果到孩子3岁了还不认识妈妈。当孩子用稚嫩的声音询问奶奶这个阿姨是谁的时候，杨必纯满怀歉疚，无语凝噎，但内心深处又无悔自己的选择，因为她知道，在祖国的边疆，还有更多的人需要她。杨必纯18岁踏入深山，41岁才回到泸州，在深山里度过长达23个春秋，她把人生最美好的时光献给了边疆少数民族医疗事业。在西南援助的岁月里，杨必纯对待病人极其耐心和周到，她的每一份关怀都如同炽热的火焰，温暖着彝族同胞的心，也正因如此，她赢得了西南边疆人民的尊敬和爱戴。

身兼数职
救死扶伤　　　　在"文化大革命"时期，金阳县人民医院的人力资源和运转管理遇到了问题，医院即将面临无人管理的困境。杨必纯始终坚守在自己的岗位，因为她清楚地知道自己是一名白衣战士，无论何时都要坚持救死扶伤的革命人道主义精神。在她的心中，始终秉持一个信念：不能让边区彝族同胞再回到那个缺医少药的惨痛年代，更不能让医院里20多位病人因无人医治和护理而忍受疾病的折磨！她一个人孤军奋战，连续工作24小时，既当医生、护士，又担任清洁员，悉心照料着几十名病患。尽管她的身体早已疲惫不堪，即使闲言碎语使她伤心难受，但她从未想过放弃。在她的感召下，其他医生护士陆续回到工作岗位，医院重新恢复了正常运转，病人的健康和生命得到了保障。

在此期间，她曾3次接到"母亲病危"的电报，然而，当她听到医院里几十位彝族病人痛苦呻吟时，仿佛是在听到自己的亲人在受难。她无法离开金阳县人民医院的病人，"舍小家，顾大家"，她毅然决定留下来照顾躺在病床上等待救治的彝族同胞们。她回信给不懂医学的姐妹们，请求她们照顾好母亲，而自己却留下来夜以继日地医治和护理彝族同胞。

杨必纯就是这样一位全心全意、舍己忘我地为少数民族的卫生事业默默奉献的人。她在凉山彝族自治州坚守多年，为边疆地区的卫生事业作出了巨大贡献，并因此获得了中国科学技术协会、国家民族事务委员会、中国劳动人事部授予的坚持在少数民族地区长期从事科技工作的荣誉证书。

初心依旧
言传身教　　1981 年杨必纯调回泸州市人民医院工作，她先后担任内科护士长、护理部主任、副院长等职务。虽然工作环境和身份发生着改变，但她那颗时刻为病人着想的初心没有变。有一次，一名上消化道出血伴休克的病人经抢救后，身体十分虚弱，几天来一直没有排便，应用泻剂及灌肠后仍无效。病人腹胀难耐，呻吟不止。这时杨必纯一边安慰病人，一边用手帮他排便，一颗颗硬结的粪便粘在杨必纯的手上，病人过意不去，杨必纯却说："这是我们的责任。"病人和家属都感激地称赞她是"人民的好护士"。

杨必纯担任领导职务后，为培养新一代护士，她积极协助医院建立健全了治疗护理、生活护理和危急病人护理的规章制度，制订了护士业务学习制度。她自己更重视言传身教，经常讲课示教，耐心地从思想上和技术上帮助年轻护士成长。有一次，面对一位大小便失禁的昏迷病人，一些年轻护士怕脏怕臭，不愿意护理这位病人，杨必纯便亲自上前指导，向她们解释如何护理这样的病人，并让她们明白"三分治疗，七分护理"的重要性。她还说："只要我们把病人当亲人，就不会怕脏了。"在抢救一位心搏骤停的老年病人时，病人躺在一张软而下垂的钢丝床上，无法保证抢救效果。为了避免移动病人而延误抢救，杨必纯不顾自己患有慢性肾盂肾炎及腰肌劳损，毅然爬到床底下，用背和躯干为病人撑起坚实可靠的"床架"，使医生能够有效地进行心脏按压和人工呼吸，直到抢救结束，病人复苏为止。当杨必纯从床下艰难地爬出来时，她已然面色发青，满脸汗水……杨必纯用自己的行动诠释了对病人的关爱和责任，她的勇于担当和无私奉献深深感动了在场的每一个人，让所有人明白了什么是真正的医者仁心。

制度改革 提高质量

杨必纯在泸州市人民医院(红十字会医院)任内科护士长期间,严格要求自己,努力提高个人的思想修养和专业素质。重视对青年护士的培养和教育,将基本功训练视为重中之重。为提高护士的理论水平和技术操作能力,她亲自制订学习计划,针对薄弱环节,采取讲座、口答、笔试等形式开展业务学习,同时理论联系实际,进行技术规范操作比赛,使护理质量得到很大提高。

她加强病房管理,建立健全各种规章制度,注重生活护理,特别关注危重病人和专科护理的质量,同时创设了科室工作的"五大关",即考勤、宣传、物资保管、计划生育和劳动卫生。通过明确各人的职责,并建立奖惩制度,使科室工作井然有序,也使护理工作得到规范化和制度化的管理,因此该科被评为泸州市的"精神文明科室",树立了良好的榜样。杨必纯积极参加医院改革,主动配合科主任。于1983年率先在内科实行了岗位责任制。她带领全科护士在岗位责任制的基础上推行护理周班制并为危重病人实施了护理十包,包括喂饭、喂水、喂药、洗脸、洗头、剪指甲、擦澡、翻身、协助大小便、冲洗臀部护理等。这一举措受到社会的高度赞扬,1983年该科被评为卫生系统文明单位,树立了良好的口碑。杨必纯担任护理部副主任后,肩负的责任更重了,她经常深入科室,协助帮忙解决实际问题。为了进一步提高医护质量,在内科她又推动治疗护理、生活护理,还开展了危重病人的计划护理、心理护理,她的努力受到了病人及其家属的一致赞扬,为医院赢得了良好的声誉。

锐意进取 科研创新

1990年,在泸州市科委、科协的资助下,杨必纯完成了"斜面封顶侧孔医用配液针头"的研究工作,这项创新针头的设计大大减少了微粒进入人体的风险,不仅提高了输液的安全性,又能减少药液的浪费,深受广大医护人员的好评,该研究成果也荣获国家专利和泸州市科委三等奖。

1992年10月,杨必纯设计的"YB-I型晨间护理消毒车"研制成功,它可以减轻护理人员的劳动强度,避免扫床引起的交叉感染,而且缩短了扫床的时间,让病人住院有了安全感。"护理消毒车"得到了卫生部护理中心和中华护理学会的赞扬和支持,通过了四川省卫生厅科研成果鉴定,获得了四川省卫生厅科技进步奖三等奖,并被推荐申报了1993年度政府科技发明奖。

1992年,杨必纯主导研发的"全新输液袋"在医院内得到了良好的应用反馈，并迅速推广至临床各个科室。使用这种创新的输液袋每年可为医院节约液体约上千万毫升，节省上万元的经济支出。成果经鉴定获得国家专利。

1995年5月，杨必纯带领团队展开了一项名为"适合我国国情的社区护理及康复医疗模式"的探索研究，这一研究成果于1997年获得四川省卫生厅科技成果奖三等奖和泸州市科技成果奖二等奖。该科研项目开创了医疗改革的新路径，为医院带来了社会效益和经济效益。

耄耋之年 持终服务

年近花甲之时，本应享受天伦之乐，但杨必纯觉得"虽然我老了，不能继续在临床上长期工作，但是我想继续做点有意义的事。"于是，1995年下半年，56岁的杨必纯卸任医院副院长的职务，她背起药箱，当起了一名医院的普通医者——"城市里的赤脚医生"，这也是该市最先兴起的社区医疗卫生服务。杨必纯利用一间小屋打造了一个社区卫生服务站，平日便和另一位同事一起走访街巷，为居民进行健康登记，建立档案。短短的时间内，他们整理记录了上千人的健康档案。她对社区居民的健康状况了如指掌，知晓哪些人患有高血压、心脏疾病或胃病等。社区居民若有需要时，她为老百姓送医送药，并传授健康知识。

2000年初，60岁的杨必纯正式退休了，但她舍不得离开工作岗位，希望能够继续从事护理工作。在多次请求下，医院领导被她坚定的诚意所感动，同意她继续工作。她回到了医院，对护理工作提供技术指导，同时协助年轻人做科研项目。她积极开展公共卫生、预防保健工作，经常到福利院为孤寡老人免费诊治疾病，为幼儿园进行保健体检，组织各科人员进行义诊和健康咨询。她从不计较个人得失，有时得到一点微薄的酬劳，也都作为党费全部上交给党组织。她常常带头向灾民捐款，支持体育事业的发展等。她还把自己获得的一些奖金捐献给医院工会和护理部，作为优秀护士的奖金和老护士的福利金等。

这一干，就到了2023年，83岁的杨必纯说："如果身体能吃得消，誓将工作进行到生命的最后一刻。"无论是年轻时顶风冒雪、跋涉山岭，还是盛年时忠于职守、徜徉于病区之间，抑或年迈时为民送医、走遍街巷，她最大的心愿就是为人间祛病除痛，解除痛苦。67年，她一直行进在"白衣天使"的旅途上，宛如一颗永远不熄灭的夜明珠，照亮了无数人的黑暗。她的精神与奉献成为了护理界的光辉典范，永远闪耀着无尽的荣光。

（黄维肖 倪西强）

参考文献

[1] 泸州市卫生志编纂委员会.泸州市卫生志:1911年—2003年[M].北京:方志出版社,2005.

[2] 晓玲.为生命之舟护航:记第30届南丁格尔奖章获得者杨必纯[J].当代护士,1996(10):4–5.

[3] 张枝俊.她深深地爱上了护理事业:记南丁格尔奖获得者杨必纯[J].护士进修杂志,1986(04):1.

[4] 中国红十字年鉴编辑部.中国的南丁格尔[M].北京:台海出版社,2006.

[5] 中华护理学会.南丁格尔奖章中国得主[M].北京:大众文艺出版社,1997.

[6] 王文辉.爱是不竭的甘霖:记南丁格尔奖获得者杨必纯[J].科技文萃,1995(03):85–87.

梁季华

守护生命的"女神"

> 做人，就要像蜡烛那样，燃烧自己，照亮别人。
>
> ——梁季华

1985 年 5 月 12 日，红十字国际委员会授予广州市红十字会医院护理部主任梁季华第 30 届国际南丁格尔奖，这是广东省护理工作者荣获的第一枚国际南丁格尔奖章。当年的 6 月 22 日，在北京人民大会堂举办的颁奖典礼上，时任全国人大常委会副委员长、中国红十字会名誉会长朱学范为梁季华颁发奖章。

梁季华(1916—2001)，女，广东南海人，中共党员，副主任护师。

1916 年出生。

1936 年，就读于广东光华医学院（现中山大学中山医学院）附属护士学校。

1939—1985 年，自护校毕业后一直在广州市红十字会医院从事护理工作，历任内科护士长、总护士长和护理部主任等职务；1939 年 10 月，加入广州市红十字会救助站，义务救助受伤群众；1951 年，作为中国红十字会国际医防服务队的一员赶赴抗美援朝前线，在中国人民解放军一七一医院负责建立野战医院并救护前线伤员和群众；1969 年，参加农村干校医疗队。

曾当选广东省和广州市护理学会理事、广州市政协委员、广州市人民代表大会代表等。

1951 年，因在抗美援朝前线出色表现被评为模范护士并立功一次；被评为广州市模范护士、先进工作者、护理能手、三八红旗手等；1985 年 5 月，荣获第 30 届国际南丁格尔奖章。

2001 年，在广州病逝，享年 85 岁。

救国救民
立志从护

20 世纪 30 年代的旧中国，列强横行，军阀混战。长期的战乱和极差的医疗水平，各种疾病肆虐，老百姓深陷泥潭，很多病人因为得不到及时的救治而失去生命。此情此景，让涉世未深的梁季华极其愤懑，凭什么列强国家可以在中国的土地上横冲直撞？凭什么中国人被外国人贬称作"东亚病夫"？怎么会有那么多的百姓得不到救治而死去？

随着阅历的增长，梁季华慢慢知道了真相——落后就要挨打，落后就要受欺凌，落后就会缺医少药。救亡图存，就要强身健体，就要先照顾好国人羸弱的身躯，于是梁季华暗暗定下自己终身的志愿：好好学习护理，用自己的双手守护老百姓的健康，使中国人的身体强壮起来，摆脱"东亚病夫"这个强加在中国人身上耻辱的名字。

中学毕业后的她，怀揣着救国救民的宏愿，毅然选择考取了广州光华医学院附属护士学校，走向了护理事业，立志通过自己的双手，用一生的代价来疗慰这个羸弱的国家和人民。

弃笔从戎
保家卫国

在学校，梁季华如饥似渴地学习护理专业知识，不知疲倦地练习护理操作技能，同时被南丁格尔无私奉献的精神和投身于护理事业的事迹深深感动，在不断地学习、深思中，更坚定了她守护国人生命健康的愿望，最终以优异的成绩完成学业。

1937 年 7 月 7 日，震惊中外的卢沟桥事变爆发，抗日的烽火在中国大地上剧烈燃烧，前线爱国将士浴血奋战保卫疆土的英勇壮举，激起了全国各界人士的爱国热潮，也使梁季华那孜孜以求、钻研学业的心再也无法平静。1938 年，尚未毕业的梁季华怀揣抗日救国的心愿走出校园，奔赴战场，开始了她守护生命的护士生涯。

战争是残酷的，救护是仁慈的。在"提灯女神"南丁格尔的鼓舞下，梁季华时刻坚守着"全心全意守护好每一位伤病员"和"哪里有需要，她就在哪里"的信念，从学习到毕业后参加工作，一以贯之。

1938 年，还是一名学生的梁季华就选择了奔赴抗日最前线。战场上，在救护员严重不足的严峻情形下，梁季华毅然承担着为伤员包扎伤口、清洗脓疮、擦身喂药等方方面面的护理工作。刚开始时，梁季华一看到血肉模糊的身体和流血流脓的伤口，就反胃、呕吐，但是呕吐结束了，她又挺着疲弱的身体去实施救护。凭借那份对抗战的激情和热血、对工作的认真和负责、对伤病员的爱心和细致，梁季华感动了无数的医生和伤病员，得到了他们的一致称赞。

1949年，广州市红十字会医院被轰炸，梁季华不惧危险，在枪林弹雨中奋不顾身地救护伤员。

1951年，梁季华参加了志愿军医疗队，奔赴朝鲜前线，负责建立中国人民解放军一七一战地医院及组织救护伤员的工作。在艰苦的战争岁月中，医疗护理物资极为短缺，卫生条件极差，梁季华想到伤员的清洁卫生如果做不好，一旦感染就会危及生命，于是她就千方百计地为伤员进行清洁护理。没有消毒盒，她就组织护士们捡来一些老南瓜壳作脸盆，用这些极其简陋的工具给伤员们清理伤口，擦洗身体。战场上战火纷飞，梁季华从不畏惧，她总是冒着枪林弹雨跑在各个救护点抢救伤病员。在一次抢救朝鲜人民军战士的急救手术中，负伤的战士大量出血，生命垂危。由于血源困难，梁季华当下毅然决定为他献血，当生命之血输入受伤战士的身体时，生命的战歌再次奏起，战士转危为安，重新奔赴战场。在朝鲜战场上，梁季华先后5次献出累计1000毫升的热血。

她常说："我所做的一切并非惊天动地的大事，但是我觉得，从事护理工作就是为了救治病人，如果没有献身精神，就可能贻误病人的抢救时机。"

以爱暖人 以行救人

"急病人之所急，把病人当亲人"，这是梁季华近半个世纪的护理工作生涯不变的信条。

有一次，在巡视病房时，她发现由于饭菜很凉，病人一点都没有吃，她马上跑到厨房，要求厨房工作人员对病人的饭菜采取保温措施，把爱通过饭菜的温度温暖病人的全身。

又有一次，在门诊，她看见一对双目失明的夫妇，抱着一个小孩在药房前发愁，当得知他们为孩子的病缺钱救治而为难时，她当即帮助他们交了医药费，并将药送到他们手中。

还有一位烈士的母亲，80多岁，患有糖尿病，需要每天在中、晚餐前注射胰岛素，但老人行动不便，无法去医院注射。她便利用下班空余时间主动上门，义务为老人注射胰岛素，风雨无阻地坚持了4年之久，直至老人去世。一位水泥厂的青年工人住院，需要输血，但是他的弟弟不肯输血给他，这让医生很是为难，她得知情况后二话不说，就为这位病人先后献了4次血，病人痊愈后非常感激，出院后还经常来探望这位"护士妈妈"。

1969 年，已年过半百的梁季华参加了农村干校医疗队。由于当地医疗条件差，老百姓看病难，有个病痛什么的都是忍忍就过去了，梁季华知道后难过不已。为了给当地群众做好医疗保健，梁季华每天都背着药箱穿梭在乡村田头，为群众看病打针。为此，当地的干部群众亲切地称她为"梁医生"。

以理促建
以身育人

先进的护理理念和娴熟的护理技能是保证护理质量的前提，从护理一线成长起来的梁季华深知其中的重要性，她经常教导年轻护士：护理是一门很重要的学科，必须确立"三分治疗，七分护理"的理念。

为了推动全院护理事业的发展，梁季华亲自拟定了医院护士培训计划，亲自组织护理教学，传授科学知识和训练护理技能，有效提高了全院护理人员的业务素质，培养了一批护理骨干。梁季华还协助医院领导制订和完善了医院各项护理制度和各级护理人员职责，使护理管理走向了制度化、规范化的管理轨道。1982 年，她组织编写了全院各科护理常规，并印制成册发到每一位护理人员手中，使全院的护理工作做到有章可循。1985 年，她借鉴国外的护理管理制度，率先在全院推行了责任制护理制度，使该院的护理质量和护理管理迈上了一个新台阶，开创了当时护理工作的新局面。

在任省、市护理学会理事职务以来，她主动组织开展广州市的护理学术交流和各项护理业务知识考核竞赛，有效地带动了广州市护理工作的开展。

燃烧自己
照亮别人

用赤诚托起护理，用爱心抚慰病患，风雨四十六年，梁季华在平凡的工作岗位上，奏出了生命中最绚烂的乐章。

梁季华在回顾整个护理生涯时，曾动情地说："几十年来，无论环境和条件怎样变化，我从未动摇过对护士这个职业的选择。能在有生之年为护理事业发一分光和热，是我最大的心愿。"

当谈到从事护理事业的体会时，她强调："敬业精神是做好护理工作的前提；要当一名称职的护士，就必须要有为护理事业奉献的精神；要做好护理工作，就要踏踏实实地从细微之处做起；要有精湛的护理技术，才能更好地为病人服务。"

梁季华在谈到自己从业的感想时如是说："是党和人民给了我崇高的荣誉，我所做的一切非常平凡，作为一名共产党员，我要牢记入党誓词，为共产主义奋斗终身，并认认真真地从眼前的每件小事做起。"她是这样说的，也是这样做的。

莫道桑榆晚，退休后的梁季华，还用自己的余热继续在护理岗位上踏踏实实地前进着，时刻关注我国护理事业的发展和进步，期待着我国护理界能涌现更多的优秀护士，为我国护理事业的蒸蒸日上储备更多的人才和资源。

"做人，就要像蜡烛那样，燃烧自己，照亮别人。"这是梁季华最喜欢的一句格言，也是她给自己的座右铭。她的一生就像一根普通的蜡烛，把青春年华和全部精力燃烧在了平凡的护理岗位上。病人都亲切地称她为"我们贴心的人"。

（李丽红　倪西强）

参考文献

[1] 沈德煌. 司堃范梁季华杨必纯荣获南丁格尔奖章 [J]. 中华护理杂志, 1985(04): 210.

[2] 医院记事 [J]. 中国医院管理, 1985, 10(28): 1.

[3] 金玉洪. 介绍我国国际最高护士荣誉奖获得者 [J]. 中国医院管理, 1986(05): 1.

[4] 过慧谨. 当之无愧的荣誉: 记南丁格尔奖章获得者梁季华 [J]. 护士进修杂志, 1986(03): 1.

[5] 李小玲. 以南丁格尔为榜样, 全心全意做好护理工作 [J]. 当代护士, 1996(08): 7.

[6] 刘实践, 晓玲. 平凡的卓越: 记第 30 届南丁格尔奖章获得者梁季华 [J]. 当代护士, 1996(08): 4-6.

[7] 中华护理学会. 南丁格尔奖章中国得主 [M]. 北京: 大众文艺出版社, 1997.

[8] 中国红十字年鉴编辑部. 中国的南丁格尔 [M]. 北京: 台海出版社, 2006.

史美利

用心灵抚慰心灵 用生命温暖生命

> 练习高难度进针，要看得
> 多，打得少！不应该毫无
> 把握，动不动就在病人身
> 上乱打！
>
> ——史美利

1987 年 5 月 12 日，红十字国际委员会授予上海市第一人民医院呼吸科护士长史美利第 31 届国际南丁格尔奖，这是上海市护理工作者荣膺的第一枚南丁格尔奖章。当年的 6 月 12 日，在北京人民大会堂举办的颁奖典礼上，时任国家副主席乌兰夫为史美利颁发奖章。

史美利(1936—)，女，浙江余姚人，主任护师。

1936 年出生。

1953 年，毕业于上海南洋高级护士职业学校。

1953 年起，在上海市第一人民医院从事护理工作，历任重症监护病房、呼吸科等多个科室的科护士长。

1983 年，荣获全国卫生系统模范工作者称号；1985 年，被评为上海市优秀护士；1987 年 5 月，荣获第 31 届国际南丁格尔奖章；1989 年，国务院授予全国先进工作者荣誉称号、中华全国妇女联合会授予全国三八红旗手荣誉称号；2009 年，在上海市妇联组织的评选活动中入选"新中国成立以来上海百位优秀女性"；2019 年 9 月，荣获"庆祝中华人民共和国成立 70 周年"纪念章。

亲情呼唤
年少立志

史美利，生于 1936 年，她选择南丁格尔之路，与她遭受病痛折磨的父亲不无关系。1949 年的春天，她的父亲被诊断为重度肺结核。这个消息如晴天霹雳，让这个家庭瞬间陷入了无尽的黑暗之中。当时正念初中的史美利，看着被病魔无情摧残的父亲，束手无策。她唯一能做的就是整天整夜地坐在病床前，守在身边，盼望父亲能够快点好起来，能够被治愈，发生奇迹。然而，除此以外，她什么也做不了，只能在一旁无助地流泪。此时，家人请来了一名护士，帮忙照护父亲。护士每天给父亲打针、测量体温……父亲的病痛似乎有所缓解，这让史美利瞬间找到了光明的道路，护士娴熟的技术、亲切的语言、温柔的眼神使史美利对她渐渐产生了崇拜之情。于是她学着护士的样子，帮着为父亲测量脉搏、记录体温、铺床叠被。

然而，无情的病魔最终还是夺走了父亲的生命。这撕心裂肺的痛苦，使她下决心要成为一名护士。她鼓起勇气对母亲说："妈妈，我已经考虑了很久了，我要报考护士学校。"

"不。"母亲哽咽着说，"孩子，你应当像你的姐姐们一样，上高中，念大学，我决不能因为你父亲的去世而让你受委屈。"

"妈！"史美利一头扑到母亲的怀里，含泪说出了内心最大的愿望，"让我去吧！因为我希望，所有的人不要像我们一样被病魔夺走了自己的亲人！"她那稚气、真诚的话语，深深感动了母亲，母亲默默地认同了。

全心工作 锤炼技能

1953 年，史美利从南洋护校毕业，被分配到了上海市第一人民医院。从此，她数十年如一日地在护理岗位上奔忙……

如果说人们一向是用"手"来工作，那么史美利却是用"眼"、用"心"在工作。每天一到医院，她就睁大双眼，像海绵似的吮吸着生活中的雨露琼浆。比如儿科的静脉注射，在 20 世纪 50 年代，婴幼儿纤细的血管只有医生方能动手操作。史美利内心暗暗下决心，要学会这门技术，每逢医生打针总是静静站在一旁，仔细观察、用心记录着每一个步骤。之后她反复思索，认真琢磨，还在自己的手臂上、身体上不断地触摸，体会着不同部位、不同深度、不同粗细静脉的手感。正像后来她在传授经验时所说："练习高难度进针，要看得多，打得少！不应该毫无把握，动不动就在病人身上乱打！"

从那时起，她便养成了终身受益的良好习惯：首先是"天天带笔"。即使三伏酷暑，衣衫单薄，史美利依然坚持着"笔不离身"，她把偶然看到的、忽然想到的、自认重要的或疑惑不解的事情统统记下来。有时笔记本记完了，便记在临时找来的纸张上，直到坐定下来，再将那密密麻麻的"蝇头"小字加以整理归纳。还有就是"边干边学"。史美利的包里，总是放着业务书，一遇到新病例她便从中翻寻答案：其病因为何？发展趋势如何？有何并发症？如何护理……聚沙成塔,集腋成裘。多年的积累,使她掌握了对各种疾病的敏锐观察力和对预后并发症的判断力,使她具备了敏捷的思维和灵活的应变能力,同时树立了更尊重病人、理解病人、关爱病人的职业情操。

淡泊名利
无私奉献

毛主席曾经说过:"一个人做点好事并不难,难的是一辈子做好事。"几十年来,她孜孜以求、任劳任怨、默默奉献,在平凡的护理岗位上数十年如一日,兢兢业业,鞠躬尽瘁。她曾长年累月加班加点不补休;她经验丰富,技术过硬,却至今不忘钻研新技术;她对病员的关怀,对同志的体贴,对工作的极端负责,对事业的无私奉献……这些无一不是我们新时代护理人员学习的楷模。

不为名,不为利,更不为升官发财。虽然她曾多次被评为院、局、市、全国的先进工作者、市三八红旗手,直至获得南丁格尔奖,但每次评选,她总是再三谦让,三番五次地要求改选他人。她说:"工作是大家做的,为什么成绩记在我一个人身上?"她一次次把属于她的加工资名额让给别人。在20世纪60年代的三年困难时期,组织上给她加了一级工资,为了减轻国家负担,史美利主动放弃了。1981年,经大家评议,一致同意她加一级工资,结果她却再三向院党委反映:"我的工资已够!"又把同志们的心意让了出去。

当她获得南丁格尔奖后,原卫生部送来500元奖金,她立即全部上交护理部,要求作为护理奖学金使用。有人以为史美利莫非家财万贯?其实她的家境一般,史美利平时吃穿用度都很简朴,去北京领奖,都拿不出一套比较像样的衣服,更不用说时髦的皮鞋、西装。后来,多亏同事们热情相助,才帮她解决了难题。

践行誓言
守护病患

"文化大革命"时期,史美利依然用实际行动践行神圣的誓言。

一天,医院收治了一名身患压疮的工友。他发着高烧,用一条被子裹得严严实实的,当被子被揭开的时候,大块大块脏得发黑的纱布几乎覆盖了整个脊背和臀部,一股强烈臭味扑鼻而来,在场几乎所有的人都捂着鼻子散去,不愿意靠近一步,唯独史美利没有退却。她强忍着浓浓恶臭引起的恶心,快步走上前去,轻轻揭开纱布,一眼看到的是病人自肩到臀都涂满了药膏。"能有这么大的创面?"专业知识让她产生了疑惑,她足足用了八个小时,从背部到臀部彻底清洗，最后发现真正的创面只有在尾骶和腰椎两处。为病人清洗干净身体后，她用消毒剪刀熟练地把创面修平整，敷上药，再贴上洁白的消毒纱布。病人感到浑身舒适，感慨地说："我敢说别人都是闭着眼睛抹药，只有你才是真正地用心在给我治病！"作为一名医护人员，还有什么是比得到病人的肯定更值得欣喜的呢？

以身作则
率先垂范

《论语·子路》有言："其身正，不令而行；其身不正，虽令不从。"史美利常常告诫年轻的一代不要鄙视护理工作。她说："这是一项以心灵沟通心灵，以生命温暖生命的崇高事业！"她始终热爱护理专业，把护理工作看作是神圣的人道主义事业。同志们经常用这样一句话来赞扬她，那就是："病人至上，待病人胜如亲人。"

有一次，内科病房收进了一位糖尿病继发支气管炎的老年女病人。由于病情严重，大小便失禁，老人满身污垢，还留着污黑的长指甲，病房里臭气熏天。邻床是一位消化道出血的病人，担心恶臭引起的呕吐会再次引起出血，几次三番要求更换病房。为了配合治疗，医生要求做好病人的清洁，但面对这样一位又脏又臭的老人，不仅是护士，就连她的子女都不愿靠近，而史美利却迈着坚毅的步子，来到老人身旁，进行全面检查。当发现老人全身九处皮肤溃烂出血时，她小心翼翼地为老人逐个清洗，敷上药物，换上清洁的衣服，剪去污黑的指甲。等到清理完毕，老人焕然一新，全身干干净净，完全变了个模样。史美利的行为让老人的子女感动，让护士惭愧。邻床病人再也不好意思要求换病房了。她用自己的实际行动，践行着南丁格尔精神，用自己的爱温暖了病人，影响了护士，那些原来躲躲闪闪的青年护士遇到类似的情况再也不会畏缩不前了。此后，每次史美利进候疗室，都将这位老人护理得干干净净。候疗室的重症病人一听到是史美利进候疗室，都会由衷地露出笑容。

心系病患
彻夜未眠

"只要一踏进医院大门，便会把个人的一切忘个精光。"这就是同事对史美利的评价。有一次，史美利值两头夜班，因为放心不下一位肝硬化并发食管－胃底静脉曲张破裂出血的病人，她不敢躺下睡，而是和衣斜靠在值班室。当时值班的是位年轻护士，当发现这位插有三腔管的病人突然烦躁不安、冷汗淋漓、大口大口的血从嘴里泉涌般喷出时，初出茅庐的护士急得手足无措，慌忙呼喊医生，谁知当时值班的医生偏又是位刚走出校门的进修人员，当他赶到床前时也急得手足无措。同室病友在惊呼，陪床家属在哭泣，眼看死神正一步步地向着病人逼近！史美利闻讯，快步赶到病人床前，沉着冷静地观察了一下便立即作出判断：三腔管滑脱！她立即命令青年护士报告总值班医生，果断地打开"萨克新"（吸引器），同时让进修医生协助，一起清除污物。她利索地先将三腔管胃囊部分的气体放尽，然后看清刻度，调整方向，纠正角度，将三腔管插到规定的位置……

等到总值班医生赶到现场时，一切急救操作均已准确无误地完成，病人也慢慢恢复了常态。病人得救了，而史美利却一夜未眠。病人和家属们纷纷说："要是每一个护士都有史美利老师这样的过硬本领，我们还用得着担惊受怕吗？"

言传身教 用心传承

史美利意识到，要发展卫生事业，必须要培养合格的护理人才。她不仅自己刻苦钻研业务，而且关心青年护士的成长。

为培养青年护士优良的职业道德，她工作作风严谨，毫无保留地将自己的知识技能传授给青年护士。她一遍又一遍，不厌其烦地向青年护士介绍各种疾病护理，手把手地教她们实际操作，并将自己在护理工作中的心得体会毫无保留地传授给她们。为了给青年护士上好课，她还花了大量业余时间画图表、准备实物。为了使业务水平不断提高，操作技术不断规范化，每次抢救病人时，除注意现场总结外，抢救结束后她还经常组织同事们进行经验总结。如气管切开和鼻插管（口插管）病人的胃管插入方法、留置鼻（口）插管病人的护理、支气管肺泡灌洗护理技术、各种呼吸机的应用操作经验等。这些经验总结使青年护士真正体会到，护理专业是一门科学，有很多学问。在她的精心带教培养下，整个病房团结紧张，生机勃勃，护理质量显著提高。她调到肺科病房的那段时期没有一个病人出现压疮，没有发生一起重大差错事故，整个护理组曾被评为上海市卫生局先进集体。

"严师"史美利是大家公认的"好老师"。史美利亲手培养的六名青年护士，有五名分别调到各病区担任业务骨干，有的被人称为"小史美利"。肺科有位主任被史美利的精神所感动，决心让自己的女儿报考护士专业，并要求她将来要像史美利那样热爱事业，热爱病人，为护理事业奋斗终身。

技术精湛 甘于牺牲

史美利先后担任过内、外、儿、肺等科护士长，无论在哪个岗位上都刻苦钻研，练就了一流的护理技术，多次挽救了垂危病人的生命。1981 年,在抢救一位心肺功能衰竭且昏迷了 14 天的危重病人时,她连续加班不休息。在她精心护理和严格要求下,成功挽救了病人的生命。通过她的护理,病人口腔无臭味和溃疡,被褥无气味,气管内外套管 9 天后拔除时,管壁清洁无一点结痂痕迹,留置 14 天的导尿管无细菌生长。许多外院会诊的专家看了史美利的护理工作,无不称道她的护理技术是"第一流的护理技术"。

在常人眼里有位当护士的家人是个再好不过的福利了。然而,史美利的女儿没有享受过这种福利,史美利一心扑在工作上,每年加班的时间占到三分之一以上,年幼体弱的女儿每次生病时,只能扛着病痛,躲在被窝里等待妈妈的归来;史美利的老伴也没有享受过这种福利,患有冠心病的老伴也早已习惯了自救。"顾大家"往往避免不了"舍小家"。有一次大扫除,老伴发现家里的蜂蜜已经存放了 3 年,花生米上早已布满了绿色绒毛;除夕夜,曾答应家人一起吃饭,却因为临时抢救病人而食言……为了更多人的健康快乐,她只得忍痛割爱,牺牲"小家"。她把全部精力和整个生命都献给了护理事业,没有一丝一毫的怨言;她甚至埋怨岁月不饶人,把自己摧残得步履沉重,四肢无力,不能像年轻人一样精力充沛地奋战在护理岗位。

直到退休前夕,她依然辛勤奋斗在护理工作的第一线,继续履行着自己最神圣的使命——拯救病人,继续执着地追求着她为之献身的护理事业。即使退休了,史美利也时常关心护理事业的发展,关心青年护理人才的培养。在这漫长的人生旅途中,用汗水、心血、行动绘制的道道痕迹是对她无私奉献的最好诠释,中国的南丁格尔她当之无愧。

(张利兵 倪西强)

参考文献

中华护理学会. 南丁格尔奖章中国得主 [M]. 北京:大众文艺出版社,1997.

张云清

皎皎白玉兰 留香人世间

> 做护士要眼到、心到、口
> 到、手到、脚到。
>
> ——张云清

1987 年 5 月 12 日，红十字国际委员会授予辽宁省肿瘤医院护理部主任张云清第 31 届国际南丁格尔奖，这是辽宁省护理工作者荣获的第一枚南丁格尔奖章。当年的 6 月 12 日，在北京人民大会堂举办的颁奖典礼上，时任国家副主席乌兰夫为张云清颁发奖章。

张云清(1925—)，女，辽宁盘锦人，中共党员，主任护师。

1925 年 1 月出生。

1939—1942 年，就读于辽宁省新民县（现辽宁省新民市）崇实女子国民高等学校；1943—1946 年，在沈阳的盛京医科大学吉林盛京施医院附设高级护校学习；1960—1965 年，在中国医科大学业余大学学习。

1947—1978 年，在中国医科大学附属第二医院（现中国医科大学附属盛京医院）从事护理工作，历任妇内科护士长等；1978—1980 年，在中国医科大学卫校任护理教员兼组长；1980—1984 年，在辽宁省肿瘤医院担任妇科科护士长；1984—1990 年，担任辽宁省肿瘤医院护理部主任；1990 年 6 月，离休；1991 年，被聘为辽宁省卫生厅医政监督员、沈阳市卫生事业管理局医风医纪社会监督员。

1988 年，当选辽宁省第七届人民代表大会代表、辽宁省政协委员；1990 年，任中华护理学会沈阳分会名誉理事长。

撰写了《护士接触抗癌药物自身防护的探讨》《绒癌心理护理》《肿瘤护理常规》等论文和研究报告。

1982 年起，多次被授予省、市和全国优秀护士、优秀共产党员、卫生文明建设先进工作者等荣誉称号；1987 年 5 月，荣获第 31 届国际南丁格尔奖。

少年立志
倾心护理

1925 年，张云清出生在辽宁省一个农民家庭。小学刚毕业，父亲就准备着让她学裁缝，但她希望自己能够像邻居女孩一样，去到新民城里继续读书，为此她拒绝了父亲的安排，哭闹着要去读书。无奈之下，父亲最终同意连哭带闹的张云清去考考试试。学习一向优秀的她顺利地考上了新民女子国民高等学校。消息传来后，全家人高兴得不得了，父亲忙着卖粮食和蔬菜为她筹学费，看着父亲日渐弯下的腰和长出的白发，她暗自下决心：我一定要为父母争光，要给女孩子做榜样！

1939 年，张云清开始了在"国高"的学习生活，"新民女高"在当时是为数很少的女子高中，教学水平高不说，管理和要求也十分严格。她从小聪颖好学，不甘人后，加上学习机会来之不易，她克服了许多困难，刻苦读书，努力学习，每逢考试总是名列前茅。

当时在"新民女高"附近有一所教会医院，院长的女儿和她十分要好，两人时常来往。每当她看到意大利、英国、日本的医护人员身穿白色衣裳进进出出，心中便十分羡慕，她想："如果我以后也能当一名护士，那多好！"这个想法并没有转瞬即逝，而是在她的心中生根发芽。

高中毕业后，虽然眼前有着多种职业的选择，可她独独报考了盛京医科大学吉林盛京施医院附设高级护校。被录取后的她时常哼着自己心爱的那首小诗："白衣天使，娇娇白玉兰，似春风，如亲人，常拂人世间……"她的护理之路便由此展开了。

孜孜不倦
钟情护理

1943 年，张云清考入盛京医科大学吉林盛京施医院附设高级护校。三年的学护训练对于她来说实在短暂，为了让自己熟练掌握好基础的护理知识，她常常挑灯苦读，一有时间就拿着书到安静无人的地方背书。有时一个知识点，她能够耐着性子背几十遍，直到自己能够非常流利地背出来。

老师对她们的要求非常严格，不论是基础知识的掌握还是实践操作的运用，稍有错误就会非常严厉地指出来。老师时常告诉她们护理专业的重要性，同时也希望每位同学都能用较高的要求来督促自己。"护理就是为别人送去健康。"这句话在她心中留下了深深的烙印。和别的同学不一样,她并不惧怕严厉的老师,只要是学习上有不明白的地方,她就做好记录去请教老师。渐渐地她与老师也相互熟悉了,只要有疑惑她便提出来,并时不时与老师交流看法。在不断的存疑解答中,她对护理专业的认识更加深刻了,对护理知识的理解由以前的一知半解到现在有了自己独到的看法。高护四年毕业以后,她发现自己所学的护理知识还远远不够,临床上病人病情纷繁复杂,仅靠自己现有的护理知识根本无法完全解决病人所出现的问题。

1960 年,她攻读中国医科大学业余大学。五年的学习之路,让她收获到了更为充实的医学护理理论,掌握了更加熟练的护理技术,奠定了更加坚实的思想基础。从学校毕业之时,她高兴得如孩子般,"我爱这一行,我要将毕生的精力都献给这行!"看着湛蓝的天空,此时的她就像即将振翅的雄鹰般希望去开辟一片属于自己的天地。

可周围的人觉得护理工作就是受苦受累,纷纷劝说她改行当医生:"你瞧医生的工作多省心,越老越值钱,受人尊敬,而护士是伺候人的,低人一等。""我是受过高等护理专业教育的。护理实践证明,护士工作在医疗中有重要作用,是在履行神圣的天职,救死扶伤,实行人道主义。医生手术再高明,没有护士精心护理也不行。三分治,七分养,护理工作是与人的生老病死密切相关的。"周围的人听到她这样的回答都说她傻,她却不这样认为,这哪里是傻,这分明是对护理的痴。时光蹉跎,风云变幻,她对护理的赤诚从未变化。

审思明辨
解除恐惧

1949 年,在中国医科大学附属第二医院从事护理工作的她随市里组织的医疗队到老解放区开展防疫工作。这时,当地正流行着一种可怕的传染病,当地居民相传:只要染上这种病很快就会死亡。

听到老百姓这样说,她皱紧了眉头,心中想到不知道有多少人死于这种可怕的病。她首先稳定大家不安的情绪,组织队友逐户走访检查,每检查一户便认真做好记录。她将认为可能的传染病与发病病人的症状一一对应起来,这事看起来简单,实则不然,传染病种类多,相同或相似的症状也有多种,稍有判断失误,进行的治疗方向便完全不同。为此,她废寝忘食,有时半夜爬起来阅读记录病人情况的病历,仔细想着会是什么疾病。经过一段时间仔细研究,在大家的努力之下最终认定这种流行病是严重危害人类生命健康的"克山病"。

她随即安排医疗队展开大量的宣传活动，亲自到每家每户进行预防方法的讲解，使百姓们了解了疾病是从何而来，自己又该如何去预防，解除了百姓们的恐惧感。临别之时百姓们握着他们的手展开了笑颜，口中还不停地说着感谢的话语。这次难忘的经历，使她更加清楚地感受到：在病人眼里，医生、护士就是"天使"，就是生命的"守护神"，就是希望的象征！

忠于职守 热心服务

进入护理行业的张云清一直奋斗在护理的第一线，不怕脏、不怕累，哪里有需要她就出现在哪里。入行后的三十多个除夕之夜都是和危重病人一起度过，她的双手抢救了无数重危病人，看到转危为安的病人，一切疲劳都一扫而尽。

一位21岁的绒毛膜癌阴道转移病人，突然阴道转移瘤破裂大出血，鲜血染红了衣裤、床铺。在参与完抢救工作之后，她甚至来不及休息一下，马上又去把病人出血染脏的衣裤刷洗干净，亲手送到病人床前。同样，一位绒毛膜癌肺转移的病人，阴道、鼻子不断流血，贫血严重，生活不能自理，她每天认真地为病人擦洗外阴、臀部以及脸上的血迹。这些工作落在旁人眼中既脏又累，可她根本不放在心上，她轻声安慰病人，让原本因为疾病而害怕的病人宽慰许多。

虽然每天的护理工作十分辛苦，繁忙的时候连口水也来不及喝，饭也忘了吃。可在如此忙碌的情况下，她仍然非常认真仔细地完成每项工作，不厌其烦地帮助病人洗脸、梳头、洗脚、喂饭，把床铺收拾得干干净净。被她护理过的病人都称赞她，逢人便说："张护士长真像妈妈。"

对于那些绒毛膜癌肺转移、脑转移、半身瘫痪的病人，她会将水果一个个削好，把烧鸡一块块撕好送到病人口中。有时遇上病人大便困难，她就细心地一点一点往外抠，从没皱过眉头。她用自己的心血和汗水换来了病人的健康和欢乐。"护理工作是与人的生命、健康密切相关的，护理工作者是人类健康的卫士。"这是她从事医疗护理专业的坦诚心迹和切身体验。

不畏艰险 无私奉献

在巡回医疗时，有一天夜里，外面雷雨交加，这时正好有人来接她出诊，暴雨下的山路不仅滑还非常泥泞。瓢泼大雨，淋得她睁不开眼睛，正当她艰难地爬到山顶时，一声惊雷就如同轰顶一样，她吓得一下停住了脚步，冷汗直冒。不行，病人还等着我呢！顾不上自己的恐惧，她一抹脸上的雨水，继续前行。几次因为天黑路滑，她差点滚下山去,幸好被山上的植物挡住,避免了危险。

当她深一脚浅一脚赶到病人家里时,全身都已湿透,冷得直发抖。没顾上擦擦身上的雨水,她立即来到患儿床前检查。孩子患的是暴发型流行性脑脊髓膜炎,极度缺氧,病情严重,她立即为孩子注射急救药,并且不顾此病极强的传染性,立刻为患儿实施口对口呼吸。若是因为害怕就选择放弃,自己又怎么对得起家属的信任? 更何况还是一个幼儿,迎接他的应该是美好的明天而不是死亡。孩子父母被她的精神深深感动,看着为了挽救孩子生命而不顾自己的她,他们止不住地流着眼泪。

不管是什么时候,不管是在哪里,只要病人需要她,她就一定会出现。一次有人半夜敲门求救,她匆匆披上衣服就往外跑,到病人家中一看,病人产后大出血,面色苍白,已经处于昏迷状态,炕上血水一片。她仔细地为病人检查,确定是产道裂伤而导致出血不止,可病人家中光线昏暗无法进行缝合。她掏出手电筒将周围照亮,跪在炕上为病人缝扎止血,经过大半夜的抢救,病人终于得救了,而她身上的棉裤早就被血水浸透。抢救完成离开时,病人家属感激得要给她下跪磕头,她赶紧将他们扶起来说:"这是我应该做的。"并仔仔细细地告诉家属需要注意的事项。她认为做护士就要比别人更善良、更热诚、更勇敢。病人有了她就有信心、有依靠、有勇气。

默默付出 辛勤耕耘

1987年,62岁的张云清从时任国家副主席乌兰夫手中接过红十字国际委员会颁发的第31届国际南丁格尔奖章和证书时,高兴得红了眼眶。这个奖章和证书不仅是对她曾走过的护理之路的认可,也是促使她继续前行的动力,当然这同样也是对全体护理工作者的鼓舞。"人生的价值在于奉献,我愿把一生奉献给护理事业。"朴实无华的话语,她用行动证明她真的做到了。

"护理,不单单是关注病人病情,同时也要注重病人心理健康的护理。"这是她做好护理工作的重要诀窍。她爱护病人,关心病人,可每位病人病情不同,所出现的心理变化也不完全一样,由此,她提出了要根据病人不同的情况,因人而异,建立起不同的情感沟通方式,以达到最佳治疗护理效果。

她不仅关注于病人的心理护理,还注重传、帮、带和精心培养年轻护士,以鼓励和帮助她们提高业务能力和护理技术水平。供应室护士刘秀丽撰写了一篇加强医疗护理质量管理方面的论文,她主动去查找了大量资料,一条一条对论文进行细心地修改,这篇论文在 1990 年省护理学会研讨会上发表时,获得了众学者的好评和肯定。

1990 年,她离开了护理岗位。一想到自己离开了每日奔走的病房,离开了庞大的护理队伍,离开了日夜牵挂的病人,她的心中总是空落落的。她常想:我如今虽然离开了护理岗位,可是我也应做到退岗而不褪色。面对护理质量、护士素质有所滑坡的现象,她重新整理资料,不顾自己年岁已高,奔赴各地为年轻的"白衣天使"讲南丁格尔精神,讲她的护理经验,以培养出优秀的护理后辈,更好地提升我国的护理水平。

**一生投入
留爱世间**

40 多年投身护理,40 多年不言不弃,张云清将自己一生都献给了护理事业。如果有人问起她:成为护士你后悔吗?她定会摆摆手,摇摇头。当她身穿白衣的时候,当她将病人从死亡线拉回来的时候,当她听到有人喊"张妈妈"的时候,当她怀抱新生命的时候,她就知道自己和护理从此便难舍难离。

她始终将病人当作自己的家人,用自己的心血和汗水换来病人的健康和快乐;她时刻关注病人的身心健康,经常下到病房与病人谈心。她将南丁格尔"同情、善良、关怀、奉献"的精神,落实在自己的一言一行中。"为病人谋福利,为病人谋健康"成了她的座右铭。

岁月流逝,精神仍在,虽然年岁已高,但南丁格尔的精神她从来没忘。她心怀病人,心怀护理,哪怕是自己岁数再大,但只要听到需要她"出山"的时候,她总是想也不想地就答应。都说"春蚕到死丝方尽",从最初青春懵懂进入护理行业,到有条不紊地做好每项护理工作,她的一生都倾注在了护理之中。她不怕风雨也不怕困难,怕的是病人需要她的时候她不在。她用自己的青春岁月化作莹莹烛光,照亮了自己,照亮了病人,也照亮了前方将行的护理之路。

(郭维维 史平)

参考文献

[1] 中国红十字年鉴编辑部. 中国的南丁格尔 [M]. 北京:台海出版社,2006.

[2] 申海菊. 热烈祝贺湖南省卫生工作会议召开护理岗位上的辛勤园丁:记第 31 届"南丁格尔奖"获得者张云清 [J]. 当代护士,1997(04):4-5.

陈路得

历经坎坷 创始成道

> 高等护理教育不会从天上掉下来,总要有人先起步!
>
> ——陈路得

1987 年 5 月 12 日,红十字国际委员会授予中华护理学会天津分会名誉理事长、天津医学院附属医院(现天津医科大学总医院)顾问陈路得第 31 届国际南丁格尔奖,这是天津市护理工作者荣获的第一枚南丁格尔奖章。当年的 6 月 12 日,在北京人民大会堂举办的颁奖典礼上,时任国家副主席乌兰夫为陈路得颁发奖章。

陈路得(1914—2000),女,湖北汉阳人,中共党员,主任护师。

1914 年 2 月 28 日出生。

1931 年,考入北京燕京大学;1934—1937 年,转入北京协和医院护士学校学习,毕业后获得理学学士学位和护理专业文凭。

1937 年,毕业后受聘于北京协和医院任护士;1942 年,北京协和医院被迫关闭后,在天津私立恩光医院担任总护士长;1947 年 11 月,就职于新组建的天津中央医院(现天津医科大学总医院),之后历任医院护理部副主任、护理部主任、副院长、医务处副主任以及附设高级护士职业学校(现天津医学高等专科学校)的教务主任、校长等职务。

1950 年起,担任中华护理学会常务理事;1950 年,筹建天津护理学会;1951 年,当选中华护理学会天津分会第一届理事长,之后又被推选为第二届理事长和第三届名誉理事长;1954 年,当选天津市第一届人民代表大会代表;1957 年,当选中国妇女第三次全国代表大会代表;1964 年,当选中华人民共和国第三届全国人民代表大会代表;1978 年,当选中国人民政治协商会议第五届全国委员会委员;1985 年,将几十年的工作积蓄 11 000 元捐给天津医学院(1994 年与天津第二医学院合并组建天津医科大学）护理系，设立"陈路得护理教育奖学金"；1988 年，将获得的南丁格尔奖金捐给天津市红十字会设立"残疾人和儿童福利基金"；1996 年，向天津市护理学会第四届理事会恳请不再担任名誉理事长，捐赠 2000 元作为科研启动基金；2000 年，她在心脏手术前立下遗嘱，将遗体捐献给天津医科大学解剖研究，将南丁格尔奖章、著作和著作权以及其他财产全部捐给天津医科大学总医院。

总结护理教育和管理经验，先后撰写《绷带包扎法》《建立简易病房、培训护理人员的经验体会》《加强组织领导，提高临床护理教学质量》等；主编《临床护理应知应会手册》《回顾天津的护理事业》等著作；参编《医院科学管理的基本法则》《现代医院管理》等著作；晚年坚持写作，撰写了《愿将毕生献给护理事业》《难忘的岁月、美好的记忆》等文章。

1956 年，荣获天津市"一等优秀护理工作者"光荣称号；1979 年，荣获天津市劳动模范荣誉称号；1987 年 5 月，荣获第 31 届国际南丁格尔奖章；1987 年 10 月，中华护理学会授予荣誉会员称号。

2000 年 8 月 6 日下午 2 时 15 分，陈路得在天津逝世，享年 86 岁。

人如其名
学医救国

陈路得，或许注定生来坎坷。1914 年 2 月的武汉，很冷，船工的妻子即将临盆。但为了生计，贫苦的船工却只得继续去拼命，不幸随之而来，繁重的劳动竟将他活活压死。船工的妻子诞下一个女婴，但家里的顶梁柱绷断，女婴刚刚感受到家的温暖，却被迫送人。女婴最终被收养，圣西里达女子中学的一名陈姓女教师，给她取名路得。路得，从小善良、孝顺、与人为善，是一个能给世界带来温暖的名字，这个名字和圣西里达女中的校训"爱人如己"一起，慢慢温润着小路得那颗幼小的心，耳濡目染之下，小路得开始成长为一名"小天使"，她懂得施爱于人，关爱他人，"爱人如己"，并去温暖每一个人。

20 世纪 30 年代，人民正处于水深火热之中，陈路得感同身受，立志学医，救百姓于水火。

踽踽前行
矢志不移

1931 年，她以优异成绩考取北京的燕京大学生物学系。然而命运却总爱和她开玩笑，三年后，养母失去工作，路得失去经济来源，无法继续学医之路。"当不了医生，成为护士一样可以治病救人！"抱着这样的信念，路得转入了北京协和医学院护士学校免学费就读护理专业，从此，护理成为她的终身职业，也成为她一生为之奋斗的目标。1937年，陈路得以优异的成绩获得北京燕京大学生物学系理学学士学位，同年在北京协和医学院护士学校毕业。

毕业晚会上，她望着那跳动着的耀眼烛光，思绪变得悠远，这一刻，她立下了誓言：要以南丁格尔为榜样，像红蜡烛般无私地燃烧自己，照亮别人。这是要用一生来践行的誓言，她也真真切切地做到了！毕业后，年轻的路得怀着自己最初"学医救国"的信念，投身护理事业，并决心终其一生为其贡献出自己所有的光和热！

爱情或许是这个世界上最美好、最动人的东西，但陈路得却坚守住了自己在毕业晚会上立下的誓言，选择了终身不嫁！就这样，"提灯女神"独自在悲冷坎坷的土地上点亮油灯，踽踽迈开前行的脚步！

历经坎坷
不改初衷

护理工作，对陈路得来说不仅仅是一份简单的工作，更是她梦想之路的启航。1937年，顺利毕业的陈路得受聘于北京协和医院，正式开启了她的护理之行。只可惜好景不长，珍珠港事件爆发，北京协和医院被迫关闭，陈路得的护理之行只走了4年就被迫按下了暂停键。1942年，曙光初现，北京协和医院的同事们在天津开设了私立恩光医院，陈路得不忘初心，得以重新开启护理之行。她受聘为护士长，协助院长完善医院各项制度建设。渐渐地，在大家的努力下，医院成为当地享有赞誉的好医院之一。

中华人民共和国成立后，陈路得和大家一起，怀着满腔热忱，建设新中国。然而，1966年，陈路得被迫暂时离开了她为之奋斗了近30年的护理事业，她陷入了深深的自责与惶恐。过了一段时间，事情出现了转机，路得被安排到门诊注射室。此时的门诊注射室，"早晨像茶馆、中午像饭馆、晚上像旅馆"，破乱不堪。陈路得不顾一切地投入到工作中，她早已把个人的荣辱置之度外，只要能继续为病人服务，哪怕被折磨得身心疲惫、血压飙升，哪怕是工作环境极差、强度极高，她都不在乎。她把自己真诚无私的爱，全部奉献给了病人。付出总会有回报，她的默默付出与坚守感动了无数病人。

护理，这份平凡的工作，她一干就是50年。50年来，她一心扑在医院和病人身上，对她而言，医院就是她的家，病人就是她的家人。正如她坦率地说："为了工作，为了事业，一天不在医院，一天见不到病人，我就心里不安。"正是这种对病人"不是亲人胜似亲人"的感情，为她赢得了尊敬和爱戴。她常常讲："一个肯把幸福给别人的人，自己是最幸福的人。只要你做了一点好事，人民就不会忘记你。"

优化管理
开拓创新

1957 年，周恩来总理来到天津视察，亲切接见了陈路得并鼓励她说："护士工作很重要，你们为人民做了一件好事，要继续努力。"陈路得无比激动！周总理如此肯定陈路得的工作是有原因的，在那之前，我们的护理管理工作还极其落后。陈路得曾在 1946 年随团参观考察美国等国家的护理管理与护理教育，国外"整个医院管理工作中护理管理是起重要作用的一个环节"，这给她留下了深刻的印象。回国后，在上级领导的支持和帮助下，路得即刻加强了护理管理体系建设，在其工作的天津医学院附属医院成立了护理部，并致力于加强各级护理人才建设，建立健全病房和门诊的管理制度等。这些措施有效地改进了护理质量，促进了医院建立正常的运行秩序，受到了中央领导的赞许。

周总理的话给予了路得在护理这条道路上继续勇往直前的勇气和鼓舞。护理管理工作的慢慢改善让陈路得倍感欣慰，但还有一个问题一直困扰着她：在当时，由于诸多的原因，护士的社会地位不高，数量不足，荣誉感和幸福感不强。1951 年，陈路得获任中华护理学会天津分会理事长，后又被选为中华护理学会常务理事。为了改变这种现状，她代表护理学会理事会与市领导协商开展优秀护士表彰活动。在领导的高度支持下，1956 年正式开展了天津市首届优秀护士的评选表彰大会，这也是全国首届优秀护士表彰大会，引起了各地的广泛关注。这次活动的成功举办，提高了优秀护士对自身职业的成就感与荣誉感，也提高了病人及社会对护理工作价值的认识。

乘风破浪
桃李芬芳

"高等护理教育不会从天上掉下来，总要有人先起步！"陈路得从 20 世纪 40 年代末就致力于参加护理教育实践活动，一方面发展护校，加强护校领导班子建设；另一方面发展医院教育，通过以老带新重视新一代年轻护士长的培养，在医院建立示范性教学病房等措施促进医院教育的发展。她看到护理人员奇缺的局面，深感需要培养一大批护理专业人才以满足社会发展的需求。然而高等护理教育尚未创办，人才培养困难重重，在大家眼中这几乎是一件不可能实现的事情。但是长风破浪会有时，1978年，陈路得被选为全国政协委员，在会上她首次提出创办高等护理教育的提案，详细说明其理由，陈述创立的重要性、紧迫性和现实意义。古有刘备为求贤三顾茅庐，今有路得为创办中国高等护理教育三上北京，询问提案答复情况。功夫不负有心人，1984年，教育部正式批准天津医学院成立护理系，天津医学院由此也成为新中国第一所设有高等护理专业的院校，为我国医学教育体制的改革打开了新的局面。

"我虽已年逾古稀，不能继续在教育第一线工作，但我愿意为加速培养适应我国四化建设所需要的高级护理专业人才贡献我一点微薄的力量。"为了扶植这株"幼苗"的成长，她将自己一生的积蓄11 000元捐给了天津医学院护理系，用以培养优秀的护理人才。71岁的陈路得，"布衣薄履、清茶淡饭"，一生未嫁，无儿无女，她把全部感情都献给了病人和中国高等护理教育事业。她创办的各类护理工作培训班，在1978—1982年培训了6 240名在职护士，其中3 000多人成了各医院的业务骨干，遍布全国各地。她不顾70多岁高龄，每年都亲自讲学，撰写了多部专著。1996年，82岁的陈路得恳请不再担任护理学会名誉理事长职务，并将2 000元捐赠给学会做科研启动基金，为她长达45年的护理学会任职画了一个圆满的句号。

非凡勇气 荣誉无愧

陈路得全身心投入在护理事业上，不求回报。她主张创办护校、开创中国高等护理教育；她改革医院护理管理制度，提出创办首届优秀护士表彰大会等。陈路得在全国护理界享有盛誉，是中国现代护理教育的开拓者之一，她献身护理事业的光辉业绩，是护理工作者的楷模。她是值得我们崇敬的护理老前辈。

1987年，陈路得荣获第31届世界护理界最高荣誉——国际南丁格尔奖，获得奖金500元。1988年，为了对天津市红十字事业的发展贡献一份力量，她将500元奖金捐献出来作为"残疾人和儿童福利基金"。

蜡烛终有燃尽之时，人也如是。2000年8月6日下午2时15分，悲痛笼罩着天津医科大学总医院。在一间小小的病房里，陈路得安详地躺在洁白的床上，身穿洁白的护士服，一束洁白的百合花放在她的胸前，她静静地走了，脸上笼罩着圣洁的光。她在遗嘱里写道："遗体捐献给天津医科大学解剖研究，用什么器官取什么器官。"她"非凡的勇气和献身精神"值得我们每一位医学人、每一位病人为之肃然起敬。陈路得用她的一生完美诠释了圣西里达女中的校训"爱人如己",南丁格尔奖,实至名归!

待生严谨 一路德馨

善的本质是:保存生命、促进生命,使生命达到其最高程度的发展!陈路得一直在坚守。曾经有一次,因为护校的学生被邀请参加舞会而擅自放弃晚自习,陈路得知道后非常生气,她认为:"今天可以不上晚自习,明天就可以耽误一节课,将来做了护士,就可能以任何借口延误病人。如果校规可以任意破坏,将来的后果不堪设想!"第二天,她在护校大会上激动地说:"你选择了当护士,就应该为了保存生命、减轻痛苦、促进健康的目标去工作。"这是她对护士职业的理解,也是她对生命最严谨的尊重!

回顾陈路得的一生,毫无疑问是坎坷的,经历过丧亲之痛、失学之苦……但是,她的身上折射着中华民族优秀品质的光辉,一生以医院为家,把全部感情都献给了自己热爱的事业。她为成千上万的病人解除了痛苦,牺牲了"小我",成就了"大我"。她什么都不怕,唯独害怕离开自己热爱的护理岗位,甚至在她就要离开人世的时候,想的仍然是他人的生命健康。这份坚持,这种无私,无不让人热泪盈眶!

陈路得将她的生命全部献给了病人和护理教育事业!她用仁爱与沉静让南丁格尔精神照亮了每位病人及护生的人生道路,完美诠释了"爱人如己"。她的名字不仅仅代表着"善良、温暖",应赋予更深层的含义——一路德馨,爱人如己!

(裴彩利)

参考文献

[1] 中华护理学会. 南丁格尔奖章中国得主 [M]. 北京:大众文艺出版社,1997.

[2] 刘纯艳. 把毕生精力献给崇高的护理事业:陈路得事迹介绍(一)[J]. 中华护理杂志,1990(01):44-45.

[3] 刘纯艳. 把毕生精力献给崇高的护理事业:陈路得事迹介绍(二)[J]. 中华护理杂志,1990(02):103-104.

[4] 刘纯艳. 把毕生精力献给崇高的护理事业:陈路得事迹介绍(三)[J]. 中华护理杂志,1990(03):150-151.

第**32**届

国际南丁格尔奖章
获得者 （1989 年）

孙秀兰

行走在燕赵大地上的南丁格尔

为了病人的生命，为了千
千万万个家庭的幸福，我
个人的小家庭做出点牺牲
是值得的。

——孙秀兰

1989 年 5 月 12 日，红十字国际委员会授予河北省唐山市第一医院（现唐山市人民医院）护理部主任孙秀兰第 32 届国际南丁格尔奖，这是河北省护理工作者荣获的第一枚南丁格尔奖章。当年的 7 月 20 日，在北京人民大会堂举办的颁奖典礼上，时任全国政协主席李先念为孙秀兰颁发奖章。

孙秀兰(1942—)，女，河北遵化人，中共党员，主任护师。

1942 年 3 月出生。

1958 年，考入唐山市第一医院护士学校；1976 年，唐山地震后在驻唐山救灾上海医疗队进修一年。

1960 年，毕业后被分配至唐山市第一医院从事护理工作，之后担任护士长、护理部主任等职务。2005 年，退休。

1993 年，当选第八届全国人民代表大会代表；1998 年，当选第九届全国人民代表大会代表；2005—2015 年，历任唐山市护理学会理事长、中华护理学会河北分会内科学委员等职务。

1986 年、1987 年，两度被授予全国卫生文明先进工作者荣誉称号；1989 年，荣获第 32 届国际南丁格尔奖章，同年被授予全国先进工作者、全国三八红旗手、全国文明先进工作者、河北省优秀党员等荣誉称号；1993 年，被评为唐山市巾帼十杰；1997 年，被评为河北省优秀人民公仆；2011 年，被评为燕赵百名优秀女性。

一个故事
一生向往

1958年,16岁的孙秀兰考取了唐山市第一医院护士学校。踏入校门的孙秀兰被弗洛伦斯·南丁格尔的故事深深吸引。南丁格尔的事迹,她读了一遍又一遍。"护士,其实就是没有翅膀的'天使',是真善美的化身。"这句南丁格尔名言,使她对自己的职业产生了深深的自豪感,也成了她终生努力的方向,立志在平凡而又崇高的护理事业中贡献自己的一切。南丁格尔手擎的那盏长明灯,成了她人生旅途中永不熄灭的光芒。

病人需要
我都愿干

1960年,年仅18岁的孙秀兰以优异的成绩从护校毕业了,她满怀激情地走上了护理岗位。她爱护士工作,更爱她护理的病人。她曾不止一次地说:"只要病人需要,我什么都愿干。"她将每一位自己护理的病人当成亲人,不管何时都秉承着对病人耐心、细心的信念,从不嫌脏、不怕累。

一次,一位患有脑血管疾病伴随消化系统失调的老人被抬进了孙秀兰所在的病房。病人因为严重的便秘痛苦得说不出话来,只能用无助的目光看着孙秀兰。见此情景,孙秀兰毫不犹豫地蹲下身子,一点一点地将老人结成硬块的粪石抠了出来。解除痛苦的老人紧紧地抓住孙秀兰的手,颤抖着双唇热泪盈眶。老人的家属感动地说:"孙护士,太谢谢您了!您真的比亲人还亲!"

还有一次,孙秀兰的病房收治了一位失去亲属的孤寡老人,老人大小便不能自理,孙秀兰毫无怨言地承担起给老人洗头擦身、端屎端尿、清洗衣服的工作,还经常鼓励老人和医护人员积极配合,共同战胜疾病。老人逢人就说"孙护士长比我的亲生女儿还要亲"。

一天上午,一位服药中毒的重度昏迷的女病人被送进病房,抢救工作一直持续到傍晚。病人呼吸道梗阻,分泌物无法排出,为了抢救病人,抢救组实施了气管切开术。劳累了一天的孙秀兰主动承担了特护工作,她一刻不停地为病人吸痰、输液、给氧、导尿、观察病情变化等,直到第二天凌晨3点,病人终于苏醒,整整23小时未合眼的孙秀兰流下了高兴的泪水。

震中救灾
舍小为大

在孙秀兰的护士生涯中,不管是在平时的护理工作中,还是在唐山大地震的紧急救治中,一直都是全心全意为病人服务的。她常说:"为了病人的生命,为了千千万万个家庭的幸福,我个人的小家庭,做出点牺牲是值得的。"

1976年7月28日凌晨3时42分,震惊中外的唐山大地震发生了,一座百万人口的城市瞬间夷为平地。当忙了一天的孙秀兰被震醒时,她听到自己心爱的长子凄惨地叫了声"爸爸!"此后便再也没有听到孩子的声音了,她和丈夫从倒塌的房子下爬出来,找到的是一具冰冷的身体,孙秀兰悲痛欲绝。接着传来的是她母亲在地震中去世的噩耗,在极大的悲痛中,孙秀兰病倒了。震后的医院一片废墟,有三分之一的医护人员伤亡,大批在震中受伤的病人涌进了油毡搭起来的简易病房,急需治疗和护理。见此情景,虚弱的孙秀兰望着带伤的丈夫和受惊的二儿子,心中矛盾不已,一边是余震中需要照顾的亲人,一边是受伤后需要护理的病人,以及自己那还没有完全恢复健康的身体,孙秀兰在犹豫、在挣扎。但是,当她看到伤患那无助的眼神时,救死扶伤的天职使她忍住了悲痛。她掩埋了亲人的遗体,拖着虚弱的身体以惊人的意志力夜以继日地投入工作。为预防院内感染,她与幸存的护理人员,一起在简易病房内消毒、清洗,在一些设施受到破坏,资源极其匮乏的情况下,她们积极配合医生,抢救了一个又一个危重的病人。无论是内科还是外科的病人,她都关怀备至,她为病人擦洗伤口、端屎端尿、送药喂饭、换洗衣裤。一位从死亡边缘抢救回来的病人感动地说:"是爱的'天使',给我们带来了生的希望。"

1978年,孙秀兰的二儿子患了精神病,丈夫又患了腰椎间盘突出症,被牵引固定在床上,吃喝拉撒都不能自理,他迫切需要妻子留在自己的身边。丈夫几乎用哀求的口吻说:"秀兰,你就请几天假,在家照顾照顾我吧!"听到丈夫的话,看着丈夫那渴望的目光,孙秀兰的心在颤抖。是啊,丈夫这时候是最需要她的啊,她何尝不想用妻子的双手为丈夫减轻痛苦,用妻子的温情愈合丈夫那受过创伤的心灵,但她丢不下她的病人,她在亲人和病人中还是选择了后者。她亲切地对丈夫说:"你得了这种病我是应该在家伺候你,可我在家里只能照顾你一个,而医院里有多少个病人需要我去护理啊!"丈夫理解妻子的心,他默默地点了点头,自己在床上熬了20多天。这20多天,每天天不亮孙秀兰就起床,为丈夫做好饭菜放在床边,然后在7点半前赶到医院上班。

为了集中精力照顾病人,孙秀兰把患有精神病的二儿子交给丈夫照顾。一天,二儿子吞服了大量的氯丙嗪,病情危重被送进医院抢救。有人不理解孙秀兰,说她无情,劝她说:"孩子有你这么个妈,就够可怜的了,现在住了院,总该休息几天,照看照看了吧?"她是无情吗?不是。儿子是她的心头肉,特别是在地震中失去大儿子后,她更是深深地爱着二儿子,只是她的病人更需要她。望着病重的儿子,孙秀兰思绪万千,深感内疚。晚上,她整夜整夜地守在儿子的床边,白天又面带微笑地回到病人身边,儿子住院的十几天,孙秀兰夜以继日,一天也没有耽误工作。

孙秀兰的小儿子自幼多病,小腿曾骨折过,一次孩子腿疼得厉害,孙秀兰答应下午4点带孩子去医院看病,但下午3点,一位食管静脉曲张破裂出血的病人,急诊入院呕血不止,孙秀兰立即加入对病人的救治中。经过全力的抢救和精心的护理,当夜幕降临时,病人终于止住了呕血,孙秀兰刚舒了一口气,这时又收入一名室上性心动过速的老年病人,孙秀兰又加入对这名病人的救治中。一直到将这名病人的心率控制住,病情稳定后,孙秀兰才往家赶,途中才想起还答应带只有九岁的儿子去看病。

亲情鞭策
忘我奉献

一次,有个需要马上做双腿截肢手术的女病人,被抬到医院的时候怀里还紧紧抱着一个腐烂的死婴,谁也掰不开她的手。此情此景,医护人员们呆若木鸡,不禁想起了自己地震中失去的亲人,眼里含着泪,束手无策。就在这时,孙秀兰轻声唱起了一首摇篮曲"我的小宝宝,我的小亲亲,一天长一寸,爱得慈母心……"那是孙秀兰很久以前为自己的大儿子唱过的,她多想再为他唱一遍啊,但孙秀兰再也没机会为他唱了,他也再不能听到了!女病人听着孙秀兰的歌,情绪放松了一些,这是每个母亲都熟悉的歌儿啊!孙秀兰趁机上前拿开女病人的手,把已经面目全非的小身子轻轻抱走。

还有一次,一个震前有着四世同堂、幸福之家的老人,震后却失去了所有的亲人,也丧失了记忆,入院时见人就打,谁也不能靠近,医学上称之为焦躁愤怒期。在给他输液的时候,他突然伸手揪住正在为他进行护理操作的孙秀兰,孙秀兰没有防备,被老人一脚踹到胸口上,当时坐在地上就起不来了。其他的病人见此情景,非常愤怒地呵斥那个老人。孙秀兰赶紧阻止,此时的孙秀兰想到了自己的父亲,要是父亲现在还活着,说不定也会是这个样子,孙秀兰哪会怨他?有一个老太太问孙秀兰:"闺女,让我看看,心口还疼不疼?"老太太轻柔的爱语让孙秀兰想起了自己的母亲,想起在大城山脚下父母给自己的最初的家,孙秀兰第一次意识到自己从此是个没娘的孩子了,她很想扑到老太太的怀里痛快地大哭一场,但她意识到自己护士的身份,艰难地控制住了自己。晚上换衣服时,发现胸口青紫淤血,临睡前孙秀兰默诵了这样一段话:让我安慰他人,而不求他人的安慰;让我爱护他人,而不求他人的爱护;让我谅解他人,而不求他人的谅解;因为在给予中,让我们得到收获;在死亡中,让我们获得永生。

刻苦学习 勇攀高峰

只有丰富的护理知识,才能给病人提供优质的护理服务,把病人看得极为重要的孙秀兰深知这一点。所以,她为了给病人带去温暖,同时还能提供一流的护理服务,便不断地提高自身的业务修养。工作闲暇时,孙秀兰虚心地向其他优秀的同事学习,并利用业余时间自学了《内科护理学》《外科护理学》、南丁格尔的《护理工作记录》,以及护理工作中的社会管理学、伦理学等,做了几万字的笔记。她还自费订阅护理杂志,广泛吸取医学营养,丰富自己的护理知识。

为了提高医院的护理管理水平,孙秀兰率先在科内建立了一系列护理管理制度,提高了护理质量。孙秀兰根据自己的临床经验先后撰写了论文30多篇,并且制订了《护理部80字规范》《护理质量控制考核标准》等各项规章制度,创造性地提出了"五字工作法",开展了"五讲五比竞赛"、护理部副主任竞争上岗、新护士上岗授帽仪式等生动且具有教育意义的活动。

2014年7月12日,在时任唐山市护理学会理事长孙秀兰的不懈努力下,唐山红十字社区志愿者服务队被批准加入中国南丁格尔志愿护理服务总队,成为河北省第1个、全国第23个加入该组织的志愿队伍,这一天,孙秀兰终生难忘。从此这支特殊的服务队犹如一道红色的飘带,深入到社区、敬老院,为弱势群体提供优良护理服务。

"天使"情怀 万代流芳

2006年,在唐山大地震三十周年时,孙秀兰在唐山地震纪念碑广场,想到了好护士的定义。她认为:永远给病人信心的护士是好护士,让病人感到舒适快乐的护士是好护士,减轻病人痛楚的护士是好护士,让病人安宁离世的护士是好护士。

"终身纯洁,忠贞职守;勿为有损之事,勿取服或故用有害之药;尽力提高护理之标准,慎守病人家务及秘密;竭诚协助医生之诊治,务谋病者之福利。"这句南丁格尔誓言,自从孙秀兰举起右手,将其庄严地读出来时,就刻在了她的心里,孙秀兰从不敢忘记护理岗位赋予她的责任。

南丁格尔的事业是奉献的事业,所以被冠之以"天使"之名。孙秀兰的形象在唐山人眼中，不仅仅是"天使"，更赋予了无私大爱的内涵。南丁格尔开创的这种大爱无疆的事业，在唐山、在全国，乃至世界正不断地、一代一代地延伸着。

（李丽红）

参考文献

[1] 小马. 唐山人眼中的"爱的天使"：记第 32 届"南丁格尔奖"获得者孙秀兰 [J]. 当代护士，1997（03）：4–5.

[2] 中华护理杂志编辑部. 第 32 届南丁格尔奖获奖者简介 [J]. 中华护理杂志，1989(12)：757–758.

[3] 中华护理学会. 南丁格尔奖章中国得主 [M]. 北京：大众文艺出版社，1997.

第 32 届

国际南丁格尔奖章
获得者 （1989 年）

陆玉珍

把生命的天平向麻风病人倾斜

> 若问我这个从事麻风病防治工作的人有什么要求的话，我唯一的要求是希望社会能理解并支持我们的工作，为麻风病人提供一个公正、温暖的人文环境。
>
> ——陆玉珍

1989 年 5 月 12 日，红十字国际委员会授予上海市遵义医院（现上海市皮肤病医院）护理部主任陆玉珍第 32 届国际南丁格尔奖，这是上海护理工作者再一次荣获国际护士的最高荣誉。当年的 7 月 20 日，在北京人民大会堂举办的颁奖典礼上，时任全国政协主席李先念为陆玉珍颁发奖章。

陆玉珍（1934— ），女，浙江人，主管护师。

1934 年出生。

1954 年，毕业于上海市第二护士学校；1960 年，就读于上海市第二医学院医疗系夜校部。

1954 年，护校毕业后被组织分配到上海市麻风病医院（现上海市皮肤病医院）从事护理工作，之后历任护士长和护理部主任等职务。

历任中国麻风防治协会第二届理事、中国麻风防治协会名誉理事、上海市麻风防治协会理事、《中国麻风杂志》（现《中国麻风皮肤病杂志》）编委等。

撰写《皮瓣移植修复麻风足底溃疡的护理》《麻风患者截肢的护理》等文章；参编《麻风护理常规》，这是国内第一本麻风病护理专业书籍。

多次被评为院先进工作者；1981 年，被授予上海市首届优秀护士；1989 年 5 月，荣获第 32 届国际南丁格尔奖。

白衣系心
麻风亟须

陆玉珍从幼年时期就怀揣着成为一名"白衣天使"的梦想，在她心里"白衣天使"是纯洁无瑕、充满爱心的象征，是真善美的体现。1954年8月，她如愿以偿从上海市第二护士学校毕业。20岁的她对未来充满了憧憬和希望，想象着自己穿上洁白的工作服，在整洁气派的大医院工作，美好场景让即将踏入护理行业的陆玉珍心里激动不已。然而出人意料的是，当工作分配方案公布时，她被告知分配到了上海市麻风病医院……

　　上海市麻风病医院建于1935年，隶属中华麻风救济会，该院坐落于上海的北郊，交通十分不便，出门数十里，唯一的交通工具是自行车。1954年4月，上海市卫生局接管了这所医院。当时医院仅有96张病床，10位工作人员，与陆玉珍一起来的6位同志是该院的第一批医护人员。医院地处偏僻，人烟稀少，草木丛生，野犬出没。病房状况令人担忧，工作人员和病人共用一个厨房，职工的孩子有时候还要托病人照料。医疗设备严重匮乏，仅有几只换药碗盘、镊子和听诊器，更谈不上正规的隔离措施。100多亩简陋的院区内住着90多位麻风病人，他们或缺手少腿，或塌鼻歪嘴，或失聪失明。面对这一切，陆玉珍的心灵受到巨大的冲击，麻风病人畸残的身躯和渴望关爱的眼神让她忘却了对"大医院"的向往，而"留下来"成了她心中最有力的呼唤。

　　麻风病是一种传染病，潜伏期长，过去的治疗效果又不尽如人意，常常导致病人器官的畸形或机体的残疾。因此，社会人士对其敬而远之，甚至对从事麻风病诊疗工作的医护人员也持有偏见。亲朋好友知道陆玉珍分配在麻风病医院后都纷纷来劝阻："什么地方不能干，何必去这个地方，去了就调不出来，将来找对象都难。"这些劝诫虽出于关切之心，但也未曾动摇陆玉珍的决心。她始终牢记着老师的教导和鼓励："护士的岗位是平凡的，但救死扶伤的事业是崇高的，护士是我的职业，护理病人是我的天职。"面对这些亟须护理的麻风病人，陆玉珍没有临阵退缩，强烈的使命感让她坚决地留下来。她深深地明白，这些被社会遗忘和边缘化的病人正是需要她给予关爱和照顾的。

投身护理　待患如亲

人只要怀揣信念与理想目标，就能够忍受任何艰难困苦。陆玉珍在医院护理设施几乎一无所有的情况下，白手起家，建立了护士站、注射室、供应室等，购置了常用的护理器具和办公用品，印刷了体温单、给药单及医嘱本等。她将所学的护理知识与麻风病特殊的身体状况相结合，制订了一系列规章制度，并严格遵守，逐步提高了护理质量，使医院的护理工作从无到有，日臻完善。在她工作了短短两个月后，她患有再生障碍性贫血的姐姐病情急剧恶化。那时交通不便，医院职工均住在医院里，每周只能回家一次,等一周后赶回家里,姐姐已经离世。由于父亲早逝,中风的母亲也只能依靠她的照料。面对医院领导的关切,她婉言谢绝了上长白班的建议,坚持三班倒的工作时间,还经常和同事们去郊县开展麻风病宣传、调查和治疗工作。有人对她的选择感到不理解,有人对她的奉献感到困惑,纷纷询问她为何能够克服个人困难,如此投入其中。她只是笑着说:"这是应该的,看看周围的领导和同行们,他们也都在为解决病人的痛苦而不懈地努力工作着。"

那是在 20 世纪 50 年代后期的一个夏日傍晚,从一个郊县送来了一位瘤型麻风病人,他蓬头垢面、满身溃疡、严重贫血,身上弥漫着难以忍受的腥臭气味。由于长年独居在破旧的房子里,他的双下肢溃疡已经被蠕动着的蛆虫所侵蚀,这景象令人毛骨悚然。而麻风病的传染性使得不少人见到他时都不禁捂住鼻子,为难地绕道而行。病人住入病房后,陆玉珍毫不犹豫地带领同伴们用高锰酸钾溶液为病人清洗,并尝试将创面的蛆冲洗出来,岂料越冲洗蛆虫反而钻入组织之中。于是她只好改用血管钳把蛆一条条钳出来。每次更换药物,她都花费大量的时间和精力。经过连续两个月的综合治疗,病人创面终于愈合。每当回忆起这段往事,病人总会激动地说:"是陆护士长给了我第二次生命。"

作为一名麻风病专科护士,陆玉珍视关爱和奉献为己任,把自己和病人、护理事业紧密相连。她为腹胀多日、无法排便的病人亲自挖出粪块;她为全身溃疡、散发着难闻气味的病人亲自更衣、洗衣、剪发、灭虱;她亲自为已经去世多日、散发恶臭的病人整理遗容。陆玉珍以亲人般的关怀对待每一位病人,用爱心温暖着每个孤独的心灵,让那忧伤的眼神重新燃起对生命的希望,让那暗淡的面容在关爱中变得乐观从容……

消除偏见
抚慰心灵

由于麻风病医院的情况特殊,家属不便来院陪护,也没有人愿意到病房从事护工的工作。在这样的情况下,护士们承担了几乎所有的任务,除了打扫卫生外,还要为病人喂饭、洗澡、修指甲、更衣、购买日用品等。病人离世后,由于规定不能将遗体送到殡仪馆处理后事,亲友们只能在医院的太平间举行告别仪式。按照我国的传统习俗,一个人在离开时总希望穿戴整齐。很多家属都希望这样做,却又不愿意为死者更衣。陆玉珍深切理解他们的心情,并与护士们主动承担起这项工作。她们认为,这是对去世病人的尊重,也是对活着的麻风病人的一种慰藉。过去麻风病可以摧毁一个人甚至一个家庭,一旦确诊,病人精神几乎彻底崩溃,病人不仅在肉体上遭受着巨大的痛苦,同时精神也遭受着严重的打击。有的病人被诊断是麻风病后都不敢相信,一遍遍地问医生"是真的吗？是否有误？"有些甚至当场昏倒在地。因此,麻风病人不仅是身体上需要治疗,精神和心理更需要关注。陆玉珍数十年如一日地向病人、家属和社会宣传麻风病的科学知识:麻风病是可以预防、可以治疗的,并不可怕。她竭尽全力从精神上和生活中关心、爱护并帮助他们。

病人最为痛苦的是麻风反应——就是麻风病在慢性治疗过程中突然发生急性或亚急性的活跃现象,表现为原有损害的红肿扩大,或骤然发生新皮疹,或剧烈的周围神经肿胀与疼痛等全身不适症状。除此之外,麻风反应极易导致畸残,病人常常痛苦不堪,甚至产生轻生的念头和举动。陆玉珍对这些病人除了精心护理外,还做大量深入细致的思想工作,鼓励他们热爱生活,树立信心战胜疾病。她不知经历了多少个不眠之夜,陪病人散步、闲谈家常、讲述故事,以减轻他们的痛苦,帮助他们度过反应期。有一位女性病人,诊断为麻风病合并肺结核,情绪极其低落,多次拒绝治疗,且有轻生之念。陆玉珍不断安慰和开导她,温柔的言辞和真挚的关怀仿佛一缕阳光照进病人的心里,使她重拾了面对困难的勇气,积极配合治疗,最终康复出院,重返工作岗位。

由于当时社会对麻风病的恐惧和偏见,往往导致病人在工作、生活、学习与婚姻上遭遇重重困难,所以护士们还得处理许多"分外事"。陆玉珍总是以积极的态度与相关部门合作,奔赴学校、街道、农村和工厂,传播科学知识,竭尽全力解决病人和家属面临的困难和要求。她解决了一件件就业、学习、婚姻问题,广受病患及同道们的好评。上海某大学有位本科学生,二年级时发现自己患了麻风病,按有关要求,这位学生应该退学。得知此事后,陆玉珍立即与同事们带着《麻风病管理条例》找到学校的有关领导,并详细讲解"患了麻风病可以边治疗、边工作、边学习"的条文。校方也拿出了患麻风病应退学的文件,并再三表示应执行该文件。学校同时强调学校领导和老师能理解和接受他们的《条例》,但是同学们却并不认同这一决定,他们要照顾其他数千学生的情绪,使他们能安心学习。为此,陆玉珍提出了一个建议:请校方保留该学生的学籍,允许他在住院治疗期间,定期请学校老师前来辅导和协助他自学,并在适当的时候进行考试,以授予他相应的学历,这个建议获得校方认可。该学生病愈后,陆玉珍再次前往该学校、市高等教育局、县教育局为其联系工作。不久之后,他被成功安排在原籍一所乡镇中学任教。

还有一位长期住院的麻风病人,其侄子因其患麻风病受到连累,尝试交往了几任女朋友均无疾而终。当陆玉珍听到这个情况后,立即与当事人沟通,了解了详细情况。她得知女方对男方家庭及男孩子本人均满意,唯因其叔叔患有麻风病,担心面临社会的歧视和偏见。于是,陆玉珍一面向大家普及麻风病知识,一面请大家不要有顾虑,要正确对待麻风病人及其家属,同情和关爱他们。她鼓励女方要勇敢一些,不要受传统观念的束缚。于是在第二年,这位男孩顺利交了女朋友,并打算结婚。陆玉珍对此感到非常欣慰,她与医院领导及一批同事们应邀前往祝贺。她表示,这不仅仅是参加一场婚礼,更重要的是通过自己的实际行动消除了社会对麻风病的偏见和恐惧。

陆玉珍常讲:"若问我这个从事麻风病防治工作的人有什么要求的话,我唯一的要求是希望社会能理解并支持我们的工作,为麻风病人提供一个公正、温暖的人文环境。"数十年来,陆玉珍的爱心温暖了许多麻风病人痛苦的心灵,激发了他们与疾病抗争、热爱生活的信心,最终使他们康复并重新融入社会,建立了自己的家庭和事业。

潜心护理 精益求精

护理是一门科学,要为病人提供高质量的服务,不仅需要满腔热情和良好的服务态度,还需要有广泛的科学知识和精湛的技术,为此,陆玉珍在1960年考入上海市第二医学院医疗系夜校部。当时她在医院需值夜班,工作和家务缠身,她坚持了整整六年的业余学习,终于以优异的成绩毕业了。当时人民生活非常贫困,不少医务人员调离了工作岗位,医学院毕业的陆玉珍,有足够的条件,也有不少的机会可以从事临床医疗工作或调离麻风病医院,但她始终坚守着自己的信念,并表示"决不改行,这辈子就要一直从事麻风病护理工作"。陆玉珍对工作充满了责任心和奉献精神,在管理方面也极其严谨。她建立了完善的规章制度,并注重实施检查,加强了基础护理、消毒隔离和环境卫生管理,使日常工作变得规范有序。同事们常常惊叹地说:"遵义医院有近400位病人,但护理工作却在同行中独树一帜。"在多年的专业积累和深入研究后,陆玉珍对病人的病症和需求有了更深入的理解,对护理工作更加精益求精。有一次查房时,遇到一位病人出现肋间神经痛的症状。年轻的医师初步考虑为麻风性神经炎,但陆玉珍认为临床表现不太符合,她提醒医师是否可能是早期带状疱疹。果然,两天后,病人出现了典型的皮疹,验证了她的判断。还有一位下肢溃疡癌变截肢的病人,手术后数月持续咳嗽不止，医师初步认为是"上呼吸道感染"，按常规治疗但不见好转。然而，陆玉珍对病情产生了疑惑，她提出可能是转移性肺癌，建议给病人做胸部影像学检查，结果证实了她的推测，确诊为转移性肺癌。这一早期发现帮助病人争取到了治疗的宝贵时间，避免了病情的进一步恶化。此外，陆玉珍还善于将新技术用于实际工作中。在 20 世纪 70 年代，她了解到硅胶管可较长时间地做保留输液，她便立即前往相关医院学习，并将所学应用于麻风病的临床护理中。这一技术的运用大大减少了病人的静脉穿刺或手术切开的痛苦，深受病患和医务人员的好评。

建立规范
引领发展

陆玉珍以身作则，严于律己，廉洁奉公，对待护士们既严格要求又给予了充分的帮助，因此大家对她既尊敬又感激。

她一再告诫同事们，护士是病人的亲密战友，是医生的得力助手，强调工作责任心的重要性，并时刻提醒大家，要为维护病人的健康和生命安全而不懈努力。她还经常教育护士们要像白求恩大夫那样对病人满腔热忱，对技术精益求精，热爱这份救死扶伤的崇高事业，无愧于"白衣天使"的称号。

中华人民共和国成立后，广大医务人员做了大量关于麻风病防治和护理的工作，为病人提供了大量的医疗服务。然而，长期以来却一直缺乏一本专门探讨麻风病护理的著作。为了总结相关经验，供同行们参考，并提高麻风病专科护理水平，陆玉珍在著名麻风病专家马海德博士的大力支持和指导下，带头编写了《麻风护理常规》一书，填补了我国麻风病护理工作的空白。

陆玉珍一生致力于麻风病护理工作，竭尽"白衣天使"的职责，她充满热情、高度负责，全心全意地为麻风病人服务。她以人道、博爱和无私奉献的精神赢得了人们的敬佩和赞许。正如周总理所说："从事麻风病防治工作的人，具有伟大的献身精神。"陆玉珍以执着和坚韧的精神品格，孜孜不倦地奋斗在麻风病护理事业中，为我们展现了一个新时代护理专家的耀眼风采。

（黄维肖）

参考文献

[1] 陈家琨. 献身于麻风护理事业的人：记第 32 届"南丁格尔奖"获得者陆玉珍 [J]. 当代护士，1996(12)：4-6.

[2] 中华护理杂志编辑部. 第 32 届南丁格尔奖获奖者简介 [J]. 中华护理杂志，1989(12)：757-758.

林菊英

丰碑无语功驻学科

> 在生命的单程列车上，护士高超的服务，将使人生路途的终点得到延伸。
>
> ——林菊英

1989 年 5 月 12 日，红十字国际委员会授予中华护理学会理事长林菊英第 32 届国际南丁格尔奖。当年的 7 月 20 日，在北京人民大会堂举办的颁奖典礼上，时任全国政协主席李先念为林菊英颁发奖章。

林菊英(1920—2008)，女，北京人，中共党员。

1920 年 11 月 3 日出生。

1937 年，从北京师范大学女子附中（现北京师范大学附属实验中学）毕业，被保送至燕京大学选修护理专业；一年后以优异的成绩转入当时我国唯一培养护理本科水平的北京协和医学院护士学校学习(1938—1941 年)，毕业时获得理学学士学位和护理专业文凭。

1941 年，毕业后留在北京协和医学院从事护理工作；1945 年，任市立北平医院(1949 年更名为北京医院)护理部护士督导员；1949 年，被任命为北京医院护理部副主任；1972 年，卫生部北京医院护士学校成立，担任基础护理等多门课程教学工作；1975 年，担任北京医院护校校长；1979 年，兼任北京医院护理部主任。

1950—1953 年，当选医务工作者工会委员、北京市第三届人民代表大会代表；1953—1966 年，当选中华护理学会副理事长兼秘书长；1978—1984 年，当选中华全国妇女联合会第三届执行委员会委员；1983 年，当选中华护理学会第十九届理事长；1985 年，卫生部在中国医学医科院成立全国护理中心，调任为主任；1986 年，当选中国科学技术协会第三次全国代表大会委员；1987 年，当选中华护理学会第二十届理事长;1989 年 9 月,应美国堪萨斯城密苏里大学斯诺基金会邀请,作为第十届中国学者和护理教授赴美国访问讲学;1991 年 10 月,任中华护理学会名誉理事长;2001 年,担任《中国护理管理》第一届编委会主任委员;担任《中华护理杂志》名誉总编辑、《上海护理》名誉总编辑、《当代护士》编委会名誉主任等。

主编《医院护理管理》《社区护理》《护理管理学》等护理专著;参与《护士长手册》《护理学基础》《老年病学》等书籍的编写和审阅;发表《责任制护理与护理程序》《近三十年来护理学科的进展》等论文。

1987 年,被评为中国科协学会工作的先进工作者;1989 年 5 月,荣获第 32届国际南丁格尔奖;1991 年,被中国科协授予周培源国际科技交流奖;1990 年,获得堪萨斯城密苏里大学人文学科名誉博士称号;2000 年 12 月,获得美国密执安大学荣誉博士称号;2001 年,获得泰国为奖励毕生贡献给护理事业、具有世界影响力的护士而设的王太后基金奖。

2008 年 12 月 1 日,林菊英因病在北京医院逝世,享年 88 周岁。

坚定梦想
孜孜以求

林菊英,1920 年 11 月 3 日出生于北京一个古老的四合院内。父亲作为一名知识分子,曾漂洋过海前往日本留学,有一份稳定的工作,这给幼小的林菊英带来了丰富的物质保障和幸福快乐。可是好景不长,在她 3 岁的时候,父亲就病逝了,母亲只能带着她和幼小的妹妹,靠远在外地的舅舅救济而艰难度日。舅舅是一名矿物工程师,也曾留学美国,林菊英对舅舅充满了敬佩,因此,她最大的理想就是希望长大后能像舅舅那样做一个学识渊博的人,一个了不起的人。

有了梦想的林菊英努力学好每一门功课。1937 年七七事变后,时局动荡不安,许多公立大学被迫纷纷关门。然而这一切并没有阻挡她孜孜以求的学习之路,她以优异的成绩从北京师范大学女子附中毕业,并被保送至当时仅存的两所大学之一的燕京大学选修护理预科。由于接二连三的战争,一年后湖南交通中断,再也得不到舅舅的接济了,也是在这一年母亲肺结核加重不幸去世。一连串的打击令她身心俱疲,但依然没能将她击垮。1938 年,她以优异的成绩提前转入免学费的北京协和医学院继续学习,这是由美国洛克菲勒基金会创办的当时我国唯一一所培养护理本科水平的高等学府。1941 年临毕业时,不幸又一次降临在这个女孩身上,林菊英自己也患上了肺结核,所幸医院为她做了人工气胸，她才得以康复。饱尝旧社会离乱之苦的她，对新中国有着特别深厚的感情，她勤奋工作，开始全身心地投入到护理事业之中。

百折不挠
走上正轨

1966年"文化大革命"开始，林菊英和家人受到了冲击和磨难，多少个日日夜夜她反复回忆自己的人生轨迹，多少个春夏秋冬她试图返回立志为之奋斗的护理岗位，她在深秋等待，她在寒夜里期盼，功夫不负有心人，她终于盼来了希望的曙光。1973年她从干校回到原单位——北京医院护士学校当了一名普通的教员。1974年，护校招收第四期学员，林菊英主动担任这期学员的班主任，她把全部的希望和心血都倾注到学生身上，教他们知识、技能，也教他们做人和做事，即使带领学生下乡劳动，她也必要亲自带队，以更好地以身传教。这一年，林菊英先生已经54岁，人生的大半个春秋就这样跌跌撞撞地过来了。

在"文化大革命"时期，医院的正常秩序遭到了破坏，全国各地护理领导体系均被废除，医疗、护理质量下降，病房秩序混乱。面对这破败不堪的局面，林菊英心急如焚。1977年护理学会恢复工作以后，她立即提出建议，积极组织在京常务理事共同分析研究全国护理工作的形势，找出主要问题所在。一方面召开全国基础护理学术会议，以提高全国护士对基础护理重要性的认识；另一方面起草报告，她和其他常务理事以学会的名义向卫生部提出建议：必须加强护理指挥系统，提高护理质量和加强护理教育以改变医院的混乱情况。卫生部最终采纳了她们的建议，发布了《关于加强护理工作的意见》和《关于加强护理教育工作的意见》两个文件，这对全国护理工作的整顿起到了极大的推动作用。接下来为了推动两个文件的贯彻执行，她又组织护理学会进行调查研究，于1979年在大连铁路医院（现大连大学附属中山医院）召开全国病房管理学术会议，并吸引很多医院组织各级领导去大连铁路医院参观学习。同时，她还号召各地分会大力开展护理知识竞赛和护理技术操作的表演赛等活动。为使广大护士进一步认清护理学的科学性和重要性，在她的领导下，护理学会又及时在上海和广州分别召开烧伤和心血管疾病的学术会议——这在当时是内、外科中护理技术发展较快的两个专科，从而调动了广大护士学科学、学技术、学习专业理论知识及撰写护理论文的积极性。经过几年的努力，全国护理面貌也终于有了新的改观。

厚德载物
下自成蹊

中华人民共和国成立以后，百废待兴，以中专为主的护理教育成为了历史的选择，在当时的历史条件下，确实解决了国家护理人员大量短缺的问题。改革开放以后，林菊英与一批护理老前辈们在探讨中国护理事业发展的方向和目标时，深切地感受到我国护理事业发展的落后与缺失，并预感到随着人民生活水平的提高，医学科学事业的发展，中专水平的护理教育将越来越不能满足人民的需要。到底护理应不应作为一门专业来建设？高等教育该不该恢复？她开始多方走访，大江南北留下了她的足迹，医院病房留下了她的身影，洋洋洒洒千言书稿记录了她的调研报告，五颜六色的书信往来记载着她与世界各国护理同行的切磋与探讨。她开始多方呼吁，积极倡导教育部、卫生部恢复高等护理教育，并提出了具体的意见和建议。经过多方努力，终于得到了国家的高度重视，1983年在天津医学院率先成立了护理系，开始招收全日制护理本科的大学生。20世纪80年代，中断了30年的护理高等教育得到了恢复与建立，揭开了我国护理教育发展的新篇章。

1980年以后，高等科技人员技术职称评定工作在我国开展，由于过去护士的培养仅限于中专水平，很多人士都反对护士评高级职称。面对社会上对护士职称设置的议论和偏见，林菊英先生和一批德高望重的老前辈们始终坚持原则，她们不断向国家人事部门和相关领导部门反映。经过努力终于得到了有关部门的认可，使护士在国家下达的专业技术评定中获得与医、药、技一样的专业技术职称的评定权利。

1985年，林菊英先生被调任卫生部设立的全国护理中心为主任，并主持工作。全国护理中心一方面为我国制订各项护理工作质量标准，改进教学模式，制订全国护士注册手续等进行设计和研究；另一方面为我国护理事业争取世界卫生组织的支持和帮助。林菊英先生作为中国护士代表团的负责人先后访问美国、英国、日本、以色列等国家，并到我国香港、澳门、台湾地区考察，了解护理事业发展的最新成果，接待了来访问的大批国外护理专家。在她的努力下，学会选送多批护士出国访问或进修学习，这些学成的护士们回国以后，有的走向了管理岗位，有的走上了教学岗位，成为我国护理工作的中坚力量，对推动我国护理管理工作和护理教育事业发挥了重大作用。

在美洲、欧洲、亚洲，因为有了中国的"林先生"，人们了解了这个人口众多的国家的护理现状与未来发展方向；在我国港澳台地区，因为有了"林先生"，同胞们了解了内地/大陆护理的所需所想。林菊英先生因为对中国护理事业的卓越贡献而享誉海内外，60 余载的付出，铸就了护理这个伟大的事业。

先生之风
山高水长

"小时候，平日里我们很少见到母亲，她总是早出晚归。"她的孩子回忆说。林菊英先生即便是 75 岁高龄退休仍停不下来，她那种奋斗不息的劲头令常人难以理解。南丁格尔奖的获得是对护士的最高赞誉，可她从不炫耀，"直到今天我们才知道她曾获得过南丁格尔奖，头一次看到这枚奖章。"林菊英先生为了学术交流常常奔波于国内外，可她出国讲学从不计报酬。"没有酬金买自己心仪的礼物，也只能给我们带回'中国制造'的小礼品。"林菊英先生舍小家爱大家，但是"生活中的母亲非常勤勉，她有时间在家时总是尽可能地多做些家务。"林先生生活简朴，一件外套穿了 20 多年，但她却乐于助人，每逢有意外事件发生时，她总是要到红十字会、邮局捐款，如果自己不能去她便委托家人前去捐款，尽自己的一份力量；外出讲学时尽可能坐汽车或火车，为对方单位节省开支。

在她的遗物中，有一个紧锁的柜子全是她的书稿，这些珍贵的书稿，倾注了她一生对护理事业的热爱，也是她对护理事业无怨无悔选择的写照。即使在"文化大革命"中，她的学术文稿受到了严重的冲击，但她依旧不改对信念的坚持。在抢救一位农村女病人时，林菊英先生用口将其痰液吸出，挽救了病人的生命，当那位病人前来致谢时，她只是轻描淡写地说："没什么，谁都会这样做。"林菊英先生崇高的品格，对事业无私奉献的精神激励着每一个人，护理界称林菊英女士为"先生"，这是行业里对知识渊博、品德高尚的长者的美称。只要与林先生共事过的人，无论是学生、部下，还是朋友、同事，无不折服于她的才学和人品。

爱心在左
付出在右

"南丁格尔精神就是坚持不懈，就是任何时候都不气馁。"林菊英先生常常对年轻护士说，"不要小看护士工作，它关系到病人的早日康复，关系到人民的健康生活。"护士与医生的分工不同，医生帮助病人治病，护士是帮助病人控制病情恶化，促进疾病向健康发展，教育他们如何预防疾病、保持健康，所以俗话说："三分治疗、七分护理"是很恰当的。

"护理工作是做好医疗工作的前提。"林菊英先生认为，"现代护理人员不但要有系统的护理理论知识，还应懂得我国传统医学知识和技能，如按摩、针灸、刮痧等应成为每位护理人员的必修课,成为具有中国特色的护士,让病人享受更好的健康服务。"

一个合格的护士仅有护理技能的培训还远远不够,一名真正的好护士不一定是技术上的顶尖人才,但应是最具爱心、最有耐心的。爱心在左,付出在右,要想成为一名好护士,就要有"高尚的情操,奉献的精神,满腔的热情,渊博的知识"。

当问到林先生是否后悔选择护理时,林先生自豪地说:"从来没有! 我始终认为做一名护士,能为病人减轻痛苦很了不起,所以一生不悔。"晚年卧病于床已不能开口说话时,林先生拿起笔在纸上写下这样几句话:"希望社会多关心护理事业,护理的专业水平要提高。"林菊英先生为护理事业鞠躬尽瘁,她的肺腑之言,所有护理人应当永远铭记于心。

(王瑞 吕冬梅)

参考文献

[1] 马荫楠.忆林菊英先生对我国恢复高等护理教育的贡献[J].中华护理教育,2009,6(06):288-289.

[2] 高艳.因为有爱:缅怀中国护理事业的老前辈林菊英先生[J].中华护理教育,2009,6(04):146.

[3]POTEMPA K.她属于中国她属于世界她属于护理[J].中华护理教育,2009,6(03):98.

[4] 天使的丰碑:追忆著名护理学家林菊英[J].上海护理,2009,9(01):93.

[5] 王云峰,刘华平,赵雁,等.厚德载物上善若水大爱无边大道无言:深切缅怀我国著名护理学专家林菊英先生[J].中华护理教育,2009,6(01):47-48.

[6] 巩玉秀.林菊英先生在促进护理管理与教育事业发展方面的贡献[J].中国护理管理,2009,9(01):24-25.

[7] 北京医院.林菊英同志生平[J].中国护理管理,2009,9(01):23.

[8] 成翼娟.璀璨流星永驻心空:追忆林菊英先生[J].中国护理管理,2009,9(01):25.

[9] 长收,金声.粲粲菊中英:记第32届南丁格尔奖获得者林菊英[J].当代护士,1996(02):7-8.

[10] 林菊英.林菊英主任在全国护理管理及护理质量控制研讨会闭幕式上的讲话[J].中华护理杂志,1992(02):50-51.

[11] 本刊编辑部.林菊英理事长荣获美国人文学科荣誉博士学位[J].中华护理杂志,1990(10):559.

[12] 本刊编辑部.九十年代我国护理事业的展望:中华护理学会理事长林菊英的设想[J].中华护理杂志,1990(05):211-212.

周娴君

神奇热土上的伟大护士

> 病人的康复就是我的幸福。
>
> ——周娴君

1989 年 5 月 12 日,红十字国际委员会授予湖南湘西土家族苗族自治州人民医院副院长周娴君第 32 届国际南丁格尔奖,这是湖南省护理工作者荣获的第一枚南丁格尔奖章。当年的 7 月 20 日,在北京人民大会堂举办的颁奖典礼上,时任全国政协主席李先念为周娴君颁发奖章。

周娴君(1931—2014),女,湖南长沙人,中共党员,副主任护师。

1931 年 8 月出生。

1952 年 6 月,毕业于湘雅护士学校(现湖南师范大学医学院)。

1952 年,毕业后在湘西苗族自治区第一人民医院(现湘西土家族苗族自治州人民医院)妇产科任护士,后任护士长;1963 年,任总护士长;1969 年,在保靖县麻风病防治站工作;1974 年,调回湘西土家族苗族自治州人民医院工作,担任护士长;1981 年,任护理部主任;1983 年,任副院长。

1981 年,当选为湘西土家族苗族自治州护理学会理事长。

在《中国实用护理杂志》《中华护理杂志》等杂志上发表《女性生殖器官瘘管修补术的护理》《强化隔离消毒灭菌质量控制的探索》等多篇论文;主编《一般护理学》《妇产科学及护理》《护理基础》《护理人员手册》等专业教材。

1983 年,中国科学技术协会、国家民族事务委员会、中国劳动人事部授予"少数民族地区先进科技工作者"称号;1988 年,荣获全国模范护士称号;1989 年,荣获第 32 届国际南丁格尔奖。

2014 年 12 月 15 日 8 时 40 分,周娴君离开了人世,享年 83 岁。

落后山区
强烈呼唤

1952年6月,年方20的周娴君走出湘雅护士学校的校门,坐上西行的汽车,带着神圣的使命来到了大山中的湘西苗族自治区第一人民医院。从此,她的命运就同湘西人民和湘西的医疗卫生事业紧密地连在一起了。在学校时她做过许多五彩缤纷的梦,对未来有着无限憧憬和期待,但怎么也没有想到自己会离开家乡、离开父母来到贫穷落后的湘西工作,分配名单公布的时候,她惊呆了。但是,她还是坐上了开往湘西的汽车……

经过三天颠簸的旅途,周娴君来到了她未来将要工作的地方,但眼前的景象却令她震惊:十来间破旧的矮木屋加上一栋摇摇欲坠的二层楼房,居然就是一所地区医院!医院里连一栋宿舍也没有,她只能寄居在老百姓家中。理想与现实的严酷碰撞,给了周娴君重重的一击。她痛哭了一夜,第二天便给父母写信,要他们设法将她火速调回长沙。然而不久,一件事改变了周娴君的想法。她遇到了一位横位难产病人,这位病人来医院之前被巫婆画符驱鬼折腾了一番,又被旧法接生婆绑在木梯上用铁钩强力拉扯胎儿,造成子宫破裂,送到医院时,胎儿早已死于宫内并糜烂发臭。强烈的职业责任感呼唤着周娴君,她立即挑来一担热水,给病人洗脸、洗澡,把病人满身的污垢弄得干干净净,然后又协助医生作了妥善的处置,这件事在周娴君心里激起了波澜。她想了许多许多,想到了湘西落后贫穷、缺医少药的现状,更多的是想到了白求恩……她开始意识到自己工作的重要性,意识到自己留在湘西的价值,"只有落后的地方,没有落后的工作"是激励她全力工作的动力。从此,她打消了想回长沙的念头,一心扑在湘西护理事业上。

两难选择
病人当先

在这块土地上,她成家立业,生儿育女;在这块土地上,她默默奉献,发光发热!在女儿的心目中,她实在不能算个好母亲。24岁那年,周娴君做了母亲,26岁那年,她又生下了第二个孩子。她生来体弱,两个孩子的出生更使她的体质急剧下降,当时她已是妇产科的护士长,忙碌的工作开始使她力不从心,更是无暇顾及女儿。在事业和家庭面前,她必须作出选择。她多么想把自己的宝贝女儿留在身边,可是病房里还有那么多病人,那么多工作等着自己。就在孩子满月的第二天,她不顾家人反对,便把老大送到长沙的娘家,老二送到宁远县的婆家。当时,连她自己也没有预料,这个"暂时离别"竟是16年!几十年来,她把母性的亲情、爱心,把女人的温柔、体贴统统都揉进了自己的事业，献给了自己的病人。劳累使周娴君身患肝炎、肺结核、肾盂肾炎等多种疾病，还做过 3 次较大的手术。一次，因医生误诊导致她肠坏死，几天时间就瘦得变了形，手术后身体极为虚弱，医生吩咐她静养 3 个月，可她休息不到两个月就返回工作岗位了，硬撑着到病房护理病人。

1959 年一个春暖花开的日子，周娴君递交了入党申请书。一个崇高而美好的理想——"为共产主义事业奋斗终身"在她的心中激荡。

麻风病站 "玛汝江噶"

1969 年，周娴君和她的丈夫同时被调岗到远离县城的保靖县麻风病防治站。当她第一次走进"麻风村"，目睹那一个个勾手垂足、畸形怪面的病人时，心里被震惊了。在麻风菌试验中，她又被验定为麻风易感者，不安与恐惧笼罩着她，使她夜不能寐。后来，她渐渐了解到社会对麻风病人的偏见和歧视，这些病人大都家庭破碎，对生活悲观绝望。当她一走进病房，她便也只记得自己是位护士，护士的天职便是救死扶伤，她要帮助这些病人重拾对生活的信心，早日康复。

一位姓石的苗族病人，婚后没几天便因麻风病被隔离，后又因药物过敏而引起剥脱性皮炎，全身长满水疱，大小便失禁，高烧不退，昏迷不醒，面部扭曲变形，连同一病房的室友都躲着他。而周娴君却没有嫌弃他，一天数次给他打针喂药，给他接屎接尿……手被弄脏，衣被污染，她却处之泰然。这位铁塔般的汉子感动不已："周医生，就是我亲娘也难得像您这么对我。"后来，这件事情也在麻风病人中口口相传。为了节省药费开支，每年春秋两季防治站都会组织麻风病人上山采草药，按照隔离原则，带领病人上山应该是正常人在前病人在后，以防间接传染，而周娴君为了不伤害到病人的心理，总是让病人走在前，自己走在后。她的这一行为也深深打动了病人们，他们流着热泪说道："周医生，多年来我们一直把自己当作被判了'死刑'的囚犯，自暴自弃，是您唤起了我们生活的信心。"他们把她的事迹写成了诗，称赞她是党派来的"玛汝江噶"（苗语：好医生）。寒来暑往一晃 4 年，这里的每一个人、每一棵树、每一蔸草都与周娴君建立了深深的亲情，然而 1973 年，组织决定把周娴君调回吉首。

重任在肩 勇创佳绩

1974 年，周娴君重新回到湘西土家族苗族自治州人民医院工作，任护士长。为了统一操作规程，提高护理质量，她结合工作实际编写了《护理基础》一书,供全州护理人员学习。她还负责创办了湘西自治州卫生学校护理专业班,并担任教学工作,兼过两届护士班班主任,培养了大批护理人才。1979 年 4 月,历经整整 20 年的工作考验,周娴君终于加入了中国共产党!

1981 年,周娴君任护理部主任,并当选为湘西自治州护理学会理事长。不久,她又出任湘西土家族苗族自治州人民医院的业务副院长。为了检查、督促医院规章制度的落实,建立健全护理工作制度,提高护理人员的业务素质,她总是早上班、晚下班。当时她的住处离人民医院有一段相当远的僻静小路,还要经过一栋停尸房,但她仍坚持半夜走到病房检查。一天晚上,她刚走到停尸房的那段路,便看见前面有一团黑影在昏暗的路灯下摇摇晃晃地迎面飘来,她硬着头皮喊了声"哪个?"那黑影却默不作声,悄然闪过。第二天,她对丈夫说起这事,丈夫便执意要陪她去医院查房,她反而劝慰丈夫说:"放心,不会有事的,说不定是个喝醉了酒的人。再说,你也有你的工作呀。"就这样,她坚持独自深夜查房一年多,摸索制订了"夜查房"制度,与原有的早晚查房制度整合,形成了一套完整的护理工作检查制度。

1983 年,她担任了护理副院长。为了切实加强医院感染管理,周娴君主动承担了预防和控制医院感染的重任,主持"预防和控制院内交叉感染"工作,取得了较为完整的第一手资料,并制订了一套行之有效的实施办法,使全院几年来的无菌手术感染率控制在 0.2% 以下,基本杜绝了输液反应和院内感染。1986 年,卫生部领导前来视察时赞赏有加,并将人民医院列为全国预防院内感染的 26 个监察点之一。1988 年 11 月,卫生部第一次在湖南省召开全国预防院内感染学术会议,地点就在人民医院,来自全国各地的护理工作者参观了现场后都赞不绝口:"真是山沟里飞出了金凤凰!"医院的护理工作也被卫生部护理处及中华护理学会领导授予"全国护理一枝花"称号。

一桩诺言 一生奉献

周娴君扎根山区数十年,以"一颗同情的心和一双愿意工作的手"将一生献给了护理事业。她的无私奉献、爱岗敬业精神,赢得了人们的钦佩,也获得了实至名归的荣誉。

1989 年 7 月,周娴君荣获护理界最高荣誉——第 32 届国际南丁格尔奖,成为当时湖南省唯一获得这一荣誉的护理工作者。

2014 年的护士节上,她语重心长地对湘雅护理学院的同学们说:"作为一名护理工作者，我们一定要继承和发扬人道、博爱、奉献的南丁格尔精神，热爱护理专业，毕生献身于护理事业。"她正是用自己的一生，践行了这一庄严承诺。

周娴君退休后，依然没有停止工作，坚持活到老、学到老。她被省卫生厅聘入医院管理协会，参与《手术室质量管理标准》《基础护理质量管理标准》《供应室质量管理标准》等医院质量管理标准的制订工作；同时，她不顾年迈体衰，应邀为省内多家医院提供管理咨询、业务指导，为全省护理事业作出了突出贡献。

工作到底
只为传承

62年，在人类历史的长河中只是短暂的一瞬，但在一个人的生命旅途中则是一段漫长的历程。当年那个扎着羊角小辫的长沙姑娘，如今已是耄耋之年，岁月的风霜在她身上留下了无情的标记，深深的皱纹刻满了她的脸颊，头上也已是根根银发。长期的超负荷运转，使得她身体常出"故障"，就像一匹经过长途跋涉的老马，她真需要躺下静静地休息了，可她仍在兢兢业业地工作着。当人们对她表示赞扬和敬佩时，她却摇着头说："我多想再年轻一回！"字里行间，透出了一位共产党员对事业的坚定追求！她渴望在有生之年给护理事业多留点东西，去世前一个月，她还在一个字一个字地记下多年的工作经验和体会！

周娴君老师用自己的一生去践行自己当时的誓言："终身纯洁，忠贞职守，尽力提高护理之标准。"她的一生是可敬的，是高尚的，是伟大的！

2014年12月19日上午9时，湖南省当时唯一的南丁格尔奖获得者周娴君追悼会在明阳山殡仪馆举行。享年83岁的周娴君安详地躺在玻璃棺中，鲜花覆盖全身，洁白的燕尾帽摆放在一旁，虽然她逝去了，但是她的南丁格尔精神将一代代传承下去……

（裴彩利）

参考文献

[1] 中国红十字年鉴编辑部.中国的南丁格尔[M].北京:台海出版社,2006.

[2] 中华护理学会.南丁格尔奖章中国得主[M].北京:大众文艺出版社,1997.

[3] 娄亚莉.白衣天使之歌:记南丁格尔奖章获得者周娴君[J].湖南党史月刊,1990(11):34-35.

[4] 晓颖.周娴君和她的事业[J].当代护士,1995(09):1.

[5] 潇湘晨报.湖南唯一南丁格尔获得者周娴君离世前还在工作[EB/OL].(2014-12-20)[2020-08-30].https://hunan.ifeng.com/news/fghx/detail_2014_12/20/3314975_0.shtml

吴静芳

只为点亮病人心中的那盏灯

解除人民的痛苦,怎么能
是"丢人"呢？减轻病人
的痛苦,是我一辈子的
责任！

——吴静芳

1991 年 5 月 12 日,红十字国际委员会授予河南
省商丘地区人民医院护理部主任吴静芳第 33 届
国际南丁格尔奖,这是河南省护理工作者荣获的
第一枚南丁格尔奖章。当年的 7 月 18 日,在北
京中南海怀仁堂,时任全国人大常委会委员长万
里为吴静芳颁发奖章。

吴静芳(1926—2020),女,河南开封人,主任护师。

1926 年出生。

1943—1947 年,入读河南省同仁会归德医院高级护士执业学校(现商丘医
学高等专科学校);1960 年,在河南医学院学习原子医学;1976 年,在河南中医学
院学习中医学。

1946 年,在南京的国立中央大学医学院(现南京大学医学院)从事护理工作;
1950 年 12 月,报名参加抗美援朝医疗团并担任护士长;1956 年,调到商丘专区
人民医院(现商丘市第一人民医院),历任护士、护士长、护理部主任等职。

1985 年,参与筹建院办职工卫校;组织中华护理学会商丘分会,开展学术交
流和护理学习班等;历任中华护理学会河南分会理事、商丘地区护理分会理事
长等;当选中国共产党第十四次全国代表大会代表。

1979 年,编纂《护理基础知识题解》为商丘地区护理人员提供培训资料。

1949 年,为浙江省嘉兴防治血吸虫病,荣获三等功;20 世纪 60 年代,商丘民
权县委授予救灾工作模范称号;1988 年,商丘医学会、商丘护理学会授予特别荣
誉奖;1991 年,荣获第 33 届国际南丁格尔奖;荣获河南省劳动模范、河南省五一

劳动奖章、河南省三八红旗手、红十字会荣誉会员、赵春娥式女职工等荣誉称号。

2020 年 10 月 3 日，吴静芳老师在河南商丘离开人世，享年 94 岁。

冥冥注定
爱的召唤

1943 年，在一个骄阳似火的秋日中，拥挤混乱的开封东站正走来一个行色匆匆的孤身少女，她挤过拖儿带女的难民群，顾不上日本宪兵恶狠狠的吆喝与驱赶拼了命地挤到列车前，费力地爬上了燥热的车顶。坐在车顶的吴静芳看着翻涌的人群，听着幼儿的啼哭声，她不禁悲从中来。

1926 年出生的她，面对的不是一个和平安定的世界，而是一个战乱不断的世界。1938 年，日寇的铁蹄长驱直入，占领开封，城内外全是日本兵的身影，大街小巷满是饥肠辘辘、无家可归的难民。她曾亲眼看到自己的同胞被凌辱、被摧残。

苦难的日子让她期盼着明天，期盼着幸福，期盼着有朝一日自己能够拯救人或是被人拯救。怀着无限的渴望与期盼，恰好有人告诉她，商丘有个圣保罗医院是外国人创办的，日寇到来时医院办起了难民所，供难民粥喝，供难民打针吃药，由医院护士学校的学生专门救护病人……听到这一消息，她如拨云见日，欢喜开来。她猛地想起了早在自己六七岁就因病去世的父亲，想到了那些在炮火下丧生的同胞，一腔爱的热流在她心中喷涌而发，她决意要成为一名护士。

一声沉重的汽笛，车开动了，往着未知的东方奔去。再见了母亲，再见了开封，她默默思念着，一行热泪夺眶而出。

立誓跟随
怀爱奉献

1943 年，吴静芳带着对爱的渴望和憧憬来到圣保罗医院求学。当时是河南最为苦难的岁月。日寇烧杀抢掠、蝗灾遍地、水旱交加，豫东一带又突发霍乱等烈性传染病，圣保罗医院的廊檐下、过道边、大树旁挤满了霍乱病人，有许多病人在来医院的路上就悲惨地死去。

由于情形危急，圣保罗医院的医护人员和护校学生们都加入急救行列中。吴静芳和她的同学们用刚学到的知识，亲手为同胞们尝试着除病解痛。她细心地按照医生和护士长的安排，不停地为病人测试体温、脉搏、呼吸和血压，将药液输进病人体内，为病人擦除脏污，每天从早到晚忙忙碌碌，在她们精心的照顾下，一批批病人痊愈出院。看到病人，她就想到自己英年早逝的父亲，她心中默念着：父亲晚病几年的话，也许不会……

四年的护校学习生涯飞快而过，她由惧怕流血与死人的小姑娘成长为了一名善良勇敢、业务娴熟的年轻护士。在这里她结交了亦师亦友的护理前辈，认识了一群志同道合的伙伴，还了解了让她一生追求的偶像——南丁格尔。在毕业加冕仪式上，她与同学们虔诚地蹲在地上，老护士长庄重又慈爱地将一顶顶白色燕尾帽戴在姑娘们的头上。

她满怀激情，充满热情和激动地大声宣誓道："终吾一生，救死扶伤……"

披上白衣为战士
奔赴战场救同胞

1949 年中华人民共和国成立，人们迎来了朝思暮想的和平日子。可好景不长，鸭绿江对岸烽烟再起，朝鲜三千疆土危在旦夕。

中国人民的伟大领袖毛泽东号召全国四万万同胞抗美援朝，保家卫国！于是，一列列满载中华热血儿女的火车急速向北……

锦西是抗美援朝时期十六军医院驻地，吴静芳和战友们在这里负责救护从前线转运来的危重伤员。锦西的冬天气温低至零下三十多度，为了抢救前线伤员，他们不分昼夜地为伤员手术、打针、输液、换药、巡视。冬天冰封了周遭所有的风景，但医护人员的细心照顾融化了所有人的心。

有天晚上风特别大，呼出的热气瞬间冻结成冰，吴静芳提着马灯，推开一间间住有病员的民房。当推开一扇厚厚的房门时，她蓦地看到了一个可怕的景象：一位扁桃体切除的战士此刻正面朝里，鲜血喷洒在灰色的泥墙上，情况万分危急！她一边大声呼喊医生前来止血，一边查看病员胸前衣服上的血型记号，伤员的血型与自己的一致，她将输血器拿给同事，赶紧挽起了自己的胳膊，口中说道："我的血型和病人一致，将我的血输给他！"由于输血及时，病人很快就被抢救过来。

抗美援朝胜利结束，一批批志愿者凯旋，她也怀着喜悦带着功劳证回到了河南。

为救病人
勇担风险

尹店乡地处民权、睢县、兰考、杞县交界处，距离民权县城足足有 15 公里。这里地处偏僻、贫穷落后、缺医少药，为了改变尹店乡的卫生情况，县政府决定在这里建一个正规的卫生院。

那时正赶上豫东连遭水灾，疫情也刚过不久，吴静芳率领的医疗队尚未撤离，尹店乡建院急需帮助，消息一传出来她就如身经百战的勇士般义无反顾地前去帮助。工作的艰苦是常人难以预想的，大水刚刚过去，到处都是一片泥泞，每次出发她总是挑最远的村庄，没有自行车就徒步而行，遇到有水的地方，她便赤着脚蹚过去。

在尹店乡没有人要求他们留下来,可是她却执意留下,因为群众的健康始终牵动着她的心。在她不断地感召下,年轻的医生护士们也愿意留下来,尽管人员少,但由于吴静芳他们的帮助,尹店卫生院如期建成。

一天,卫生院来了一个大腹便便的中年妇女,经医生检查,这个妇女患有卵巢良性肿瘤。吴静芳问医生若进行手术有无问题,医生回答:"主要是麻醉,麻醉浅了,肚皮太紧,瘤子取不出;深了,要拉长切口,病人身体损失太大,在取瘤子的时候,腹压会骤然下降……"

"我明白了。"她点点头。由于卫生院初建不久,医院尚未拥有经验丰富的麻醉师,为了这个病人,她亲自进行麻醉,甘愿承担一次风险。手术如期开始,果然不出医生所料,一取瘤子,病人便马上出现呼吸困难,血压下降。这时吴静芳准备的热敷垫子马上递了过来,紧紧压迫在瘤体去除后深深的凹陷里,等到病人渐渐适应了,再一块块慢慢取出来。病人得救了!吴静芳脸上也由担忧转而露出了欣慰的笑容。

心系病人
爱的力量

1955年,吴静芳根据组织的安排回到了商丘,从此这位走遍东西南北大半个中国的开封姑娘便在这里安营扎寨,将自己的青春奉献给了这片土地。

1961年春天豫东大地出现了大批浮肿病人。吴静芳率领医疗队来到民权县双塔乡,她与农民一起吃地瓜、吞白菜帮、啃萝卜头,忍着饥饿早出晚归,拼尽全力上门救护,拼命赶在死神降临之前救出每一位乡亲。

一个刚下过雨的夜晚,外面又冷又黑,忙碌了一天的医疗队员刚刚入睡,门突然被人用力拍响了,她从梦中惊醒,开门一看,黑暗中听见一个男人哽咽着说:"俺孩儿他娘难产,只剩下一口气了。"

她二话没说背上药箱跨上自行车同那个汉子一起扑进无边的黑夜之中。因为这天正好下了雨,十几里路又黑又滑,一路上她不知道摔了多少跤,终于一身泥、一身汗地赶到产妇家。正在床上痛苦挣扎的产妇就像是盼到了救星,有气无力地说道:"先生(当地对医生的称呼),您可来了。"她慌忙上前查看,见是羊水早破便安慰产妇说:"不要紧,别紧张。"一边说一边准备着器械、物品。不久产妇终于在她的帮助下顺利分娩。产妇全家千恩万谢,硬是让她喝了碗红糖水,以表谢意。

想到第二天还要到别村进行巡回医疗,她急急忙忙收拾好东西返回。因为太劳累,就要到驻地时,她的腿僵硬得不听使唤,只听得"扑通"一声她连人带车栽倒到路边的泥沟中。费了好大的劲,她才艰难地爬起来,站起来的瞬间一股钻心的痛从后背传来,原来是尾骨骨折,同事们纷纷劝她休养几天,可她坚持要回双塔。县里的同事被她的精神所感动,赶忙找来最好的外敷药给她用上。她知道,那是正宗的"狗皮膏药",在当时那种困难的岁月里,这是多么珍贵的一份情谊!

身负重责
带病前行

1976 年 7 月 28 日唐山发生了大地震,上百万人无家可归。唐山虽和商丘相隔遥远,灾情却紧紧牵着每个商丘人民的心。自 7 月 29 日起,全商丘地区医院紧急待命,做好了组织医疗队和安置伤员的多项准备工作。

那时年过半百的吴静芳正患甲状腺功能亢进,听到消息后她立刻行动起来,一如当年听到抗美援朝的号令。8 月,在酷暑难耐的一天,商丘火车站异常骚动起来,担架队从出站口一直排到大街上,当担架队将伤员安全运送到商丘地区医院时,她紧紧跟在担架旁边护送病人来到早已腾空的病房中。

唐山伤员住院的日日夜夜,她与护士们在破晓时分就往病房跑,为伤员打水洗脸,一日三餐端到伤员面前,将饭菜一勺勺喂进不能自理的伤员嘴里。夜晚,她为伤情较重的伤员擦洗身体、换洗衣服,对待他们就像对待自己的兄弟姐妹一般。

在她们的精心护理下,伤员一个个很快就痊愈了,一批批被接走。临行前,他们怀着不舍向每位医护人员告别,感谢这些给予他们无微不至关怀的"白衣天使"们。

苦心经营
不求回报

1991 年 7 月 18 日,在北京中南海怀仁堂,时任全国人大常委会委员长万里亲自为 65 岁的老护士吴静芳颁发了第 33 届国际南丁格尔奖。面对荣誉她显得平静而淡然,只是有感而道:"我们的人民还很艰难,不少人还时常忍受着贫困和疾病的折磨,我本人的能力实在有限而微薄……"

"文化大革命"后的中国百废待兴。护理队伍青黄不接,大批转业军人和下乡进城的知青涌进来,尽管这填补了医院护士大量缺编的空白,但由于大多数人都没有接受过专业的训练,吴静芳不仅要进行日常的临床护理工作,还亲自对他们进行护理技术的训练,以提升他们的专业能力,从而确保商丘地区护理质量。

1987年,她作为全省六名代表之一参加了第十九届全国护士代表大会。为了确保病人能够获得最优质的护理服务,她在商丘和市县一些单位多次以"护理:社会上的崇高事业;护士:人们给予的光荣称号"为题作报告,不断激发豫东地区广大新老护士的工作热情。她动员本单位26名改行的护士归队,为稳定护理队伍作出了积极的努力。她始终都践行着自己曾经的誓言——终吾一生,救死扶伤,也以此来教导自己的学生,激发学生对护理事业的崇敬,壮大发展地区的护理队伍。

别样人生别样精彩

回首吴静芳曾经的岁月,那些被日寇折磨、居无定所的苦难日子成为她立志做一名救死扶伤战士的缘由;那些奔赴前线,面对炮火轰炸的动荡日子成为她坚定自己梦想的动力,成为她萌发想要培养一批强大护理队伍的愿望。她是那样普通,那样平凡,可往往就是这样默默无闻、平凡无常的人,总能做出令人钦佩的事。

她始终坚持着"以病人为中心"的护理理念,坚守着基层临床护理工作。她自愿做着"哪里需要,哪里安家"的行动,她仿佛生来就为护理、为病人。有很多次机会,明明可以选择离开,可是她都选择坚持,有人说她"傻",她对此总是一笑了之。没有人能够真正了解她的内心深处,她只想在这善恶共存的世上做个善良的人,做个利于社会的人。

爱心不需要报酬,也不需要被每个人理解,大爱无声,这是她始终坚守自己所钟爱的护理工作的情结所在。执着地追求着,忙碌地工作着,充实地生活着,不断地播撒着爱与关怀。她却觉得自己比任何人都要幸福,尤其是看见病人深夜酣睡的样子,一切辛苦付出的汗水都是值得的。不管未来如何,只要自己仍有一口气在,那么自己就还是中华民族的儿女,护理事业的投身者。她愿为护理事业殚精竭虑,发挥自己的余热,绽放别样的光芒,展望我国护理更为美好的未来!

（郭维维 史平）

参考文献

中国红十字年鉴编辑部.中国的南丁格尔.北京:台海出版社,2006.

李桂美

情系病人 德行天下

要发自内心地想对病人好。在我这里，病人重于亲人。

——李桂美

1993 年 5 月 12 日，红十字国际委员会授予青岛市传染病医院（现青岛市第六人民医院）护士长李桂美第 34 届国际南丁格尔奖。当年的 6 月 16 日，在北京中南海怀仁堂，时任全国人大常委会委员长乔石为李桂美颁发奖章。李桂美为山东省护理人赢得了第一枚南丁格尔奖章。

李桂美（1939— ），女，山东青岛人，中共党员，副主任护师。

1939 年 10 月出生。

1956 年 4 月—1957 年 9 月，就读于青岛医院护理学校。

1957—1965 年，在青岛医院（现青岛市第三人民医院）从事临床护理工作；1966—1993 年，在青岛市传染病医院（现青岛市第六人民医院）从事临床护理工作；1993 年至今，退休后任医院护理技术顾问。

历任中国人民政治协商会议青岛市委员会第六届、第七届和第八届委员；1993 年，将获得南丁格尔奖章时的奖金捐给青岛市红十字会，设立优秀护士基金。

1984 年，被评为山东省劳动模范；1986 年，中华全国总工会授予五一劳动奖章；1989 年，被授予全国先进工作者；1993 年 5 月，荣获第 34 届国际南丁格尔奖；2013 年，被评为山东省第四届道德模范；2019 年 9 月，荣获"庆祝中华人民共和国成立 70 周年"纪念章。

幼年苦，
爱心早萌发

李桂美，出生在一个贫寒家庭。从记事起，她常常看到父亲皱着眉头，蜷缩着身体，拳头抵着上腹部。母亲告诉她，父亲胃病又发作了。家境贫寒，父亲从没有好好看过病，每次发病都是忍着、熬着，脸色越来越苍白，身体越来越差。七岁那年，父亲撒手人寰，孤儿寡母的日子愈发艰难。母亲操持着家里家外，辛勤忙碌。她多么希望自己快快长大，帮母亲分担一点，她更希望父亲健在，自己能像小伙伴那样，小手被父亲那温暖有力的大手牵着。

生活的疾苦，让她拥有了一颗柔软的心。身边的亲戚朋友也和自家差不多，过着苦巴巴的日子，一旦生了病，也都是实在扛不过，才找家药铺买点药吃。每每看到，她就会想起父亲，就会心疼难过。

1950年后，国家开始大力培养中专护士。又是一年招生季，青岛医院护理学校招生了。十六岁的李桂美听说了这个消息，赶忙跑回家，找母亲商量。那时的护士，在世人的眼里，是"高级老妈子"，干的都是"伺候人"的事，母亲真心舍不得。她劝妈妈："要是我在医院工作，那我就能去帮助那些被病痛折磨的人。大家都健健康康的，一家人欢欢乐乐的，那该多好呀。"看着女儿眼里的小火苗，母亲读懂了女儿的心思，点了点头。自此，李桂美走入了她的"南丁格尔"世界。

幼吾幼，
以及人之幼

1957年9月，尚未满十八周岁的李桂美毕业了。这个成绩优秀、干活麻利的姑娘被留在了青岛医院。

护校学习的日子里，老师们时常提起南丁格尔精神。李桂美和同学们的脑子里早就印刻上了一个"提灯女神"的影像。现在，她已经是一名"加冕"的护士了。她一门心思好好干，要帮助她的病人早日恢复健康。

在这里工作的八年，说起记忆最深刻的病人，当数那个十二三岁的小妹妹了。那时，李桂美在换药室工作。一个夏日，一个十二三岁的小姑娘，由父亲用一个小推车推着来换药。小姑娘患了膝关节骨髓炎，关节周围的软组织也溃烂了，必须每天换药。"这么小的年纪，腿可不能出问题。"给小姑娘换药时，李桂美用了十二分的细心。换了两次药后，第三天，小姑娘却没来。李桂美有些挂心，她想"小妹妹一定是去了别家医院"。

十多天后，小姑娘来了。她一个人，满头大汗，一步挪一步，费力地走进换药室。小姑娘终于来了，李桂美欢喜地迎了上去，可一看小姑娘的腿，她惊呆了。小姑娘膝盖处包裹的纱布渗着暗黑色的液体，还散发着一股臭味。李桂美心里一咯噔："难道这么多天都没换药？"她轻轻地揭开纱布，只见伤口溃烂不堪，满是脓液，还生了蛆。这该多遭罪呀，她的眼泪情不自禁地流了出来。她忙转过身子，稳了稳心神，一边慢慢地轻声询问小姑娘近几天的情况，一边麻利地清理伤口。她用镊子夹去蛆虫，用过氧化氢再三冲洗，再用生理盐水反复冲洗。一遍又一遍，终于将溃烂组织一点点清理干净。她又仔细地查看了一遍伤口，这才轻轻柔柔地盖上敷料，小心翼翼地包扎好。

和小姑娘的谈话中，李桂美知道了她的难处。小姑娘和父亲相依为命，父亲的哮喘病犯了，实在没办法送她来。说着说着，小姑娘伤心地哭了。李桂美上前拥着小姑娘，"告诉我你家在哪吧。明天我去你家给你换药。"小姑娘懂事地摇了摇头："姐姐，我家太远，路也不好走。不能这么麻烦您。"李桂美心疼地说："小妹妹，你这腿可不能再耽搁了，一定要每天换药。明天姐姐下班后就去找你，你在家等着我。你好好养病，早点活蹦乱跳，姐姐就最开心了。"

第二天，正如她承诺的那样，李桂美下了班，就匆忙赶去小姑娘家。就这样，她一天又一天穿梭在崎岖的乡间小道，一去一回步行两个多小时，风雨无阻。小姑娘的伤口，渗出越来越少了，肉芽组织慢慢长了出来，收了口……

四十多天过去了，小姑娘的腿伤终于好得差不多了，今天是最后一次换药。换好了药，李桂美柔声叮嘱着："活动的时候，还是要当心呀。有什么不舒服，就赶紧来医院找我们……"听着听着，小姑娘慢慢低下了头，掉下了眼泪。除了父母，这位姐姐是对她最好的人了。小姑娘真有些舍不得姐姐了，她扑进了李桂美的怀中。拥着这个乖巧可爱的小妹妹，李桂美心里涌上了浓浓的幸福感。南丁格尔的形象闪过脑海，她想，她应该有些理解这位"提灯女神"了。

1966 年，李桂美被选调至青岛市传染病医院工作。此时，霍乱、鼠疫、麻疹和流行性脑脊髓膜炎等许多传染病还都十分常见。青岛市传染病医院作为当地的传染病专科医院，防治任务重，人手十分紧缺。与其他科室相比，传染病医院的护士面临着极高的感染风险。要问李桂美怕不怕，初到传染病医院，她确实有些担心。为了避免感染，她倍加小心，戴上两层厚厚的口罩，再穿上两层防护服，尽量把自己包得严严实实。

与初来乍到的她相比，身边的老同志们要坦然得多。她们做好必要的防护后，就神情自若地走入病房，询问病人的情况，麻利地完成护理操作。很快，李桂美也放下心来，像老同志们那样做好必要的个人防护后，她就又像以前那样，把心思全都放在了病人身上。

这几天,病房里收治了一个患有流行性脑脊髓膜炎的婴儿。胖嘟嘟的小可爱没精打采的,病情颇为凶险。李桂美打起十二分的精神,密切监护患儿的病情,用心完成各项护理操作,希望孩子早点脱离危险。突然,小家伙喘不上气来,嘴唇也开始发紫。"来不及了!"李桂美念头一闪,一把扯下口罩,就对上小家伙的嘴开始吹气。这时的李桂美,哪里还顾得上个人防护。几轮人工呼吸后,小家伙终于发出了孱弱的哭声。李桂美紧绷的心终于松了下来,这才想起防护的事。看着面色由紫转红的小可爱,她觉得一切都是值得的:"感染就感染吧。"幸运的是,李桂美没有被感染。

在大家的努力下,小家伙脱离了危险,最后康复出院。看着活力十足的小可爱欢喜地依偎在妈妈的怀抱里,李桂美打心底里高兴、满足和欣慰。一年又一年,李桂美越来越深刻地领会着"提灯女神"的奉献精神,在自己点点滴滴的工作中不断实践。

老吾老,以及人之老

调入青岛市传染病医院后,李桂美很快就独当一面。专科技能,她精益求精;对待病人,她亲如家人。没几年,她已成长为一名优秀的护士长。

这几天,病房里有位老人让她着实放心不下。这是一位孤寡老人,一位患有晚期肝硬化的男病人。老人已经好几天没有排便了,能想的办法都用了。老人不能过度使力,久未排出的粪便干结堆积,就是出不来。老人本就有腹水,再加上肠胀气,真是难上加难,睡是睡不好,吃也没胃口,整日愁眉苦脸,时而烦躁不安。

怎么办?每每看到老人向自己投过来的那难受又夹杂着期盼的目光,李桂美愈发心焦。靠老人自己排不出,那就借助外力,把它一点点抠出来。与主管医生一商量,办法可行,李桂美赶忙动手准备。老人听护士长说要帮他抠出来,红着脸,连连摆手:"闺女,这哪成,哪成,太脏了,太脏了……"李桂美知道老人的顾虑,靠近老人,反复劝说:"大爷,我是护士长,让您早日康复就是我的职责。论年纪,我是您的小辈。小辈为长辈做这些,应该的。大爷,我戴上手套,不脏……"

愁苦了好几天的大问题终于解决了,老人舒坦多了,激动地拉着李桂美的手,眼里闪着泪光,哽咽着:"好闺女,谢谢你。你真是比亲闺女还亲……"李桂美轻柔地说:"大爷,您就把我们当您的亲闺女。今晚您好好睡一觉……"

一位又一位老人在刚住进病区时，得知李桂美是病区的护士长，心想她是护士里最大的官，管着病区里所有的护士呢。可慢慢地，他们发现这位护士长，怎么比自家的闺女还要贴心呢。生活不能自理时，家人没法照顾时，护士长二话不说就忙前忙后，送水喂饭，洗脸洗脚，端屎端尿。老人们在这里治疗，心里特别踏实，因为这里有他们的亲闺女呢！

爱小家，倾情为"大家"

一说起小家来，李桂美心中满是甜蜜，又总是充满愧疚。丈夫和她一样工作勤奋，哮喘的老毛病时不时会犯。两个可爱女儿尚未成年，慈爱的老母亲体弱多病。对这个小家来说，李桂美是母亲，是女儿，是妻子，承载着半边天。可他们都知道，只要一遇到病人的事情，李桂美就只有一个身份，那就是护士长。

1987年，身边条件尚可的家庭大多添置了电视机。一说起电视，女儿们那欢喜雀跃的劲，让李桂美想起来就好笑。女儿们盼星星盼月亮地希望自家也能早点有台电视机，那就再也不用跑别人家去看电视了。丈夫和她商量想办法凑钱也买一台，李桂美真想好好陪陪家人，一家子围坐在电视机前，说说笑笑，那是多么温暖舒心啊！可病区里的电视机坏了有一段时间了，医院也一时没法给添置。住院的病人们，就靠它打发难熬的日子呢。她征求丈夫的意见，能不能把自家预备买电视机的钱挪一挪，先给病房添置一台电视机，卧病在床的病人们更需要呢。丈夫心疼女儿，可更了解心中总是装着她的病人的妻子，无奈地叹了口气，点头答应了。

除夕夜，家家户户团圆的日子。可女儿们知道，这天，妈妈肯定是去病房陪她的"大家"的。她们早就从妈妈那里知道，这个时候还住在病房里的都是病情危重的病人，他们过年回不了家，更想念家人，情绪一波动，病情就要加重。懂事的女儿们知道，在这个特殊的日子，妈妈的那些病人更需要他们的护士长，她们的妈妈也更惦记她的病人们。她们早就习以为常，二话不说就"放"妈妈早早出了家门，然后眼巴巴地盼着妈妈能早点回家。一年又一年，李桂美和她的病人们一起度过了一个又一个除夕之夜。

舍不下，薪火再传承

李桂美，一位瘦弱的女性，却如冬日暖阳般，几十年如一日地给予病人们无私的大爱。病人们一谈起她，满是浓浓的谢意；同行们一提起她，满是深深的敬意。1993年，李桂美迎来了护理界的最高肯定，为岛城赢来了第一枚南丁格尔奖章。

　　载誉归来，又恰到退休年龄，是不是该歇一歇了？李桂美从没这么想过。现在，她着急的是怎么用好这笔奖金。"好钢得用在刀刃上"，这笔相当于自己三十年收入的巨款，怎样才能好好发挥它的作用呢？自己是党和人民培养的护士，一名护士能为病人做的还是太少太少，病人们需要更多的优秀护士，南丁格尔的奉献精神需要薪火代代传承。想到这里，她把奖金全部拿了出来，捐给了青岛市红十字会，设立了优秀护士基金。她希望奖励那些全心全意为人民服务的优秀护士，好好鼓励他们在南丁格尔指引的道路上砥砺前行。

　　办好了退休手续，是不是就此离开她的病人了？"病人就像我的亲人，我离不开她们。"李桂美向医院领导提出除了退休金不多拿一分钱，继续在护理一线工作。领导们对她表示了诚挚的感谢，也真诚地希望老同志颐养天年。可李桂美实在是离不开她的医院，舍不得她的病人。她说："南丁格尔一直干到80岁呢，我还年轻。"领导们为之深深感动，他们同意只要她的身体允许，想干到什么时候就干到什么时候。

　　2023年，八十三岁高龄的李桂美依然工作在护理岗位上，她说自己是一名"终身制"的护理人，她要为人民的健康"全心全意地服务一辈子"。在她的引领下，"李桂美护理组"和"李桂美志愿服务队"在院内院外，用他们的仁心仁术温暖着一位又一位病人。一个又一个优秀护士代表，从这位可敬可爱的老人手中接过了接力棒，把南丁格尔精神一代又一代传承下去。

（吴志霞）

参考文献

[1] 卫萱. 青岛的"南丁格尔"李桂美 [J]. 中华儿女（海外版），1996（06）：69–70.

[2] 中国红十字年鉴编辑部. 中国的南丁格尔 [M]. 北京：台海出版社，2006.

[3] 马红. 不熄的烛光 [J]. 山东卫生，2012（10）：39–40.

[4] 封满楼. 李桂美：情系病人一辈子 [J]. 中国社会工作，2016（14）：16–17.

张水华

她的爱让老区人民感受到快乐

> 无论在哪个护理岗位，都以身作则、一丝不苟，用自己的言行向病人奉献爱心。
>
> ——张水华

1993 年 5 月 12 日，红十字国际委员会授予宁夏医学院附属医院护理部主任张水华第 34 届国际南丁格尔奖，这是宁夏回族自治区也是我国西北地区护理人荣获的第一枚南丁格尔奖章。当年的 6 月 16 日，在北京中南海怀仁堂，时任全国人大常委会委员长乔石为张水华颁发奖章。

张水华(1933—)，女，浙江余姚人，中共党员，主任护师。

1933 年 9 月出生。

1951—1953 年，就读于浙江省立杭州高级医事职业学校护士科(1952 年与多家院校合并为省立杭州护士学校；现为杭州师范大学护理学院)。

1953 年，毕业后先后在北京的卫生部中央直属机关第一医院（现首都医科大学附属北京天坛医院)、中央直属结核病研究所(现结核病胸部肿瘤研究所暨首都医科大学附属北京胸科医院)从事护理工作；1958 年，报名参加卫生部组织的陕西省北部老解放区农村医疗队，在黄陵县从事公共卫生工作；1960 年，调至宁夏回族自治区人民医院(现宁夏医科大学总医院)，历任护士长、护理部主任等职务；1979 年，组织创建医院附属的护士学校，并担任教学工作。

曾当选中华护理学会理事、宁夏护理学会副理事长、全国护理教育学术委员会委员等；被聘为杭州师范大学荣誉教授；荣获南丁格尔奖后，捐赠 2 万元，在宁夏医学院附属医院设立"张水华护理基金"，表彰奖励优秀护理工作者；2013 年，在杭州师范大学设立"张水华奖学金"，激励学生努力学习，传承南丁格尔精神。

《鼻导管和鼻塞两种给氧方法的对比实验研究》被评为宁夏护理学会二等

优秀论文，《加强系统管理，提高护理质量》被评为宁夏护理学会一等优秀论文、中华护理学会的三等优秀论文并获宁夏医药卫生科技成果三等奖；《关于提高护理人员素质的初步探讨》被评为银川市科协和宁夏护理学会三等优秀论文；编写《护理管理制度》《诊疗护理技术》《疾病护理常规》《当代护理管理学》《责任制护理与计划》《护理论文写作与科研方法》等多部护理专著。

荣获宁夏回族自治区"两个文明"建设先进个人奖；1988 年，宁夏回族自治区成立 40 周年之际，被宁夏回族自治区授予荣誉纪念章，被评为宁夏回族自治区有杰出贡献的优秀科技工作者，享受国务院政府特殊津贴和全国劳动模范待遇；1993 年 5 月，荣获第 34 届国际南丁格尔奖；2018 年 9 月，宁夏回族自治区党委宣传部等联合授予"自治区 60 年感动宁夏人物"荣誉称号。

穷困不移仁爱心
立志学医始少年

张水华，1933 年出生于浙江省余姚县（现为余姚市）一个贫民家庭，父亲当过排字工人，后以贩菜作为生计。即便家中穷得几近揭不开锅，她的父母仍然会用一颗仁慈关怀的心去帮助那些比他们更不幸的人，母亲也总是会让孩子们把好吃的端给身边的孤寡老人一同分享。在母亲的言传身教下，张水华从小就有了一颗仁慈宽爱的心。

9 岁那年，一场霍乱带走了本该属于这个苦难家庭平稳的安乐。小小年纪的她，目睹了霍乱残酷地偷走了哥哥和弟弟幼小的生命，院子里再也没有了嬉戏声，大街上少了从前喧闹的贩卖声，田野里少了挥洒汗水的耕种人。瘟疫横行，亲人的相继离世，穷苦家庭求生的声嘶力竭，这一幕幕都深深地印在了她的心里：她立志以后一定要做一名医生，救治天下所有被疾病折磨的人，让疾病不再带走那些本有的幸福。

弃业以求心所向
行以践学悟真知

当贫寒遇上疾病，生活的阴霾愈加驱之不散。为了减轻家庭负担，1951 年，刚刚初中毕业的张水华决定和同学一同到杭州就业。在一次偶然得知，以第一名的成绩考入浙江省立高级医事职业学校护士科的学生可免费入学并享受甲级助学金补助，儿时"成为一名医生"的愿望重新回到了她心中的主舞台，也因此，她毅然决然地放弃了辛苦得来的就业机会。

"时来易失，赴机在速"，张水华马上投入到了紧张的备考状态中，经过一番努力学习后,她终于以第一名的优异成绩成功踏入了梦寐以求的校园,在这里开启她儿时的梦想。虽然没有圆儿时的梦想成为医生,但是她荣幸地成为医生的助手,同样是救死扶伤。在她心中,成为什么并不重要,重要的是成为可以救治穷苦的人。校园上下都在传播着的南丁格尔事迹一步步地引领着她走上护理职业道路,她成为"南丁格尔"中的一员。学习之余,她还报名参加了照顾抗美援朝伤员的义务服务中,深切地感受到战士护卫祖国的大无畏牺牲精神。战士们用残缺的身躯托起一个个家庭完美的梦想,而护士恰是能够助他们一臂之力的人。她愈来愈感悟到成为一名护士的价值,领悟到作为一名护士应具有的品质——博大宽厚、无私无畏、牺牲奉献、不求回报。

主动请缨赴老区
甘洒热血解疾苦

20 世纪 50 年代的中国,百废俱兴,刚刚毕业的张水华幸运地被分配到了北京中央直属机关第一人民医院(现首都医科大学附属北京天坛医院),优越的工作条件,舒适的生活,多少人为之向往。然而张水华并不愿意一直待在"舒适圈",她想要去最艰苦的地方锻炼、提升自己。

1958 年春,她终于成功报名参加了卫生部组织的赴陕西延安地区的医疗队,随团队远赴"十个走路八个拧"的黄陵县。贫穷落后、山沟纵横导致了黄陵县的交通不便,被严重的"地方病"困扰着的贫苦农民只能硬扛着疼痛,却无法及时得到救治,使得当地的百姓一直遭受着病痛的折磨,这不禁勾起了她儿时目睹霍乱场景的残酷回忆。为了了解疾病的流行病学特征,更好地制订干预措施,她和医疗队同志们翻越沟壑,长途跋涉,挨家挨户地敲开村民的家门,仔细询问并了解他们的健康状况和卫生环境。仅一年的时间,她的足迹遍布了全县三百多个村庄,走村串户、送医送药、防病治疗、宣传保健。在黄陵县,她用自己的爱心温暖着前来求诊的乡亲们。她曾为病危的妇女献血 400 毫升,冒着自身感染的危险为身患肺病和麻疹的患儿口对口紧急吸痰,为缓解长期卧床病人大便秘结的痛苦徒手一粒一粒地抠出粪便,这样的事例数不胜数。

1960 年,在面对人生的又一次选择时,她又选择了西去的列车,繁华与舒适留不住她那颗"解救人民群众于水深火热"的心。

躬身入局舍小家
救死扶伤守万家

护理工作很琐碎也很辛苦,张水华却总是能够从中找到属于自己的价值。当听到呻吟的病人平稳的呼吸声,看到紧张恐惧的病人面露喜意,当目送又一批病人康复出院时,她觉得付出的一切都是值得的。

不论白天黑夜,酷暑严寒,她总是能做到随叫随到。一踏入病房,她就马上投入到紧张的工作状态,一心思考着如何减轻病人的痛苦,却常常忘记了自己。产假未满的她,不顾因孕期营养不足导致的肝大、贫血、血小板减少,尽管双腿水肿仍咬牙在严寒风雪中步行到三四里之外的医院上下班;即便持续高烧,身体不适,午夜12点,她也会从床上爬起,第一时间赶往医院处理病人的急事。

张水华不仅是一位护理工作者,她还是一位母亲。但作为她的儿女并不像大多数人眼中认为的幸福。张水华常说:"我是个不称职的母亲。"她生过三胎四个孩子,可没有一个孩子真正享受过每天两次半小时的哺乳时间。在她的脑海里,第一个念头永远都是病人,她常常忘记自己作为母亲的身份,也曾因为抢救病人差点断送了自己孩子的性命。因为请不起保姆,托儿所又不肯接收半岁以下的婴儿,张水华只好把仅有几个月大的孩子忍痛锁在家里;有一次因为抢救病人未按时下班,待她结束工作回家后,独留在家的孩子已被棉被压得面部青紫,几近窒息;为了抢救一个中毒性痢疾患儿,她无奈撇下自己仍在发烧的孩子,当她又拖着疲惫的身躯匆匆来到托儿所时,孩子已高烧至昏迷不醒,经奋力抢救才保住了性命。张水华或许是个不称职的母亲,未能在孩子最需要的时候出现在身边给予母亲的爱,但在孩子们的眼里她永远是最伟大的,她用自己的爱温暖了其他人,拯救了其他人。

为了工作,张水华舍小家,顾大家。在她眼里,没有什么事比病人的安危还要重要,她总是把自己的热忱第一个倾注给病患。

人才教育不放松
护理水平稳步升

作为宁夏护理界的带头人,张水华经常思考如何提高全自治区的护理水平。她明白要提高宁夏的护理水平,关键要把教育搞上去。

她提出:提高医院开办护校教学质量的关键在于医学基础教育。1979年,她临危受命,接受了医院交给她的艰巨任务——创办附属医院护士学校。无论是创办阶段的校规制订、教学计划安排、教师招聘与后勤保障,还是学生的临床轮转实习、岗前教育和毕业生分配,她都事必躬亲,参与了从早期办学到后期教学的全过程。为了保证毕业生质量,她注重培养学生的职业素养和实践操作能力,在课程设置上加强对学生的职业道德和职业规范教育,从思想、学习和工作上都给予了学生极大的帮助。

搞好院校教育的同时,她也从未放松对临床护士的专业教育。她根据职称结构的不同,制订了适合不同层次护理人员的培训规划;她利用业余时间组织学术讲座,安排护理教学查房;加强护理操作训练并鼓励优秀护士"走出去"学习进修先进技术、参加全区护理知识竞赛;举办"护士长讲习班"和"护士长基础护理技术操作提高班"……这一系列举措,不仅活跃了全院的学术氛围,也提高了全院护士的职业素质,更为病人的良好就医提供了保障。

"春种一颗粟,秋收万颗子"。对张水华来说,护生们成功走上就业岗位,护士们传来一个又一个佳绩的喜讯,病人们面带笑容地治愈出院,就是对她所有操劳与努力的最好回报。

公益服务献真情
设立基金续爱心

"燃烧自己,照亮别人",张水华不仅在护理工作中恪尽职守,在社会公益事业中也无私奉献。

病人有难,她总是会在第一时间伸出援手,慷慨解囊。即使是在三年困难时期,当自己温饱无法满足时,她也会把自己省吃俭用下的粮票和钱物捐赠给比她更困难的农民。她从不缺席医院红十字会组织的义诊活动,烈日当头,她能连续工作好几个小时;暴雨来袭,她换个位置继续工作。

1993年,获得第34届南丁格尔奖章后的张水华,为了激励临床能够涌现出更多的优秀护士和表彰优秀护理工作者,她把政府和医院奖励的两万元全部捐赠了出来,设立了"宁夏医学院附属医院张水华护理基金";为了奖励和激励品学兼优的护生们,她还先后在院校设立了"张水华护理基金会""张水华奖学金"等。

"我只是在南丁格尔精神的鼓舞下,做了自己应该做的事情。"这是她的肺腑之言,无私奉献成为其对工作的最好诠释。奉献,是她对病人尽心尽力呵护的表达,更是她家国情怀的大义风范。面对军校毕业的儿子远赴边防前线,和普通母亲一样心中有不舍,但她更多的是对儿子的全力支持与鼓励;"报效祖国是军人的天职,军人就应该到祖国最需要的地方去。作为母亲,我会更加努力工作,争做边防战士的好妈妈。"

历生死离别
守"天使"之责

从风华正茂到步履蹒跚,从鸟语花香的江南水乡到风沙四溢的西北革命老区,因为对理想与信念的执着和追求,她放弃了首都的舒适与安逸,毅然选择留在荒凉的大西北开疆扩土,为黄土高坡添一抹绿,而这一干就是大半个世纪的光景。

张水华说:"我这一生最遗憾的事情,就是自己学的是护理,护理了千千万万的人,但父母却没有接受我一天的护理。"她的心中只有病人,常常忘记自己,也常常忘记亲人。从身着白大褂那天起,责任就扛在了肩。因为经历过生离死别,她更加懂得"失去"对生活的打击,所以更加坚定地选择扛起了这千家万户的照护责任,甘愿默默守护每一位病人"活下去"的愿望。微笑,是她向病人传递的温暖,不厌其烦地为病人一一解决问题,是她对病人贴心的关怀,任劳任怨,无怨无悔,她以实际行动践行着南丁格尔精神。

有很多人认为护士是一份伺候人的工作,有些学生选择护理专业作为高考志愿却遭家长反对,而张水华总是语重心长地说:"护士工作很平凡,工作压力大,有时甚至不被他人理解,但这是一份人类永远需要的职业。及时来到病人身边的是护士,解除病人痛苦的也是护士。"护理事业是一项崇高的事业,又是一个平凡的职业,选择护理就是选择坚持和奉献,更是选择了美德和正义。她甘愿把生命奉献给医疗护理事业,从未叫过一声苦喊过一声累,始终信守着作为一名护理工作者应持有的医者仁心——敬佑生命、救死扶伤、甘于奉献、大爱无疆。

在近 60 年的护理生涯中,张水华始终尽自己所能、全心全意地为病人服务。既然选择了护士作为一生的职业,不论身兼何职,她都以身作则,用自己的一言一行默默向病人奉献爱心。

(董晓萌 曹梅娟)

参考文献

[1] 陈厚立,梅新娜. 圆梦曲:记第 34 届"南丁格尔奖"获得者张水华 [J]. 当代护士,1997(01):8–10.

[2] 第 34 届南丁格尔奖章获得者张水华慷慨捐献二万元奖金 [J]. 中华护理杂志,1993(09):546.

[3] 乔石为南丁格尔奖获得者颁奖 [J]. 中华护理杂志,1993(08):498.

[4] 中华护理学会建会 80 周年学术研讨会召开 [J]. 宁夏医学杂志,1990(01):23.

张瑾瑜

以母亲般的仁慈对待每一位病人

> 我是一名普通的护士，只不过在自己岗位上做了自己应该做的事情，光荣不仅仅属于我个人，应归功于全体护理界。
>
> ——张瑾瑜

1993 年 5 月 12 日，红十字国际委员会授予福建省护理学会理事长、福建省肿瘤医院护理部主任张瑾瑜第 34 届国际南丁格尔奖。当年的 6 月 16 日，在北京中南海怀仁堂，时任全国人大常委会委员长乔石为张瑾瑜颁发奖章。张瑾瑜为福建省护理人赢得了第一枚南丁格尔奖章。

张瑾瑜(1926—2021)，女，福建长乐人，中共党员，副主任护师。

1926 年出生。

1946 年，报考护士学校。

1949 年，毕业后被分配到福建省立医院从事护理工作，历任护士长、护理部主任等职；1951 年，报名支援闽清山区建设；20 世纪 70 年代，在福建省人民医院担任护理部主任；1982 年，主动请缨担任新建的福建省肿瘤医院的护理部主任。

1964 年 5 月，福建省护理学会第一次会员代表大会上当选秘书长；1979 年 6 月、1988 年 7 月，先后当选福建省护理学会第二届和第三届理事长；曾担任中华护理学会理事、中华护理杂志编委和福建省科学技术协会委员会委员。

20 世纪 50 年代，编写《护理手册》；1985 年，合作撰写《护理教育应进一步改革》论文，在全国护理教育学术会议上被评为一类论文；撰写《麻疹护理》《化疗病人心理护理》《几年来如何坚持护士长互相检查制度》《护理工作必须大胆改革》《从 169 例癌症死亡分析对临终关怀几个问题的探讨》等多篇论文；主持编审《临床各科护理常规》《护理知识问答》《福建省医院分级管理护理质量考评手册》等书籍。

1951年,福建省卫生厅记二等功一次;1956年5月,荣获全国先进生产者荣誉称号;1960年,荣获全国三八红旗手、全国优秀儿童工作者荣誉称号;1979年,荣获福建省劳动模范;1988年9月,卫生部授予全国模范护士称号;1993年5月,荣获第34届国际南丁格尔奖;同年,荣获福建省城镇妇女巾帼建功奖;荣获福建省优秀共产党员、福建省卫生系统先进工作者、福州市劳动模范等称号。

2021年2月11日,张瑾瑜在福州逝世,享年95岁。

无私奉献 任劳任怨

张瑾瑜一贯坚持从病人利益出发,把病人的需要当作自己的需要。1949年,她从护校毕业被分配到福建省立医院工作。1951年春,她离开了省会福州的工作,加入支援闽清山区建设的行列。她克服了山区恶劣的环境,生活的艰难,出色地完成了支援工作。当时,那里医院的外科病房由于护理人员奇缺,她一个人承担了三四个人的工作量。她把每日的工作时间延长到10~12小时,为病人打针、换药、发药……但她从不抱怨,从不嫌弃脏臭,而是把病人当作亲人,对病人精心护理。病人深受感动,医院也经常表扬她。原定支援人员每3个月轮换一批,但由于病人和医院的再三挽留,她两次延长了支援期。在回福州的那一天,病人联名赠送她一面"医工模范"锦旗,几十位病人顶着烈日,把她送了一程又一程,不少病人流下了依依不舍的热泪。同年7月,她加入了青年团,进一步奠定了她献身护理事业的决心。

心细如丝 仁慈如母

20世纪50年代初,张瑾瑜担任福建省立医院结核病房护士长,病房收治的多是危重症病人。每逢病人出现大咯血时,她总是像亲人一般守候在床旁,一边安慰,一边给病人擦拭血污,血溅在脸上也不在乎。为了让咯血病人卧床休息,她端水喂饭,使病人感到温暖。有的病人怕药苦,拒绝服药。但只要有她在,再苦的药病人也会喝下去。有一次,有位病人擅自离开病房,外出去洗澡。她心急如焚,饭也顾不得吃,一家家澡堂挨个去寻找,直至将病人安全带回病房为止。几十年来她一直以母亲的仁慈和责任对待每一位病人。

她照顾病人细心如发丝。在儿科病房工作时,她深知患儿具有病情变化快、语言表达差等特点,必须十分认真地做好护理工作。有一次,在巡视时发现一位麻疹合并肺炎的患儿病情出现异常,呼吸微弱,她立即报告了医师。由于她及时发现,经过抢救,患儿很快恢复了自主呼吸。还有一次,她发现一位病人情绪低沉,便主动找病人谈心,当知道病人怀疑他的爱人也得了肺病时,她一方面宽慰病人,一方面请病人家属来医院诊断治疗,及时为病人解除了烦恼,安心养病。诸如此类的例子,在她工作的几十年里举不胜举。

她心中满满装着的都是病人,全身心投入到崇高的护理工作中,却唯独没有她自己。她也像所有的母亲一样,深爱着自己的儿女,但在她心中激荡着一种更为崇高、更为伟大的情感。在病房工作时,她经常带病工作,由于发烧和过度疲劳,两次昏倒在病区的走廊上。在妊娠后期,她不顾血压升高的危险,持续超负荷工作,引起子痫,不得不选择剖宫产。1959年,她的女儿患麻疹合并肺炎,长乐老家发来电报催她回去,而此时的她正在医院参加几十名同患麻疹患儿的抢救行动,在公与私的抉择中,她首先想到的是病房里的几十名患儿需要她。她匆匆回了趟老家,安置好女儿,就立即赶回医院,继续投入紧张的抢救工作。1974年,她的儿子得了急性肺炎,家中无人照料,可她为了工作,竟没有请过一天假。

严格管理 宽以待人

张瑾瑜深知"一花独放不是春,万紫千红春满园"。自从1953年担任护士长,踏上护理领导岗位,几十年来,她处处以身作则,严于律己,十分关心每一名护士的成长,关心护理队伍的建设,努力创造良好的学习条件,有计划、有组织地安排护士开展院内业务学习,选送优秀护士外出进修学习。1993年7月,获得南丁格尔奖章的她,把福建省政府颁发的3万元奖金全部捐献给福建省卫生厅和护理学会作为奖励优秀护士基金。她说:"我希望用这笔基金每1~2年评选奖励若干名优秀护士,使他们更加热爱护理事业,带头发扬南丁格尔精神,为发展福建护理事业作出新贡献。"

在工作上,她能够大胆管理,凡是不符合护理工作规范的事情,她决不含糊:发现有人上班干私活,工作不认真负责,就当面进行严肃批评;个别护士操作不规范,注射时只提着针筒走,张瑾瑜便把她叫回来,要求她按操作规定端着盘走,甚至连个别护士忘了戴燕尾帽之类的小事,她都不放过。有些护士认为她过于严苛,她说这是对护理工作的负责,她们会理解的。

只要与护理工作有关的事情,她就敢管。医院托儿所刚开办时,教师少,制度不严,卫生条件差,家长有意见,护士有顾虑。她了解情况后,主动帮助托儿所召开家长座谈会,制订制度,与食堂联系解决儿童膳食问题,还抽调一名护士协助工作,使托儿所的面貌焕然一新。有段时间病房供水不足,厕所经常洗不干净。她就从远处提来一桶桶水,自己用消毒液洗刷给工人看,教他们打扫的方法,并要求他们保持下去,从此厕所卫生大有好转。

在生活上,她对护士也非常关心。她经常深入病房和护士交谈,了解她们的生活情况和实际困难,尽力为护士排忧解难。有位刚调来不久的护士,由于夫妻关系不和,常伤心流泪,张瑾瑜就经常开导她,遇到问题帮她想办法。有位护士生病住院,家中无人照顾,她就从科里抽人去代她料理家务。有一次她买了营养品去送给一位生病的护士,由于地址不准确,她在大街小巷来回寻找两个小时才找到。在护士心目中,她既是良师益友,又是可亲可敬的张大姐。作为福建省护理学会理事长的她,同样关心着全省二万五千名护士的成长,为她们在职称评定、在职培训及改善生活福利待遇等方面都作出了不懈的努力,在全省护理界享有较高的威望。

莫道桑榆晚
为霞尚满天

在长期护理工作中,张瑾瑜始终把护理质量放在第一位。多年来,她先后到过几所医院工作,每到一处都千方百计地提高护理质量。1972年,张瑾瑜从南靖县调到福建省人民医院。当时医院的护理工作存在不少问题,为此她费尽心血,轮流到每一个病区工作两个月,逐个地建立和健全规章制度,利用试点的成功经验,迅速地推动全院护理工作实现正规化。

1982年,当得知正在筹建中的福建省肿瘤医院十分需要护理人员时,她多次找到有关部门,要求调到地处郊区的肿瘤医院工作,但她的想法受到家人的反对。那时,她的母亲已80多岁,患有高血压,老母亲生气地说:"我经常犯病,你到那么远的地方工作,早出晚归,谁来照顾我?"医院的同事们也苦苦挽留,甚至流着泪动情地说:"你都50多岁了,还能干几年,何必到那么远的新单位去吃苦呢?"但张瑾瑜想到自己是一名共产党员,是党一手培养起来的护理干部,福建省是肿瘤高发地区,自己应该去肿瘤医院,为癌症病人解除痛苦。在上级领导的支持下,她说服家人,毅然来到省肿瘤医院工作,担任首任护理部主任。以往她去福建省人民医院上班只需10多分钟,而去肿瘤医院必须提前到车站等候班车,遇到班车停开,就要挤上挤下换两次公共汽车。路远中午不能回家,只得雇保姆照顾老母亲。

刚到肿瘤医院时,由于医院一边建设一边开诊,工作条件十分简陋,规章制度也不健全,护理人员业务水平低,护理质量较差。她克服重重困难,全身心地投入。一方面,她组织制订多项护理规章制度,检查指导各种制度的贯彻落实;另一方面,她带领护士开展基本功训练,进行定期的示范表演及基础护理知识竞赛,轮流脱产学习操作技术等。她在护理工作改革中,率先在医院开展责任制护理,以身心护理代替传统的功能性护理,改变了旧的护理模式,并制订了护理工作奖惩条例,实行了护理工作质量指标管理,使医院护理质量在改革中稳步提高,带出了一支支优秀的护理队伍,1989 年在省卫生厅组织的省属医院检查评比中获第二名。

张瑾瑜在她工作过的地方,留下了许多关于她的动人故事。她把自己毕生的精力献给了护理事业,护士们称赞她"像一支红烛,燃烧自己,照亮别人"。她确实无愧于共产党员和模范护士的光荣称号。

(张利兵)

参考文献

[1] 张自强.护理学科的模范带头人:记第 34 届国际南丁格尔奖章获得者张瑾瑜 [J]. 学会,1993(6):51-52.

[2] 征文.事业是崇高的:记第 34 届南丁格尔奖得主张瑾瑜 [J]. 当代护士,1995(11):4-5.

孙静霞

大爱无声 香满人间

我是一名护士,心中时时
刻刻有个南丁格尔形象,
只要我有一口气,我就不
离开病人,因为他们实在
需要护理。

——孙静霞

1995 年 5 月 12 日,红十字国际委员会授予江苏
省常州市第一人民医院护理部顾问孙静霞第 35
届国际南丁格尔奖。当年的 6 月 29 日,在北京
人民大会堂举办的颁奖典礼上,时任中共中央总
书记、国家主席、中国红十字会名誉会长江泽民
为孙静霞颁发奖章。孙静霞为江苏省护理人赢
得了第一枚南丁格尔奖章。

孙静霞(1914—2009),女,江苏常州人,中共党员,主任护师。

1914 年出生。

1934 年,毕业于常州真儒私立高级护士学校(现常州卫生高等职业技术学
校);1948 年,在美国爱姆丽医学院附属医院护理专业学习一年;1956 年,在上海
南洋医院进修胸科麻醉。

1934 年,毕业后在江苏省常州市的武进医院(现常州市第一人民医院)从事
护理工作,后担任护士长、护理部副主任、护理部主任等职务;1938 年,出任常州
市真儒私立高级护士学校校长;1960 年,被任命为常州市第一人民医院医务处
副主任,兼任护理部主任;1986 年,退休后被常州市第一人民医院聘请为护理部
顾问。

1955 年,参与创建常州市护理学会,后任多届江苏省护理学会理事、常州市
护理学会理事长和常州市护理学会名誉理事长;1989 年,助推常州市第一人民
医院开设了常州综合医院的第一个心理咨询门诊;1992—1994 年,参与中比援
助合作项目,协助比利时天主教鲁汶大学牵头到中国常州、沙市和洛阳联合举
办"中国护士进修班",并参与共同组织管理;1993 年,组织退休医护工作者在

常州市口腔医院内创办江苏省的第一个"关怀病区";当选中国人民政治协商会议常州市委员会第一届委员;当选常州市第一届、第三届、第六届和第八届人民代表大会代表。

先后在《护理杂志》等期刊发表《以医院为中心扩大预防的地段保健工作》等多篇文章;1956年,在《护理杂志》发表的《介绍血吸虫病的三日治疗及茂菲氏滴入法》获常州市科学技术协会颁发的二等奖;参编《医院护理管理》《护理心理学概论》《责任制护理》《护理管理学概论》《现代护理学辞典》等护理专业书籍。

多次荣获常州市先进工作者和优秀护士等称号;1994年,比利时天主教鲁汶大学授予南丁格尔式护士称号;1995年,荣获第35届国际南丁格尔奖;2010年5月5日,江苏省卫生厅下发文件号召全省卫生系统开展向孙静霞学习的活动。

2009年11月24日5时55分,孙静霞因病医治无效,在常州市第一人民医院逝世,享年95岁。

医学世家受熏陶
亲情浸染逐梦想

孙静霞,1914年出生于江苏常州市一个医学世家。"尊重、向上、乐观"是这个知识分子家庭的主旋律,"只争朝夕、治病救人"是他们百谈不厌的话题。父母共养育了姐妹5人,孙静霞在家排行老二,她从小目睹父辈行医治病,救人于疾苦,幼小的心灵也逐渐滋养出敬佑生命、救死扶伤的情愫。然而,在孩童时期,孙静霞就不幸失去了母亲,这个温馨的家庭因此蒙上一层阴影。年幼的她展现出了非凡的懂事和责任感,她常常替父亲照顾姐妹,分担家庭生活压力。在成长的岁月里,她深深感到生命的珍贵和亲情的重要,她渴望成为一名"没有翅膀的天使",能够守护家人的健康,给那些饱受病痛折磨的病人带去温暖与安慰。

看护学校打基础
国外进修报祖国

孙静霞1934年毕业于常州真儒高级护士职业学校,学校始建于1919年,为美国医学博士芮真儒先生创办的看护学校,也就是常州卫生学校的前身。在学校里,孙静霞不仅掌握了扎实的专业知识,还培养了出色的英语水平,她可以流利用英语交接班,用英语书写护理记录。初涉医护领域的孙静霞在学校浓厚的文化氛围感染下,心灵得到滋养,也坚定了自己的信仰,立志以"救死扶伤、护佑生命"为自己的职业使命。1948 年,孙静霞赴美国爱姆丽医学院附属医院进修护理专业。孙静霞进修期满之时适逢中华人民共和国成立之初,怀着报效祖国的一片赤诚之心,全然不顾美方极力挽留,以坚定的态度和丈夫杨堃一起乘坐中华人民共和国成立后中美通航的第一艘轮船——"戈登"号,回到了日思夜想的祖国。回国后,孙静霞在常州第一人民医院担任护理部主任之职,继续她护理事业的征程。

拳拳爱国心 至诚敬业情

抗日战争时期,华夏大地炮火连天,常州市也于 1942 年沦陷。那是一个时局混乱、社会动荡的危险时期,而孙静霞却展现出了无所畏惧的勇气和决心。在常州唯一的医院被日军占领的情况下,她毫不退缩地组织社会各阶层募捐,并与日方进行交涉,要求把 30 名重危病人连床一起交给她带走。由于缺乏器械和药品,孙静霞数次冒险带领自愿留下的护士姐妹躲避日军岗哨,悄悄返回医院寻找药品和器械。对她而言,院子里遗留的纸张、空药瓶、破便盆都宝贵无比。当时,医院内还有 30 余名实习护士等待安排,孙静霞掏出自己的积蓄为她们购买车票,并亲自将她们送往尚未失守的苏州、无锡的护士学校避难。为了解决市民的医疗需求,爱国人士齐心协力成立了"常州公立武进医院"。在这艰难的岁月里,孙静霞倾其所有,帮助医院渡过困境。她的丈夫是常州地区有名的外科医生,在孙静霞热爱祖国、关爱病人的感召下,他毅然放弃了回家执业赚钱的机会,夫妇俩夜以继日地在公立医院为广大群众提供服务,直至抗战胜利。

1942 年至 1946 年期间,原武进医院和护士学校被迫迁址。学校大部分师生奔赴前线支援,只有少数留下的学生白天兼任护士,晚上则听课学习。工作和学习的条件极其艰苦,医药资源也极度匮乏。此时,30 多岁的孙静霞与丈夫白天忙于照料医院和学校繁重的事务,夜晚则承担起更为重要的政治任务——掩护新四军的交接活动。每天夜里,日军都来学校检查,她安排新四军战士躲进被窝里,待天亮后让他们手挽菜篮离开城市。每次的任务都惊险万分,稍有不慎后果不堪设想。然而,孙静霞夫妇不辞劳苦、主动创造条件积极配合,连续五年夙兴夜寐,直至日军投降。这段艰难而危险的岁月深深地烙印在她的心中,而她英勇无畏、爱国救亡的精神彰显了中华儿女的爱国情怀和民族气节。

孙静霞在抗日战争时期所付出的辛劳和奉献远远超出了一名女子、一名护士的职责。她倡导天下兴亡、匹夫有责的爱国情怀,展现出视死如归、宁死不屈的民族气节，不畏强暴、血战到底的英雄气概，百折不挠、坚忍不拔的必胜信念，得到常州市民和中华医学会的高度认可。其可歌可泣的感人事迹也得到国际护理协会专家的高度赞誉。

忠诚事业心
精益又求精

饱尝了社会动荡、战乱之苦的孙静霞，深深体会到护理工作对社会、对人民的贡献和价值，她更加珍视自己选择的事业，立志走南丁格尔之路，成为人民健康的忠实卫士。强烈的事业心使她一心扑在工作上，以医院、病房为家，毫不顾及个人的得失。晨曦微露时，安静的病房里就传来了她轻盈的脚步声，她既是一名细心周到的护士，又是护理部门的"掌舵人"，还是热心医学教育的老师，同时还兼任手术室的麻醉师。繁忙的工作使孙静霞经常加班到深夜，繁星满天时才带着疲惫的身躯离开医院。几十年如一日，每天都是早出晚归，即使是节假日也要加班，连元旦和春节也没有休息，还经常替人顶班，即便身体不适也会坚持上班，深夜时分随叫随到……她每天的工作时间超过 10 小时。在 1976 年和 1978 年孙静霞经历了两次因意外造成的腿部骨折，但在经石膏固定后，她又拄着拐杖坚持上班了。她在自己的岗位上恪尽职守、兢兢业业，在平凡的工作中诠释着护理人的敬业与执着。

"出色的工作，无私的奉献"这句话诠释了孙静霞作为一名护士对护理工作的专注，对病人的高度责任感。她曾说："不管在什么位置上，只要是护士，就应该把病人的需要时刻挂在心上。"她常亲自为病人洗脸、翻身、喂饭、观察病情，危重病人的一声呻吟便会引起她的高度警觉。有一次，一位盆腔肿瘤的病人发生术后无尿，经仔细观察和查证，她意识到这并非普通的术后尿潴留，并及时向医生报告。经剖腹探查，证实为术中误伤输尿管，多亏及时发现才避免严重后果。遇到病人有困难，她总慷慨解囊，尽力相助。有一次，一名患败血症的孤儿危在旦夕，她毫不犹豫地主动献血，在病人的心目中她是真正的"天使"。人一旦有了追求，就会产生无穷的力量。饱尝旧社会动荡、离乱之苦的孙静霞，对中华人民共和国有着特别深厚的感情，她积极要求进步，申请加入中国共产党，以满腔的热忱和全部的心血，谱写了一篇篇感人至深的"护士日记"。

用爱润心田
关怀临终人

岁月如梭，春去秋来，孙静霞已届耄耋之年，体力渐感不支，然而只要一提到护理工作，她便能忘却身体上的不适和病痛,精神矍铄地投入其中。护理事业对孙静霞来说,已成为她生命中的重要组成部分。

1989 年,退休的孙静霞为满足社会大众对心理健康服务的迫切需求,在医院领导的重视和支持下,开设了常州综合医院第一个心理咨询门诊。她对每位来访者都展现出极大的耐心和热情,引导他们克服自身弱点,培养健康人格,适应社会发展。有一名男性咨询者,因自己的学历比妻子低,一直抱持着自卑感,对生活失去了希望。孙静霞鼓励他勇敢面对挑战,通过自学最终取得了函授大学的毕业文凭。另一名女性咨询者,因丈夫有外遇而苦恼不堪,孙静霞帮助她分析了丈夫这种行为的起因、过程,并最终成功帮这对夫妻修复了关系。这些来访者都为孙静霞渊博的知识、丰富的经验、良好的品德所折服,他们向她倾诉着内心的隐私,通过她的疏导和治疗,许多因自卑、恐癌、长期疾病、人际关系紧张、工作失误而失去生活信心的病人重新振作起来。这些病人们可能不会知道,这位八十岁的"慈母"在门诊结束后是怎样的疲惫不堪,但想到能够帮助病人解除内心的痛苦,她感到无比的欣慰。

1992 年,中国确立了建立社会主义市场经济的改革目标,护理学科要为社会做更多贡献的事业之火再次在孙静霞的内心燃烧!她组织了一批已退休的医护人员,在常州市商业医院内创办了一个特殊的"关怀病房",专门收治老年痴呆、脑血管意外、晚期癌症等病人。这些病人身患重病,无法自理并缺乏家人的照料。孙静霞认为对他们的"关怀"既是社会老龄化的必然发展趋势,也是医护人员义不容辞的责任。关怀病房收治的绝大部分是老人,其中最年长的达到了 97 岁。在医护人员精心照料下,有的人延长了寿命,有的人减轻了痛苦,有的人获得了新生,有的人安详地走完了生命的最后旅程。有一位老人患上双侧卵巢肿瘤,在很多医院都表示无能为力之后,她打算放弃治疗而来到关怀病房,孙静霞同其他医师商议后都认为不该放弃,只要有百分之一的希望就应尽百分之百的努力,结果在兄弟医院的协助下取出体内巨大的肿瘤,成功挽救了病人的生命。

孙静霞为关怀病房制订了护理制度,提供了全方位优质护理和降低医药费用等具体措施。她经常亲自去关怀病房,为那里的老人铺床、擦洗、喂饭、换药、进行心理疏导等工作。她不但不收取任何费用,还拿出自己的物品给病房使用,每逢节日还购买糖果、糕点、水果、鲜花送给孤寡老人。更令人感动的是她亲自为 8 名老人做了临终护理,使病人舒适、安详地离开人世。她那博爱与奉献的人道主义精神常常让关怀病房的老人和他们的家属热泪盈眶。她的行为感染着身边的每一个人，同行们深感钦佩，并表示愿意向她学习，希望能够像她一样成为那些需要帮助和关爱的人们的坚强支持。

擅科学管理 引学科发展

身为护理部主任，孙静霞深知护理学科发展必须紧跟社会需求和科学发展的方向。随着医院规模的扩大，各种专科病房相继开设，她一方面努力学习、刻苦钻研，另一方面积极培育护理骨干学习新知识、新技术。她采用开办一个专科、派遣一位护士学习、回来带动一片的方法，使常州一院在短短的 10 年内培养出一支能胜任多种专科护理工作的先进队伍。孙静霞凭借自己几十年的从业经验，提出"爱心、同情心、责任心"——"三心"护理工作法，取得了令人瞩目的成果。1978 年，她借鉴国内外的先进管理经验，建立了病区管理规范化、工作制度化、操作常规化等一整套科学管理制度，成为常州地区护理界的典范。1982 年，全国首届"责任制护理研讨会"上分享了她的护理经验，受到了全国同行的一致认可。她的智慧和成就引来了众多赞赏之辞，让她成为全国范围内备受尊敬的护理领域代表人物。

孙静霞不仅在护理的专业技术和管理上被同行称颂，在护理学术上亦有着很深的造诣。她积极开展护理教学科研工作，曾荣获国家科技进步二等奖，撰写论文 25 篇，先后参加由人民卫生出版社等出版的《医院护理管理》《护理心理学概论》《责任制护理》《护理管理学概论》《现代护理学辞典》等书籍的编写工作。它还受邀赴全国各地讲学，为中国的护理事业作出了杰出贡献。

孙静霞是常州市护理学会的创始者之一，并长期担任着省护理学会理事、市护理学会理事长等职。她以对护理事业的热忱和对护士同行的真诚之心，凝聚了大家的力量。为了推动护理学会的活动，她每年组织举办多次学术活动和培训班。许多省级以上的重要学术活动都在常州市举行，如 1982 年的江苏省病区管理交流会议、1990 年的省护理教育会议、1993 年的省护理科普会议等。每次活动，她都事必躬亲，有时甚至将从外地请来的老师安排到自己家中接待，以减轻学会的负担。她对护理学会的发展倾注了无私的心血和努力。多年来，孙静霞屡次获得市级先进工作者和优秀护士的殊荣，还当选为常州市政协委员和常州市第一届、第三届、第六届、第八届人大代表等。1995 年，她荣获第 35 届国际南丁格尔奖章，这是对她突出贡献的高度认可。2009 年 6 月 15 日，卫生部办公厅发布南丁格尔奖章获得者孙静霞先进事迹材料,展现了她不凡的护理生涯。2010 年 5 月 5 日,江苏省卫生厅专门下发了〔2010〕52 号文件,号召全省卫生系统开展向孙静霞学习的活动。2010 年 5 月 10 日,常州市卫生局在行政中心龙城大厅举行了纪念"5.12"国际护士节暨孙静霞先进事迹报告会。在这场庄严的报告会上,全体与会人员无不被孙静霞的卓越事迹所深深感动,心灵仿佛受到了一次洗礼,思想也得到了升华。这次活动不仅是对孙静霞的无尽敬意的表达,更是对她所代表的护理事业的高度赞扬和崇高赞美。

职业精神代代传 香满人间树丰碑

1986 年,年过七旬的孙静霞正式从护理部主任的岗位上退休,然而她依旧每天准时于早晨 7 点出现在病房,和每一个熟悉的病人亲切地打着招呼,关切地询问他们的情况。"孙主任总说,在医院干了一辈子了,到哪里都觉得没有在医院里好。"同样曾经担任过常州一院护理部主任的姚克勤回忆道,"虽然上了年纪,可孙静霞却一点也不显老,每天早上 6 点多,她从家里出发,步行半小时来到医院。护理部的年度总结也都是由她亲笔撰写,字迹工整隽秀。逢年过节,老人总会为大家准备点小礼物,亲自分发,并送上祝福之言。"

作为护理工作者,孙静霞从未离开过她热爱的护理事业。平凡而卓越的护理生涯塑造了她在人们心中的伟大形象。孙静霞一生都在践行着"燃烧自己,照亮别人"的南丁格尔精神。即使年事已高,她仍然坚定地说道:"我是一名护士,心中时时刻刻有个南丁格尔形象,只要我有一口气,我就不离开病人,因为他们实在需要护理。"

作为母亲,她留给孩子的宝贵财富——珍惜时间、踏实做人、多学本领、造福社会。孙静霞的人生信条:做事先做人,要做一个关爱他人、无私奉献、有所作为的人。在她的影响下,三位子女及外孙均成了为病人解除痛苦的白衣使者,第四代中又有两人考取医科大学。

作为先行者,孙静霞为后人留下的是活到老、学到老的精神。她用不断更新的知识,服务于医疗护理事业,将一生所学传承给后人。她从点滴做起,将病人视为亲人,用真诚之爱温暖每一位需要帮助的人。

2009 年 11 月 25 日,孙静霞走完了 95 岁的人生旅程。她在平凡的岗位上铸就了非凡的人生,可谓香满人间树丰碑。她的热诚服务、敬业精神和勇于担当,在广大医务工作者心中树起了一座不朽的丰碑,直到今天,她的精神仍然影响着一代又一代的医护人员。这位常州的"南丁格尔"用一生将平凡的护理事业磨砺出神圣而耀眼的光芒,让后来者在漫长的护理道路上抬头是清晰的远方,回头有坚实的脚步……

(黄维肖)

参考文献

[1] 方慧麟,华英.霞红似火:记常州市第一人民医院主任护师孙静霞 [J].中华护理杂志,1993(08):502-503.

[2] 王秀中.没有翅膀的天使:记第 36 届南丁格尔奖得主孙静霞 [J].当代护士,1995(10):4-6.

[3] 中国红十字年鉴编辑部.中国的南丁格尔 [M].北京:台海出版社,2006.

邹瑞芳

一生心血 谱写辉章

<table>
<tr><td>第 35 届
国际南丁格尔奖章
获得者 （1995 年）</td></tr>
</table>

> 护理工作不光是为病人打针、发药，而是一门科学。只有用科学的态度、科学的工作方法和强烈的责任心才能弹奏生命的乐章，谱写出护理界的新篇章。
>
> ——邹瑞芳

1995 年 5 月 12 日，红十字国际委员会授予浙江省湖州市第一人民医院护理部主任邹瑞芳第 35 届国际南丁格尔奖，这是浙江省护理人赢得的第一枚南丁格尔奖章。当年的 6 月 29 日，在北京人民大会堂举办的颁奖典礼上，时任中共中央总书记、国家主席、中国红十字会名誉会长江泽民为邹瑞芳颁发奖章。

邹瑞芳(1930—)，江苏常州人，中共党员，主任护师。

1930 年 12 月出生。

1945—1949 年，就读于常州真儒私立高级护士学校（现常州卫生高等职业技术学校）。

1949 年，毕业后分配到江苏省常州市的武进医院（现常州市第一人民医院）从事护理工作；1950 年，担任武进医院护士长职务；1951—1963 年，调入中国人民解放军第九八医院（现中国人民解放军陆军第七十二集团军医院）担任护士长；1963 年，调入浙江省湖州市第一人民医院（2002 年更名为湖州师范学院附属第一医院）担任护士长；1979 年，担任护理部主任。

自 1984 年 4 月起，任湖州市护理学会第一届至第五届理事长；1995 年，荣获南丁格尔奖后，将中国红十字会、湖州市人民政府颁发的奖金及个人积蓄总计五万元捐给所在医院设立"邹瑞芳护理基金会"，鼓励支持优秀护士授予"南丁格尔精神奖"；1999 年 4 月，当选湖州市护理学会名誉理事长；2003 年 11 月，当选湖州市护理学会终生荣誉理事长；历任浙江省护理学会常务理事和荣誉理事长，湖州市科学技术协会第一届、第二届和第三届常委会委员，湖州市第一届和第二届人民代表大会代表和常委会委员,湖州市护理质控中心主任等;先后被聘请为浙江省海宁卫生学校和湖州中等卫生专业学校(1979年创建的长兴卫生进修学校)的名誉校长,浙江省湖州师范学院医学院(原湖州卫生学校)特聘教授;2019年5月,被浙江省湖州师范学院聘请为新成立的中国南丁格尔教育馆顾问。

发表专业论文多篇,1987年起先后在《护士进修杂志》《中华护理杂志》等杂志发表《单位时间输液量的快速心算法》《对"实行病房规格化的体会"一文的商榷》《护理技术操作质量的全程管理》《多功能折叠式床上餐桌的研制及应用》等护理论文;1993年,指导的"一次性灌肠袋的研制和临床应用"项目获中华护理学会首届护理科研进步三等奖和湖州市人民政府科研进步三等奖;1996年,指导研制的"多功能折叠式床上餐桌"获湖州市护理学会首届护理科研进步奖;1997年,指导的"护理操作技术质量全程管理"获湖州市科技进步三等奖和浙江省自然科学优秀论文三等奖;创造1000余例输卵管结扎无感染的奇迹;首创"三条线、三不放"的病房管理规范;1988年,率先设立护理书写正确率、一针(注射)见血率等11项护理质控管理指标,得到省内外护理界高度评价;带领全市护理同仁撰写《护士晋升护师自学参考书》《护理诊断》《护理观察要点手册》《病人出院指导手册》《护理专辑》等书籍。

在中国人民解放军第九八医院(现中国人民解放军陆军第七十二集团军医院)工作期间,荣立三等功、被评为技术能手;1982年,荣获浙江省优秀护士;1983年,被授予全国卫生先进工作者荣誉称号;1988年,被授予全国模范护士荣誉称号;1995年5月,荣获第35届国际南丁格尔奖;2018年,当选浙江省科学技术协会成立六十周年"60人";2019年7月,在中央文明办、国家卫生健康委联合主办的"我推荐我评议身边好人"活动中光荣当选"中国好医生、中国好护士"月度人物。

**寒门求学
逐梦护理**　　邹瑞芳,生于1930年12月,江苏常州人。少时家境贫寒,使邹瑞芳较早地品尝到了生活的苦涩和辛酸,同时也让她愈加珍视来之不易的学习机会。16岁那年,她考取了常州省中,同时也被邮政局录用。她渴望继续读书,但读书需要钱,这个贫弱的家庭需要她能扛起养家的责任。"停杯投箸不能食,拔剑四顾心茫然。欲渡江河冰塞川,将登太行雪满山。"何去何从,生活竟是如此地残忍,她还只是个小姑娘!

"山重水复疑无路，柳暗花明又一村。"正当此时，家中二婶带回"护校招学生，学费全免"的消息。得知这个消息，邹瑞芳急匆匆地跑去看，广告依旧在，上面的字依旧清晰："条件是中学毕业，需要文化考试，录取后需准备夏季用的白鞋、白袜、冬季用的黑鞋、黑袜及一块带有秒针的手表；学费全免，提供食宿。"邹瑞芳看完，脑子里一片空白，心中五味杂陈。造化弄人，生活快要把她逼得走投无路时，居然"柳暗花明"迎来了转机。这一次，没有什么可犹豫的，带着父母的鼓励与支持，她立即赶去报名，并最终顺利考进了武进医院附设的真儒高级护校（常州卫生高等职业技术学院前身）。一定是特别的缘分，她就这样和护理结缘，开启了一段崭新的人生。

师德难忘 严而有爱

1945 年，邹瑞芳如愿进入"常州真儒私立高级护士学校"。这是一所始建于 1919 年，由美国医学博士芮真儒先生创办的一所看护学校，除传授基本护理知识外，学校还会开展以仁爱、助人等为主题的实践活动。所有任课教师都是主任级别的，其中不乏名校毕业、海外学成归来的，更有外籍护理专家。他们知识渊博，讲授时不用翻书便可以将书中内容一字不差地呈现给学生。邹瑞芳见状，便暗自下定决心：自己也要将所学知识倒背如流。

"读书勤乃有，不勤腹空虚。"为了紧握着这个差点就擦身而过的读书机会，她选择了医院—学校—食堂—宿舍——"四点一线"的生活，看似单一枯燥，可对邹瑞芳来说，曾经心驰神往的机会如今就掌握在手中，为何不紧紧抓牢？也因此，在护校学习时她就要求自己将所学的书本知识务必完整而一丝不差地掌握，这种对自己苛求而严格的态度也受到她身边的三位老师的影响。

护理必须认真，容不得一点差错。一次邹瑞芳给新生儿洗澡时，恰巧路过的朱校长的一句话点醒了当时还是十几岁小女孩的她。协和毕业又是留美归来的朱校长绝不允许自己的学生在护理上有一点差错和不认真，朱校长只见邹瑞芳一手托着新生儿的头，将小宝宝夹在自己怀里，另一只手拿着毛巾洗头。她厉声呵斥邹瑞芳："你要好好抱紧了，如果掉在地上，你赔给人家，人家也不要的。""抱紧"的是小小的新生命，更需"抱紧"的是护理所需的大爱和责任心。

如果说课堂知识的学习为邹瑞芳护理生涯的开启奠定了理论基础，那么临床实践则是她离梦想更进一步的环节。这个环节，临床老师认真的工作态度深深影响着邹瑞芳。

护理部 Miss Foste 主任对护理工作极其严谨和细致。岁月虽悄悄地在这位主任的脸上留下了深深的皱纹,却无法阻挡年近 60 岁的她每天 7 点坚持查房的脚步。床单是否潮湿;婴儿有无啼哭,如果有哭声,必问"Baby crying,why?"Miss Foste 细致入微的工作态度也影响着邹瑞芳,操作必规范,态度必认真,如邹瑞芳回忆道:"我们工作都非常认真,不知道什么时候 Miss Foste 就站在你身后,检查你的操作和态度呢!"在 Miss Foste 的教导下,邹瑞芳还掌握了一门外语。邹瑞芳在手术室的实习时间最长,也最得心应手。当时的手术器械准备本上全是英文,术中医生也总是讲器械的英文名字,还好邹瑞芳早在 Miss Foste 的指导下学会了英文书写护理记录,学得快,背的英文单词也多,英文储备量也满足了手术器械的使用词汇。

邹瑞芳为了提升自己,不放过任何学习的机会。1948 年,Miss Foste 回国,从美国学成归来的孙静霞接任了护理部主任的职位,她带来了当时最为先进的隔离技术,依靠这种技术,即使狂犬病和霍乱挤满了传染病房,也实现了院内无感染。听闻此讯,身在传染病房实习的邹瑞芳,第一时间就请求护士长帮她申请学习隔离技术,是的,机会不常有,不抓住则转瞬即逝,这是其他医院准备出国进修的护理部主任挤破头也要争取的机会啊,她绝对不要让自己错过。

老师们严谨治学的工作态度深深影响了邹瑞芳。他们的言传身教,像春雨般"润物细无声",为邹瑞芳之后的护理生涯打下了非常扎实的业务基础,培养了她认真负责的工作态度。而认真、负责、关爱病人也在逐渐与其思想和行为融为一体,助其形成自觉的操作规范。她也时刻谨记着母校留给她的第一堂课——爱心教育,老师告诉她们:"一旦入了护士这行,必须要有爱心,有爱心才会有同情心、细心和耐心,才能把那些素不相识的病人当亲人。"

救死扶伤 以心相守

从踏入护校那一刻起,邹瑞芳的心就与护理紧紧缠绕在一起,"救死扶伤"始终铭记于心,在漫长的护理岁月中邹瑞芳从未忘记这份责任。

"病人之病,忧人之忧"。1965 年深秋的一天,科里突然入住了一位病人,他在去德清县新市镇出差途中突发脾脏破裂,随时可能大出血并危及生命。但这位病人刚入院就苦苦哀求着要出院,听闻此事,时任外科病房护士长的邹瑞芳便匆匆赶到病房询问。看到正为出院而愁眉苦脸的病人,心细的邹瑞芳关切地问道:"为啥要回去?你的病急需治疗啊!""我的爱人快要生小孩了,没人照顾啊！"病人如实讲出了自己的难处。邹瑞芳得知后赶忙通知病人的姐姐帮忙来院照顾，然而来的竟是挺着大肚子、预产期将近的病人的妻子。由于赶路的舟车劳顿和对丈夫病情的担心，孕妇出现了明显的临盆迹象，阵痛感愈来愈强烈。情况紧急，邹瑞芳亲自送孕妇去妇保院，在找不到车的情况下，她小心翼翼地扶着孕妇穿过长长的马路、高高的骆驼桥，到了妇保院，为其办理了住院手续，并陪其进行了所有的检查。当晚，产妇平安地生下了一个女孩。这下邹瑞芳更忙起来了，一边是刚做完脾切除手术的病人，一边又是刚刚分娩的产妇，都要帮都要顾，尽管分身乏术，但她还是展现出出色的处事能力，有条不紊地解决了这个问题。

为了照顾好产妇，邹瑞芳整整忙了一夜，产妇住院所需的日用品没来得及准备，善良的邹瑞芳赶回家悄悄地将家中的热水瓶、毛巾、脸盆等用物拿来给产妇用。她事无巨细地照顾着这位毫无血缘关系的产妇，这引得同病房的产妇疑问，"她是你姐姐？""不是。"产妇眼含泪水答道，"她是与我无亲无故的一位护士，她真是位好人啊！"话声刚落，静静的病房响起了一片片称赞声。当邹瑞芳将胎儿顺利降生的喜讯转告给这个刚做爸爸的住院病人时，他压抑不住心中喜悦，热泪盈眶，却久久说不出一句话来。邹瑞芳满心欢喜地说着："母女平安，你应该高兴才是啊！""只是难为了你……"这个新手爸爸心怀歉疚地说着。"这是我应该做的。"邹瑞芳平和地回答。

孙思邈曾在《大医精诚》中说道，"凡大医治病，必当安神定志，无欲无求，先发大慈恻隐之心，誓愿普救含灵之苦。"邹瑞芳始终牢记"救死扶伤"的职责，不忘初心，真心对待每一位病患。

人心若在 生命便在

治病先治根，治根要治心。病人常常烦躁不安，邹瑞芳还要时不时兼任"心灵医师"的角色。通过自己无微不至的关心和独具专业敏感性的劝导来帮助病人稳定情绪。有一次，一位病人胃溃疡术后 4 天突然伤口大出血，惶恐不安，紧张得边流泪边拉着邹瑞芳的手不放："你一定要救救我，我受不了第二次手术的痛苦。"邹瑞芳赶紧安慰病人，稳定住他的情绪，然后仔细询问了病人术后饮食情况，这才得知家属给其进食火腿、鸽子肉等食物，这些会增进胃蠕动，影响吻合口的愈合。找到症结所在，邹瑞芳安抚道："你不一定要第二次手术，但要按我讲的食谱去进食。"病人见邹瑞芳镇定自若，悬在心里的石头这才放下。通过饮食调整，病人的身体也渐渐好转,出血症状也有所缓解,不久即痊愈出院。邹瑞芳回忆道:"其实,我当时也不能肯定病人伤口出血是进补不当造成的,不能排除第二次手术的可能,但话该怎么说是个学问,否则病人的精神就垮了。"

除以专业技术护佑生命外,邹瑞芳也一直强调"用科学护理造福病人"。多年护理经验中,她逐渐发现"心理护理"是一大难关,不少病人向她咨询心理问题。出于对病人的爱和对工作的负责,她决定向院领导申请成立"心理咨询门诊",为病人开垦出一片心灵的绿洲。经过积极筹备,在 1999 年 9 月,"免费心理咨询门诊室"终于顺利开诊了,吸引了一大批病人前来咨询。为了提高心理护理水平,她在 1999 年至 2000 年坚持参加北京大学"心理系"函授学习并获得了结业证书。她也曾专门向心理卫生专家学习、取经,甚至与他们一起坐诊以获得实战经验。"有时候,'心药'才是最好的良方。"邹瑞芳说,"心若在,生命便在。"

南丁之光
深入基层

在邹瑞芳心中,南丁格尔之路是没有终点的一直向前。当决定踏上这条路,决定跟随南丁格尔那刻起,她矢志不渝。即便是获奖之后,她也没有陶醉于获奖后的心情澎湃,而是重整旗鼓,向着下一段路程阔步前行。经过观察思考,她愈来愈发现,虽然大医院的医疗护理资源越来越完善,但基层群众的医疗护理知识却并未因此提高多少。家庭护理知识的缺乏让基层群众在遇到问题时无所适从,甚至病急乱投医。她带领护士们下基层,深入每一个街道、社区、居民楼,进行医疗护理知识科普,宣传卫生保健常识,指导健康护理生活。没有相关的家庭护理培训教材,邹瑞芳就和同事们自己编写。即便是 75 岁,古稀之年,她仍常常走进社区,为居民讲解护理知识,一对一地解答居民的疑惑,手把手地教授生活护理。

创立基金会
提起"女神"灯

1995 年 6 月 29 日,邹瑞芳从江泽民总书记手里接下了这份沉甸甸的荣誉——南丁格尔奖章。载誉归来的她面对着的是掌声如雷,欢呼如潮,但这位新晋南丁格尔奖章获得者却依然平静:"获得南丁格尔奖章,不是我工作的结束,而是新的南丁格尔道路的开始。我要像一支永远燃烧的蜡烛,把自己的一切献给伟大的护理事业。"

当时的邹瑞芳已 65 岁,获奖后她第一时间想到的就是如何将南丁格尔精神弘扬下去,让南丁格尔精神在医院扎根、开花、结果,进一步影响和鼓励护理工作者,提升医院整体护理水平。不久,心中酝酿的"南丁格尔精神奖"在院领导的认同和支持下初具雏形。1995 年,她不吝拿出了中国红十字会和湖州市人民政府给予的奖金,以此作为首笔基金,推动并成立了由她本人担任会长的"邹瑞芳护理基金会"。随后,为了保证基金会的成功运作,她还从自己的工资收入中抽出部分以扩充基金,前前后后共捐出了五万元。每逢护士节,都会从院内选拔出优秀护士并授予"南丁格尔精神奖",以使南丁格尔精神代代相传,至今已评选了 27 届。邹瑞芳拟定了"发扬救死扶伤精神,全心全意为病人服务,提高白衣天使形象"的宗旨及"促进护理事业发展,提高医院护理人员素质,热爱本职,钻研业务,使医院护理工作稳步前进"的目标。在邹瑞芳的带领下,医院涌现出一批又一批的小"提灯女神",显著提升了护理人员的工作积极性,"南丁格尔精神"也日益枝繁叶茂。

　　基金会的建立,是邹瑞芳对南丁格尔精神最美的告白,在她和全院护理人员共同努力下,南丁格尔精神将永远陪伴在医院所有护理人员身旁,并在这里发扬光大,赋予这所医院最耀眼的光环。

建立科学制 编撰理论著

　　"护理是一门独立的学科,护理工作要发展必须要有自己的理论,只有以科学的理论指导护理工作,才能进一步提高护理水平,使病人减少痛苦,最终受益的是病人。"邹瑞芳始于言,更见于行。

　　20 世纪 70 至 80 年代,她担任护士长、护理部主任期间就十分重视科学管理。为了规范病房护理,减少护理差错的出现,她带领实行"三条线、三不放"的规范管理、进行责任制护理的尝试、开展"百日无差错"竞赛活动;为了提高医院整体护理质量,她率先制订了一整套的科学考核制度,使护理文书书写正确率由 94.86% 上升到 97.60%;为了增强护理质控的教育意识,与省护理质控中心接轨,她带领湖州市第一人民医院率先开展了输液反应率、差错发生率、床铺整洁率等 11 项护理教育,使全市各家医院的护理水平走向了一个新的高度;为了给护士们营造一个安心工作的环境,她多次深入各科室开展人性化的护理教育,主张护士发挥角色多样化,旨在营造一个团结、温馨的护理工作环境,提高护士的有效服务质量。

　　1987 年,邹瑞芳晋升为主任护师,但她仍不满足已有的知识,工作之余,坚持自学各种医学课程,还报名参加英语学习班。丰富的工作阅历也使她对护理管理和质量改进有了不一样的视角,为了给临床留下更丰富、直接的经验,工作之余她还深入临床发现问题并施以临床验证,先后撰写了许多有价值的书籍和论文,得到了广大护理同仁的肯定和推广。此外,为了全面提高护理管理水平,她组织了一批包含护师、主管护师、副主任护师等在内的临床优秀护士,在总结本土护理经验的基础上吸取国内外护理科学管理的精华,编写了多本著作,这不仅仅为全院护理工作的开展提供了科学的指导资料,更为临床护理社会化的延续描绘了发展蓝图,这更是对病人满腔真情下对工作的精益求精。

退休不退岗
人老心不老

"老当益壮,宁移白首之心。"邹瑞芳退休后,院领导出于工作考虑,挽留她继续留任护理部指导全院护理工作。为了照顾邹瑞芳的身体,领导并未明确安排她的职务,上班时间也未规定。即使一把年纪了,她依然把自己当作年轻护士,充满了拼劲和干劲。她没有职务和任务,却有着未减丝毫的爱心和责任心。即便是年过七旬之躯,也依然是早早到岗,兢兢业业地工作,这是她身为护理人应有的职业素养。

"老骥伏枥,志在千里。烈士暮年,壮心不已。"虽然人老了,但心不能老。只要身在医院一天,就要按照规章制度做人、办事,没有松懈,更不能搞特殊。返岗后,她立即投身于工作中。护理的发展离不开科研的进步,细心调研后她把更多的精力投向了护理科研,指导青年护士进行科研课题研究活动。转战科学研究不仅仅是为了提升医院整体水平,也是在一步步探索方便病人、减轻疼痛、优化护理服务的必行之路。在邹瑞芳的倾心指导下,医院的科技研究也取得了重大进展,先后获得了多项市级科研课题立项,所撰写的论文也荣获省、市级优秀论文,发明的多项专利也荣获了中华护理学会的先进科技进步奖。这些荣誉的取得并不是有意而为之,就像"醉翁之意不在酒",为的是给病人提供更加有人性、有温度的护理服务,为的是减轻病人疼痛,给予最方便快捷的护理服务。

邹瑞芳说:"医院聘我,我就有责任做好工作。"不论年龄,不论岗位,只要在岗一天,就是"在其位谋其政,任其职尽其责"的一天。在邹瑞芳这一护理老前辈的带领下,护理科研的大潮中也涌现了一批又一批优秀的青年护士们,医院上下形成了"科技兴护"的良好护理氛围。

(董晓萌 张秀伟)

参考文献

[1] 沉静.一个普通护士的追求:记第36届南丁格尔奖获得者邹瑞芳[J].当代护士，1995(09):5-7.

[2] 中国红十字年鉴编辑部.中国的南丁格尔[M].北京:台海出版社,2006.

[3] 中华护理学会.南丁格尔奖章中国得主[M].北京:大众文艺出版社,1997.

[4] 湖州市科学技术协会.原湖州市护理学会理事长邹瑞芳入选浙江省科协成立六十周年"60人"[EB/OL].(2018.11.27)[2023.5.29].http://www.huzhoukexie.com.cn/xhxs/xhgg/20181127/i1272779.html.

孔芙蓉

生为护理 奉献终身

> 我是护士长，就应该身先
> 士卒，多干些活，把病人服
> 务好！
>
> ——孔芙蓉

1997 年 5 月 12 日，红十字国际委员会授予河南省人民医院护理部主任孔芙蓉第 36 届国际南丁格尔奖。当年的 9 月 2 日，在北京人民大会堂举办的颁奖典礼上，时任中共中央总书记、国家主席、中国红十字会名誉会长江泽民为孔芙蓉颁发奖章。孔芙蓉为河南省护理人再次赢得一枚南丁格尔奖章。

孔芙蓉(1936—)，女，河南卫辉人，中共党员，主任护师。

1936 年 9 月 18 日出生。

1951 年，就读于河南省郑州市卫生学校（现河南大学护理与健康学院）。

1955 年，毕业后分配至河南省人民医院工作；1960 年，任外科护士长；1978 年，任科护士长；1984 年，任护理部副主任；1990 年，任护理部主任；1996—2012 年，退休后在医院做志愿服务。

1995 年，当选中华护理学会第二十二届理事会理事；历任河南省医院评审委员会委员，《中华护理杂志》编辑委员会第三届、第四届编委，河南省护理学会第五届理事会秘书、第六届理事会秘书长、第七届理事会常务理事、第八届理事会副理事长，中国人民政治协商会议第十二届全国委员会委员。

在《中华护理杂志》《中国医院管理杂志》等期刊杂志上发表《目标管理在提高护理质量中的应用》等多篇论文；主编《临床护理手册》《医院护理管理标准》《病历书写规范》等，参编《医疗文件书写与管理》等专业著作。

1977 年，河南省人民医院颁发先进工作者称号，所在病房荣获河南省卫生厅颁发的先进集体称号；1995 年，被评为河南省卫生系统先进工作者；1997 年，荣获第 36 届国际南丁格尔奖;同年,被评为河南省三八红旗手。

三次抉择
坚定不移

作为家里的长女,孔芙蓉下面还有五个弟弟妹妹,生活的负重使她从小独立。15 岁那年,她选择与同伴一起住进郑州卫校。上学期间,父亲看到简陋的住宿条件,实在不忍她受苦:"妞儿,咱不上了,回家吧。"当时,虽然"护士"这个美丽的字眼还未深存她的心底,但是倔强的性格使她不想轻言放弃,她坚持到了毕业。1955 年她被分配至河南省人民医院,正式成为了一名外科护士。在工作期间,有三次改行的机会摆在她面前,但她都没放弃护理。第一次是 1958 年,当时科室推荐她去河南省卫生厅举办的"红专医学院"学习,她拒绝了,原因很简单,刚刚踏上工作岗位,对护理工作充满激情;第二次是 1960 年,同医院的多数同事都被派去学习了,当时孔芙蓉刚升任护士长,她不希望辜负大家对她的信任,就又一次放弃了;第三次是 1973 年,处于"文化大革命"后期,医疗工作正在恢复,医生缺编严重,大量护士改行当医生,领导多次找孔芙蓉谈话,征求意见:"是愿意改做外科医生,还是继续从事护理工作?"此时,已是她从事护理工作的第 18 个年头,在日复一日的护理工作中,"将护理事业作为自己终生职业"的信念也愈发坚定,她认为医生的职业是令人敬重的,但是护理这项事业也同样神圣!"如果我们选择了能为人类幸福而劳动的职业,我们就不会为任何重负而吓倒,我们的事业虽然不显赫一时,但将永远存在!"从此,孔芙蓉在护理这条道路上愈发坚定不移!

艰苦环境
兢兢业业

家庭条件拮据又不想放弃读书,孔芙蓉 15 岁那年便背起小小的行囊,住进了条件极其简陋的郑州卫校,虽然学习环境是艰苦的,但孔芙蓉有顽强的性格和积极的心态,她说:"由于我在家里是长女,按照中国的传统,照顾兄弟姐妹是很自然的事,这就使我时时处处都想着照顾别人,事事想得比较周全,天长日久,在我的性格中就养成了常替别人着想的习惯。在小学我是生活委员,在初中我是团支书,性格中的这一特点对我从事护理工作很有帮助。"孔芙蓉认为是新时代造就了她:"我的家庭环境塑造了我的性格,中华人民共和国成立初期的历史环境、社会环境决定了我的成长轨迹,我顺应了国家的需要、历史的发展,并且为我喜欢做的事付出了努力。"

1955 年,她以优异的成绩毕业,并顺利进入河南省人民医院工作,从此开启了她一生为之兢兢业业的护理之路。

不计付出
只为值得

当我们对一种工作、一项事业情有独钟时,就会全心全意地忘我投入,不计回报,心甘情愿付出看不见的汗水和牺牲,孔芙蓉就是这样的人。

1958 年初冬,巩义玻璃庙沟煤矿(位于巩义县开封地区)发生瓦斯爆炸,多名煤矿工人受伤,孔芙蓉和医疗队员立即奔赴现场,由于事故中的 6 位大面积烧伤病人伤势严重,不能立马转送医院,需要就地抢救。她和同事们一起在山上搭建了简易病房。巩义玻璃庙沟煤矿位于深山野外,周围人烟稀少,安全条件差,一些护士很害怕,22 岁的孔芙蓉却主动承担了全部夜班的护理任务,一连值了 7 个夜班,直到病人转危为安。矿山的夜是寒冷的,冷得令人牙齿打颤;矿山的夜是危险的,四处寂静却冷不丁地发出怪声;矿山的夜班是困顿的,困得可以使人站着睡着。而孔芙蓉不害怕,不,她也是害怕的,但是刚刚踏入护理工作几年的孔芙蓉对待护理的热情和认真却是高涨的,是忘我的,是义无反顾的,她征服了害怕。

每次抢险救灾她总是在第一线,孔芙蓉还先后四次参加农村医疗工作队,深入农村、山区为农民防病治病。1965 年,她停止正在业余大学的学习,响应毛主席“把卫生工作的重点放在农村”的号召,参加了农村医疗小分队并担任了副队长,带领 12 名队员下乡。不管是冰天雪地、寒风刺骨还是炎炎夏季、烈日当头,她不畏艰辛,跑遍了村村户户、田间地头,从晨曦初露跑到日落西山,在农村进行巡回医疗。在一次防治疟疾中,一位农民坚持说自己没病,七次拒绝服用预防药品,孔芙蓉一次又一次登门苦口婆心地劝导他服药,终于在第八次,她说服了这位农民。她不仅热心为山区人民服务,同时又有着厚德载物的思想觉悟,以高度负责任的态度对待护理工作。“随风潜入夜,润物细无声”,她对护理工作的爱比春雨更滋润,比静夜更温柔。

身先士卒
做好榜样

优秀的人在哪里都会发光。1960 年孔芙蓉成为护士长以后,她认为护理工作单靠一个人干不好,一定要把全科室人团结起来。在工作中,年轻护士由于工作经验不足,她侧重于“帮”;上岁数的护士家庭负担重、身体不好的,她侧重于“替”。孔芙蓉总说:“我是护士长,就应该身先士卒,多干些活,把病人服务好。"她是这么说的,也是这么做的。

1976年7月28日,唐山发生强烈地震。作为护士长,孔芙蓉第一时间参加医疗队并立即前往灾区抢救,当时她的第二个孩子尚在哺乳期,她毅然舍下了自己的孩子前往灾区。途中因为断奶引发了乳腺炎,疼痛无比,高烧不退,她强忍着痛苦,冒着余震的危险投入抢救工作。白天运送伤员,为伤员输液、打针、灌肠、导尿、送水喂饭,晚上又独自一人承担消毒工作,常常到深夜。现场抢救之后,河南省人民医院又接收了上百名灾区伤员,其中有25名胸腰椎骨折、脊髓损伤合并下肢瘫痪的伤员均由孔芙蓉全面负责。一些截肢伤员出现大便困难的情况,她便用手帮他们抠出粪便。孔芙蓉不怕脏、不怕苦,只怕不能为病人做得更好。

为了减少伤员因长期卧床而造成的多种并发症,医院组织护士制订了康复计划。能力越大,责任越大,孔芙蓉自己便分管了一个个头最高、体重最重、病情复杂的伤员,每天背着他上床、下床、锻炼、清理压疮。经过一年的努力,25名截肢伤员控制了并发症,病情稳定,陆续出院。作为一名护士长,孔芙蓉无疑是合格的、优秀的。工作结束后,孔芙蓉被省卫生厅评为"先进工作者",她所在的截瘫病房被省卫生厅授予"先进集体"的称号。

退休依旧深耕不倦

孔芙蓉全身心投入护理事业。她在任护士长期间身先士卒、冲锋在前,多次发扬救死扶伤的人道主义精神,奔赴一线参加突发性事故的抢险救灾工作;在任护理部副主任、主任期间,努力学习管理知识,始终把护理质量管理作为工作的重点,对全院护理工作实行科学管理——目标系统及标准化管理,使护理质量迅速提高。1996年,孔芙蓉退休后,又返聘在医院继续为护理事业贡献自己的余热,从她的脸上,看不出丝毫的倦怠,她就像树根一样,执着地扎根在泥土里,不断往下往四周蔓延。

1997年,孔芙蓉荣获第36届世界护理界最高荣誉——国际南丁格尔奖章,实至名归。她在采访中说道:"我希望在有生之年对护理事业的发展尽微薄之力。我希望能在护理管理层面上给年轻的护理管理者以帮助,协助政府卫生部门做些工作。另外,作为河南省医疗事故技术鉴定专家库成员,我深感自身责任重大,我将不断学习有关医疗事故处理方面的知识,切实维护病人、医疗机构的正当利益。"孔芙蓉退休后也一直在医院做志愿服务工作,一直到2012年,

76 岁的她才彻底回家。她真正履行了她的诺言——为护理事业献身一辈子。

明生命之理
达白衣之义

"如果我真的存在,也是因为你需要我。"孔芙蓉的存在,是因为病人需要她。这个从豫北平原走来的农村姑娘,凭着满腔的工作热血踏入"白衣天使"的行列。为了挽救病人的生命,更好地为病人服务,创造无悔的、有价值的人生。孔芙蓉在近50年的护理生涯中,秉承着敬畏生命的赤诚之心,用她的智慧与热情帮助许许多多病人战胜病魔。

孔芙蓉最喜欢的颜色是白色,最喜欢穿的衣服是白大褂,白帽白衣别有一番与众不同的生命之美、朴素之美。这何尝不是她对护理事业的一种坚持。孔芙蓉认为,护士戴上了燕尾帽就意味着承担起了为人们健康负责的神圣使命,这是她对护理事业的认知,也是对生命最直白的感悟。她希望护士能够成为传承南丁格尔精神的践行者,她也希望护理教育能够兼顾对学生"术"与"道"的培养,她用她一生为护理学子照亮了前行的道路。

（裴彩利）

参考文献

[1] 牛忠献,孙明明,冯玉荣.无悔人生 [J].中华护理杂志,1998(12):60-61.

[2] 孙明明,牛忠献,冯玉荣.天使的足迹:记第36届南丁格尔奖章获得者孔芙蓉 [J].当代护士,1997(10):4-6.

[3] 中国红十字年鉴编辑部.中国的南丁格尔 [M].北京:台海出版社,2006.

[4] 中华护理学会.南丁格尔奖章中国得主 [M].北京:大众文艺出版社,1997.

关小瑛

用自己的力量挽救别人的生命

第36届

国际南丁格尔奖章
获得者 （1997 年）

> 作为一名护理工作者,任何时候都要摆正公与私的位置。为了病人,个人的事再大也是小事,这是护理职业对护理工作者的要求。
>
> ——关小瑛

1997 年 5 月 12 日,红十字国际委员会授予天津市护理学会理事长关小瑛第 36 届国际南丁格尔奖。当年的 9 月 2 日,在北京人民大会堂举办的颁奖典礼上,时任中共中央总书记、国家主席、中国红十字会名誉会长江泽民为关小瑛颁发奖章。关小瑛为天津护理人再次赢得一枚南丁格尔奖章。

关小瑛(1928—2021),女,河北霸州人,中共党员,主任护师。

1928 年 1 月 31 日出生。

1947—1950 年,就读于上海仁济私立高级护士学校(现上海交通大学护理学院)。

1950 年 9 月,毕业后分配在上海市仁济医院从事护理工作;1952 年 6 月,在天津市华北纺织管理局第一医院(1956 年更名为天津市第一中心医院)担任护士长,之后历任科护士长、护理部副主任和护理部主任;1987—1989 年,担任天津市第一中心医院改革办公室主任;1989—1991 年,担任天津市第一中心医院搬迁办公室副主任;1991 年开始,任天津市第一中心医院护理部顾问。

当选第十届、第十一届和第十二届天津市人民代表大会常务委员会常委;历任中华护理学会常务理事、天津市护理学会第四届理事长、天津市科协委员会委员等;历任《天津护理》杂志常务理事及副主编、《护士进修杂志》《实用护理杂志》杂志编委等。

撰写《如何做好护士长工作》《危重病监护病房建立和组织管理》等文章;制订《各级护理人员职责》《病房管理要求》《基础护理及各项技术操作规程》

等规章制度；参编《临床用药观察手册》。

1956 年，被评为天津市优秀护士；1979 年，被评为天津市卫生局先进工作者；1982 年，被评为天津市优秀护士；1983 年，荣获天津市和全国三八红旗手荣誉称号；1987 年，被评为天津市女知识分子先进工作者；1989 年，被评为天津市卫生局先进工作者；1990 年，被评为局级优秀共产党员；1979—1991 年，多次被评为天津市科协先进工作者；1991 年被评为白求恩式标兵；1997 年，荣获第 36 届国际南丁格尔奖。

2021 年 7 月 22 日 19 时 41 分病逝，享年 93 岁。

震心灵定目标

1947 年，19 岁的关小瑛以优异的成绩考取了上海仁济高级护士学校，正式成为一名护理专业学生。在校学习的关小瑛认真、刻苦，遨游在她热爱的护理知识的海洋里。当第一次接触到南丁格尔的事迹时，关小瑛就不断地被"提灯女神""不求回报""奉献""勇敢""救死扶伤"等字眼震撼。南丁格尔终其一生为护理事业奉献的事迹深深地触动了关小瑛纯洁的心灵，她对这位护理创始人钦佩不已，也更加坚定了她此生不懈追求的人生目标：成为一名像南丁格尔那样有一双隐形翅膀的"白衣天使"。

舍小家为大家

1967 年，关小瑛的母亲病情严重，急需她在身边照顾。而此时国家号召医疗人员远赴内蒙古大草原，为了大草原上牧区人民的生命和健康，关小瑛告别病中的母亲，挥泪奔向远方。但是仅在关小瑛离开半年以后，她母亲就离开了人世，家人怕她担心而对她隐瞒了这一消息。直到后来，关小瑛在表哥的来信中读到"老母去世，不要伤心"才得知这个噩耗。关小瑛顿时痛彻心扉，泪如泉涌，但她强忍悲痛，继续投身在救治牧民的工作中。她出色的工作赢得了牧民的称赞和爱戴，称她是远方飞到大草原上的一只雄鹰。

关小瑛的爱人在北京教书，只有周末才能回来一天，而关小瑛却常常忙于工作而难以与他团聚。后来爱人调回来，不到三年却得了癌症，需要关小瑛的关心和照顾，可关小瑛却怎么也放不下那些急需护理的危重病人。临终前，爱人只说了一句："你要好好工作，照顾好孩子。"每当说到这里，关小瑛总是潸然泪下。

1978 年，关小瑛的女儿不慎被维修工人砸伤，造成颅骨凹陷性骨折且伤势很重。此时的女儿特别需要母亲的陪伴，可恰巧有一位脑出血的病人急需抢救，生命所托、职责所系，关小瑛艰难抉择，最终她将救治女儿的事情托付给了她的老父亲。关小瑛没有因为女儿的住院而影响工作，更没有因此请过假。她是不疼爱自己的孩子吗？绝不是！她缺少骨肉亲情吗？绝不是！她是舍了小家为了我们的大家！

每当被问道：您欠亲人这么多就不后悔吗？关小瑛却说："作为一个护理工作者，个人的事再大也是小事，病人的事再小也是大事，这是护理职业对我们的要求。"所以，只要病人有需要，她就会及时出现在病人身边。而每当面对自己的家人时，关小瑛却满是歉意和愧疚。

舍小我成大我

在 47 年的临床护理生涯中，关小瑛始终尽职尽责地完成着自己的工作，她以"天使"般的仁爱和纯熟的护理技术，帮病人摆脱病魔的困扰，看到生命的希望。

1950 年，医院收治了一名身患梅毒的晚期病人，当时她浑身上下都长满了俗称"杨梅大疮"的脓疮，不少脓疮已经破溃，流着暗黑色的脓水，浑身散发出一股特殊的臭味儿，有些疮口甚至还生出了蛆虫。面对这样的病人，其他的护理人员都不愿接近，而关小瑛却像照顾姐妹一样认真护理，给她温暖。

1957 年，天津站南货场发生一起严重的化学中毒事件，一百多名工人中毒，一些人甚至已出现呼吸衰竭的迹象，生命危在旦夕。抢救过程中，医生打算用当时比较先进的仪器——"铁肺"辅助病人呼吸，但当时"铁肺"刚引进天津，医护人员还未掌握"铁肺"的性能不敢使用。但为了和死神抢生命，关小瑛主动请缨，要求在自己身上做试验，直至确认"铁肺"性能良好，才在病人身上使用。七个昼夜后所有病人都转危为安。

一次，一位因青霉素过敏导致严重剥脱性皮炎的女病人住进病房。她全身溃烂，不停地渗血、渗液，病人痛苦不堪，且不能自行进食。关小瑛每天用棉球轻轻为病人擦拭全身的渗液和血水，再小心翼翼地涂上药膏，并用滴管一滴一滴地给病人喂水。每次做完护理，她都汗流浃背，累得直不起腰。经过两个月的治疗和精心护理，病人终于康复了。出院时，病人紧紧握着关小瑛的手，眼含热泪地说："您就是我的救命恩人！"说着便扑通一声给关小瑛跪下了。

又一次，一位结肠癌晚期病人被收治入院，但已不能进行手术治疗了。病人每天大便十余次，致肛门周围糜烂，便中带血及组织坏死，恶臭难闻。关小瑛不顾令人作呕的臭味,一次又一次为病人清洗身体,冲洗外阴,并敷上药。连续护理两个星期后,病人终因病情危重而去世,她临终前紧紧握着关小瑛的手,用微弱的声音说:"我这辈子能遇上关主任这样的好人,死也无憾了。"

在内蒙古医疗队时,一个3岁的幼童被烧伤,病情危重急需输血,关小瑛毫不犹豫地为患儿献了200毫升鲜血,患儿因痰液堵住喉头出现呼吸困难时,她就口对口地把患儿痰液吸出,挽救了一条鲜活的生命。

还有一次,在内蒙古,关小瑛在前往抢救一位牧民的路上,从毛驴车上摔下,昏迷了40多分钟,醒来后的关小瑛不顾个人伤痛,立即奔往牧民家里。她在病人身旁忙碌了一昼夜,直到病情稳定。这次摔伤给她造成轻度脑震荡,然而她并未因此影响工作。她那忘我的精神和出色的工作赢得了草原人民的信任。

1976年,天津发生强烈地震后,关小瑛担任救灾医疗队队长,在天津宝坻县(现宝坻区)开展医疗防疫工作,一干就是一年。护送伤员时她不顾寒冷脱下棉衣盖在伤员身上,自己却因此冻得瑟瑟发抖。为防止疫情发生,她带领医疗队广泛深入地宣传防病防疫知识,不辞辛苦地走遍每个村落寻找水源,行程数百里,圆满地完成了任务。

重管理 建梯队

为了尽快与国际护理接轨,提高国内的护理质量与水平,关小瑛深抓医院护理工作的基础建设,加强护理队伍理论、技术的培训及素质的培养。

医院护理队伍面临最窘迫的现状就是青黄不接、技术力量薄弱。关小瑛根据护士的职业要求,恢复了一些行之有效的制度,统一了技术操作流程,明确了岗位职责,创立了"医嘱本""报告本""交接班本"制度。护士在岗时要依据这"三本"对危重病人严加观察,发现问题及时采取措施。关小瑛对下级严格要求却又倍加关心爱护,经常与他们促膝谈心,注重言传身教。在她的带动下,天津市第一中心医院连年夺得市级护理理论和技术操作比赛的第一、二名。被派往英国、新加坡等地进修学习的护士也能很快适应并出色地完成工作。

知识就是力量,要护理事业发展就必须培养一批高素质的护理队伍,关小瑛积极为护士在职学习创造条件,每年举办新理论、新技术和管理培训班,并实施长期培训计划,鼓励护士继续深造。

关小瑛不但重视护理实践,还重视护理理论建设和护理科研工作。她担任了《天津护理》杂志常务理事、副主编，《护士进修杂志》《实用护理杂志》编委，常年利用业余时间为杂志社修改文章，积极推荐优秀护理论文到全国会议交流。关小瑛多次利用社会活动的机会，呼吁提高护士待遇，争取领导和社会各界对护士的理解与支持。

铭誓言尽本分　　"我只做了我应该做的。"这几个字简单，却又打动人心，这是关小瑛对自己47年护理生涯的诠释，也是关小瑛用一生遵循的诺言。

1997年9月2日，在万人瞩目的南丁格尔领奖台上，关小瑛很坦然，她说："我希望等我死后，遗体供研究完了后，能把我的骨灰和老伴儿合在一起撒到海河里，让我们两个能够再在一起，能够继续看着这个城市。还有一个要求就是，我干了一辈子护理工作，穿了一辈子护士服，希望我走后也能给我换上一身护士服，这是我最喜欢的衣服。"

言必信，行必果。2006年7月18日，她主动申请填写了天津市公民生前志愿捐献自身遗体申请登记表并进行公证。在遗体捐献登记表上，老人这样写道："我志愿将自己的遗体无条件地奉献给医学科学事业，为祖国医学教育事业和提高疾病防治水平，贡献自己的最后一份力量。"

她曾说她很欣赏蜡烛的品格——用自己的光和热，温暖照亮他人的健康之路，直至最后一点闪亮。这位把真诚的爱心无私奉献给每一位病人的护理前辈，始终用自己坚韧的心和质朴的行动履行着"燃烧自己，照亮别人"的誓言。她像南丁格尔一样，在危急时刻为了挽留别人的生命执着前行，用自己柔弱的双手无数次把病人从濒临死亡的边缘拉了回来！而生命，也正因为这份伟大而延续。

（李丽红）

参考文献

[1] 护理名人传略 [J]. 天津护理，1994（03）：134-136.

[2] 周利成，仇如祥. 天津的"南丁格尔"[J]. 档案与社会，2006（01）：64-66.

[3] 成佳. 让温暖的烛光照亮人间：记第36届南丁格尔奖章获得者关小瑛 [J]. 当代护士，1998（01）：6-7.

[4] 中国红十字年鉴编辑部. 中国的南丁格尔 [M]. 北京：台海出版社，2006.

第**36**届

国际南丁格尔奖章
获得者 （1997 年）

汪赛进

她用博爱之心实现"天使"荣光

> 护理工作是平凡的，护士职业是高尚的，但必须具备一颗无私的心灵。
>
> ——汪赛进

1997 年 5 月 12 日,红十字国际委员会授予安徽省护理学会荣誉理事长汪赛进第 36 届国际南丁格尔奖。当年的 9 月 2 日,在北京人民大会堂举办的颁奖典礼上,时任中共中央总书记、国家主席、中国红十字会名誉会长江泽民为汪赛进颁发奖章。汪赛进为安徽护理人赢得了第一枚南丁格尔奖章。

汪赛进(1922—2021),女,江苏宜兴人,中共党员,主任护师。

1922 年阴历闰五月出生。

1940—1943 年,就读于上海南洋医院高级护士职业学校;1947 年,在南京中央卫生实验院公共卫生护士进修班进修;1954 年,在中央卫生部精神神经病护理师资班进修。

1943 年,护校毕业后留上海南洋医院(现上海交通大学医学院附属瑞金医院卢湾分院)任护士;1945 年抗日战争胜利后,在上海市第四医院(现上海市第四人民医院)任临床护士;1946 年,在中美医院(现华中科技大学同济医学院附属同济医院)任临床护士;1947 年进修后,被派至上海市蓬莱区卫生事务所任公卫护士;1948 年,经何以平和陈野介绍加入中国共产党,成为茅山区工委城市地下党员;1949 年 4 月,党组织委派至江苏省常州市人民医院(现常州市第二人民医院)参加接管工作并任护士长;1951 年,调至安徽省皖南芜湖弋矶山医院护理部;同年 10 月,调至医院附设护士学校(现皖南医学院护理学系)任教导主任兼护理教师;1954 年后,先后在合肥卫生学校、芜湖卫校、合肥市卫生局护士夜校等单位担任教导主任、副校长等职务;1964 年,在安徽省卫生厅医教处担任科长职务,负责全省护理教育工作;1975 年,在安徽省卫生干部进修学校任教导主任。

1961 年,被选为安徽省护理学会秘书长;1979—1987 年,当选安徽省护理学会理事长;1983—1986 年,任中华护理学会第十八届和第十九届理事;1987 年,安徽省护理学会聘请为荣誉理事长;当选安徽省科学技术协会第三届和第四届委员。

1991—2006 年,主编《护理问题 606 题》《护理知识 1000 题》《健康宝宝养育手册》《新编护理知识 1000 题》等护理专著。

1990 年,安徽省人民政府授予有突出贡献的专家称号,享受国务院政府特殊津贴的首名安徽护理工作者;1997 年 5 月,荣获第 36 届国际南丁格尔奖。

2021 年 1 月 16 日,汪赛进因病医治无效逝世,享年 98 岁。

国破家毁
苦寒自香

汪赛进是家中独女,父母疼爱,少时无忧无虑。读过一年书的母亲,一心想把女儿培养成女状元。1935 年,汪赛进小学毕业,在母亲的鼓励下,她考入了常州蚕业女子中学继续学业。这时的她已读懂了母亲的期盼,用心读书,憧憬着有一天像她最敬爱的二舅那样读大学谋份好工作,为父母争气,为家族争光。

1937 年,汪赛进的世界突然崩塌。淞沪会战失利后,日寇的铁蹄相继践踏江南多地。汪赛进不得不失学返回武进县孟河镇的家中。可没多久,隆冬的一个黎明,这个偏远小镇也响起了枪炮声,睡梦中的百姓被惊醒后纷纷出逃,汪赛进也随着父母慌忙逃到城外,侥幸保全了性命。

家已尽毁,财物全失,全家只得寄居在宜兴和桥镇的大舅家。不久,父亲一病不起,全家的重担压在了汪赛进的肩头。求学不能求职无路,一家人两手空空无以为继,该怎么办?

此时在距离宜兴百多公里的上海,租界外是日伪统治,民众朝不保夕,百姓们纷纷涌入租界以求一线生机。正因如此,上海租界内一时反而显得更为“热闹繁华”。对普通人家读过书的女孩来说,去租界国人开办的医院做护士是一个不错的选择。

1938 年 11 月,16 岁的汪赛进只身前往上海,去寻二舅帮忙谋一条出路。二舅家的境况也是大不如前。不久,一家报纸上登了条招收护生的消息,广告中说只要交四十元的保证金,不仅提供食宿,第二年开始还能领一元的月薪。一心想着早点给家里减轻负担的汪赛进心动了。在二舅的资助下,她交了保证金,满怀希望进了这家医院。谁料想,这是家不正规的私人小医院,老板把穷苦的女孩们骗进医院,吃住条件极差,日日干着脏活累活,如果离开不退还保证金。上当的女孩,来了一拨又一拨;实在受不了,走了一个又一个。汪赛进也真想一走了之,可一想起家中亲人的期盼,想起二舅给的保证金,想着再熬一熬第二年也许就能领一元月薪了,她只好咬着牙硬生生地苦熬了一天又一天。

一株温室小苗,在风吹雨打的苦寒之境,顽强地伏地生长,一旦时机成熟必将绚烂绽放。

护校勤学 "天使"初成

1939 年 12 月,法租界的上海南洋医院设立了护士学校——南洋高级护士职业学校。南洋医院是启东拓荒典范顾西樵的三子顾南群先生创立的,是上海数一数二的华人医院。这时的汪赛进,已知晓成为护士须先入护校学习,一看到报上南洋医院附设护校的招生广告,她就立即报了名。

想进护校并不容易,必须通过入学考试,许多人没有通过考试被拦在了护校门外。考试后不久,汪赛进收到了录取通知书,她欣喜若狂旋即忧心忡忡,入学要交一百六十元的学杂费呢。如今一贫如洗的家,哪里出得起这笔"巨款"。在二舅的支持下,1940 年 2 月,汪赛进如愿以偿,和其他二十八名同学一起开始了护校的学习生涯。

在护校就读的四年间,伍哲英(后被誉为"中国护士之母")等多名护理教育家在此担任过校长,校长们都秉持严以治学的教学理念。汪赛进在校学习的四年是半工半读,第二年开始上夜班。理论学习上,考试达七十分方为及格,一门课不及格就可能留级甚至被退学。临床实习要求更高,小到铺床大到危重病人抢救,每一项护理操作都必须做到尊重爱护病人,都必须严格遵守护理规程。

黑板上方悬挂的南丁格尔像,一位位护理前辈的教诲,四年的专业磨砺都促使汪赛进茁壮成长。1943 年冬,汪赛进和其他十名同学获得了参加中华护士学会全国毕业会考的资格,最终她和另八位同学荣获了毕业证书,成为南洋医院护校的首届毕业生。同时,她们成为中华护士学会和国际护士学会的永久会员,取得了国际认可的护士从业资格。

身着母亲细细缝制的蓝袖白褂服,汪赛进如同披上了"天使"白衣,"为病人所需"的谆谆教诲化成了眼里的温煦目光、口中的温言细语,还有那手里的迅捷操作。

追寻光明
一心向党

1947年，从公共卫生护士进修班学成归来的汪赛进，换上了白领蓝衣，背上了皮革保健箱，现在的她是蓬莱区卫生事务所的一名公卫护士。

蓬莱区是上海南市区的棚户区，是传染病高发之地。贫苦百姓们无力租赁房屋，就在空地上用毛竹、芦席、木板或铁皮等搭建起栖息之所。一家几代人挤在一间低矮潮湿的小棚子里，屋外大雨屋内小雨，他们缺衣少食、贫病交加。

走入蓬莱区的大小街巷，汪赛进十分震惊，她没想到在这个歌舞升平的国际大都市里还有这样一群人，他们辛勤劳作却依然苦苦挣扎在生死线上。她没想到抗日战争结束后还有这样一群人过着如此水深火热的日子。

"为病人所需"，自己多做一点，就能帮助他们多抵御一分疾患、少遭受一分苦痛，汪赛进按下心头的难过忙碌起来。她走上街头，走进学校和工厂，走入传染病病人家里。她一遍又一遍细细讲解卫生知识，一次又一次手把手指导消毒隔离，一趟又一趟耐心诊疗护理传染病病人。蓬莱区的百姓们一提起"汪小姐"，无不是一片感激之情。

汪赛进也时常出入警察局，为那里关押的伤病犯人诊病护理，"白衣天使"的眼里没有犯人只有病人。但她渐渐发现，这些犯人中有许多人颇有文化，待人彬彬有礼，一身正气，怎么看都不像是做坏事的人。原来他们是被当局关押起来的追求民主反对内战的热血青年。不少大好年华的青年在这里被刑讯，被打残，甚至丢了性命。汪赛进愤懑不平但又无计可施，必须为他们做点什么。顾不上自己的安危，她悄悄地为他们传递家信，为病重青年反复争取"保外就医"的机会。

沦陷时想着只要抗日胜利老百姓的日子就好过了，可现在抗日胜利了，为什么勤劳善良的百姓仍困苦，为什么爱国进步青年被残害。诊疗护理能缓解病痛，却对他们的悲惨境遇束手无策，汪赛进越来越迷茫。

这时，她遇到了孟河老乡何以平。何以平的公开身份是上海大夏大学的学生，但其实他是一名茅山工委城市地下党员，他以大学生身份为掩护，隐蔽开展革命工作。在何以平同志的影响下，汪赛进知道了有这么一群人，他们不怕死，他们以中华复兴为己任。渐渐地，她越来越清晰地认识到只有中国共产党才能救中国。她心潮澎湃，她要加入他们，她也要为共产主义事业奋斗终身。

1948年12月，经何以平和陈野同志介绍，汪赛进光荣地加入了中国共产党。在卫生所的个人寝室里，她秘密地完成了入党宣誓。在支部书记曹美英的领导下,她和她的战友们,冒着生命危险战斗在黎明前的黑暗之中。

自此以后,汪赛进不仅是一个"为病人所需"的"白衣天使",更是一名"随时准备为党和人民牺牲一切"的共产主义战士。

一入皖地 桃李芬芳

汪赛进的祖父是安徽休宁人,十几岁离家到江苏宜兴做当铺学徒,自此再无机缘归家。汪赛进是土生土长的江苏宜兴人,赴上海求学和工作近十年。谁料想新中国成立后不久,她来到了安徽,还就此扎了根。

1951年10月,汪赛进被调任皖南芜湖医院附设护士学校,这所学校原名"芜湖医院怀让高级护士职业学校",在护理业界素有"北协和、南怀让"之美誉。一直在临床工作的她,深感教学经验不足而颇有压力。

卫生厅领导告诉她安徽缺护士更缺高素质人才,作为资深护理专家,她"任重而道远"。汪赛进茅塞顿开,新中国百废待兴,作为一名共产党员,哪里最需要就去哪里。临床工作自己是游刃有余,但一己之力只是杯水车薪,而身处教育阵地她可以发挥更大的作用,为安徽培养更多的新生力量。

汪赛进一头扎进了教学工作,晚上伏案备课至深夜,白天课堂精心讲授专业知识。有时,她又化身为临床带教老师,带着学生下临床,手把手教导学生们如何关爱病人,如何实施护理操作。不仅如此,她亦是学生挚友,有困难找汪老师准没错。

1952年,弋矶山医院来了一批志愿军伤员,让英雄们早日恢复健康是"白衣天使"义不容辞的使命。伤员的专科护理由技术娴熟的临床护士负责,为充分发挥护生们的作用,汪赛进带着护生们承担起伤员的生活护理。战士们伤痛严重却极力忍住,一心盼望尽早出院再回前线。榜样的力量是巨大的,学生们在护理操作过程中也是不怕脏不怕苦,全心全意尽心尽力。看着一天天康复的英雄们,学生们真切地感受到了肩头承载的责任和使命,暗暗下定决心要像南丁格尔那样,要像汪赛进老师那样做人民健康的"守护神"。

从1954年到退休前,汪赛进先后被派至合肥卫生学校、芜湖卫校、合肥市护士夜校、安徽省卫生厅医教处、安徽省卫生干部进修学校等多家单位工作,不管在哪,角色如何转变,她总是不遗余力地为安徽护理教育的发展贡献着自己的力量。

"桃李不言,下自成蹊"。汪赛进从南洋医院护校的老师们手中接过了"为病人所需"的信念，又将这信念传给了一批又一批学生。

学会发展
皖之荣光

新中国成立之初安徽人口有数千万，经过正规培训的护士却只有数百人，为了满足人民健康的需要，护理队伍很快得到了人员充实，但因为底子薄，发展时间短，护士素质普遍不高。来到安徽后，汪赛进看到了这个问题，就想着组建一个安徽护理人的专业学会。通过这个"天使之家"，安徽护理人可以互为榜样、专业交流、共同进步，安徽护理就能更快更好地发展起来。

1958年，汪赛进在中华护士学会合肥分会担任领导工作，她和其他护理同仁们共同筹划安徽省护理学会的创建。历经数年努力，多方积极争取，在芜湖分会和合肥分会的基础上，安徽省护理学会终于在1961年1月成立。作为首任秘书长，汪赛进担负起护理学会的主要工作，通过努力，全省的学术交流活动一个又一个地办了起来，常用技术操作更加规范了，病房管理设立标准了，护理制度日益完善了，全省护理人大练基本功，护理质量不断提高。

十一届三中全会后，安徽护理人又一次迎来了发展的春天。1979年，汪赛进当选为安徽省护理学会的理事长。在护理学会的引领下，全省护理人共同努力，安徽护理事业万象更新。专业培训重新开启，进修班、学术交流举办了一场又一场；护士待遇提升了，职称评定、护龄补贴等政策一一得以落实；专业思想巩固了，在职护士安了心，改行护士归了队。

1986年，汪赛进年逾花甲，主动退位让贤。为了表彰她对安徽护理发展的突出贡献，她被授予安徽省护理学会的荣誉理事长，她一如既往地为安徽护理的发展身体力行、出谋划策。

1987年，已离休的汪赛进又操心起一件大事。国家护理高等教育在三年前就启动了，而此时的安徽在职护士里却一个大专学历的都找不出来。怎么办？她和李从瑛等赴北京实地考察后，及时向省教育厅和卫生厅领导汇报，积极争取开办安徽省的高等护理自考学习班。策划改了一轮又一轮，汇报跑了一趟又一趟，1988年在张润霞副省长的大力支持下，安徽省首届高等护理自考学习班终于开办了。1991年，两千八百余名在职护士获取了大专文凭，安徽护理事业的发展更有后劲了。

1990年，汪赛进一行应加拿大护士会之邀，考察加拿大护理教育工作。考察期间，"以学生为中心"的教学观和"以病人为中心"的护理观给汪赛进留下了深刻的印象。这不正是"为病人所需"观念的新发展吗？作为一名资深护理专家，汪赛进以其专业敏锐性捕捉到这个新理念对护理发展的重要性。回到国内，她立即把中加护理学习班的谭自然、储艾琴等教师组织了起来，翻译加文教材，制订教学计划，举办学习班，向更多护理人传播新理念。

从安徽护理学会的秘书长、理事长再到荣誉理事长，汪赛进为安徽护理事业的发展呕心沥血。安徽护理人在她的引领下，闪耀天使荣光。

（吴志霞）

参考文献

[1] 永远的天使：记36届南丁格尔奖章获得者汪赛进 [J]. 实用护理杂志，1998（01）：49–51.

[2] 中国红十字年鉴编辑部. 中国的南丁格尔 [M]. 北京：台海出版社，2006.

陆冰

一片冰心在玉壶

一辈子做一名护士。

——陆冰

1997 年 5 月 12 日，红十字国际委员会授予上海市第六人民医院护理部主任陆冰第 36 届国际南丁格尔奖。当年的 9 月 2 日，在北京人民大会堂举办的颁奖典礼上，时任中共中央总书记、国家主席、中国红十字会名誉会长江泽民为陆冰颁发奖章。这是上海护理人第三次赢得南丁格尔奖章。

陆冰(1932—)，女，江苏嘉定人（现上海嘉定区），中共党员。

1932 年 3 月 9 日出生。

1950 年，毕业于上海广仁高级护士学校。

1950 年起，自毕业后分配在上海市第六人民医院从事护理工作，历任儿科病房护士、护士长、护理部副主任、护理部主任、顾问等职；其间，1970—1978 年，3417 医院（现贵州航天医院）任外科护士长和医务处副处长。

1985 年、1990 年，先后任上海市第一届和第二届医疗事故鉴定委员会委员；1989 年、1993 年，先后当选中华护理学会上海分会（现上海市护理学会）第五届和第六届副理事长；1994 年，入选上海市医院等级评审委员会委员；任《上海护理》杂志主编等。

1966 年，在《护理杂志》上发表《无菌和无菌技术》一文；撰写《麻疹护理》《乙脑护理》等文章；革新静脉输液针头，改变几十年来沿用的老方法；发明保温点滴鼻饲瓶，保证早产儿鼻饲牛奶的温度和速度；利用大水壶口均匀喷出蒸汽，提高麻疹和肺炎病室的相对湿度；设计补液加药记录单和滴速记录单；1980 年起，开出第一堂大专内科护理学示范教育课，赴杭州、苏州、南通、山东等多地授课,积极推行先进的护理管理模式;1980—1988 年,三度访美,在美国加州大学旧金山分校护理学院、麻省总医院 Brockton 医院、密苏里大学堪萨斯分校医学院等著名院校介绍中国护理事业的发展;主编《儿科护理家庭指南》《老年骨科护理》等专业书籍;参编《现代医院管理理论与方法》《图解常见疾病自我诊断指南》等。

1958 年,荣获上海市青年社会主义建设积极分子、全国第二届青年社会主义建设积极分子称号,在中南海怀仁堂受到国家副主席刘少奇和国务院总理周恩来的接见;1997 年 5 月,荣获第 36 届国际南丁格尔奖;同年,荣获上海市第四届优秀护士称号。

逆流而上的勇士

陆冰出生在书香门第,家风儒雅传统。从小勤奋好学的她怀有一颗仁爱之心,当她了解到南丁格尔的故事时,被其无私奉献、大爱无疆的精神所深深震撼,心里渐渐萌发了成为一名医者的愿望。即使面对着家人的百般劝阻,陆冰依旧坚守自己的理想,毅然决然地投入到护理的学习中去。1950 年,年仅 18 岁的她以优异的成绩从学校毕业,然后投入到如火如荼的新中国医疗卫生建设中去。

新中国成立之初一穷二白、百废待兴,当时的医疗卫生条件落后、疾病横行,其中麻疹、流行性乙型脑炎(简称"乙脑")、白喉、流行性脑脊髓膜炎(简称"流脑")、细菌性痢疾等疾病成为威胁儿童生命的主要病因,为此,所有的儿科医护人员都在全力和病魔搏斗。陆冰被调配到了上海市第六人民医院的儿科病房,随即将自己的全身心都投入到护理抢救工作中,哪里有需要,哪里就有她忙碌的身影。在护理工作中,她总结出一套卓有成效的病房护理常规,并在临床实践中不断改进、完善,成为医院护理常规的重要组成部分。

1970 年,作为上海的护理骨干,她被派往祖国大西南——贵州遵义地区工作。那时贵州交通不便,经济贫困,医疗资源匮乏,缺医少药。每当目睹病人在床上痛苦呻吟时,陆冰都痛心难忍。凭着 20 年的临床护理经验和强烈的责任心,她一个人毫无怨言地兼顾几个病房的工作,千方百计解决病人的医疗护理问题,想方设法减轻病人的痛苦。

陆冰处处以身作则,身体力行,工作仔细认真,高度负责,即使在一个贫困山区医院,她依旧严谨仔细,一丝不苟,毫不妥协。她坚持做好基础护理,为身上带虱子的病人灭虱、洗澡、更换衣裤。她还始终不遗余力地坚持健康卫生宣教。当突发车祸或矿区安全事故时,她不分昼夜救护病人的同时,还耐心地带教当地的医护人员。1973年夏天,陆冰因积劳成疾意外晕倒在病房里。同事们都劝她回上海静养治疗,可她却说"丢不下山区的病人,离不开刚刚新建的医院"。她热爱工作、善待病员、帮助同事,为医院制订护理规范和管理制度,日复一日年复一年地辛勤工作着。就这样,她一头扎入贫困山区的医院工作中,一干就是八年!

当时在人们眼里医院就像"鬼门关",而医生护士犹如"生命的审判官"——阎罗般的存在,许多人都避而远之。即使在这种环境下陆冰依旧坚守自己的初心,做一名勇战病魔的"斗士"。扛着世俗的不解,背负着家人们的责备,她咬紧牙关,成为那个时代中逆风飞翔的"天使"。

儿科病房的守护者

"阿冰(陆冰的爱称)待患儿像对待自己孩子",和陆冰一起工作的医护人员称赞道。

曾经有一位患结核性气管内膜炎的小儿,由于经济困难,出院后无法坚持到医院进行注射和治疗,陆冰知晓后坚持到患儿家中为她义务注射,历时竟长达半年之久!

一贯重视基础护理的陆冰,对患儿的基础卫生护理更是毫不含糊。部分患儿入院时身上比较脏,但是一旦病情稳定,她必定亲自为患儿洗头、洗澡,并且手把手耐心地指导下级护士做好日常基础护理。

20世纪50年代中期,医院开展了儿童心脏病病人的心导管检查服务。当时医疗防护设备还十分落后,做心导管检查时陆冰没有任何保护地暴露在X线下,日积月累的工作后她开始出现头晕、乏力、口腔溃疡等症状,血常规检查结果也显示白细胞数量降低。可是为了确保患儿能得到准确的诊断并及时接受治疗,她全然不顾自己的身体状况,一边服药一边坚持工作。

"儿童的生命是美好的,它是一切。"为了保障孩子的身体健康,陆冰履行着自己崇高的职责,在"天使"这个平凡的岗位上默默付出,辛勤耕耘。然而,她顾及了许多人的家庭,却忽略了自己的小家,为了事业她自己的孩子常常遭受"冷落"。

在用心温暖患儿的同时,陆冰还发明革新了许多临床医疗用品,解决了临床护理上的许多难题。

1958年,她在不断钻研后发明了"保温点滴鼻饲瓶",保证早产儿冬天牛奶进入胃内的温度适中,并减轻了临床护士的劳动强度;她还进一步革新了小儿头皮针,使玻璃丝静脉输液针头在全国得以推广。20 世纪 60 年代麻疹大流行时期,由于当时人民的生活水平比较低,且缺乏医学常识,患儿被送到医院时绝大多数已经并发了重症肺炎,为了提高抢救成功率,陆冰想方设法改进喷雾方式,使病室湿度维持在 60% 以上,让稀释后的痰液更容易咳出,从而有效保证了治疗效果,受到了医生们的称赞。1965 年夏天,乙脑在全国流行,来院的患儿多数患有超高热,普通的物理降温方式已无济于事,她设计了"降温浴床",并成功让患儿的体温降低,被赞誉为"救命床"。1967 年流脑流行,大批脑膜炎球菌性肾上腺综合征患儿挤满了诊疗室,陆冰协助医生组织抢救,严密管理,配合到位,其高超的静脉穿刺技术使患儿的抢救成功率得到了极大提高,因此只要她在场,患儿的抢救就更及时也更迅速。

用仁爱关心患儿,用创新铸就大爱。陆冰就像一个象征着爱与希望的"天使",将爱的光辉洒满整个儿科病房。

打破坚冰的桥梁

20 世纪由于通讯技术落后,区域之间的沟通交流闭塞,人员之间的流动很少,诸多行业都处于闭门造车的状态。而学术研究、学科发展离不开交流,离不开各种思想的碰撞,陆冰心知肚明,她努力去打破这一切,架起沟通的桥梁。

1980 年,陆冰随"中国首届访美护理代表团"至美国访问,对美国六大城市的护理工作进行了考察。她又在 1984 年、1988 年两次前往美国交流,并促成了美国学者 Dr.Grayce Roessler 教授回访上海。经过协商,她与对方达成协议,选送 20 名护士赴美交流学习,这个项目后来成为全国护理界对外交流的重大项目,而这 20 名护士也成为改革开放后中国首批跨出国门进修的护士群体。她回忆在美国访问的经历,撰写了《国外护理动态》一文,向国内护理界详细介绍了国外护理最新动态和美国的责任制护理,在医院开设并推广责任制护理病房,并在首届全国责任制护理学习班上传授了开展责任制护理的经验。之后她为进一步增进与英国、瑞典等国家以及我国香港地区的护理交流,不遗余力地做了许多工作。陆冰的努力促进了国内外护理学术交流,同时引进了诸多护理新理念,为发展我国的护理事业起到了积极的推动作用。

除了促成国内外交流项目外,陆冰还积极致力于护理教育,为祖国培养了一批批优秀的护理人才。1959—1963 年,陆冰在医院护校任教,她在担任儿科护理学、基础护理学教师的同时，还兼任班主任的职务。为了提高教育水平，她特地去华东师范大学进修教育学等课程，将教育理论与护理实践生动地结合起来，全新的教学方法深受好评。1979年初，她担任护理部主任后，积极发展护理高等教育，协助卫生行政部门，筹措上海成人高等护理教育以提高护士整体素质。当上海职工医学院成立护理大专班时，她义不容辞担任了第一任内科护理学的教师，开出了第一堂护理大专的示范教学课。听过陆冰讲课的师生说："陆老师讲课内容丰富多彩，每一次讲课都仿佛在我面前打开了一扇窗户，让我们看到了护士工作爱心的闪烁。"

此外，在临床工作中她深入各个病区，熟悉病区的情况，制订医院的护理质量标准。她亲自制作幻灯教学片，耐心培养中青年护理骨干，不断选送优秀的临床护士进一步深造。除此之外，陆冰还不厌其烦地为护士们审改文章，有时还主动将作者为她署上的名字删去。她在指导文章时说："是你写的文章，不要署我的名字，我给你修改也是一次学习机会。"一位护士曾感动地说："我从陆主任身上学到了做人的品格。"

永远坚守的志向

无论是当护士还是做护理管理，陆冰总是勤于思考，善于总结，将自己的智慧奉献在所热爱的护理事业上。

在临床护理中她自编了"化验项目检索表"，这曾是临床护士工作的必备工具；发明了"保温点滴鼻饲瓶"；革新了小儿头皮针；发明降温浴床；创建优质病房。在担任上海市第六人民医院护理部主任后，她认为提高护士整体素质是关键，于是她非常注重护理管理和护理人员的全员培训，要求所有护士熟练掌握心肺复苏等急救技术和日常护理操作规范，实行人人参与考核的制度。

此外，陆冰制订了各科护士工作测定编算，这项工作引起了有关部门领导关注，并以此标准和测算方案为基础，经各医院研讨、充实，成为上海市医院护理质量上等达标的评分标准和医院护士定编的依据之一。

陆冰通晓英语，在护理学的研究上有很深的造诣。她与志同道合的同仁们积极组织护理学术活动，多次举办全市性的学习班和各专业学术交流会，亲自进行授课，她撰写了多部著作，例如《乙脑护理》《麻疹护理》等，为促进学术交流，她创办了《上海护理》杂志并担任主编。她曾应邀至上海人民广播电台向公众宣传南丁格尔精神，以自己半个世纪的职业生涯为例，畅谈作为一名护士的光荣使命感和职业神圣感。她亲自主持医院的护士授帽仪式,宣传和发扬南丁格尔无私奉献的精神和光辉高尚的思想,激发中青年护士的职业热情。

现在,作为获得国务院高级专家特殊津贴的护理专家、上海市护理专业高级职称评审委员会委员的陆冰依旧深深地热爱着护理事业,在近半个世纪的护理生涯中,她从亭亭玉立的少女变成两鬓斑白的和蔼老人,她将生命中最宝贵、最美好的青春年华全部都奉献给了一生挚爱的护理事业。无论时间如何打磨,她对护理事业的热爱依旧像初见时那般炙热。

一片冰心在玉壶,陆冰的玉壶就是护理事业——承载了她一生梦想和成就的地方。她用自己平凡的、踏实的工作态度,践行了自己的诺言——"一辈子做一名护士。来世如能再选择,还是当护士。"

(叶苗苗　曹梅娟)

参考文献

[1] 陈荣生.一辈子做一名护士:记第36届南丁格尔奖章获得者陆冰 [J].当代护士,1997(11):4-6.

[2] 一辈子要为病儿服务的好护士:陆冰同志 [J].护理杂志,1959(01):8.

[3] 中国红十字年鉴编辑部.中国的南丁格尔 [M].北京:台海出版社,2006.

黎秀芳

五千桃李铸芳魂 三级护理垂青史

专注事业的人生，才是真正的人生。

——黎秀芳

1997年5月12日，红十字国际委员会授予黎秀芳第36届国际南丁格尔奖。当年的9月2日，在北京人民大会堂举办的颁奖典礼上，时任中共中央总书记、国家主席、中国红十字会名誉会长江泽民为黎秀芳颁发奖章。黎秀芳是全军首位南丁格尔奖获得者。

黎秀芳（1917—2007），女，湖南湘潭人，中共党员，主任护师。

1917年3月3日出生在江苏南京。

1936年，毕业于南京育群中学（今南京市中华中学）；1936—1940年，就读于南京国立中央高级护士学校；1945—1947年，在成都北京协和医学院护士师资进修班进修。

1940年，毕业后留在南京国立中央高级护士学校担任教员；1941年底，为支援抗战赴兰州，参与兰州中央医院（1949年整编为西北军区第一陆军医院；之后多次调整组建改称为西北军区总医院、兰州军区总医院、兰州军区兰州总医院等，现联勤保障部队第九四〇医院）的筹建，之后任护士长、护士督导员、护理部副主任、护理部主任等职务；1948年起，同时任兰州中央医院附设高级护士学校（经整编为第一陆军医院附设高级护士学校；之后多次调整组建改称为兰州军区卫生学校、解放军兰州医学高等专科学校、乌鲁木齐军医学院等，现已与其他院校合并组建为陆军军医大学）校长等职务；1983年起，任兰州军区总医院（现联勤保障部队第九四〇医院）专家组成员。

1950—1987年，当选中华护理学会（原中华护士学会，1964年更名）第十七、十八和十九届副理事长以及常务理事;1979年,任中国人民解放军总后勤部卫生部医学科学委员会委员和护理专业业务组组长,任原兰州军区医学委员会常委;1982年,被聘为《中国医学百科全书·护理学》编委;1983年,任《中华护理杂志》副总编;1988年,被聘为中国人民解放军第二军医大学(现海军军医大学)、兰州金城联合大学的兼职教授;任《解放军医学杂志》编委。

在《中华护理杂志》《人民军医》等发表《在计划治疗制中我们是怎样作护理计划的》《三级护理》《我们是怎样统一全院护理操作规程的》等多篇专业文章;首创"三级护理"理论和"三查七对"制度,在全国护理工作中推广;参编《抗美援朝卫生勤务总结汇编》《医疗护理技术操作常规》《医院护理技术管理》《军队医院管理》《战伤救护》《基础护理学》等专业书籍;任《护理发展简史》一书的编写顾问。

多次立功;多次受到毛泽东、刘少奇、周恩来、邓小平等国家领导人的接见;1987年10月,中华护理学会授予荣誉会员称号;同年11月,被评为中华护理学会先进工作者;同年12月,原兰州军区授予模范护理专家称号;1990年,卫生部授予全国模范护士称号;1997年5月,荣获第36届国际南丁格尔奖;2001年1月,获香港国际医学科学院的国际医学成就奖;2009年5月,中央军委追授"爱党为民模范护理专家"荣誉称号、颁发一级英模奖章。

2007年7月9日,黎秀芳因病在兰州逝世,享年90岁。

至亲病故 年少立志

1917年3月3日,南京,秦淮河畔一个书香世家,一位女婴诞生,她就是黎秀芳。人生总是会有一些的巧合,这个女婴也不曾料想即将迎来的人生轨迹竟有着和南丁格尔惊人的相似——悲欢离合、坎坷磨难,却矢志不渝。

黎秀芳的父亲名望甚高,与郭沫若是老友及表亲,人称"老夫子"。虽然出生于旧社会,父亲却对她要求严苛,从会说话起就教她认字、数数。良好的家教再加上聪明好学,她自幼便养成了坚韧不拔、自立自强、好学不倦的性格。

由于当时医疗护理条件较差,黎秀芳的母亲肺疾难愈,长年卧病不起,在黎秀芳刚满5岁时,饱受病痛折磨的母亲最终离开了人世。不久,她的一个弟弟也随之而去。10岁时,对自己亲如生母的继母又难产死去。至亲之人接连逝去,黎秀芳幼小的心灵饱受了一连串的打击。痛定思痛,她开始思考:如果能有科学的医疗护理,如果能有先进的医疗技术,她最亲爱的人还会被疾病折磨,还会过早地离开自己吗？一定不会的！黎秀芳立志，长大后要投入到治病救人的事业中去，要努力为病人解除痛苦的折磨。

中学时黎秀芳知道了南丁格尔的故事，对她充满了敬佩和崇拜，她说"在英国的历史上，有一位'提灯女郎'，将给优秀女性树立起高尚的榜样。"当时正值军阀混战民族危难之时，举国上下的能人志士都在探寻救国救民之路。黎秀芳也深受感染，但怎么能为国为民尽自己一份力量呢？当她了解到战争中伤病员对护理的渴望和感激时，南丁格尔在战争中提着油灯为受伤的战士查看病情的场景就不断地在她脑海中浮现。她知道此时的民族、此时的国家也需要像南丁格尔一样的护理人员。中学毕业后，父亲期望她报考大学，但年少立志的她，怀着医学救国的抱负，决定追随南丁格尔的脚步。她作出了一次不合"常情"的人生选择：违拗父亲的意愿，报考了当时国内唯一的国立高级护士学校，她要向近代护理学和护理教育奠基人学习，发奋读书，立志当一名南丁格尔式的护士。

经受磨炼
响应号召
1936年，黎秀芳正式进入南京国立中央高级护士学校读书，由于学习很刻苦，成绩每个学期都在班内名列前茅。可是第二年，抗日战争全面爆发，日本侵略者的铁蹄踏进了中原腹地，不久南京沦陷。她没有依仗父亲的荫庇，而是随学校离开南京，辗转武汉、长沙、贵阳等地，饱尝了颠沛流离之苦。在长沙，高级护校和南京中央医院部分人员同长沙湘雅医学院一起联合开办了一个重伤医院，专门救治从抗日前线转来的重伤员。在这里，她一边读书一边参与救护伤员，常常提灯夜诊。经历了三年护校生活的特殊磨炼，1940年，她以优异成绩完成了这份艰难的学业，并因为成绩优秀而被留校当了教员。

在护校期间，一个偶然的机会，她听到共产党员吴玉章在报告里疾呼："大敌当前，民族危在旦夕，青年朋友们，到西北去保卫建设我们的大后方，支援民族抗日战争，把日本侵略者赶出中国去！"吴玉章的话深深震撼了她，当时她就想响应号召，只是因为还没有毕业被校方阻拦了。毕业后，吴玉章的话却还时时念在心中。这时，她接到一位老师从兰州寄来的信，告诉她那里很缺乏护理教学人员。黎秀芳打算去，但父亲也不想女儿离开自己那么遥远，希望在重庆中央医院给她找份更安全、更稳定舒适的工作。她再一次违拗父亲的意愿，她告诉父亲："目前国难当头，我无心在这里享受天伦之乐，应该让我出去闯一闯，到西北干一番事业，支援抗战。"1941年，借休假之名，黎秀芳瞒着学校和父亲，和同学张开秀等人一起毅然决然地踏上了北上的征途。

倾注事业
义无反顾

在那个时代，单身一辈子是很多人想都不敢想的事情，但黎秀芳却选择独自一个人走；亲人都在海外，本该追随他们而去，但黎秀芳却选择留在大西北，留在新中国。为什么？有人说"人活着就要做有意义的事情，做有意义的事情就是要好好活着"，她也说"专注事业的人生，才是真正的人生"，而"护理事业是一项需要倾注全部爱心的事业"。她将全部的爱毫无保留地给了新中国，给了新中国的护理事业！从小喜欢南丁格尔，喜欢读南丁格尔的文章，还在话剧中扮演过南丁格尔的她，选择了重走南丁格尔的人生路，做一个像南丁格尔一样的独身女性，像南丁格尔一样把自己全身心投入到为人类解除痛苦的护理事业中。

当时的兰州经济文化落后、交通不畅，到处都是破败的景象。刮风满天土下雨遍地泥，住的是漏雨的土坯房，墙皮剥落，报纸糊的顶棚上，夜里时时响起老鼠的叫声，吃的是黑面馍、土豆萝卜加粗盐，生活条件异常艰苦。父亲多次来信劝她一起去美国，但这些都没有动摇她在西北继续奋斗的决心。"苦吗？这里实在是苦。"黎秀芳说，"但因为怕苦而退缩，这不是我的性格。要成就一番事业，再苦也要坚持下去。"

1981年6月，经组织批准，黎秀芳来到美国与阔别了34年之久的亲人团聚。在探亲的4个月时间里，她没有去游山玩水，没有过多地与亲人诉说离别之情。她还惦记着自己的护理事业，她对弟弟说："我对参观大城市不感兴趣，我想去增长见识，学习取经。"她先后参观了11所著名的护士学校和医院，努力学习美国在护士教育和科学管理上的先进经验。在繁华的商业街区，她不买吃穿而是抱回来了一大批专业书籍。临别时，亲人们泪水涟涟地劝她："你也是60多岁的人了，在那边孤零零一个人，你还是留下来吧。"黎秀芳也忍不住泪流满面，但她却说："不要再留我了，我的心在中国，我的事业在中国，我的学生在中国，我离不开那里。"最后，她义无反顾地回到了祖国的怀抱。一腔热忱，一生奉献，只为她深爱的祖国、人民和护理事业。

热衷于党
矢志不渝

第一次接触共产党，是在抗战初期，共产党员吴玉章那一腔热血的报告中明确表明了共产党人坚持抗战的决心，那时就使她深受触动。她认识到共产党是真心抗日，真心爱国的党。1949年中华人民共和国成立后，黎秀芳被任命继续担任医院附设高级护校的校长。在当时严重缺粮的兰州，解放军自己吃粗粮，却把白米细面供应给医院的知识分子，解放军的所作所为进一步加深了黎秀芳对共产党的信任，让她深刻感受到共产党对知识分子的尊重，让她真正了解了共产党是实实在在给老百姓办事的党。在参加全国性的大会中，毛泽东、朱德、周恩来的亲切接见和交谈更是加深了她对共产党的崇敬。

但是由于父亲的关系，她的入党之路却异常艰辛。彭德怀鼓励她只要忠于党的事业、要求进步、积极工作，将来会有机会成为共产党员。彭司令的鼓励坚定了黎秀芳的入党信心，1952年7月她郑重地向党组织递交了第一份入党申请书，开始了她对党的不懈追求，这一追，就是将近30年。

正当她以实际行动争取入党的时候，1958年，"反右派斗争"开始了，黎秀芳被内定为"中右分子"，批判她讲伦理学、心理学、营养学是在宣扬资产阶级思想，批判她按正规化管理学校是推行资产阶级卫生路线，然后她被下放到工厂"劳改"。当时，黎秀芳痛苦极了，她曾想算了吧，做个党外人士一样可以为党工作，可是她很快说服了自己："不能这么软弱，稍有挫折就灰心，那还干什么革命呢？"不久组织上给她平反了，她又一次向党递交了入党申请书，同时更加勤奋地工作，为学校的建设经常忙到深夜。可是1966年"文化大革命"开始，她一夜之间被关进牛棚。尽管这样，都没能动摇她入党的决心，三年后，黎秀芳出了牛棚被降级使用，但她非常开心，因为她又可以为党和人民工作了。1976年10月，黎秀芳也终于迎来了人生的春天，组织上彻底为她平反并恢复了职务，当问她还有什么要求时，黎秀芳含着泪水再一次吐露了心迹：争取入党。1978年9月3日，在先后写了6次入党申请书之后，在时隔近30年之后，在经历了一系列艰难曲折之后，61岁的黎秀芳的夙愿终于实现了，她站在鲜红的党旗下，庄严地举起右手宣誓时，热泪再一次夺眶而出。她说："人的一生可以有这样或那样的缺憾，但不能有理想和信念上的缺憾。"她从风华正茂到年逾花甲，两鬓斑白，一路坎坷，一路艰辛，即使蒙受冤屈却初心不改，身处逆境却一心向党矢志不渝，也因此成就了她辉煌的事业和光彩夺目的人生。

三级制度
镂心鉥肝

1950年10月，中国人民志愿军抗美援朝出国作战，战士们前赴后继，跨过鸭绿江保家卫国。随着战争的发展，大批的志愿军伤病员被转入西北军区第一陆军医院。但由于新中国刚刚成立，医院医护人员极度匮乏，治疗护理工作任务繁重，相关制度标准不完善，治疗护理过程中工作差错比较多，导致很多伤病员得不到及时准确的救治和有效的护理。黎秀芳此时已是医院附设高级护士学校校长，她看在眼里急在心头。她像当年的南丁格尔一样，对伤病员倾注了全部的爱心，白天她精心照顾伤病员，晚上她手提马灯挨个巡视病房，查看伤病员的情况。同时，她反复向伤病员征求他们对护理工作的意见，随时记录护理工作情况。她与护理部张开秀主任商量讨论对策，接着先后与护校老师、学员骨干及临床护士长、护士近百人召开座谈会，反复讨论分析解决办法，分析差错原因，共同寻找积极对策。

经过不断地摸索实践，黎秀芳和同事们根据病人病情和自理能力，把病人分为危、重、轻三级进行护理，"三级护理"的理论就这样诞生了。1955 年，"三级护理"论文在我国《护理》杂志刊登后，又被当时苏联的杂志《护士》转载，引起了国内外护理界的高度重视。

黎秀芳和同事们还总结出了"三查七对"和"对、抄、勾、对"等护理制度。"三查七对"即护理人员在给病人服药、注射及治疗前、中、后各查对一次，查对病人床号、姓名、药名、剂量、浓度、时间、用法。"对、抄、勾、对"即护理人员在转抄医嘱前先核对病人的床号，姓名，再抄医嘱，然后在医嘱本上做好标记，最后再次核对病人床号、姓名和医嘱内容。在此基础上，黎秀芳还提出了走路轻、说话轻、关门轻、操作轻的"四轻"要求，并将打针、服药、观察病情、临床护理等护理项目一一规范起来。

这许多看似简单的护理制度，却有效地减少了差错，提高了护理工作的效率和质量。这些制度在当时的西北野战军总医院试行获得成功后，很快在全军全国推广沿用至今。半个多世纪的实践证明，这些制度能够帮助准确、安全、及时、有重点地实施临床护理工作，保证护理质量，提高服务水平，这是对我国乃至世界护理事业的重大贡献。

教书育人 殚精竭虑　　1950 年 8 月，黎秀芳到北京参加全国护士代表大会时，受到了毛泽东、周恩来等国家领导人的亲切接见，主席、总理亲切地嘱托："护理工作很重要，很光荣，你们是人类健康的保卫者。"黎秀芳激动得热泪盈眶，她心中像燃起了一团火，回来后她更是一心扑在了教书育人的工作上，甚至连走路也是小跑，办公室的灯光常常彻夜通明。

作为校长她始终坚持严肃的科学态度、严谨的工作作风、严格的治学之道。

她说:"培养一名合格的护士,要像创造一件艺术品那样,精雕细琢,要从思想、作风和技术上,严格按照科学的规律、专业的特点和病人的需要去要求他们。"她为人师表,强调身教重于言传,甚至在生病时也不忘躬亲示范,提醒她的学员和护士。有一次,黎秀芳因病住院,一位护士、她曾经的学生,在整理病床时,没有按照正规的铺床法操作,她立刻起身示范一遍,并让这位护士重新做一遍。一位护士给她输液,打完针转身就走,校长叫住她说:"给病人输液要观察扎针后的反应,询问病人的感受,不能转身就走。"她常常教育学生要记住南丁格尔的名言:"护士工作的对象,不是冷冰冰的石头、木头和纸片,而是具有热血和生命的人类。护士必须具有一颗同情心和一双愿意工作的手。"为此,在课程的设置上她大胆改革,增设了家政学、营养学、伦理学和社会学。

她经常讲:"没有爱就没有教育。"对学生她爱如子女,学生生病了,她亲自做病号饭;学生的被子、衣服薄了,她就拿出自己的被子和衣服;学生有经济困难,她也毫不犹豫地拿出自己的钱解决学生的燃眉之急。数不清的事例、说不尽的故事温暖着学生们的心灵。她热情诚恳处处以身作则,感动着每一位学子。为激励护生的成长,她与自己的老同学老战友张开秀同志一起设立"双秀基金",奖励护士班的优秀毕业生和医院的优秀护士。她教授的护理学生遍布祖国各地,很多成为军内外护理界的骨干力量。

黎秀芳非常关注护士队伍建设。我国是一个人口大国,护士极度短缺,护士的素质也亟待提高。20世纪80年代中期,在对全军护理人员的数量、质量进行全面调查后,发现中专毕业的护士仅占32%,大专毕业的护士更是寥寥无几,她说:"'护士'两个字,意思是保护、养育、供给营养及保持生命力,只有具备一定学问的人才能胜任这份工作,也才称得上'士',也只有一个经过专门训练和有经验的护士,有时仅凭学识、经验,就能发现病情潜在的危险,使病人得到早期诊断早期治疗,转危为安。"为了提高护士的数量和素质,她开始四处奔走,呼吁提高护理人员地位和待遇,同时帮助建立军队护理各级专业组织。在她的建议下,第二军医大学(现海军军医大学)设立了护理系,全军办起了5个护理大专班,解放军总后勤部还用了5年时间将全军未经正规训练的护理人员全部补训了一遍,这些都极大地改善了军队护士的知识结构和基本素质。在她的努力推动下,第二军医大学首次建立了护士高级职称评定制度,护理人员的社会地位和工作待遇也得到了提高。

即使退居二线,她也常常奔走在外地讲学、作报告、办专业学习班、传授专业知识、培养人才的道路上。她说："我虽已年逾花甲，愿将工作中的粗浅体会和经验书写出来用以指导护理实践，用自己晚年的夕阳之光，为振兴中华护理事业散发出最大的光和热。""老牛明知夕阳晚，不用扬鞭自奋蹄"，她把培养护士看作永远放不下的责任，在她心里，护理教育事业是她毕生的追求，比生命还重要。

繁荣学术
勤耕不辍

"文化大革命"结束后，黎秀芳回到了医院担任医务处的副主任，主管护理和科研。当时百废待兴，专业学习和科学研究停滞不前。为开展护理科研工作，她不计个人得失，排除来自各方面的干扰，亲自汇编科研资料，帮助医护人员学习研究，亲自制订科研计划，并督促检查，组织科室间协作攻关。

那个时代的科研条件远不如现在，没有便利的交通，没有先进的技术，更没有宽敞的实验室。她为了研制治疗气管炎的有效药物，徒步到几十里路外的村庄运回猪苦胆。面对弯弯曲曲的蚯蚓、沾满鲜血的胎盘，助手不敢靠近，她挽起袖子带头洗蚯蚓，洗胎盘，身先士卒。在管理实验动物房时，她亲自拟定了动物房的管理制度以及各种实验动物的饲养管理方法。每当逢年过节，她便让饲养动物的工人们回家团聚，自己动手剁菜、拌料、喂养荷兰猪、小白鼠、狗、羊、兔子等两百余只实验动物。

为繁荣学术活动，开创护理工作的新局面，黎秀芳着手整顿，建立健全以全军护理专业组为中心的学术活动网，成立医院护理技术管理、外科管理、内科管理、护理教育训练等4学术组，各军区、海军、空军、国防科工委、军医大学共成立19个专业组。她积极组织开展学术活动，举办学习班，召开学术会议和护理经验交流会并发表论文。她身先士卒，带领组织，有效调动了护理人员的工作科研积极性，促进了医院科研学术工作的开展。

鞠躬尽瘁
火炬传承

黎秀芳就像根植于大西北的一棵胡杨，自己头顶烈日，留给后人的是一片阴凉。一腔热忱，一生奉献，把自己毕生的精力奉献给了她所钟爱的护理事业。生命之路历经艰辛曲折而灿烂，我们折服于她充满真善美的品格，更震撼于她对信念的执着和坚定。

"专注事业的人生，才是真正的人生。护理事业是一项需要倾注爱心的事业，我对自己的选择从没后悔过。"她在遗嘱中交代，"将平生所有积蓄全部捐赠医院,用于为伤病员服务。"在和朋友张开秀的《联合志言书》中写道:"遗体如有医学研究需要,可献作病理解剖。"她不遗余力,躬身耕耘六十载,效仿先贤,专注护理,孑然一身,了无牵挂,无怨无悔。

她说:"我要在有生之年奋力拼搏,为党多做贡献,使生命的晚霞比朝霞更红。"黎秀芳——这个名字在全国全军护理界享有盛誉,但她从不把荣誉作为自我欣赏的装饰品,而是常用"人生能有几回搏"自勉。

黎秀芳常常说:"南丁格尔的精髓是什么?是爱心!"几十年来,黎秀芳用一颗火热的心和一片纯真的情践行着南丁格尔精神,从"爱"字出发,以身作则,严格要求。"要求别人做到的,自己先做到,要求学员做到的,教员要先做到。"为薪火相传,即使在花甲之年,外出讲课时,她依然腰板笔直、步态轻盈、面带笑容,如同"天使"在人间走动。她培养了一批批护理人才,为振兴护理教育和管理事业贡献出了自己所有的爱心。她说:"护士的工作像滴滴水珠,一片片绿叶,一株株小草,而正是因为有了这些水珠、绿叶、小草,才有了涓涓细流,生命的绿洲。"但愿"以护理为己任,谋求发展,弘扬人道,激励创新,携手同行,把永不熄灭的火炬一代一代传承下去"。

(王瑞 倪西强)

参考文献

[1] 滕清平,刘承禄,周运玲,等.生命的晚霞比朝霞更红的人:介绍黎秀芳同志(三)[J].中华护理杂志,1988(07):390-391.

[2] 滕清平,刘承禄,周运玲,等.生命的晚霞比朝霞更红的人:介绍黎秀芳同志(二)[J].中华护理杂志,1988(06):323-325.

[3] 滕清平,刘承禄,周运玲,等.生命的晚霞比朝霞更红的人:介绍黎秀芳同志(一)[J].中华护理杂志,1988(05):265-266.

[4] 黎秀芳.我的毕生追求(三)[J].中华护理杂志,1988(07):388-389.

[5] 黎秀芳.我的毕生追求(二)[J].中华护理杂志,1988(06):321-322.

[6] 黎秀芳.我的毕生追求(一)[J].中华护理杂志,1988(05):264-265.

[7] 雷波.把永不熄灭的火炬传下去:记军中南丁格尔奖章获得者黎秀芳[J].实用护理杂志,1998(02):107-109.

[8] 第36届"南丁格尔奖"获得者黎秀芳主要事迹介绍[J].解放军护理杂志,1997(04):3-5.

王桂英

生命不息 奋斗不止

永远高举南丁格尔的灯，
只要生命不息，就奋斗
不止。

——王桂英

1999 年 5 月 12 日，红十字国际委员会授予天津市护理学会原理事长王桂英第 37 届国际南丁格尔奖。当年的 6 月 14 日，在北京人民大会堂举办的颁奖典礼上，时任中共中央总书记、国家主席、中国红十字会名誉会长江泽民为王桂英颁发奖章。继 1987 年、1997 年，天津护理人又一次赢得了南丁格尔奖章。

王桂英（1920—2012），女，山东德州人。

1920 年出生。

1938 年，毕业于山西省汾阳高级护士学校（现山西医科大学汾阳学院）。

1938 年，护校毕业后经校长推荐到协和医院从事护理工作；1945 年，在天津传染病院（现天津市第二人民医院）担任护士主任，天津南郊霍乱暴发中参与医疗队抢救病人；1949 年，参与天津市工人医院（现天津市第一中心医院东院）的筹备工作，并任护理部主任；1951 年，加入抗美援朝医疗队救治伤员，创造"布条辨认"分诊方法；1956 年，调至天津市卫生局医疗预防处，次年任副处长；1959 年，前往河北岳城水库工地任指挥部卫生处处长；1970 年，在天津市和平区清河街担任社区保健医生。

1979 年，当选天津市护理学会理事长；1980 年，推动天津市率先实施护理专业成人大专教育、护理专业高等教育自学考试和临床护士学分制的继续教育；创办天津市第一届高级护理培训班；先后赴美国、日本和中国香港等地参观学习；1995 年，加盟天津市鹤童老年福利协会，参与创建鹤童老人院，义务担任老年护理院院长，设立"王桂英护理奖"以奖励从事老年护理工作的优秀护理人员;2009 年 4 月 21 日,签署捐献遗体志愿书,自愿将遗体捐献给天津中医药大学用于医学教学研究。

推广护理查房工作;组织编写《实用护理学》《护理管理学》《护理美学》等书籍。

参加抗美援朝医疗队,荣立二等功;1999 年 5 月,荣获第 37 届国际南丁格尔奖。

2012 年 1 月 29 日凌晨 4 时,王桂英在天津逝世,享年 92 岁。

幼年熏染
梦想起航

王桂英,1920 年出生在山东省德州市。父亲是一位中学教员,温文尔雅、学识渊博,而母亲则是一位仁慈善良的女性。

王桂英自幼受到良好的教育,深深影响着她对真、善、美的追求和向往。在幼年时,妈妈常带着她到基督教会医院去看望痛苦中的病人,在那里,她经常目睹护士们对病人无微不至的呵护和关怀。那些关切的话语和真诚的微笑让她感到真挚而温暖。每当护士轻盈地走过,她心中便涌起一种无法名状的羡慕之情,觉得护士就是人间"天使"——救死扶伤,治愈心灵。少女时期的王桂英怀揣着梦想,渴望成为那样的"白衣天使",怀着仁爱之心,关怀他人,为社会造福。这种向往,融入了她对真善美的向往与追求,成为她内心的一片明亮之光,指引着她追逐着那份崇高的职业梦想。

初涉护理
心灵浸染

高中毕业后,王桂英考入了山西汾阳医院所属的高级护士学校。那所学校当时是一所教会医院,仁爱奉献的倡导点燃了王桂英救疾恤患的热情及对护理职业的热爱。在校期间,她的老师们认真教学,亲自示范,教会了她许多宝贵的经验和知识。有一次,她患了阑尾炎,护士长在给她做排便护理时,细致地用热水把便盆温热后才递给她使用。为了让她能自行排尿,护士长拧开水龙头诱导她小便,1 分钟,5 分钟,15 分钟……护士长耐心地静静等待着她。这样的细致教导和关爱让王桂英深受感染,她真正领悟到了护理的精髓,那就是用真心、爱心和同情心来照顾每一位病人。

1938 年,王桂英从护士学校毕业,经校长推荐来到北平协和医院当护士,从那时起,她开始了长达 60 多年的护理生涯,这段生涯虽然充满了艰辛,但也洒满了她对博爱的执着追求。

临危不乱
平息霍乱

1945 年秋季，一场震惊全国的霍乱疫情席卷了天津南郊区。这场疫情犹如黑色的旋风，疯狂肆虐着人们脆弱的心灵，无知与恐惧交织在空气中，整个天津城充满了自危的氛围。霍乱属于甲类传染病，是一种急性烈性肠道传染病，能在数小时内造成腹泻、脱水甚至死亡。该病起病急、病情重、传播快，很快在农村和城市里蔓延。刚开始时有 10 多名霍乱病人被送到了传染病医院。当时的传染病医院条件极其简陋，正式的护士不过两三名，其他都是护理员。许多护理员没有面对过如此多的病人，生怕自己被传染，手足无措，情况混乱。当时的王桂英是为数不多的专业医务人员，她曾在协和医院传染科工作了 4 年，理论知识和实践经验都十分扎实，面对危险时能够保持冷静。她主动承担起抢救危重病人的护理工作，无数次地给护理员们示范操作，让她们尽快掌握护理病人的要领，同时，让她们熟知预防隔离知识，以缓解大家紧张的情绪。当时最大的困难是输液器短缺，如果病人不能及时进行输液，他们可能会迅速死亡。王桂英通过多方联系，从各医院迅速调配了大量输液器，解决了当时紧急的问题。尽管医疗设备短缺、条件极差，但王桂英率领青年护理员们连续七天七夜奋战在抢救病人的第一线，使 160 多名病人转危为安，直至疫情得到有效控制。

抗美援朝
救护伤兵

中华人民共和国成立后，王桂英积极参与天津工人医院的筹建工作，并担任护理部主任。当时医院物资匮乏，连医院用的被褥都是她带着护士们亲手缝制的。1951 年，医院成为抗美援朝的后方医院，开始承接护理前线伤病员的任务，一时间 200 多名伤病员同时被送到了医院。在与时间赛跑的危急关头，王桂英创造了一种独特的"布条辨认法"，以便在紧急情况下进行预检分诊。她请医生在列车上就对伤员进行检查，并用自己事先准备好的布条在胸前做记号，红色的布条表示危重病人，黄色、白色的布条表示不同的伤情。伤员到达医院的时候，她就守在医院的大门口，根据布条的颜色将伤员分送到手术室和相应的病房进行治疗。就这样，简单而巧妙的"布条辨认法"使送到天津的 200 多名伤员得到及时治疗，没有一人被耽误。为了使伤员尽快康复，她亲自换药打针，清洗身体，更换衣物，喂水喂食，用镊子夹出蛆虫……无微不至的关怀和呵护让那些在战场上坚毅无泪的战士们感动得热泪满盈。天津市人民政府为了表彰王桂英在抗美援朝中的突出表现和无私奉献，授予她"抗美援朝二等功奖章"。

水利工程
洒满心血

1959年，身为天津市卫生局医疗预防处副处长的王桂英，受市领导的委托，前往河北岳城水库工地，担任卫生防疫工作的保障任务。她被任命为指挥部卫生处处长，每天骑自行车往返几十公里的路途，任务是为水库工地上的30万民工建立一所工地医院。有一次，细心的她发现有的民工小腿上出现了紫斑，起初只有少数人，后来发展到200多人。她立即把情况汇报到指挥部。通过组织专家组会诊讨论，考虑此症与维生素缺乏等因素有关，指挥部采纳了王桂英的建议，随即在餐食中加入大量绿色蔬菜，以保障广大民工的身体健康。

在岳城水库工作的日子里，王桂英没有一天坐在办公室里，而是穿梭于民工的工棚、厨房、厕所之间。她检查土炕上的稻草是否干净，确保厕所的卫生状况，查看厨房是否做到生熟分开，甚至对民工随地大小便的问题也要关心。正是在她的严格管理下，30万名民工的生活秩序井然，没有发生过一次疫情和公共卫生事件。水库民工都亲切地称她为传说中的"白衣天使"。当专家们来参观岳城水库工地时，他们惊讶地发现整个工地连苍蝇都没有。他们由衷地赞叹王桂英创造了"水库工地的奇迹"。

危难之时
奋勇前行

在"文化大革命"期间，王桂英被下放到基层，然而她并未因此放弃自己作为一名护士的职责，而是继续关心身边的人。她曾在天津市和平区清和街担任地段保健医生，逐家逐户实地调查，为群众建立健康卡片，并为那些因贫困而无法到医院就诊的病人提供上门健康服务。对于一些瘫痪在家的老人，她亲自示范如何进行鼻饲、导尿、灌肠等护理操作，并耐心地教导病人的家属如何翻身、擦洗背部和给药。在她的关怀下，这个社区里有十多位重症病人逐渐康复了起来。

有一次，王桂英发现她负责的片区经常发生食物中毒事件，于是开始积极寻找原因。最终，她发现问题源于酱制品的污染。为了保护居民的健康，她逐家逐户地检查了制酱作坊和饭馆，帮助他们建立消毒程序和卫生制度，并监督他们的执行情况。她不辞辛劳地工作，深深打动了这些商贩们。自此以后，这个片区再也没有发生过食物中毒事件。

1979年，唐山大地震波及天津。王桂英的家住在市中心，受灾严重。地震刚过，她急切地将90岁高龄的母亲安置妥当，冒着余震的危险飞奔至当时所在的第六医院。那时，医院的大楼已经出现裂缝，断水断电，医疗设备损坏严重，然而伤者却源源不断被抬进医院，形势万分紧急。王桂英毫不犹豫地指挥护士们，悉心擦拭伤者身上的污泥和鲜血，迅速判别伤情，紧急展开抢救。她和医院的同事们一起搭建起临时帐篷，组建临时病房，救治更多的伤员。在接连的一个多月里，王桂英从未离开医院一刻，她昼夜不停地辛勤工作，无暇顾及饮食和休憩，众多困难问题皆由她亲自妥善解决。当时，地震受伤住在第六医院的几百名伤病员几乎皆熟知王桂英的名字。然而，在母亲生命最危急的时刻，未能见到自己最孝顺的女儿。实则，王桂英始终心系母亲，但责任和使命令她始终守护在抗震救灾的最前线，她的无私和博爱让她成为天津人民心中那位无比孝顺的好女儿。

天津高教开创先河

天津市护理学会是全市两万多名护士的"护士之家"。1979 年，王桂英担任天津市护理学会的专职副理事长。她深知，要推动护理工作的发展，首先必须转变教育体制，唯有如此，才能培养出一支崭新的护理队伍。然而，教育体制的蜕变往往是最艰巨的挑战。面对当时中国护理教育陷于中等专业教育停滞的现实，王桂英展开了广泛深入的考察调研，与众多专家齐心呼吁护理教育体制的革新，并为之奔走调研，无私付出。

1980 年，经过众人的不懈努力，教育部做出了重大决策，首先在天津市实施护理专业成人大专教育、护理专业高等教育自学考试和临床护士学分制的继续教育。1983 年，又在天津医科大学开设了全国首个护理系专业。自此，拥有大专及以上学历的护理人才出现在天津市各大医院，许多人甚至还进入了医院的领导岗位。20 世纪 80 年代，天津有 5 000 多名在"文化大革命"期间读中专的护士未能获得毕业证书，她们争取了 20 多年也没有结果。得知此事后，王桂英毫不犹豫地通过人大向政府有关部门反映这一情况，最终得到解决，为 5 000 多名护士争取到补发毕业证书。她积极推动护士职称评定，对天津市的职称评审条件提出了中肯的意见，主张"应以实际能力和贡献大小来评定护士的高级职称"。她的建议被有关部门采纳。王桂英以她的智慧、勇气和毅力，为天津市护理教育的改革和护理人员的职业发展做出了巨大贡献。她的努力不仅提高了护理队伍的素质和教育水平，也使护理人员的社会地位和政治地位得以提高。

作为天津市护理学会的会长，她关怀呵护每一位护士的成长。她的爱和鼓励激发了护士们的自尊与自爱,点燃了他们对护理事业的热情。她经常亲自给护士们讲课,送护士去国外深造,她为护士们的住房、待遇、求学、就业而奔走。王桂英以其深情厚意的行动,为护士们做了数不胜数的好事。与王桂英深交多年的同事张益信回忆说,王桂英是真心热爱护理工作的,从早到晚想的都是如何帮护士们解决实际问题。护士们反映的情况,只要是她出马就一定能办成。正因如此,2万多名护士都把护理学会当成"护士之家",将会长王桂英视为亲如家人的"代言人和实干家"。

生如夏花之绚烂
去如秋叶之静美

王桂英把毕生的热情都献给了崇高的护理事业,孑然一身,终身未婚。1974年,她收养了一位双亲离世的孤儿,并赡养了一位孤苦无依的老人,用爱心组成了一个特殊的"三姓之家",在天津市传为佳话。后来,她为老人养老送终,将孤儿培养成为一名大学生并赴美国深造。1988年,年近70的王桂英退休了。然而,她并没有回到家中享受安逸,而是继续兼任护理学会的职务,负责护理人员的晋升和医院的评审工作。1995年,她致力于老年护理工作,受邀担任一所老年护理院院长,亲自为该院制订护理标准、规章制度,并亲自指导和培训护理人员。在她的号召下,天津市各大医院的护士们定期义务前往老年护理院为老人们提供服务,年轻的护士们也前往老年护理院进行实习。她在老年护理院工作分文不取,还设立了"王桂英护理奖",以表彰在老年护理工作中表现突出的个人。2008年底,王桂英被诊断患有松果体肿瘤。尽管临近生命的尽头,但老人仍然思考着:我还能为祖国医疗卫生事业的发展再做些什么? 2009年4月21日,王桂英做了个让人意想不到的决定,她签署了遗体捐赠协议,自愿无条件地将遗体捐献给天津中医药大学,用于医学教学和研究。2012年1月29日4时,王桂英在天津离世,享年92岁。按照她生前的遗愿,遗体捐赠仪式于1月29日在天津市鹤童老人院举行。仪式现场庄严肃穆,正前方挂有王桂英老人生前的照片和一副横幅,上书"生如夏花之绚烂,去如秋叶之静美"。照片上的王桂英身着橘色上衣,笑容和蔼慈祥。天津中医药大学党委书记张金钟表示,学校接受的不仅是老人捐献的遗体,更是她无私奉献的精神。学校将把这种精神作为医学生思想政治教育和职业道德教育的重要组成部分,为国家和社会培养高素质的医学人才。随着悲恸的音乐在礼堂响起,每个人的思绪被悲痛所触动,所有人的不舍都化为缅怀和敬意,默默地向这位伟大的老人告别。

那些被他人视为一生追求的金钱、名誉、地位和利益,在王桂英面前黯然失色,微不足道。因为对她而言,生命的价值在于秉持南丁格尔精神,给予社会仁爱,给予人类关怀。用她自己的话来说:"永远高举南丁格尔的灯,只要生命存在,就永远奋斗不止。"

(黄维肖)

参考文献

[1] 葛文华. 一生仁爱献护理:记第 37 届南丁格尔奖章获得者王桂英 [J]. 当代护士,1999(11):6–9.

[2] 中国红十字年鉴编辑部. 中国的南丁格尔 [M]. 北京:台海出版社,2006.

秦力君

穿梭在绿色军营中的"白衣天使"

> 我深深地喜爱护理，我愿
> 意一辈子都从事这个崇高
> 的职业。
>
> ——秦力君

1999 年 5 月 12 日，红十字国际委员会授予中国人民解放军总医院护理部主任秦力君第 37 届国际南丁格尔奖。当年的 6 月 14 日，在北京人民大会堂举办的颁奖典礼上，时任中共中央总书记、国家主席、中国红十字会名誉会长江泽民为秦力君颁发奖章。继 1997 年，我军护理人再一次赢得南丁格尔奖章。

秦力君 (1941—)，女，四川平昌人，中共党员，副主任护师。

1941 年 11 月 14 日出生。

1959—1962 年，就读于中国人民解放军总医院护士学校。

1962—2000 年，在中国人民解放军总医院从事护理工作，历任消化内科护士、综合病房护士、护士长、心内科协理员、护理部助理员和护理部主任；任中国人民解放军军医进修学院（现中国人民解放军医学院）硕士生导师。

1986—1995 年，当选中华护理学会北京分会副理事长；1991—1999 年，当选中华护理学会副理事长、中华护理学会护理管理专业委员会主任委员、中国人民解放军护理专业委员会副主任委员和顾问。

先后在《护理杂志》《中华医院管理杂志》《解放军护理杂志》等发表《搞好训练——提高护士业务技术水平》《按职称上岗——护理工作模式的改革》《护理人员按职称上岗实施整体护理初见成效》等多篇学术论文；主持或参与微机在护理管理中应用的研究、护理人员按职上岗开展整体护理模式的研究、建立护士终身教育体系的研究与实践等多项课题研究；1994 年，参研的微机在护理管理中应用的研究荣获军队科技进步三等奖；1997 年，主持的护理人员按职上岗开展整体护理模式的研究荣获中华护理学会第三届护理科技进步二等奖，参研的建立护士终身教育体系的研究与实践荣获一等奖；1998 年，参研的医院感染与环境微生物、抗菌药物、机体抵抗力相关研究荣获军队科技进步二等奖；合作出版《护理三级管理》《消毒隔离管理》《内科疾病护理》等教材；组织拍摄《重症监护技术》《常用专科护理技术》《整体护理临床方法》等教学录像。

1999 年 5 月，荣获第 37 届国际南丁格尔奖；同年，荣获中国人民解放军总政治部颁发的二等功奖章。

生于忧患 立志献身

秦力君 1941 年出生于四川农村，当时的中国遭受日军的侵略，人民群众生活得十分艰辛。在一次传染病流行时她险些丢掉性命，经常与她一起玩的小伙伴中有很多因生病无力救治而离世，秦力君幼小的心灵充满了伤痛和无奈。她渴望祖国能够早日强大，人民群众能够过上健康幸福的生活。1949 年 10 月 1 日——让华夏子女永远铭记的日子，中华人民共和国成立了，从此她有了读书的机会。读初中时，秦力君得了急性阑尾炎，当身着白色工作服的护士温柔亲切地照顾着刚做完手术的她时，她感受到母爱般的温暖，儿时懵懂的梦想豁然清晰，她立志将来也要做一名护士，用自己的爱心去帮助他人解除痛苦、恢复健康。

任劳任怨 孜孜不倦

1959 年，秦力君如愿考入了解放军总医院护士学校，成为一名护生，往自己的梦想迈出了坚实的一步。刚入学时到病房当卫生员，秦力君没有丝毫抱怨，无论是打扫卫生还是给病人加开水都做得认认真真。有的病人不能下床，秦力君还把温水喂到病人口中，她是如此热爱为病人服务，实现着儿时的梦想。卫生员的工作加深了秦力君对护理工作的理解与认识，更加坚定了她从事护理事业的决心。在校学习期间，为了掌握更多的医学护理知识，毕业后更好地为病人服务，她放弃了休息，放弃娱乐，放弃了假期与亲人团聚的机会，充分利用一切时间来学习。为了学好解剖学，她克服恐惧心理，忍受着福尔马林的刺激性气味，在解剖室独自学习到深夜；为了练就过硬的护理技术，她在自己的身上练习肌内注射和静脉输液……最终她以优异的成绩完成学业，被分配到解放军总医院工作。

真情守护 爱满人间

哪里有病人哪里就有她的身影。秦力君把病人的痛苦当成自己的痛苦,把病人当成自己的亲人,全身心地投入到工作中。有这样一件事儿,一位 12 岁的小女孩不幸患了晚期肝癌,病情危重。小女孩烦躁不安,拒绝一切治疗,对家人的态度特别差,谁都不想见,只愿意让秦力君接近她。秦力君为了照顾好她,耐心细致地做好各项护理,坚持每天给她讲故事,帮助她配合治疗,下班后还来到她的病床前,搬把椅子陪伴在女孩身边。经过一段时间的精心护理,小女孩逐渐接受了治疗,并对秦力君吐露了心声。她之所以对爸爸妈妈态度不好,是怕她死后爸妈伤心。生命弥留之际,小女孩在昏迷中不断地喊着秦阿姨,女孩临终前从昏迷中醒来抓着她的手说:"秦阿姨,你比我的妈妈还要好。"在秦力君的陪伴下,小女孩带着爱离开了人间,或许这就是一个护理人员最大的价值所在,人道主义的护理精神在她的身上体现得淋漓尽致,"待病人如亲人"不仅仅是一句空话。

深入山村 造福人民

山西省运城地区溜尚村的老人至今还记得一位身材中等、戴着眼镜、热情似火、干劲十足的解放军医疗队女教导员——秦力君。

革命老区曾是中国最贫困的地区,也是最缺医少药的地方,那里人民的生活条件急需改善。1970 年 2 月,秦力君和一位同事率领一支 13 人的医疗队前往山西省运城地区的溜尚村。当地居民听到这个消息,从四面八方蜂拥而来,每天的门诊量都在 500 人左右,还要为病人开展手术,抢救危重病人……远远超过医疗队预计的诊疗服务工作任务,秦力君和医疗队同事每天天还未亮就开始诊治病人,直到深夜病人还络绎不绝。她们还陆续收治了 24 例麻疹合并喉炎和中毒性肺炎的患儿,其中 5 位患儿病情十分危重,医护人员及时为患儿做了气管切开,避免患儿因窒息而死亡。

秦力君等人为了救治更多的病人,发扬连续作战精神,没日没夜地超负荷工作,全身心投入到收治病人的任务中。有的医护人员由于长时间过度劳累而晕倒,经过短暂休息又立刻投入工作,没有一个人叫苦叫累。麻疹患儿不断被送来诊治,医疗队发现麻疹在这个地区较为流行,而当地群众却不了解呼吸道传染病的防治方法。于是他们一方面积极救治患儿,对患儿采取隔离措施;另一方面,秦力君带领同事们走街串巷、挨家挨户向群众宣传呼吸道传染病的防治方法,为群众解答疑惑,引导群众做好预防措施。经过一段时期的艰苦工作,终于使麻疹流行的局面逐渐得到控制,经她们救治的 20 多位麻疹患儿除 1 例因送来太晚失去抢救机会外,其他患儿全部治愈。这件事在当地引起了轰动,当地报纸也予以报道。

随后,周围一些县和乡的村民也纷纷前来求医,她趁这个机会向更多的群众进行卫生保健知识宣教,帮助群众建立良好的卫生习惯,传授妇女儿童保健知识等。为了满足群众的卫生保健需要,秦力君带领同事们帮当地建立了"合作医疗'卫生室'",举办了基层卫生保健服务人员培训班,并编写教材和培训计划,在他们热情耐心地传授和辅导下,当地一百多名基层医务人员顺利走上了工作岗位,担负起为群众进行卫生服务的任务。在短短一年多的时间里,她带领十几个同事走遍了山西省中南部的几十个村庄,共诊治各类病人数万人,开展大小手术 1 000 余例,抢救了许多病人的生命,他们用精湛的专业技能和坚定的职业信念守护着那一方土地上村民的健康。

抗震救援 忘我工作

1976 年 7 月 28 日,河北唐山突然发生了里氏 7.8 级强地震,转瞬间,唐山变成一片废墟,20 多万人丧生,超 16 万人受伤严重,70 多万人受轻伤……全国人民陷入巨大的悲痛之中,各地解放军官兵和救援队伍即刻出发奔赴唐山参与抗震救灾。

当时,那些重伤员伤情严重且复杂,大多数伤员伤口混进了泥土和其他污物,容易引发伤口感染,使得伤员再次受到死亡的威胁。根据唐山的实际情况,党中央决定将重伤员转外地治疗。200 多名高位截瘫的伤员转到秦力君工作的解放军总医院接受持续治疗。为了避免余震,当时的伤员都住在临时搭建的地震棚里。秦力君每天弯着腰在地震棚里忙碌着,一些伤员伤势较重,情绪十分低落,她还注重抚慰他们精神上的创伤,鼓励伤员坚定信心坚强起来,早日恢复健康;看到伤员生活困难,她把随身携带的钱都给了他们。她总是把每位伤员都精心护理好了才回家,回家后才发现自己的孩子坐在门口饿着肚子,张着小嘴睡着了,她眼中含满了泪水,一把抱过孩子,心中充满了愧疚。她的付出赢得了广大伤员的爱戴和尊敬,伤员们都热情地称她为"绿军营中的红花"。

执着追求 勇攀高峰

秦力君在护理工作中刻苦钻研,认真总结经验,在实践中发现问题、研究问题、解决问题,这些宝贵的经验为护理事业的发展指明了方向和道路,一定程度上推动了我国护理事业的发展。

当秦力君走上解放军总医院护理部主任这一岗位时，她发现现行的管理体制存在着许多弊端：彼时的护理部隶属于医务部，护理工作的很多情况不能直接反映给医院领导，医院召开的一些重要的工作例会也不能参加，无法独立地处理护理工作中的问题。同时因护理部对各科室护理工作不具有领导权，致使一些护理技术骨干因各种原因改行。如此一来，不仅护理队伍难以保持稳定，也影响了护理部对各科室护理质量进行有效管理和监督，直接影响着护理工作质量……当时，全军的护理管理体制都没有走上正轨，她带领大家通过多方调查和研究，并经上级领导批准，第一个在全军建立起护理的半垂直领导管理体制，即护理部与医务部一样，直属于医院领导管辖，成为一个独立的管理部门。护理部实行能级管理原则，下面实行三级护理质量管理。此项改革既扩大了护理部的职能与自主权，提高了护理工作效率，也加强了与医疗部门的联系与合作，使医院护理质量走在全国的前列，使护理管理走上科学的道路。1986 年，召开的全军部队卫生工作会议详细介绍了解放军总医院护理管理体制改革的成功经验，并在军队卫生系统推广，自此拉开了全国护理工作改革的序幕。

秦力君还经常到临床一线深入了解护理工作开展情况以及病人对护理工作的需求。在护士的记忆中，不管是深夜还是凌晨值班的护士们经常能在危重病人床旁看到秦力君的身影。她总是一边观察病人，一边与值班护士亲切交谈，向护士了解病人的病情以及工作中存在的困难和问题。一次查房中，一名老护士向她反映，随着年龄的增长，上完夜班后由于生物钟颠倒很难入睡，体力恢复不过来。此外，病人也反馈：老护士工作经验丰富，护理水平高，但白天常常见不到老护士来护理病人。对此，秦力君陷入了深深的思索。

为了解决护理工作中只注重疾病而忽视病人的心理，以及现有的护理工作模式不利于护理学科发展等突出问题，她带领全体护士深入了解病人的需求，广泛征求各方专家的意见，查阅了大量的文献资料，率先改革临床护理工作模式，开创了"按职称上岗－责任制－学分制"三位一体的整体护理模式，充分发挥了各级护理人员的职能，最大限度减少了非护理性工作和间接护理工作时间，使护士有更多的时间来到病人身边。然而改革难免伴随着阻力与挫折，在该模式试行时，有些护士对整体护理的理念理解不够深入，对改革存在众多的意见与不解，使该模式实施起来还很困难。秦力君坚信科学，坚持推行该模式。经过一段较长时间的磨合，新的工作模式终于被广大护理人员接受了。这项改革的成功像春风吹遍了中华大地,在全国掀起了护理改革的热潮,使以病人为中心的整体护理信念日益深入广大护理人员的心中。

呕心沥血培育人才

丰富的临床实践告诉她,没有高层次的护理人才参与,要准确完成护理程序是比较困难的。为了提高护士素质,她主导提出了护士规范化培训和护理继续教育的设想,并在解放军总医院付诸实践,建立起护士规范化培训的训练模式,形成了护士毕业后岗前培训、文化课培训、护理专科阶段学习、护理本科阶段学习、护理研究生深造学习等一系列的培训过程。由于缺少人手,秦力君既要管理培训工作,又要负责护理部工作,一周 7 天连轴转,从未休过节假日。甚至春节期间,别人忙着买年货过新年,而她为了工作,家里什么年货都没置办,过了一个极其简单、没有年味的年,但她却心甘情愿,无怨无悔。

主持全军护理中心培训工作以来,她想尽一切办法为全国、全军培养护理人才。几年来,由她负责策划、组织、举办的全国护理管理学习班、护士长管理学习班、外科新业务新技术学习班、全国急救护理技术学习班、全国危重症监护学习班、放射介入治疗护士学习班等共计 16 期,为来自全国各地和各军队医院的 1 000 余名护士提供了学习培训的机会,这不但提高了大批护理管理和专科护理人才的业务能力,还培养了她们热爱护理工作、执着追求事业的奉献精神,同时也提高了护理师资队伍的教学水平。

(张利兵)

参考文献

[1] 本刊编辑部. 南丁格尔的旗帜在绿色军营中飘扬:记第 37 届南丁格尔奖获得者中国人民解放军总医院秦力君 [J]. 现代护理,2003(02):89.

[2] 第 37 届南丁格尔奖章获得者:秦力君 [J]. 实用护理杂志,1999(08):67.

第**37**届

国际南丁格尔奖章
获得者 （1999 年）

曾熙媛

一生心系病人的满族姑娘

> 护理工作与其他工作的区别，在于它所创造的价值就是护士同病人之间建立的情感。通过爱心的传播，通过严谨的工作，为病人解决痛苦。
>
> ——曾熙媛

1999 年 5 月 12 日，红十字国际委员会授予中华护理学会理事长曾熙媛第 37 届国际南丁格尔奖。当年的 6 月 14 日，在北京人民大会堂举办的颁奖典礼上，时任中共中央总书记、国家主席、中国红十字会名誉会长江泽民为曾熙媛颁发奖章。

曾熙媛(1933—)，女，北京人，主任护师。

1933 年 7 月 18 日出生。

1950 年，毕业于军委卫生部直属卫生干校护士班；1966 年，毕业于北京第二医学院(现首都医科大学)护理系。

1950 年，毕业后在北京医院从事护理工作；1958 年，参加下乡医疗队，在河南省武陟县巡回医疗；1970—1980 年，在陕西机床厂职工医院从事医疗保健及医院管理工作；1981 年起，历任北京医院外科护士、手术室护士、护士长、科护士长；1985 年起，任北京医院护理部主任；1995 年，离休。

1983 年起，先后兼任中华护理学会外科护理专业委员会秘书、主任委员、学术工作委员会主任、常务理事、副理事长、理事长；1995 年，当选中华护理学会第二十二届理事长；1988 年，组团赴我国港、澳、台地区，以及日本、韩国进行考察和学术交流，并建立友好合作关系；1995 年，与韩国护士会共同举办首届中韩护理学术会，组办了东亚护理论坛；1995—1999 年，组织召开多次学术交流会，增建老年、手术室、消毒供应室、骨科、社区护理、静脉输液等专科学术组。

先后在《中华护理杂志》《中国实用护理杂志》等期刊发表《老年急性胆道

感染病人的护理探讨——附 50 例观察报告》《临床护理观察的特异性》《采用特尔非法撰写新世纪中国护士伦理准则》等专业论文;参编或主编《人力资源管理手册:当代护理管理策略》《老年护理学》《整体护理理论研究与实践》《护理学进展》《家庭护理技术与常见病护理》《实用护理技术》《当代健康护理精要》等书籍。

1960 年,被评为北京市文教卫生系统先进个人和全国文教卫生系统先进工作者;1999 年 5 月,荣获第 37 届国际南丁格尔奖。

豆蔻年华
志在白衣

中华人民共和国成立之初,人们欢庆着国家的新生,同时也想为国家的建设洒下自己的汗水。正值豆蔻年华的曾熙媛也满含着对祖国的热爱和众人一样高兴,开心之余她想到了那些为了建设一个新的国家而牺牲的同胞们,自己又该做些什么来感谢他们呢?

那时的中国一穷二白,医疗卫生行业落后,从事医疗卫生的人员少得可怜,伤员得不到充分的护理,人民的健康得不到保障,为此国家实施了多种方案。豆蔻之年的她怀着报效祖国的感恩之心,怀揣着对同胞的关爱,带着自己对纯洁白衣的敬仰,进入医疗卫生行业成为“白衣天使”中的一员。

如果说起初选择进入护理行业是土壤的话,那么让她对护理的热爱生根发芽的便是那一段在北京医院实习的特殊经历。

不满 17 岁的她进入北京医院实习,尽管没有加冕仪式,但是在把头发全部放进圆圆的护士帽的瞬间,她真正体会到了“白衣天使”的圣洁和庄重。在外科手术室实习期间,一位癌症晚期的病人全身黄疸,皮肤瘙痒难忍,这位曾在战场上叱咤风云的革命老干部,在病痛的折磨下心情恶劣,言行粗暴,拒绝治疗,连家属也不让陪同。

面对这样病情严重、脾气又大的病人,刚刚毕业的她并没有打退堂鼓。她给老干部进行护理时,他嘴里总是说着:“小鬼走开!”可这位“小鬼”只是轻声地跟他说话,帮他擦洗,完全忽略病人的粗暴言语。“小鬼”真诚的爱和关怀赢得了老干部的信任,在“小鬼”悉心护理下,老干部各方面都有了明显的好转。

正是有了这段独特的经历,这位可爱的“小鬼”更加深刻地体会到了为病人服务是护理的神圣职责,对护理的喜爱完全在她的心中生了根发了芽,充满活力地生长着。

倾注护理 追求科学

1950 年,曾熙媛从卫生干校毕业,在医院实习期间,她切身感受到了老师和前辈们所说的"以心倾注护理"。她曾写下这样一句话:"在为病人的服务中,我深深地感受到,由于自己的帮助,一个急危重症病人转危为安时,心中的那种喜悦,或称成就感、价值感是别人无法体会的。"而这恰恰也是在校时老师常常告诉她们的"看到病人逐渐转好,那份喜悦是无法表达出来的"。

在卫生干校学习时老师对她们十分严厉,不论是对护理知识的把握,还是护理操作的实施,稍有差错老师便会立刻指出来,而正是因为老师的严格要求,她养成了耐心细致、高标准要求自己的习惯。护理与人的生命相关,如若是因为自己的差错而让一条鲜活的生命逝去,那这份代价实是太大。正是有了这样的感悟,曾熙媛总是一丝不苟地完成每一项护理工作。

1964 年,这时的她已经成为孩子的妈妈,尽管有来自养育儿女的辛苦和来自工作的压力,她仍然鞭策自己不断学习护理知识。皇天不负有心人,她通过高考进入了北京第二医学院高级护理班学习,成为北二医以刻苦学习著称的"老大姐班"中的一员。

在这期间她系统地学习了高等数学、英语等文化课程和医学基础等专业课程,发现自己从前对于护理科学性的重视还远远不够。从此以后,她更加重视护理实践的科学性,尤其注重在临床上避免让病人形成不良的条件反射。

通过在校的学习以及毕业后在临床实践所积累到的经验,她总结道:"在掌握新理论、拓展学识的基础上还需发挥创新思维,结合每个病人的不同情况,实施符合个体需求的护理,这是护理工作的科学性"。

如光温暖 如雨润心

1976 年,这是一个让许许多多中国同胞难以忘记的一年,一切显得那般的突然,让人措手不及。一场地震把一座原本美丽的城市,一户户原本温暖和谐的家庭都掩盖于尘土之下。

为了抢救伤员,曾熙媛全身心地投入到了救治伤员的工作当中,回家的时间少之又少,可丈夫不在,家中的孩子需要照顾,这可怎么办呢?没有多加思虑,她将 13 岁和 8 岁的两个孩子委托给邻居代管,她说:"现在是病人最需要护士的时候,我怎么能够在这个时候弃他们而去呢?"

那个时期物资匮乏,50 名地震中受伤的病人在抗感染之后需要补充营养,她想也没想就将家中仅有的鸡蛋、牛奶都奉献出来为这些伤者补充营养。在为病人进行护理时她总是小心翼翼,生怕自己操作不当让他们感到不适,力求为病人提供最高质量的护理。

尽管每天的护理工作让她忙得晕头转向,甚至有次一连三天两夜没有合眼,但她总会抽空来到病人的床前陪他们说说话,安慰他们,鼓励他们勇敢地面对生活。身体上的创伤严重地折磨着他们,精神上的压力更让他们难受,地震过后亲人生死未卜,他们独自在异乡医院面对伤痛。病人的痛苦她感同身受,她时刻关心着病人,让每一位经她护理过的病人感到温暖。

同病人一起走过病痛,曾熙媛与他们每个人都积淀出了深厚的感情。病人们忘不掉的是她早晨小心翼翼地进入病房,轻缓地拉开窗帘,以免突然进入的阳光刺激到病人的眼睛;忘不掉的是每隔 15 分钟她就主动到危重病人的病房查看,及时观察病人的情况,在她和同事们的精心护理下 50 名病人无一例死亡,全部治愈出院或是转到宝鸡康复医院疗养。

离别之时,病人落下的不仅是为重拾生命而感到兴奋的泪水,更是对"白衣天使"们感谢的泪水。她将这段美好的记忆印在脑海里,扬起微笑挥别每位康复的病人,看着一位位康复离去的病人,她想这便是护理工作最开心的时刻了吧。

心系病人
全心看护

1958 年,曾熙媛到河南的"穷八县"之一的武陟县巡回医疗。那里的医疗条件很差,手术室不仅简陋,而且连基础的消毒设施也没有,只能用普通的锅烧干柴来消毒器械,冬天的手术室冷得像冰窖。

看到这番情景,她忧心忡忡,这样的环境怎么能够保证大家的医疗卫生?为了改善医疗条件,她亲自动手设计各种手术单、手术巾,并请当地的老乡帮忙缝制,将科学知识和实际情况相结合,在当时艰苦的条件下努力创造温馨的手术室气氛。她积极落实"将卫生工作的重点放到农村去"的号召,为贫困地区人民提供优质的护理服务。

1966 年,她参加了通县(现北京市通州区)医疗队,在医疗队巡回医疗的过程中,她发现一个 3 岁小男孩精神不振,经检查孩子低烧并在胸前有散在出血点。当时正值流行性脑脊髓膜炎发病的季节,且 4 天前家长曾带着孩子去过人员密集的集市,她怀疑孩子患了流脑,建议家长立刻送孩子去医院就诊。但家长执意认为孩子只是患了普通感冒,对她所说的根本不予理会。4 个小时后巡回完两个村子,她始终牵挂着孩子的病情,于是再次返回那家农户,在看到孩子前胸散在的出血点已经连成一片并且嗜睡时,她立刻请来医疗队的医生和检验员共同诊断,在确诊为流脑后及时为孩子进行了抢救治疗。抢救治疗后她主动留在农户家对孩子进行观察护理,输液降温。整整两个昼夜,她就这样静静守着孩子,没有闭上眼睛休息一会儿,因为她担心自己休息时死神把孩子给夺走。不过值得高兴的是,在她这不眠不休的护理之下,孩子终于转危为安。

人间真情 舍己为人

她在陕西机床厂职工医院工作期间,不论是白天还是深夜,在病房还是家中,只要有人找来,她都是一腔热血为病人解除病痛。一个深夜她被请去医院为一位产妇接生,她丢下自己年幼的孩子直奔医院,孩子醒来发现家中无人非常害怕,便赤着脚、哭着跑到医院找妈妈,但当时她忙于接生,哪里顾得上照顾自己的孩子,直到平稳地接下了婴儿确认母子平安后,她才想起自己那早已哭得声嘶力竭、冷得发抖的孩子。

为了保障厂里职工的健康,她自学相关职业病知识,邀请相关领域的专家到医院讲课,她还要求工人们穿好防护服,提醒他们定时到车间外透气。厂里的一位职工在《感受南丁格尔》一文中回忆曾熙媛在陕西时带给他们的温暖与感动,其中写道:"在厂时,她总是谦虚待人,有一种大都市人的气质,却绝无大都市人的傲慢。在她温馨的脸上,总是给人一种关切的面容。久而久之,人们有口皆碑,称赞她的态度好,细心周到。病人离世,曾院长哭红了眼睛,她拉着家属的手,伤心至极。她是一个充满同情心的人,因善良而崇高,朴素的心换来朴素的情。"

与其说她是院长,倒不如说她是奔走在病人之中的一位贴心大姐。她是那样全心为病人着想,她为病人舍去自己的小家,为守候病人彻夜不眠。"护理工作与其他工作的区别就在于它所创造的价值就是护士同病人之间建立的情感。通过爱心的传播,通过严谨的工作为病人解决痛苦"这句话,她始终谨记着,并为之践行着。

繁荣护理 呕心沥血

1999年6月14日,在北京人民大会堂举行了第37届国际红十字会南丁格尔奖颁奖典礼,时任中共中央总书记、国家主席、中国红十字会名誉会长江泽民出席大会,为曾熙媛颁发了奖章。

1995年,从北京医院离休后的曾熙媛没有停止她在护理道路上前行的步伐,她担任了中华护理学会理事长。在新的岗位上她深感自己的责任更重了,自己该如何通过努力让全国的护理水平更上一层楼,以尽快实现我国的护理水平与世界接轨呢?

花甲之年的她不顾自己年迈体弱,致力于护理学科的发展,她倡导开展护理科研,强化群体科研意识,组织撰写论著,以促进形成更为完整的护理理论体系。在担任理事长期间,她参与全国性学术交流会 40 多次,国际学术交流会 8 次,学术专题研讨会 4 次,在大科专业委员会下增设了多个专科学术组,在促进全国护理学术发展、提高护理人员水平方面都起到了带头人的作用。她与海外多个国家护士会建立起友好的伙伴关系,及时掌握国外护理发展动态,推动了我国护理与世界护理的接轨。

她所编译出版的《人力资源管理手册——当代护理管理策略》,主编出版的《老年护理学》《护理心理学》《整体护理理论研究与实践》等增强了我国护理人员以人为本的整体护理意识,推动建立了适应我国护理发展现状的整体护理体系。

1970 年以来她撰写了多篇论文,其中《中国的护理现状与展望》《中国的中医临床护理实践》《中国的护理变革》《健康与护理》等受到了海内外专家的好评。

以人为本
爱撒人间

在护理岗位的 48 个春秋,曾熙媛始终记得 16 岁那年在将头发全部放进那顶圆圆的护士帽中时,她便爱上了"白衣天使"的圣洁。因为喜欢所以热爱,她用自己的真诚,温暖了每个她护理的病人;她用温柔的话语,为病人拂去疾病带来的痛苦;她用自己赤诚的心,推动了护理学科的发展。

她是一个懂得为他人着想的人,也拥有着一颗爱人的心。她始终用"以人为本,以心护理"的信念要求自己。正是有曾熙媛这样替我们负重前行的人,我们的生活才显示出别样的精彩。她用爱谱写了一曲生命的乐章,用自己的行动让每个人都感受到了最切实的爱。

她总说:"护理是一个平凡的工作。"她就是这样爱病人,爱护士,爱一切人。南丁格尔式的善良在她身上闪光,这份爱心让她的生命流光溢彩,映出美丽的光芒,温暖且安静。

(郭维维 史平)

参考文献

[1] 中国红十字年鉴编辑部. 中国的南丁格尔.[M]. 北京:台海出版社,2006.

[2] 徐玉华. 以人为本以心护理:记第 37 届南丁格尔奖章获得者曾熙媛 [J]. 当代护士,2000(01):8–10.

[3] 张悦,陈福贵. 烛光之路永照后人:记北京医院国际南丁格尔奖章获得者林菊英和曾熙媛 [J]. 兰台世界,2006(17):56.

[4] 林明浩. 老骥伏枥　志在千里:访中华护理学会理事长曾熙媛女士 [J]. 中国人力资源开发,1999(10):41–42.

王雅屏

为病人捧出亲人般的爱

我要把自己有限的生命，
融入无限的为病人服务
之中。

——王雅屏

2001年5月12日，红十字国际委员会授予北京市红十字会医院急救中心副院长王雅屏第38届国际南丁格尔奖。当年的6月26日，在北京人民大会堂举办的颁奖典礼上，时任中共中央总书记、国家主席、中国红十字会名誉会长江泽民为王雅屏颁发奖章。

王雅屏（1945—），女，北京人，中共党员，主任护师。

1945年10月出生。

1961年，就读于中国人民解放军总医院护士学校；1983年，在中国人民解放军军医进修学院（现中国人民解放军医学院）完成护理大专学业。

1964年，毕业后在解放军总医院从事护理工作，历任护士、病区护士长、南楼临床部总护士长；1986年，受聘于北京市红十字新华医院，帮助建立护理管理系统；1997年，受聘于北京市红十字会医院急诊抢救中心（后更名为北京市红十字会急救中心），负责护理管理工作；1999年，任副院长兼护理部主任。

1995年，加入中国老年保健协会，当选第一届理事；2007年，兼任中国南丁格尔志愿护理服务总队副理事长；1999—2000年，两次带队为偏远贫困山区人民送医送药；2001年，被中国志愿者青年委员会聘为形象大使；任中华护理学会理事、《现代护理杂志》编委等。

先后在《中国人民解放军军医进修学院学报》《中华护理杂志》等发表《抢救老年肺心病呼吸衰竭的护理体会》《对16例鼻饲老年病人的营养调查及护理》等专业论文；先后辅导的多篇论文获中国人民解放军总医院临床护理成

果奖。

多次被评为先进工作者、优秀共产党员；1999 年，北京市红十字会颁发红十字精神博爱奖；2001 年 5 月，荣获第 38 届国际南丁格尔奖。

耳濡目染 毅然从医

王雅屏 1945 年 10 月出生于北京市一个医药世家。从记事起王雅屏就时常见到父辈们救世济贫的行善之举：他们常常免费为身无分文的流浪者治病，为贫苦的老人治病，添衣送暖；乡里邻里遇到困难，总是慷慨解囊。不分贫贱、不分性别、不分种族，父辈们的行善之举伴随着王雅屏的成长，在她的记忆里日积月累，生根发芽。日子一天天过去，王雅屏也渐渐地长大了，在耳濡目染下，怀着对病人、对弱者的同情和怜悯，她毅然选择了护理专业，16 岁进入护校，从此便开始了她的护理生涯。

"我要把自己有限的生命，融入无限的为病人服务之中"，王雅屏将自己的一生与护理事业紧紧地联系在了一起。

不忘初心 砥砺前行

宝剑锋从磨砺出，梅花香自苦寒来。16 岁的王雅屏被保送到中国人民解放军总医院护士学校学习。1964 年毕业后，凭借自身良好的素质、扎实的理论基础和优良的护理技术，王雅屏被分配到中国人民解放军总医院南楼临床部，从事党和国家以及军队高级干部的临床护理及保健工作。在此期间，忙碌的工作并没有让她放弃学习，反而更加激起了她对知识的渴求。1983 年，王雅屏在中国人民解放军军医进修学院完成护理大专学业。

从业数十年，王雅屏始终坚定自己的初衷，不断学习，不断积累，保持激情，砥砺前行。她用一生践行南丁格尔誓言："终身纯洁，忠贞职守，尽力提高护理之标准；勿为有损之事，勿取服或故用有害之药；慎守病人家务及秘密，竭诚协助医生之诊治，勿谋病者之福利。"

见义勇为 舍己为人

"南丁格尔是我一生的楷模，危急时刻必须忘记自己，只有病人。"

1972 年 3 月的一个下午，在北京京西宾馆召开的全国性会议上，一名参会人员突然心脏病发作，出现呼吸、心搏骤停，王雅屏见情况危急，不顾自己已有两个月身孕，和医疗组成员一起对病人立即投入抢救。她毫不犹豫地跪在病人身边进行心肺复苏，迅速地建立静脉通道和实施气管插管，为病人重新获得生命赢得了宝贵的时间。然而，由于抢救时的紧张和劳累，当天晚上王雅屏因先兆流产而紧急入院，最终流产了。面对丈夫的埋怨与心痛，她依然坚定当初的选择，她说："抢救生命是我义不容辞的责任。"她的骨子里带有对护理的无限热爱和敬畏，对于她而言，"见义勇为，舍己为人"不仅是一种行为，更是一种烙印。

"我要把自己有限的生命，融入无限的为病人服务之中。"王雅屏多次奔赴地震一线参加抢险救灾工作。1976年7月28日，河北省唐山地区发生里氏7.8级地震并且波及京津地区。当时每天要救治成百上千名伤员，伤员之多、病情之重、工作量之大，无法想象。时任护士长的王雅屏和她的团队每天工作十几个小时。王雅屏的家，距离医院并不太远，家中还有两个年幼的孩子，然而她却因工作需要经常不能回家。1999年我国台湾发生里氏7.4级地震，当时她的丈夫患急性心肌梗死刚刚脱离危险，正需要家人照顾，但她心系灾区人民，坚持请求领导允许自己参加抗震一线工作，她时刻准备着为灾区人民服务，为台湾同胞奉献祖国人民的真诚爱心。

爱，源于心底，一直伴随她走在人生的路程中。她对于病人"不是亲人却胜似亲人"的感情温暖了每一位病人，也得到了许多病人和家属的赞扬。

**优化管理
做好表率**　　　　"榜样的力量是无穷的，做好工作一靠表率，二靠严格要求。"1986年，王雅屏受聘于北京市红十字新华医院。她每天早早来到医院，看望危重病人，帮助新华医院建立护理管理系统，举办各类学习班，培养了护理技术骨干。她注重以德育人，提倡爱岗敬业，提出了以良好的服务质量赢得社会效益和经济效益，鼓励培养勤奋好学的年轻人，讲奉献，比贡献。1987年北京市红十字新华医院被评为北京市卫生系统先进集体。

1997年王雅屏受聘于北京市红十字会医院急救中心。在担任护理部主任期间，她通过自己的一举一动、一言一行把对病人的爱渗透到医院的每个环节，深入到每个人的心里。她一手抓临床基础护理，一手抓护理质量。从护理工作的要求出发制订了一整套工作制度，并建议医院为翻身不便的病人购置防压疮气垫床，结合药物治疗，半年时间将"急诊创伤危重卧床病人"的压疮发生率由7%降至0。她先后制订了病房、急诊科、手术室、ICU的护理工作规章制度，完善了急诊科的急救流程,提出了先救人后交费的急救原则,提倡急诊科、辅助科室、手术室、ICU、病房"一条龙"服务。面对无人认领、无人照顾、无人付费的特殊病人,她教育广大护理人员:"生命对于我们每一个人来说都是宝贵的,爱是无私的,不管病人的种族、信仰与贫富程度有何不同,都要坚持用统一标准护理好每一位病人。"在急救黄金一小时原则的贯彻下,挽救了更多病人的生命,抢救成功率不断提高。2000 年,时任全国人大常委会副委员长、中国红十字会会长彭珮云视察北京市红十字会急诊抢救中心,对中心医疗、护理及管理给予了充分的肯定,并留言:"服务质量最好,医疗质量一流。"这是对医院医疗护理工作的充分肯定,也是对护理管理者的肯定。

与时俱进
开拓创新

除了兢兢业业地完成本职工作外,王雅屏非常注重收集临床第一手材料,不断总结、积累、研究和解决临床护理中遇到的各种疑难问题。20 世纪后期,我国逐渐进入老龄化社会,王雅屏注意到了这点,她从 80 年代初开始关注老年护理研究,90 年代开始将自己的工作范围从医院临床疾病护理延伸到对全社会老年人的健康保健上。1995 年加入了中国老年保健协会,担任第一届理事。她热衷于老年护理研究,开通了"老年人保健咨询服务"免费电话,及时解决了社会上老年人生活中的诸多实际问题。为提高老年人的自我保健意识,她撰写了 10 余篇关于老年人的健康保健及疾病护理的文章,通过中央人民广播电台及《人民日报》专栏向大众宣传普及。此外,先后在护理专业杂志上发表论文 30 余篇,全方位地提出有关老年健康、疾病预防的护理问题。

心存博爱
默默奉献

正如王雅屏自己的回忆,在平凡的护理岗位上,护理和抢救过多少病人已无法统计。在长期与革命先辈的工作接触中,她把对病人、对弱者的朴素情感升华为了对护理事业最高境界的不懈追求。无论是在什么时候,在什么地方,她总是冲在抗震救灾的第一线;在工作中,她努力把自己的本职工作做到最好,她建立了北京市红十字新华医院的护理管理系统,完善了北京市红十字会医院急救中心的急诊流程,提出了"先救人后交费"的急救原则;在社会中,她热心公益,到偏远的山区送医送药,资助贫困家庭脱困项目,资助优秀贫困生完成学业;在科研上,她不重名利,注重培养更多青年人的科研意识。2001 年,王雅屏荣获第 38 届国际南丁格尔奖章,同时,也是我国红十字医疗机构获此殊荣的第一人。时任北京市副市长张茅代表政府向王雅屏颁发奖金 10 万元,她将这笔奖金捐给了北京市红十字会急救中心,作为优秀护士的奖励基金。

2007 年,在护理前辈的感召下,王雅屏加入了"中国南丁格尔志愿护理服务总队",并成为第一届理事会成员,迅速组织了一支全国志愿者代表团体,和江西志愿者一起开展志愿服务——量血压、测血糖;为老年重症病人做护理;指导家属为瘫痪病人做康复训练等。2013 年王雅屏从前辈手中接过总队理事长的重任,继续践行着"咬定青山不放松"的精神,积极宣传和推动护理志愿服务,促进志愿服务队伍迅速发展壮大。到 2020 年 9 月,在全国成立了 609 支分队,志愿者达 40 余万人,含 1 331 个医疗单位和护理院校,31 省市全覆盖。

2015 年,她参加云南德宏傣族、景颇族自治州的志愿服务活动,并和德宏志愿者一起走访晚期癌症病人。前两位病情相对平稳,第三位病人住在另一座山坡上,由于雨水泥泞,志愿者一个拉着一个,艰难地向山上爬行,经过一个多小时的努力,终于见到了傣族老年女病人,她躺在面对着门的竹床上,虽已是癌症晚期,可当她看到志愿者来到她的身边时,即刻流露出兴奋的神情,并积极而艰难地和志愿者交谈着。德宏的几位志愿者前期已和病人建立了深厚的情谊,志愿者们感慨:"我奉献,我快乐"!王雅屏经常参加基层的志愿服务活动,如四川甘孜藏族自治州、青海黄南州、新疆喀什的志愿服务活动。她曾说:"所有的收获和快乐已经成为鲜活的记忆,我要和广大护理志愿者一起同心协力,挥洒护理志愿服务之汗水,在健康中国的征程中,一往无前。"在她的带领下,各地护理志愿服务活动有序推进。

她没有悲壮豪迈的言语,没有惊天感人的事迹,一步一个脚印,默默地奉献着,像南丁格尔女士那样竭力服务于人类健康事业,无怨无悔。

高山安可仰
徒此揖清芬

王雅屏曾说:"革命先辈们对理想信念的坚定追求,对事业永不言败的顽强,对祖国、对党、对人民的无限热爱与忠诚,对名利的淡泊以及对生的渴望,对死的豁达……所有这一切都时刻伴随着我,激励着我,影响着我,是他们使我真正懂得人为什么活着,应该怎样活着。"护理工作是精细艺术中之最精细者,其中有一个原则就是护士必须具有一颗同情心和一双愿意工作的手。回顾她这一生,一直致力于继承和发扬南丁格尔精神,为病痛者护理,为困惑者排忧解难,不求回报,不计成就,在这个看似平凡的岗位上,用实际行动为病人奉献亲人般的爱。这份无私,这份坚持,可谓"高山安可仰,徒此揖清芬"! 世间万物皆有芬芳,而王雅屏的高雅,在于默默地为祖国建设、人民健康、人才培养,为世界和平与进步做贡献!

(裴彩利)

参考文献

[1] 李学梅. 南丁格尔奖章获得者王雅屏为病人捧出亲人般的爱 [J]. 健康大视野,2002(07):10–11.

[2] 钱勇,佳忠. 南丁格尔精神代代相传:解放军总医院为第 38 届"南丁格尔奖章"获得者王雅屏举行庆贺大会 [J]. 当代护士,2001(10):4.

[3] 钱勇. 无私的奉献辉煌的人生:记第 38 届"南丁格尔奖章"获得者王雅屏 [J]. 当代护士,2001(10):9–11.

[4] 中国红十字年鉴编辑部. 中国的南丁格尔 [M]. 北京:台海出版社,2006.

李秋洁

把爱心没有代价地奉献

护士的职业，不仅仅是打
针吃药。她们的敬业与否
是关乎人命的！

——李秋洁

2001 年 5 月 12 日，红十字国际委员会授予哈尔滨医科大学附属第二医院护理部主任李秋洁第 38 届国际南丁格尔奖。当年的 6 月 26 日，在北京人民大会堂举办的颁奖典礼上，时任中共中央总书记、国家主席、中国红十字会名誉会长江泽民为李秋洁颁发奖章。李秋洁为黑龙江省护理人赢得第一枚南丁格尔奖章。

李秋洁(1949—)，女，黑龙江哈尔滨人，主任护师、二级教授、博士生导师。1949 年出生。

1968 年，毕业于黑龙江省卫生学校(现齐齐哈尔医学院)；1984 年，就读于黑龙江省卫生管理干部学院护理管理专业；1998 年，完成黑龙江省高等教育自学考试的本科课程。

1968 年，在黑龙江省依安县镇医院任外科护士；1975 年，调入哈尔滨医科大学附属第二医院手术室；1986 年，任护理部副主任；1994 年，任护理部主任、护理教研室主任；2001 年，兼任哈尔滨医科大学护理学院副院长；2003 年，获批为哈尔滨医科大学护理学专业硕士生导师；2011 年，获批为博士生导师。

现任中国生命临终关怀人文护理专委会专家，全国高等学校护理学类专业教材建设指导委员会顾问，《中华护理杂志》《中国护理管理杂志》《护理管理杂志》《护理研究》《护理学杂志》等学术期刊的编委，黑龙江省护理学会名誉理事长；历任中华护理学会常务理事，教育部护理教育教学指导委员会第二届和第三届委员，人民卫生出版社全国护理教材评审委员会第二届和第三届委员，黑龙江省护理学会理事长、护理管理专业委员会主任委员、护理质控中心主任等职务。

先后在《中华护理杂志》《中国实用护理杂志》等期刊杂志发表《护理人员心理授权现状的调查研究》《变革型领导理论在护理管理中的研究进展》等多篇论文,其中 SCI 论文 8 篇;主持和参与国家级省部级课题 10 余项,先后获省部级科技成果多项;主编和参编《新编护理学》《临床肿瘤护理学》等 11 部。

2001 年 5 月,荣获第 38 届国际南丁格尔奖;2002 年,荣获黑龙江省三八红旗手及黑龙江省十大女杰;2003 年,黑龙江省委授予抗"非典"优秀共产党员称号;2005 年,荣获全国卫生系统巾帼建功标兵荣誉称号;2012 年,被评为黑龙江省劳动模范;2017 年 12 月,在中央文明办和国家卫生计生委联合主办的"我推荐我评议身边好人"活动中光荣当选"中国好医生、中国好护士"月度人物;2019 年,荣获黑龙江省 70 年 70 人模范人物及黑龙江十大巾帼模范。

扎根,
在护理这块土地

20 世纪 60 年代的护理不受社会重视,大家觉得护士无非是打针、吃药,被认为是"没有出息"的行业。面对如此情况,一些曾和李秋洁一起,在南丁格尔铜像前宣誓成为圣洁"白衣天使"的同窗好友,先后弃护理而去,很多人也都劝李秋洁改行成为医生或检验员,可她却说:"我的根在护理这块土地。"平凡的话语诠释了她为护理事业奉献生命的初衷。

毕业后的李秋洁就职于依安县镇医院。从正式成为护士的这天起,她就树立了一个心愿:把护理当成她一生的事业。

她如饥似渴地学习以补充、增长自己有限的知识。目睹了我国落后的农村医疗水平,她深感痛心,于是在下乡巡回医疗普及医疗知识时,指导村民们学会必要的医疗保健知识成了她的"业余爱好",她也被当地人誉为"医疗小百科"。她的足迹和汗水遍布了条件艰苦的依安县偏僻乡村。她着手开展全县居民健康状况、公共卫生措施和流行病学的调查研究工作,深入村民家庭宣传卫生保健知识,防治疾病。

病人,
就是我的一切

面对依安县镇医院设施简陋、医护人员匮乏、诸多急诊病患无法处理及缺医少药的现状,豆蔻年华的李秋洁触动颇深,她决心刻苦钻研医护技术,竭尽自己的全部力量为病人服务。她以南丁格尔为榜样,把病人当作自己的一切,不分昼夜地拼命工作。

有一天深夜外出巡诊，寒风加雨雪路滑难行，当她赶到病人家里时，已全身湿透，冷得直打寒战，她却不顾自己，立即检查患儿。孩子患的是暴发型流脑，极度缺氧、病情危重，注射急救药后她竟然不顾这是传染性很强的流行病，马上口对口地进行人工呼吸，孩子的父母感动得直抹眼泪。

南丁格尔曾说过："护理是一项精细的艺术。"为力求能最大限度地减轻病人痛苦，李秋洁对临床护理这门技术保持着永不满足的钻研态度。做气管切开术的病人再插胃管时操作难度很高，为了练习这项技术，她先拿自己做试验，让别人为自己插胃管，亲自体会下胃管的感受。谁都知道插胃管的滋味相当难受，为了掌握要领，她不顾严重呕吐，反复演练，最后终于能根据病人咽喉部的不同标志与解剖位置，熟练地进行操作。

孩子，我亏欠了你们

"妈妈，我们饿了。"简单的六个字，却每次都会让李秋洁内疚不已。1975年，李秋洁调入哈医大二院手术室工作。因丈夫在部队，李秋洁只能让自己的老母亲来照顾她的两个孩子。一次，在家照料孩子的母亲犯了心脏病住院了，而在手术室工作的李秋洁却因紧张的抢救工作留在医院，无暇照顾孩子。晚上9点多钟两个孩子手拉手到了医院，见面就哭着喊："妈妈，我们饿了。"李秋洁心疼地看着孩子们，真想立即回家给孩子做顿热饭，让孩子饱饱地吃一顿，可手术台上病人的抢救工作却刻不容缓。她只能对孩子们说："好孩子，回家去吧，妈妈正忙着，你们把面浇上水，揉一揉，然后一块一块揪到锅里，煮开后就可以了，千万小心别烫着。"有人说："李秋洁心真狠，这哪是自己的孩子呀！"她只好把眼泪往肚子里咽："世上哪个妈妈不疼爱自己的孩子呢，可是如果不把危重病人抢救过来，他们的子女不就要失去爹妈了吗？"

李秋洁不曾愧对任何一个病人，然而她却至今仍无法弥补自己对家庭、对孩子的内疚。她无数次指责过自己，却依然是在每一次接到加班电话后，立即奔赴岗位，义无反顾。

父亲，等等我

对待同事，李秋洁总是关爱有加，每当有同事或者同事的家属来住院时，不管多忙，她都会亲自去探望，但对自己的亲人，她却有许多内疚和惭愧。李秋洁刚当上护理部主任不久，83岁的老父亲身患重病，老父亲非常想去李秋洁所在的医院住院治疗，但是由于护理工作的繁忙，同时又怕父亲受到同事们的特殊关照，于是和家人商量，让父亲住在单位指定的医院治疗，后来父亲病情加重，不得不转到哈医大二院。父亲住院后，由于忙于工作，李秋洁却很少有时间过去照看。即使在父亲临终前的那一天，担任总值班的李秋洁仍在不停地忙着组织抢救病人。父亲非常想再见她一面，哥哥在病房中打电话催了她一遍又一遍，但是李秋洁总是说再等等，再等等，着急的大哥一时气不过，把电话打到院长家，问是不是所有护士都像李秋洁一样，父亲临终前也不能在身边。当院领导来到她父亲病房时，李秋洁才赶到父亲病床前，但是父亲已经永远闭上了他的双眼，此时此刻作为女儿的李秋洁，还能对父亲说些什么呢？她只能跪在了父亲的床前哽咽着，带着无尽的愧疚……

一切，以病人为中心

成为护理部主任的李秋洁始终着眼于护理前沿，致力于护理模式的探讨，并借鉴发达国家的先进经验进行积极探索和实践，成就了医院护理工作质量的跨越式发展。

她改变了以往质量管理的方法，从定期检查的模式改变为以随时检查为主、定期检查为辅的新模式，同时对质量管理及检查内容进行了大量的修改，她率领一班人重新修订了医院各项护理规章制度及护理操作规程，根据病人需求，删除了有关"三条线、四固定"等对病人不适宜的规定项目，把"一切以病人为中心"的思想融入护理管理的各个层面。

20世纪90年代中期，"整体护理"模式被引入中国，李秋洁查阅大量中外书籍和资料，全身心地投入到这项护理模式的改革与实践中。在整体护理工作刚刚启动阶段，她被确诊为子宫肌瘤，医生建议马上手术，但她为了工作一再推迟直至病情加重。手术结束当天，她就开始亲自部署整体护理试点病房的启动工作。可以下床活动了，她就让同事搀扶着开始巡视病房，对每一个护理工作的细节进行指导落实。在她的积极筹备和辛勤努力下，护理工作得到了全院的重视和认同，医院提出了"护理兴院"的战略，哈医大二院成功被选为黑龙江省第一所开展整体护理的试点医院。

李秋洁深知"整体护理"理念的引入重在落实。她要求护士对病人要有责任心、爱心，既要完成"硬件"——基本的护理工作，又要做好"软件"——对病人的关爱，做到"身护"和"心护"的统一。为鼓励和支持护士进修学习，她创造各种条件,分批次派出近300人次参加卫生部及全国护理中心主办的培训班,系统学习理论知识,并在黑龙江省率先开展护士继续教育,大力推动终身教育观念的实施,全面实施护士继续教育学分制。为了让中国护理走向世界,让世界了解中国护理,医院与美国、加拿大、新加坡、芬兰及日本等国的护理同仁建立了互访友好关系,开展国际护理交流,并聘请了美国护理专家为客座教授,突破了以往只有医生出国进修的惯例。1998年6月"全国整体护理试点总结交流会"在哈医大二院召开,世界卫生组织香港总干事陈磊石先生给予高度评价:哈医大二院用两年时间走完了国外发达国家近10年的发展历程,已走在全国的前列。这是对李秋洁和同事们的付出最公正的评价与褒奖。

2010年,优质护理服务方案刚提出,李秋洁便带领哈医大二院的全体护理人员在省内率先开展优质护理服务示范工程活动。在启动阶段,她组织全体护士长进行学习和培训,帮助护理人员转变观念;实施阶段,她带领各科护士长深入病房一线实地解决工作中的问题和困难,落实护理工作模式的转变,切实解决病人的问题,提高病人的满意度,将人文精神融入护理工作中,创新提出了医院护理工作的"七化"理念及"心件工程"等护理文化。在国家优质护理服务先进评比中获得了高度评价。

2010年,在卫生部首批重点专科申报工作中,李秋洁牵头在短时间内完成了大量、全面而又细致的落实工作,医院被破格列为部属院校参评名单,并在全国66所参评的医院中取得优异成绩,成功获得卫生部专科护理重点专科资助,开创了哈尔滨医科大学乃至黑龙江省护理工作的先河。

育人,注重实践成效

1994年,李秋洁担任哈尔滨医科大学附属第二医院护理教研室主任,2001年5月起任哈尔滨医科大学护理学院副院长,主管本科教学工作。她坚持工作在教学前线,承担护理学基础、护理管理等多门课程的教学任务。为了更好地培养护理学生的实践能力,李秋洁带领护理学院教师先后在教学中引入PBL教学(即项目教学法教学)、小组教学、案例教学、角色扮演、情景模拟、辩论等教学形式,培养学生发现问题、分析和解决问题的能力,提高学生自主学习及临床思维等能力。2007年护理学院又率先在国内采用以一个案例为主线、运用护理程序和标准化病人对学生进行出科和毕业考试的新模式,形成独特新颖的OSCE(即客观结构化临床考试)评价模式,取得显著效果,并吸引国内近10所院校前来参观学习。在她和同事们的共同努力下，哈尔滨医科大学护理教学质量始终走在国内前列。

2003 年李秋洁被授予黑龙江省首位护理研究生导师，2011 年被授予黑龙江省首位护理博士生导师，现已培养博士生 4 名、硕士生 30 名。李秋洁教授在护理专业享有较高的知名度，多次应邀在国内各大院校进行专题讲座，受到业界同仁的一致赞扬。

境界，把爱奉献给社会

李秋洁凭借高尚的人格品德、严谨的工作作风、强烈的社会责任感和精湛的专业技能，成为全省护理工作者的楷模。获得南丁格尔奖后，哈医大二院奖励她 20 万元人民币，可她却说："我的荣誉是哈医大二院集体智慧取得的结晶，它从诞生起就不属于我个人，这 20 万元理应归回到集体中去。"于是，李秋洁毅然把 20 万元全部捐献，用于哈尔滨医科大学护理学院的建设和发展。

2008 年 5 月 12 日，汶川发生了 8.0 级特大地震，当晚 23 点，李秋洁接到紧急待命通知便立刻布置抗震救灾工作，不到 1 小时就准备好护理救援小组，24 小时待命，随时准备驰援汶川。当接到四川大学华西医院急需 ICU 护理人员增援的电话后，李秋洁立刻调整，仅仅 30 分钟，就组建了 11 人的 ICU 护理小分队。救人如救火，她不顾自己年龄已大，婉拒了领导和同事们的劝阻，亲自带队奔赴前线。她带领 ICU 护理小分队在华西医院累计工作 58 天，凭借精湛的技术、高尚的医德、严谨的工作态度和与当地医护人员默契的配合，赢得了华西医院同仁们的一致好评。抗击"非典"、抗击甲型 H_1N_1 流感……在每一次特殊战斗中，李秋洁都以实际行动践行了南丁格尔精神中大爱的含义。

在离开护理管理岗位后，她始终不忘初心，践行着南丁格尔"大爱无疆"的精神，2016 年她携子女将价值 80 余万元的儿童服装、鞋袜、玩具等通过哈尔滨市"红十字"会捐赠于儿童福利院。她说："护理事业是我的毕生钟爱，愿意为此奉献一生。"

从无抱怨，从不后悔，因为她认为：人类最高尚的精神境界，就是把爱心没有代价地奉献给整个社会。

护理生涯的 50 年，弹指一挥间，李秋洁以她深厚的学术造诣、刻苦钻研的精神、人道博爱之心和完美的人格魅力受到广大病人和医务工作者的尊敬和爱戴。

（李丽红）

参考文献

[1] 潜心学术创新管理博大胸怀:记全国巾帼建功标兵、哈尔滨医科大学护理学院副院长兼附属第二医院护理部主任李秋洁 [J]. 中国护理管理,2007(02):75-77.

[2] 魏秋生."白衣天使"李秋洁 [J]. 黑龙江史志,2005(03):40.

[3] 商孝来.植根中国,光大南丁格尔精神:记哈医大二院护理部主任、主任护师李秋洁 [J]. 职业技术,2002(12):20-24.

[4] 隋树杰,刘凤莲,刘亚平."南丁格尔奖"轰动效应引发的思考 [J]. 现代护理,2002(05):410.

[5] 冯新华.南丁格尔奖在中国(下)[J]. 当代护士(综合版),2012(01):4-8.

[6] 中国红十字年鉴编辑部.中国的南丁格尔 [M]. 北京:台海出版社,2006.

吴景华

用生命延续成千上万个生命

> 我爱我的病人,病人的痛苦就是我的痛苦,病人的欢乐就是我的欢乐。
>
> ——吴景华

2001 年 5 月 12 日,红十字国际委员会授予宁夏回族自治区护理学会副理事长吴景华第 38 届国际南丁格尔奖。当年的 6 月 26 日,在北京人民大会堂举办的颁奖典礼上,时任中共中央总书记、国家主席、中国红十字会名誉会长江泽民为吴景华颁发奖章。继 1993 年,宁夏护理人又赢得一枚南丁格尔奖章。

吴景华(1932—2019),女,上海人,中共党员。

1932 年 6 月出生。

1952 年,毕业于上海市太和高级助产学校;1983 年,在中国医科大学进修班学习。

1952 年,毕业后自愿报名支援宁夏,来到银川担任助产士;20 世纪 60 年代起,在银川市人民医院(现银川市第一人民医院)任护理部主任。

当选宁夏回族自治区政协第三届至第六届委员;历任中华护理学会宁夏护理分会副理事长、内科专业组组长,银川市护理学会会长和秘书长,银川市卫生系统咨询委员会委员和科协技术协会委员,《护士进修杂志》编委、《当代护士杂志》特约记者、《实用护理杂志》特约通讯员等。

在《宁夏医学杂志》等期刊杂志发表《对书写护理病历的探讨》《医院分级管理后必须加强临床护理观察》等专业论文;先后获宁夏回族自治区、银川市科学技术协会优秀论文二、三等奖。

1983 年,中国科学技术协会、国家民族事务委员会、中国劳动人事部联合授予"少数民族地区先进科技工作者"荣誉称号;1986 年,卫生部授予从事护理工作 30 年荣誉证书和奖章;1988 年,卫生部授予全国模范护士;1989 年,被银川市红十字会评为发扬人道主义精神先进工作者;2001 年 5 月,荣获第 38 届国际南丁格尔奖;2018 年 9 月,获宁夏回族自治区"自治区 60 年感动宁夏人物"提名奖。

2019 年 2 月 13 日,吴景华身着由中国红十字会特别提供的印有"南丁格尔"字样的护士服,在银川市第一人民医院安然离世,享年 86 周岁。

深深烙印怎能忘
追逐梦想坚毅行

吴景华,出生于 1932 年 6 月,上海人,她的父亲是一名高级工程师,小生命的到来无疑给这个家庭增添了许多幸福和快乐。然而,在那个动荡不安的年代,年幼的吴景华目睹了日本人在中国的烧杀抢夺的情形,并且,她深爱的母亲因病情严重永远地离开了她。这一切在吴景华幼小的心灵里刻下了深深的烙印。

中学时代,上海这个被战争摧残得满目疮痍的大都市慢慢苏醒了,吴景华也开始接触新思想。父亲对她要求严格,本已为她提供了良好的受教育机会,也一直寄希望于她能在中学毕业后学习土木工程或者纺织专业。然而,吴景华却始终不能忘记她因病逝世的母亲,她想要去拯救那些可能会被病魔夺走生命的人,于是不顾父亲的反对,选择了能够拯救生命的医学专业,进入上海市太和高级助产学校就读,梦想着毕业后能够悬壶济世,救死扶伤。

违背父愿踏西北
天差地别终不悔

1952 年,聪慧漂亮的吴景华从助产学校毕业,那一年,她 20 岁,大西北解放不久,西北卫生局到上海大量招收医务人员,支援祖国的大西北建设。那时候交通不发达,相隔近 2 000 公里,宁夏偏僻荒凉条件艰苦,有哪一个家长愿意让自己的孩子这样远赴他乡呢? 吴景华的父亲和家人自是极力劝阻,可是吴景华还是加入了共青团,悄悄地参加了卫生员集训,毅然地和同学们穿上了"列宁装",踏上了开赴大西北的火车。

在上海吴景华衣食无忧,当年仅 20 岁的她凭着一腔热血来到银川后,发现这反差实在是太大了。所谓的银川,就是"一条街两幢楼,一个警察看两头,一个公园两个猴",扑面而来的是 −20℃的严寒,屋内的炭盆熏得人要窒息;所谓的医院,就是两排平房而已,除了产科其他科室都混在一起,长夜班时每天都有狼趴在窗棂上咆哮，她只能选择把门关紧再关紧；对西北人来说最好的就是牛羊肉，可吴景华却闻不了牛羊肉的味道，对她来说能填饱肚子最好的是自己煮的茶叶蛋，是咸菜拌面食，吴景华后来回忆时说："直到现在，我还是吃不惯牛羊肉。"

面对艰苦的生活、恶劣的环境、时时存在的危险，她没有选择退缩，而是咬紧牙关坚持着，她牢记自己在离开上海前对家人许下的誓言："不闯出点名堂，我不会回上海见你们。"尽管视野中没有了原来的光彩夺目，有的只是一片黄沙铺天盖地，生活中没有了原来的"小资"，工作中有的是无法想象的艰辛，但她在心里已经默默地把地图上"树叶那么一点点大"的地方当作了自己工作和生活的起点，决心"一辈子扎根宁夏"，发誓"一定要干出一点色彩来"。浦江两岸的华灯逐渐远去，高天厚土的宁夏，成为吴景华心中真正的故乡！

抢救病人于水火
悬壶济世无禁区

刚到宁夏时，吴景华被分配到了省立医院担任助产士，当时的医疗条件非常差，医务人员十分紧缺，她没有过午休，从没有正点下过班，哪个科室缺人她就去哪里顶班，而且常常被派外出接生。

1960年困难时期，吴景华到回族聚居的同心县巡回医疗，一天夜里，预旺公社打来电话，说有一个难产孕妇急需抢救。预旺地区离同心县有七八十里远，山路崎岖不通车辆，而且天已经黑了，怎么办？救人如救火，时间就是生命，"赶紧走吧，晚一刻，两条生命可能都不保！"吴景华说。随即和另外一位大夫背着急救箱，疾步如飞地一头扎进了黑茫茫的旷野。山路高低不平，一路跌跌撞撞，他们在黑咕隆咚的夜色中走了整整一夜，等赶到病人家里时，天已经大亮，满脚的血泡疼得不敢挨地，但是看到病人十分危急，他俩忍着疼痛顾不上休息立即投入到工作中。当时的条件实在是太艰苦，产妇盖的是老羊皮，炕上铺的都是沙子，吴景华只好把桌子拼成手术台，接着打扫房间、清洁消毒、布置临时手术室……经过一番紧张的手术，孩子顺利降生了，但是产妇却还是一脸痛苦，由于难产导致产后尿潴留，带去的导尿管又太细了，用空针吸都没成功，怎么办？救人要紧！吴景华果断地说："用嘴吸吧！"一边就把嘴巴凑了上去，忍着呛人的异味，吸一口，漱漱口，再吸一口，又漱漱口，就这样，他俩轮着用嘴吸，把滞留在产妇体内的尿液一点一点地给吸了出来……当地的群众听到这个消息时都惊呆了，他们从来没有看见过这样的大夫、这样的场面。

回同心县时，产妇的丈夫拿着一双布鞋找到吴景华，一定要送给她一件礼物，那是一双产妇在怀孕期间做的、表达当地人最深敬意和谢意的布鞋，对她说："这是她的一点心意，没有你们就没有我的老婆和孩子！"吴景华本不愿收这份礼，但是拗不过产妇的丈夫，收下礼物的那一刻，淳朴的山民流下了感激的泪水。多少年过去了，当谈起那次终生难忘的经历时，吴景华仍然认为自己只是尽了自己的职责，她说："南丁格尔的精神就是救人没有禁区。"

无微不至护病人
救死扶伤谋幸福

吴景华常说："我爱我的病人，病人的痛苦就是我的痛苦，病人的欢乐也就是我的欢乐。"她把从事护理工作，护理好病人，减轻他们的痛苦，当成自己最大的幸福。

一天，医院抢救室送来了一位患有肝硬化的煤矿工人，由于煤矿塌方，病人身上多处受伤，而且全身黑漆漆的，还爬满了虱子。周围的护士都躲得远远的，谁也不愿意靠近。煤矿工人需要马上做手术，否则性命堪忧，可是这样怎么做手术？正在大家望而却步、不知所措时，正在查房的吴景华看见了，她二话没说挽起袖子帮助煤矿工人脱掉脏衣服，叫护士打来热水从头到脚小心翼翼地给病人擦洗起来。在她的带领下，护士们也动起手来，开始进行紧张的术前准备。当手术大夫赶到时，不敢相信眼前就是几分钟前受伤的黑漆漆的矿工。在吴景华的心里，病人永远是第一位的，再脏、再累，当与病人的健康和生命比起来，这些又算得了什么呢？

1985年8月4日，吴景华又像往常一样留守在医院里，这一晚，她在急诊科值夜班，巡视时她发现一位脑出血的老年病人的床单和被褥全湿透了，她马上给病人换上干净的被褥和床单并拿去清洗，自己却不慎感染了甲沟炎导致急性感染性休克，经抢救才脱离了危险。从那以后吴景华也因此落下了病根：右手比左手肿大，工作过久就会肿痛。然而，吴景华一点也不后悔，她说："将心比心，有谁躺在病床上会舒服呢？更何况是脏的被褥和床单，我们要给病人更多的关爱。"此后，她依旧继续全身心地护理每一位病人，继续承担着很多分外之责，使死者以洁净之躯有尊严地离开；把患有斑秃症的孩子带回家，清洗化脓的头部，给他买衣服、买玩具；替交不起住院费的病人代交住院费、买奶粉、送饺子、送棉衣……结核科不受护士的"青睐"，这里的病人因为病痛的折磨和外界的歧视而不配合，可是对吴景华却是服服帖帖、尊敬至极，因为她会不加歧视地跟他们聊家常,从他们的言行中去了解背后的酸楚,自己出钱为他们炖鸡汤、添置新衣服,她会给予他们无微不至的关心和帮助。这一切她都当作自己的分内之事,她说:"救死扶伤是医护人员的职责,我们护理人员要有一颗同情心和一双愿意为病人工作的手!"

家人孩子齐奉献 忘我舍己谱乐章

吴景华育有三个孩子,可是在孩子们的眼中,母亲的一生都给了医院,在他们的童年记忆里,似乎只有孤单的成长印记。吴景华每天清早带着一个馒头出门,半夜悄悄地回家。孩子只能交给家里帮忙的老太太,孩子还小的时候,她总是这样嘱咐帮忙的老太太:"他们要闹,就给冲点糖水喝。"孩子是母亲身上掉下的肉,又有哪位母亲会不爱自己的孩子?可是,吴景华觉得,病人更需要她,甚至在孩子们放学后,都是先到医院帮母亲叠纱布或者做一些其他护理准备工作,然后才写作业、吃饭。外孙女回忆起来仍说:"从我记事起,姥姥就非常忙碌,她经常在周末带着妈妈、爸爸到各科室帮医院张贴规章制度、挂'安静'牌,清洗医疗器械。跟着姥姥,全家老小都成了医院的工作人员,对护理工作流程格外熟悉。"她说:"别人家的姥姥都是给孙儿、孙女做好吃的,姥姥做的好吃的,都是送给贫困病人的。"

1963年,麻疹病在银川大范围流行,病房里挤满了患病的儿童和家属,哭闹声此起彼伏,吴景华忙着抢救患儿,安慰家属,一忙又是24小时连轴转。由于环境差,很多孩子在输液过程中躁动不安,针头极易掉落,本来人员就不够,这下更增加了医护人员的工作量,也增加了患儿的痛苦,怎么办呢?正当她愁眉苦脸时,看到了在上海的外公寄给外孙女扎头发的塑料彩色空心管,柔软又有弹性,吴景华灵机一动,这可以用来制造头皮针呀,可是,这普通的塑料管怎么消毒?会不会有副作用?这个办法能不能行得通?谁也没有把握,可是总得试一试才知道呀,她决定直接在自己女儿头上先做试验,女儿被扎时的哇哇大哭声刺痛着吴景华的心,她搂着自己的孩子说:"妈妈对不起你们。"试验成功后才应用到临床,解决了患儿输液的难题。吴景华因此创造了小儿科头皮针,实用技术很快在全区及全国推广开来。事后,有人责备她:"你这个当妈的真是狠心,怎么在自己孩子身上做试验?"吴景华淡然一笑说:"都是孩子,当母亲的都会心疼,我又怎能忍心在别的孩子身上做试验。"

为了改变偏远山区落后的医疗条件,为了更多的病人能得到及时的救治,吴景华舍得孩子,她更舍得自己。1958 年,她生下第三个孩子刚满 20 天时,医院住进一位大面积烧伤的病人急需 B 型血,医院却没有那么多的库存血,也找不到其他血源,吴景华知道后,立即跑到医院,伸出自己的胳膊说:"我就是 B 型血,输我的吧!"面对孩子还没有满月的吴景华,领导坚决不同意:"胡闹,自己身体还虚弱,你不要命了吗?"可是她毫不犹豫,再三要求,最终没有人能拗过她,为病人输血 400 毫升。

1974 年,吴景华不幸患上了乳腺癌、宫颈癌,前后做了 3 次大手术,摘除了一侧乳房和子宫,卧病在床的那段日子,吴景华每天看着窗外街上的人匆匆上班,想着病房里那么多的伤病员需要治疗和护理,急得直掉眼泪,她害怕自己再也回不到工作岗位,手术后不到一年白细胞还未恢复正常值,她就以饱满的热情上班了。

吴景华心里时时刻刻装着的都是病人,她说:"苦,是对自己的锻炼,甜,是对人民的奉献。"有人问她:"这么辛苦一辈子,到底图啥?"吴景华说:"我 1952 年就申请加入党组织,1956 年成为一名光荣的共产党员,我在党旗下宣过誓,一辈子要全心全意为人民服务!"什么是理想?什么是大爱?什么是无私?吴景华用半个世纪不计回报的执着付出,对南丁格尔精神矢志不渝的追求告诉了我们答案,即使是在最平凡的岗位上,她始终坚守着心中的理想信念,谱写着自己不平凡的人生乐章!

深入学习累新知
整改制度创新高

长时间的操劳和重负荷的工作让吴景华积劳成疾,曾经命悬一线,但当与死神擦肩而过之后,吴景华没有放弃自己曾经倾注了一腔热情深爱的护理事业。康复之后,吴景华赴中国医科大学进修。记得在 1954 年,吴景华乘坐长途汽车,从银川赶往兰州考试,考试上榜之后,却被其他考生顶替了,当时眼眶里不住打转的眼泪和心底的无奈,仍然记忆犹新。所以,吴景华格外地重视和珍惜这次进修机会,进修期间,她认真学习,虚心请教,每到一处都做好详细的笔录,将自己多年来的护理经验,与接触到的新知识、新理念有机结合,深入思考着自己回医院后的行动。为了宁夏护理事业的发展,她心想,必须要做出一些实实在在的事情来。

1983 年,吴景华从中国医科大学进修回来后,便开始着手银川市第一人民医院前所未有的护理整改,从护理指挥体系到各项护理规章制度,从病房到各项护理质量考核标准，每一项在吴景华这里事无巨细地被逐项整改。她知道每一项护理管理准则的制订，都是使病人得到良好安全就医的强有力的保障。一项项制度在吴景华的努力下被完善下来张贴在了医院各个科室，一项项护理技术的操作规程和考核标准被制订出来下发到每一位医护人员。她将病房管理标准化、制度化、规范化，同时还制订了护理技术档案和三级查房制度，使各项护理工作做到有章可循并带头执行。功夫不负有心人，她的努力给病人提供了良好的治疗和休养的环境，使医院的护理质量得到了质的飞跃，为银川市第一人民医院晋升为三级甲等医院奠定了良好的基础。

退休迎来第二春
满腔热情促发展

莫道桑榆晚，为霞尚满天。1992 年，吴景华到了退休年龄，可她怎么也舍不得离开她工作了 40 年的病房，于是她又延长了 10 年才退休，在这 10 年退居二线的日子里，吴景华在医院发挥余热，组织创办了护士长护理技术学习班，并鼓励护理骨干下基层讲课，提供护理技术咨询服务；组织全区性护理知识、操作竞赛。既没人给她钱，也没人给她什么待遇，但是她并不介意，因为她太热爱护理这个职业了，她饱含深情地说："我离不开病房，我的心和护理事业在一起！"

作为宁夏回族自治区的政协委员，吴景华积极参政议政，结合自己的临床经验，提出了很多实用方案，推动了宁夏护理事业的发展。她提案建立护理大专自学考试机构、建立中心血站、在银川市中心建立急救中心，这些提案均被宁夏回族自治区、银川市领导采纳，并取得了显著的社会效益。在吴景华的推荐下，一批青年护理骨干进入各级学术组织，活跃在各个学术领域，这对于全自治区护理事业的发展和各地护理学术交流起到了推动作用。

（王瑞 吕冬梅）

参考文献

[1] 蔡娆.上海女儿 50 年谱写塞北美丽人生 [J]. 源流,2003(01):10–12.

[2] 杨银英,马爱.天使在人间:记第 38 届南丁格尔奖章获得者吴景华 [J]. 中国医院管理,2002(05):29–30.

巴桑邓珠

"女儿国"的南丁格尔

> 我是共产党员，共产党讲为民服务，这要求人们充满爱心。护士是一个更需要爱心和同情心的职业，希望今天年轻的护士们能够喜爱自己的职业，在工作中给病人更多的关爱。
>
> ——巴桑邓珠

2003 年 5 月 12 日,红十字国际委员会授予四川省甘孜藏族自治州人民医院副院长巴桑邓珠第 39 届国际南丁格尔奖。当年的 8 月 5 日,在北京人民大会堂举办的颁奖典礼上,时任中共中央总书记、国家主席胡锦涛为巴桑邓珠颁发奖章。这是国内男性护理人首次荣获国际南丁格尔奖。这也是继 1985 年,四川护理人再次摘得南丁格尔奖章。

巴桑邓珠(1951—),男,四川康定人,主任护师。

1951 年出生。

1971—1973 年,在四川省甘孜州卫生学校护理专业学习;1993—1994 年,在华西医科大学(现四川大学华西医学中心)护理系专业学习并获得结业证书。

1973 年,毕业后在四川省甘孜藏族自治州人民医院手术室从事护理工作;1978 年,任手术室护士长;1985 年,任护理部总护士长;1999 年,任副院长;2012 年,从医院退休。

2006 年,参加省卫生厅组织的健康卫士楷模先进事迹报告团;2008 年,作为奥运火炬手参加奥运火炬传递,参加改革开放 30 年专题片《我的 30 年》拍摄;退休后,在南丁格尔志愿服务团开展志愿服务。

在《护理研究》等期刊杂志上发表《护理人员法律意识现状及应对措施》等专业论文;在省州有关刊物上发表《基础护理知识解答 130 题》《关于手术室管理工作的认识》《护士的职能与作风》《影响导医行为因素及提高导医率的方法》《心理护理实施分析》和《抓好管理创"二甲"》等多篇文章。

多次被评为甘孜州优秀共产党员、优秀护士和先进工作者;1980 年,被评为甘孜州十佳青年;2003年5月,荣获第39届国际南丁格尔奖;2019年9月,在中央文明办和国家卫生健康委联合主办的"我推荐我评议身边好人"活动中光荣当选"中国好医生、中国好护士"月度人物。

梦想,解病痛当"门巴"

巴桑邓珠出生在距康定县城有100多公里的旮旯山村甲根坝。20世纪50年代末,乡上办了一所中心小学。从小聪明伶俐热爱学习的巴桑邓珠听说了这个消息,便有了想要读书的愿望。

9岁那年,他把自己想要读书的想法告诉了父母。父母不仅答应了巴桑邓珠的请求,还说:"只要你有读书的志向,我们都会支持你的。"当时的家庭条件较为艰苦,父母对巴桑邓珠求学想法的无条件支持显得尤为珍贵。每每回忆当时的情景,巴桑邓珠都止不住热泪盈眶。可是天公不作美,当时正值我国困难时期,学校被迫停课,再加上原本家里的生活条件已窘迫不堪,实在没有条件支持巴桑邓珠继续完成读书的愿望。因此,巴桑邓珠只上到小学二年级就辍学回家务农了。虽然突如其来的变故阻断了巴桑邓珠的求学之路,但强烈的求知欲却更加坚定了他读书的决心。即便是在家里做着最艰苦的农活,巴桑邓珠也依旧抓住一切机会向村里藏文基础较好的人虚心求教。到了晚上就借助松油灯的微弱灯光学习,一边复习老师之前在学校里教过的汉字与知识,一边学习藏语文。功夫不负有心人,仅仅几年的时间,巴桑邓珠不断提升自己而成为全村小有名气的"知识分子"。

巴桑邓珠有着一颗善良淳朴、悬壶济世的心。当时甲根坝的医疗条件还十分落后,缺医少药,因病致穷、因病致死的情况时有发生。每当他看到村里的老百姓被病魔纠缠时痛苦的样子,因病去世的家人们悲痛万分的样子,巴桑邓珠就不忍地背过身去,恨不得自己立即变成大家口中的"仙医"帮他们解除一切病痛折磨,让更多的人远离病痛的苦难。怀着这样的愿望与梦想,巴桑邓珠暗暗下定决心,萌发了当"门巴(藏语'医生')"的念头,而随着年龄的增长,这个念头在他的心中也日趋强烈,根深蒂固。

无形间,"门巴"这个词植入了巴桑邓珠幼小的心灵中,从小立志当一名医生的"门巴"之梦伴随着他日渐成长。

立誓，须眉不让巾帼

1971 年,19 岁的巴桑邓珠,终于美梦成真。带着对未来的憧憬与期待,怀揣着内心当医生悬壶济世的梦想,他进入了甘孜州卫生学校。然而事实却并非如他所愿般一帆风顺,当巴桑邓珠得知自己被分配到的专业是护理时,他一下子愣住了,美好的愿望,远大的理想,悬壶济世的决心在顷刻间化为乌有,心也被狠狠地揉碎了。他认为自己的美好梦想全完了,难以实现当一名好"门巴"的愿望了。他常常茫然失措地喃喃自语:"当不成医生了,当不成医生了⋯⋯"

在传统观念中,护士一向是女性会选择的职业,加之 20 世纪 70 年代人们对护理专业有种根深蒂固的歧视与偏见,他们认为护理工作就是去侍候人的,而男性从事这项工作更是"低人一等"。巴桑邓珠感到万般无奈和沮丧,难解心结的他甚至萌生了退学的想法。

卫生学校的老师们看出了巴桑邓珠的彷徨和苦恼,理解他的心结所在后,开始慢慢开导他。他们为巴桑邓珠一次次地讲解护理工作在整个医疗工作中所占据的重要位置,一次次地讲述作为一名护士所应具备的职业道德和优秀品质,还讲了许多关于护士的动人故事,而这些故事始终围绕着一个陌生又亲切的名字——南丁格尔。

当时,一位老师在课堂上讲起南丁格尔的故事,告诉了学生们这位护理先驱者是如何放弃贵族家庭的优裕生活,自愿到战场上护理伤员,用自己的爱心和护理技术使伤员的死亡率大大降低,创造了当时令人震惊的"奇迹"。"南丁格尔的故事让我认识到护理工作的伟大之处,坚定了我做一名护士的决心。"巴桑邓珠说。这位护理先驱所倡导的"人道、博爱、奉献"的精神深深打动了巴桑邓珠,并在他心中埋下了种子,扎下了根。也就是在那时,巴桑邓珠对护理事业有了全新的认识,它不再是旁人口中所说的侍候人的工作,它与医生一样伟大。他的心里重新燃起了求知的火焰,扬起了理想的风帆,他渴望在护理行业发光发热。在校学习期间,巴桑邓珠不仅克服了语言的障碍,还在专业课上精益求精。无论是在课堂上,还是在课间老师的办公室里、休息时的学生宿舍里,校园处处都留下了巴桑邓珠勤奋求学的身影。

两年后,巴桑邓珠以优异的成绩顺利毕业,并被分配到甘孜藏族自治州人民医院当了一名手术室护士,成为甘孜藏族自治州第一代男护士。巴桑邓珠认为既然选择了这一神圣而崇高的职业,就要干出一番天地来,并暗暗下定决心,即便自己一个人的力量再单薄,也要用实际行动来改变世俗偏见,为护理行业正名。巴桑邓珠诠释了"须眉不让巾帼"的另一种意义。

"天使"，
在灾难中战斗

说起"天使"，人们往往会联想到"洁白、美好、希望、和平"等一类的褒义词汇，然而，有一位特殊的"天使"，他的出现却总是和"灾难"挂钩，哪里有灾难，哪里就会有他的身影出现。他，就是巴桑邓珠。

甘孜州与其他地方不同，地理条件决定了它是一个多灾多难的地方，地震和雪灾常有发生。作为为数不多又精通双语的男护士，巴桑邓珠总是积极主动地参与救灾救助工作。无论是多么危险的地方，只要是群众最需要的地方，那里就会有巴桑邓珠的身影。身为医院护理队伍主力的巴桑邓珠，参加过大大小小的救灾行动，包括炉霍县 7.9 级地震、道孚县 6.5 级地震、石渠县特大雪灾等医疗救援工作。在地震灾区，他在电力中断、医疗设施极其简陋的情况下，在帐篷内协助医生开展紧急救治工作；即便是雪灾频频，困难重重，他也会深入最偏远的灾区，忍受着饥饿、严寒与其他种种考验冲在第一线，与其他救援队一起救助了数以百计的灾民。

1973 年 2 月 6 日，是巴桑邓珠终生难忘的一天，当时，正值春节过年期间，全国人民正沉浸在举家欢乐的氛围中，然而甘孜州北路片区的炉霍县却突然发生了 7.9 级强烈地震。一瞬间，地动山摇，无数房屋变成瓦砾，无数生命被灾难吞噬，一切都改变了。地震的当天下午，新分配到甘孜州人民医院的巴桑邓珠正准备回老家与家人团聚过年。然而当他听到这个令人悲痛的消息后，顿时心急如焚，他匆匆准备行李后直奔林场，搭乘一辆拉运木头的货车连夜赶到康定，跑到院长家里主动请缨参加救治工作，而后马不停蹄地随医疗救护人员前往灾区。经过一天的劳累颠簸，医疗队终于在夜幕来临之际到达了风雪交加的灾区。看到众多的伤病员处于痛苦之中，正在翘首等待着救助，巴桑邓珠和医疗队的同志们不顾疲惫和饥寒，不顾随时会发生余震的危险，立即投入到紧张而艰难的医疗救护工作中。没有电就利用手电筒和火把的微弱光线进行照明；没有手术室，就在帐篷里或者残垣断壁下对病人进行救治工作；没有轮椅和担架，就用门板和梯子……巴桑邓珠和同事们就是在这样艰难困苦的条件下开展伤病员的救治工作。不知不觉中就到了第二天，巴桑邓珠与医疗队的同志们草草地吃过早餐后，又投入到了新一天的救治工作中……经过 7 个日夜的连续奋战，克服了灾区的种种艰难险阻，没有条件就自己创造条件，巴桑邓珠和医疗队的同志们共救治了各类伤病员 300 多人,挽救了 50 余位重症病人的生命。然而在开展救助过程中,由于过度疲劳和严重体力透支,巴桑邓珠几次晕倒在救援现场,虽然当时他需要立即休息,但巴桑邓珠却始终坚守在自己的岗位上,直至救助工作全部结束。

哪里有灾难,哪里有困苦,哪里就有巴桑邓珠,一个与"灾难"有着不解之缘的"天使",一个在灾难中迸发出强大战斗力的"天使",将人世间最真挚的温暖带到了饥寒交迫的人们身边。

不离,成为病人的影子

形影不离常常用来形容人们之间关系亲密,现实中,巴桑邓珠对病人的呵护和照顾就像他们的影子一样形影不离,时刻在病人身边为病人着想。"我要一切为了病人,做一名南丁格尔式的护士,全心全意为我的病人服务。"这是巴桑邓珠的人生准则,爱岗敬业、无私奉献,他将自己的身心全部倾注于护理事业中去,发光发热。

一次,一位年近七旬的老红军病重住院,巴桑邓珠担任这位老人的特护工作。在老人住院近 3 个月的时间里,巴桑邓珠始终日夜陪护在老人身旁,为他端屎端尿、翻身擦背。除了医疗护理,他还把老人家中的琐事全部承担下来,让老人可以安心养病直至老人完全康复出院,不知情的人都以为巴桑邓珠是老人的亲人。

还有一次,一位来当地旅游的台湾同胞在医院就诊时突然晕倒在厕所里不省人事。巴桑邓珠发现后使出全身力气,将这位身高一米八的大汉背进病房。由于发现及时,病人被及时抢救,得以脱险。在他住院期间,巴桑邓珠主动承担了他的护理工作,还为他送去了干净御寒的衣物和营养可口的食品。病愈后,这位台湾同胞紧紧拉着巴桑邓珠的手,热泪盈眶表示感谢,说他虽身在异乡,却感受到亲人般的温暖。

护理工作是平凡的工作,但巴桑邓珠却在平凡的工作中干出了不平凡的事迹。

有一位年近七旬的老人重病住院,当时由巴桑邓珠负责这位病人的护理工作。送水、喂药、打针、翻身、擦背、洗脸、洗脚就是巴桑邓珠一天的工作,这些看似毫无新鲜感又琐碎繁忙的工作,巴桑邓珠一干就是 3 个月。这对身为一名男性护士的巴桑邓珠无疑是毅力和耐心的挑战。在做着这些工作的同时,巴桑邓珠慢慢体悟到南丁格尔默默无闻、无私奉献的伟大精神。在他的细心照料下，老人未发生压疮，痊愈出院。

当冬天来临的时候，雪域康定冰寒刺骨，一位来自牧区的贫困病人昂旺四郎因消化性溃疡大出血急诊转入医院。巴桑邓珠主动担任昂旺的导医，看到昂旺衣着单薄，被冻得口唇青紫瑟瑟发抖时，他立即回家抱来了毛毯盖在昂旺身上。手术后的恢复期，巴桑邓珠对昂旺悉心照顾，时常从家里给他送去糌粑、酥油等营养食物，照顾着昂旺的生活起居。昂旺治愈出院时，心里始终想着巴桑邓珠在住院期间为他做的点点滴滴，不顾巴桑邓珠的再三劝阻，执意要向他叩头致谢。巴桑邓珠没想到自己只是做了些力所能及的事，竟然让他人感激不尽。

执着追寻病人的身影，甘愿成为病人的影子，巴桑邓珠用他的坚守和等待，得到了病人和世人的认可。

大爱，播撒到人间各处

1999 年，巴桑邓珠担任了甘孜藏族自治州医院副院长，分管护理工作。2003 年他又担任了甘孜藏族自治州医院党委副书记、工会主席。能力越强，肩头的担子越重，但巴桑邓珠却依旧坚守着"南丁格尔式护士"的誓言，为病人就医谋便利、划幸福。

甘孜州人民医院是全州的中心医院，每天都会有大量的病人来医院就诊，其中大部分是农牧民病人。他们大多数不懂汉语，而医院的医护人员基本来自外地，对藏族的语言又是知之甚少，这种语言交流不畅，为医护人员的诊治工作带来了诸多的不便与困难。巴桑邓珠说，在藏族聚居区进行护理工作的第一步是要学会用藏族的语言与病人进行顺畅的沟通，否则语言沟通障碍将会使护理工作一直处于被动的状态，这也是与其他地区护理工作的最大不同。一位曾在藏族聚居区工作过的护士举例说："当向需要做手术的病人讲解术前术后的一些注意事项时，由于语言沟通不畅，病人无法完全按照我们讲解的方法去做，致使病人不能得到应有的治疗，而我们也很难全面掌握病人的病情，使病人痊愈时间大大延长。"而每到这个时候，巴桑邓珠就会站出来扮演医患之间翻译的角色，成为医护人员与病人沟通的"桥梁"。在甘孜州人民医院，学习藏语也成为护理人员的必修课程。巴桑邓珠曾亲自组织过三期藏语培训班，同时他也兼任老师为医护人员辅导藏语，他说："医院大约 70% 的护理人员是汉族，对藏语可以说是一窍不通。然而在藏族聚居区工作时，一方面，不同地区的藏语也有区别；另一方面，除了语言的沟通，文化习俗的交流也需要技巧，所以需要开办这样的培训班培训语言和交流技巧，从而为今后开展医疗工作打好基础。"

除了要克服语言所带来的问题，在面对全国某些医院出现的收受病人红包的不良现象时，巴桑邓珠针对此现象也对医院提出了不少改革措施。他明确提出"三不"政策：不准吃病人的饭、不准收病人的红包、不准吸病人的烟。他经常告诫职工："我州经济不发达，病人并不富裕，农牧民病人较多，他们用来看病的钱是救命的钱，如果你收了病人的红包，就等于是扼杀了病人的生命。"在这些改革措施的严格实施之下，医院的医德医风也有了很大改善。

两袖清风，克己奉公。正是这样的巴桑邓珠，将南丁格尔精神以一种特殊的方式传承下来，也将大爱播撒到了人间各处。

巴桑邓珠用他特有的方式让世人永远铭记，他也逐渐完形了心中的梦想。他始终牢记自己是一名普通的共产党员和平凡的护理工作者。他说："我是藏族人民的儿子，我深深热爱着护理事业，热爱雪山草地，热爱生活在这个星球上的各族人民。所以，我做的一切都是应该的，在以后的征程中，我将继续发扬南丁格尔精神，以'人道、博爱、奉献'精神谱写人生的绚丽篇章。"

（叶苗苗　曹梅娟）

参考文献

[1] 益西贡布,张兵. 中国藏族"南丁格尔奖"第一人：第 39 届南丁格尔奖章获得者巴桑邓珠 [J]. 当代护士(综合版),2003(10):4-6.

[2] 陶勇. 巴桑邓珠和他的护理事业：记中国藏族中第一个南丁格尔奖章获得者巴桑邓珠 [J]. 中国西藏(中文版),2005(05):55-57.

[3] 雪域高原的藏族救护使者——记第 39 届南丁格尔奖获得者四川省甘孜藏族自治州人民医院巴桑邓珠 [J]. 现代护理,2003(11):3.

第**39**届

国际南丁格尔奖章
获得者 （2003 年）

叶欣

安全留给病人 生命铸就精诚

这里危险，让我来！

——叶欣

2003 年 5 月 12 日，红十字国际委员会授予抗击"非典"牺牲的广东省中医院二沙岛分院急诊科护士长叶欣第 39 届国际南丁格尔奖。当年的 8 月 5 日，在北京人民大会堂举办的颁奖典礼上，时任中共中央总书记、国家主席胡锦涛将南丁格尔奖章颁发给叶欣的代表。

叶欣（1956—2003），女，广东湛江人，中共党员。

1956 年 7 月 9 日出生。

1974—1976 年，在广东省中医院卫训队学习。

1976 年，毕业后留在广东省中医院从事护理工作；1980 年起，任护士长。

在《实用护理杂志》《中国中西医结合杂志》合作发表《甲黄膜液治疗褥疮的临床疗效总结》《双黄连气雾剂治疗气道痰阻急症 106 例临床观察》等多篇论文；主持"甲黄膜液对褥疮治疗护理的应用研究"等科研项目，1995 年该项目获广东省中医药管理局科技进步三等奖。

多次被评为优秀共产党员、先进工作者、优秀护士等；2003 年 4 月，广东省人民政府追认为革命烈士，卫生部追授为"人民健康好卫士"；2003 年 5 月，被授予第 39 届国际南丁格尔奖章；被追授全国优秀共产党员、全国五一劳动奖章、白求恩奖章等荣誉称号；2009 年 9 月，被评为"100 位新中国成立以来感动中国人物"；2019 年 9 月，中央宣传部、中央组织部等联合授予最美奋斗者荣誉称号。

2003 年 3 月 25 日凌晨，叶欣因救治"非典"病人不幸感染，抢救无效以身殉职，年仅 47 岁。

不求闻达
只讲奉献

1956年,叶欣出生于一个医学世家,自幼家庭的熏陶和耳濡目染使她与医学结下了不解之缘。成长过程中,她毫不犹豫地接过家族的使命,成了广东省中医院急诊科的一名护士。她身披洁白制服,在急症与死亡的走廊间穿梭往返,不惧死亡的威胁,挽回濒临消逝的生命,为饱受痛苦的人们点燃光明的火花,散播生命的希望。1976年自卫训队毕业后,叶欣一直投身于护理行业。在那个与病魔斗争、生死一瞬间的急诊室里,叶欣总是无畏地冲在最前线。她的日常工作极其繁忙,因为急诊科是广东省中医院最大的护理单位,下设"120"急救室、补液室、抽血室、注射室、留观室、治疗室6个部门,她常常连续奋战,白天黑夜都在工作岗位上度过,几乎没有正常的假期。每当有传染性疾病病人前来急诊时,她总是尽力保护年轻的护士们,每次都说:"你们还小,这病危险!"面对这类病人,她总是表现得特别耐心和细致,毫无嫌弃之情。对于经济拮据的病人,她甚至主动出钱为病人买药。她常常对护士们说:"患上传染病已经是他们的不幸,但社会对他们的歧视所带来的心理伤害可能比疾病本身更难以承受!作为护士,我们的职责不仅是缓解他们身体上的痛苦,更要给予他们爱和希望的力量,点燃生命的火花!"

有一次,一位刚走上工作岗位的护士在为一位病人提供护理时,不慎引发了病人的不满。叶欣主动到病人家登门道歉,并作自我批评。2001年,一位来自福建山区的重症病人到急诊科求医,病情刚稳定就急着回家。尽管叶欣竭尽劝说,病人仍然坚持自己的想法。于是,急诊科决定派遣救护车将病人安全送回家中。叶欣主动申请沿途护送,22小时的颠簸和护理,病人安全到家了,她却已筋疲力尽,难以挺起腰杆。为了尽快赶回医院上班,第二天上午,叶欣自己出钱乘飞机回到了广州。广东省中医院二沙分院刚建立时,叶欣主动请缨提出到二沙急诊科担任护士长,负责繁重的护理组建工作。类似这样的例子不计其数,她用自己的实际行动践行着"白衣天使"的使命和职责。她的丈夫感叹地说:"成家22年,只有结婚那年,叶欣是在家里过的春节,其余全是在医院度过的。"由于心疼叶欣太过劳累,丈夫曾私自联系了一个条件较好的单位,对方也非常欢迎叶欣的加入,但是她毅然拒绝了。叶欣表示,她出生于医生世家,从小就喜欢医护工作,愿意将一生奉献给护理事业。

叶欣就是这样一个性格恬淡、不求闻达、只讲奉献的人。她散发着宽容、平和与正直的光芒,内心怀有无尽的忍让、谦逊和公正,这一切深深地感动着她的同事和朋友们。科室中的年轻护士们曾经用诗意的话语形容她:"叶护士长就像是阳光和微笑的化身，那样透明，又如此明亮动人。"

用生命抗击"非典"

2003 年的春天笼罩着黑色的阴霾，一种新的呼吸系统传染性疾病——传染性非典型肺炎（简称"非典"）突现并开始蔓延。3 月 15 日，世界卫生组织将其正式命名为严重急性呼吸综合征，即 SARS。广东省是这场疫情的重灾区，随着"非典"病人数量的急剧增多，广东省中医院二沙岛医院急诊科护士面临着明显人手不足的困境。叶欣迅速作出了反应，调度人员进行合理排班，优化人力资源配置。此外，她身先士卒，从 2 月 8 日便开始加班。每天清晨，她提前半小时到科室，给大家准备预防药物，派发到每位医生、护士、护工手里，连清洁人员也不例外。进病房前，叶欣反复强调各项预防措施：换工作服、鞋子、袜子；戴好口罩、帽子、眼罩；进隔离病房前要更换隔离衣；离开隔离病房后要彻底洗手和漱口。在迎战"非典"的日子里，叶欣几乎每天只睡几个小时，不分昼夜地奋战在拯救病人的一线。叶护士长注意到，许多病情危急的病人往往同时面临其他严重疾病的问题，随时有可能发生多脏器衰竭。在这个紧急关头，挽救生命不仅需要高度的责任心，更要有精湛的技术和医护的团队协作。一位原有冠心病且刚刚完成心脏搭桥术后的病人因发热和咳嗽前往急诊求治。然而，时间没过多久，他病情急剧恶化，呼吸困难、烦躁不安、面色青紫，出现心力衰竭和呼吸衰竭。叶欣迅速赶来，使病人处于半坐卧位，同时给予面罩吸氧，接上床边心电图、血压血氧饱和度监测仪，遵医嘱静脉注射强心药、血管活性药和呼吸兴奋剂，监测心率、血压、呼吸……两小时过去了，病人终于脱离了危险。叶欣顾不上休息，虽然疲倦不堪，却毫不犹豫地投入到另一位病人的抢救中。就这样高风险、高强度、高效率的工作一直伴随着叶欣，她就像一台永不停歇的机器，全速运转，把一个又一个病人从死神手中夺了回来。

为了保持"非典"病人呼吸道通畅，必须及时清除阻塞的脓血痰，然而这项操作危险性极高，因为它具有极强的传染性。面对肆虐的"非典"，危险和死亡同时也向医务人员袭来。"这里危险，让我来吧！"叶欣总是毫不犹豫地挺身而出，尽量承担起对病情极其危重的"非典"病人的检查、抢救和护理工作，有时甚至把同事拒之门外，态度坚决，毫不妥协。"我已经给这个病人测过体温、听诊过肺、吸过痰，你们就别进去了，尽量减少感染机会。"在迎战"非典"的日子里，这番话让许多年轻的护士感到泪水盈眶。在叶欣的办公桌上，留下了一本本厚厚的工作记录,那是用废弃的化验单背面写的工作记录。点点滴滴记载着她在这场没有硝烟的战斗中拼搏的痕迹,凝聚着她对护理工作永恒的热爱与追求。

用热血谱写赞歌

2003年3月4日清晨,叶欣仍像往常一样早早来到科室,巡视病房,了解危重病人的状况,布置隔离病房……虽然上班前她就感觉到身体的疲倦和不适,但她仍坚持在科室里辛勤工作,密切注意着每一个病人的病情。劳累了一上午,她连喝一口水、吃一口饭的时间都没有,只感到全身酸痛,不得不费力地爬上床休息。中午刚过,极度疲倦的叶欣开始出现发热症状,不得不进入病房隔离留观。体温在上升,补液在进行,但叶护士长牵挂的还是科室里的几个危重病人,她通过呼叫器向急诊科的同事们询问危重病人的护理工作。

病魔最终还是没有放过她,经检查叶欣被确诊为"非典",她不得不住进了为之工作了27年的广东省中医院总部。在她刚住进呼吸科的那几天,每当医护人员前来检查和治疗,她总是再三叮嘱他们多穿一套隔离衣,多戴几层口罩。她甚至提出自己护理自己:"我是老护士长了,有什么不行?"院领导前来探望,她首先谈及的不是自己的病情,而是反思自己的不足,责怪自己不慎感染病毒,给医院和同事添了麻烦。她甚至询问科室的医生是否还有哪些工作可以让她在病床上完成。

多少人挂念着叶护士长,无数人关切地询问着"叶护士长怎么样了,好转了吗?"叶欣的病情几乎牵动了所有人的心。在叶欣转入ICU病房不久,由于戴上了面罩,她已经不方便讲话了。一天,面对前来治疗的医生,她急切地示意护士递给她纸和笔,颤颤巍巍地写道:"不要靠近我,会传染。"护士含泪把纸递给了同事,但大家并不畏惧危险,仍然积极地救治叶护士长。院长回忆:"叶欣刚入院时,我去看她,她因为担心我靠近,隔着很远就对我说,'我39℃,但我能挺住!'"已痊愈的张忠德主任哽咽着说:"当时我和叶欣都被传染了,同住在ICU病房,我们常写纸条,相互鼓励。"

然而,多少人的努力和呼唤,都无法挽留住叶欣匆匆离去的脚步! 2003年3月25日凌晨1时30分,叶欣永远离开了她所热爱的岗位。正值万物复苏的阳春三月,47岁的叶欣身穿她最钟爱的护士服,告别了亲人和战友,永远离开了。花圈如海,泪水如雨。在她的遗像中,永恒的微笑定格,留给世人无尽的回忆。

国人的精神财富 行业的文化记号

叶欣以她的生命演绎了南丁格尔的名言"在可怕的疾病与死亡中，我看到人性神圣英勇的升华"。她用生命谱写的"非典"战歌不仅感动了所有的国人，也感动了南丁格尔奖评选委员会的评委。每两年评选一次的南丁格尔奖章，是国际医学界对护士的最高荣誉和褒奖。尽管叶欣的事迹已超过当年申请规定的最后期限，然而她在抗击"非典"中所作出的突出贡献和英勇事迹让红十字国际委员会做出了例外。叶欣获得了国际同行的肯定和敬仰，荣获了国际护理界的最高奖——第 39 届国际南丁格尔奖章。

叶欣是广东人民的杰出女儿，广东人民也以独特的方式来纪念这位"白衣天使"。叶欣的事迹被编成了粤语故事，用广东人民喜闻乐道的艺术形式——讲古广为传播。讲古即为用粤语叙述评书，叶欣的故事被命名为《世间自有真情在》。广东著名漫画家廖冰兄，年逾 88 岁高龄，感动于叶欣的英勇无畏，提议竖立一座叶欣的汉白玉雕像，并率先捐出 1 万元，计划设立"叶欣护士基金"。著名漫画家唐大禧迅速响应，义务为叶欣塑像。"大医精诚"这句寓意深远的词语，被廖冰兄亲自手书在叶欣的塑像上。它恰如其分地概括了叶欣一生的精神风貌，"精"于专业，"诚"于品德。2003 年 5 月 12 日国际护士节，广东省中医院二沙岛分院为叶欣的雕像举行了揭幕仪式。雕像矗立在叶欣生前工作室的窗前，守望着这个她曾经奋斗过和深深热爱的岗位。

如今，广东省中医院把叶欣逝世的 3 月 25 日确立为"叶欣纪念日"。每年的这一天，以及春节、护士节、烈士纪念日等重要节日，叶欣的雕像前总是摆满了鲜花，人们都会前往叶欣护士长的纪念碑前鞠躬，表达对她的敬意和怀念之情。急诊科每年新入职的护士也会到雕像前宣誓，以此向叶欣致敬。叶欣的精神已经成为广东省中医院的一部分，成为该院不可或缺的文化象征。无论是在抗击疫情还是在危难来临的生死关头，总有一批以叶欣为榜样的医务工作者接过她的接力棒，迎着困难身先士卒，勇往直前。

永远盛开的 白玉兰

在玉兰花开的时节，广东省中医院护士长叶欣永远离开了人世，她在抗击"非典"疫情的战场上英勇牺牲了。生前，她留下了一句令人刻骨铭心的话："这里危险，让我来！"这句话无疑已成为这个时代最为铿锵有力的声音。将风险承担于己，把安全留给他人，这是无数医务工作者的崇高精神境界。一位熟悉叶欣的医学专家说:"叶欣就像一本书,每一页都燃烧着生命的激情和热烈的追求。"是的,叶欣代表了"白衣天使"的崇高形象,诠释了救死扶伤的职业信仰,她如同一盏永远照亮医疗卫生工作者前行的灯塔,成为感动无数国人的楷模。

叶欣在危难面前毫不畏惧,率先垂范,英勇牺牲的感人事迹被编汇成《永远的白衣天使》入选小学语文教材。每当教室里传来朗朗的读书声,那是孩子们翻开了语文课本,在诵读这位永远受人尊崇的"非典"战士。"叶欣"这个崇高的名字以这样朴素的方式为后辈所认识和铭记。死亡并非真正的离去,叶欣从未离我们远去,她宛如一朵盛开的白玉兰永远定格在我们的心中,她的精神将永远铭刻在历史的丰碑上,激励所有的医务工作者勇敢前行!

(黄维肖)

参考文献

[1] 黄浩苑. 抗击非典的勇士　叶欣 [N]. 人民日报,2011-03-26(005).

[2] 王凤. 众志成城　抗击非典　学习英雄　无私奉献:天津医学高等专科学校学习叶欣系列活动纪实 [J]. 现代护理,2003(08):3.

[3] 崔海燕. 怀念叶欣 [J]. 护理学杂志,2003(07):485.

[4] 广东省中医院阳光和微笑的化身:广东省中医院叶欣同志先进事迹 [J]. 国际医药卫生导报,2003(13):83-84.

[5] 中国红十字年鉴编辑部. 中国的南丁格尔 [M]. 北京:台海出版社,2006.

苏雅香

第**39**届

国际南丁格尔奖章
获得者 （2003 年）

山坳中飞出的"白衣天使"

> 我要做一名白求恩式的大夫，像南丁格尔一样战斗在病房，这就是我最崇高的志愿。
>
> ——苏雅香

2003 年 5 月 12 日，红十字国际委员会授予贵州省护理学会理事长苏雅香第 39 届国际南丁格尔奖。当年的 8 月 5 日，在北京人民大会堂举办的颁奖典礼上，时任中共中央总书记、国家主席胡锦涛为苏雅香颁发奖章。苏雅香为贵州护理人赢得第一枚南丁格尔奖章。

苏雅香(1945—)，女，贵州黔西人，中共党员，副主任护师。

1945 年 8 月出生。

1962—1965 年，就读于贵阳市卫生学校(2007 年更名为贵阳护理职业学院)。

1965 年起，自毕业后在贵州省人民医院从事护理工作，历任护士长、科护士长、护理干事、护理部副主任、护理部主任等职务；其间，1966 年，主动申请到贵州松桃苗族自治县的一个偏僻山村下乡送医。

先后兼任贵州省护理学会理事长、医疗事故鉴定委员会专家、法律鉴定委员会委员等；2004 年，当选第二十四届中华护理学会常务理事；退休后，在大专院校承担多门护理课程的教学工作。

先后在《护士进修杂志》《实用护理杂志》等期刊上发表《坚持护士轮转加强护士再教育》《老年病人临床用药剖析》《原发性肺癌介入治疗的护理 163 例》等专业论文；荣获院科研成果及新技术奖多项；1997 年，将整体护理模式引入医院并在全省推广。

多次被评为优秀白衣天使、优秀护士、优秀管理干部等；2003 年 5 月，荣获第 39 届国际南丁格尔奖；同年 12 月，被贵州省红十字会授予荣誉会员。

感恩之心
用爱延续

1945 年，苏雅香出生在贵州毕节市黔西县一个边远的地区。从小兄妹 4 人，家境贫寒，母亲无业，仅靠父亲做小生意的微薄收入养家糊口。1953 年，父亲进入省城一家工厂当工人，母亲依靠帮人做保姆补贴家用，以供孩子们读书学习，幼小的妹妹因为没有能力抚养只好送了人。家中的困窘，生活的艰难，培养了苏雅香踏实、坚忍、不屈不挠的个性。

父亲从小就教育他们："做人要做好人，做事要做善事，要有一颗诚实、善良的心。"她无时无刻不谨记着父亲的这句话，并用一生的时间实践着。

12 岁那年，苏雅香突然病倒，生命垂危，医护人员拼尽全力从死神手中成功地抢救回苏雅香，治愈后没有留下任何后遗症。就好像原本平静的湖水掀起了涟漪，她幼小的心灵萌生了一个想法：长大以后一定要当医生，治病救人，救死扶伤。

1962 年，这是自然灾害极为严重的一年。物资的极度匮乏，生存条件的极度恶劣，催促着病魔的来临以及生命的终结，一条条鲜活的生命变得色彩不再。

1963 年，17 岁的苏雅香面临着升学或进厂就业的选择。在看到那么多的人因为大自然的无情而一个个离开的时候，她心中一阵悲悯，那些令人悲痛的影像在脑海中挥之不去。她郑重地在第一志愿填上了贵阳卫校，幻想着自己成为"白衣天使"治病救人的样子。在生命所有的态度之中，只有爱才是最完美的，也只有爱才能真正改变生命。她告诉自己，爱能跨越一切，自己要用爱来度过不一样的人生。

在开学典礼上，学校老师讲到南丁格尔的动人故事，从此，南丁格尔的形象就镌刻在了她的心中，她在作文中写道："我要做一名白求恩式的大夫，或像南丁格尔一样战斗在病房，这就是我最崇高的志愿。"

不耻下问
潜心学习

1963 年，苏雅香成功被贵阳卫校录取。在校学习的三年，她如饥似渴地汲取着新的知识，废寝忘食地刻苦学习。在别人享受闲暇安逸的时候，她没有借此给自己找寻懒惰的借口。"我要像南丁格尔一样，让人类的生命之树常青"，她始终将此作为自己最高的志向。可是学习这条漫漫长路哪里是一帆风顺的呢？既然自己在学习的过程中有困惑，那就要主动去请教老师。同学们常常能够在老师的身边看到这样一个身影，抱着书，低着头，仔细地听着老师的讲解。老师的耐心细致讲解解决了她许多的困惑,老师的严格要求也让她养成了仔细谨慎的好习惯。

不仅喜欢向老师请教问题,苏雅香也喜欢和同学们交流看法。在和同学们交流的时候,她发现了自己看待事物还不够全面,解决一个问题的方法其实还有很多很多。

有了老师在前作为引路人,有了同学在旁作为同路人,有了她愿意付出比别人更多的时间和精力去学习的态度,她的成绩始终在班上名列前茅。"学海无涯苦作舟",她总能以极大的热情去对待学习,用极高的标准去要求自己。1965年毕业之时,她以优异的成绩完成了自己的学业。就在这时,她被贵州省人民医院领导所注意,院领导聘请她到院工作,三年的护校历程便这样完美地画上了句号。

担起责任 守护边区

1966年,为了将自己在学校学到的知识运用到最需要的地方,苏雅香积极参加了医院的巡回医疗小组。她所来到的地方是贵州省最边远的地区——松桃苗族自治县。这是一个被重山围绕的小村寨,与外界的联系仅靠一条羊肠小道。恶劣的自然环境,贫穷的生活,以及疾病的折磨是这个村寨最真实的写照。我们不知道危险与明天谁会先到来,可在这里,也许上一秒你还是身强力壮的汉子,青春洋溢的姑娘,或是焕发生机的婴孩,但也许下一秒你便会倒在病魔的爪下,无力挣扎。

因为封闭落后,当地村民为了摆脱疾病的侵扰,只好祈求神灵庇护。当苏雅香看着一条条生命因为疾病的肆虐而消逝,那失去至亲的疼痛让她感到无法呼吸。她意识到作为一名白衣战士,现在最应该做的就是要保护好这些村民的健康!

她每天背着沉重的药箱,走村串户,冒着风雨,头顶烈日。饿了就啃个红薯充饥;渴了就掬一捧山泉解渴。有一次在一个雷雨交加的夜里,山洪暴发,一个高热的幼儿生命垂危需要及时抢救,接到电话的苏雅香二话没说背上药箱便消失在茫茫的雨夜之中。大雨倾盆而下,豆大的雨水抽打着她的脸庞。山间小路又因为雨水的浸泡变得泥泞,心急如焚的她好几次差点摔倒在地。

突然,苏雅香的面前出现了一条河流,平时的涓涓细流在这狂风大作的夜里变成了咆哮着的猛兽。她顿时惊呆了,可是一想到那个危在旦夕的孩子,便容不得自己犹豫,刚一踏入河中,湍急的河流就淹没了她娇小的身躯,瞬时她就被冲出去数十米。

苏雅香死死抓住药箱不放，汹涌的河水似乎想要将她吞噬一般，河水一浪接着一浪没过她的头顶，她不断在水中挣扎着，有那么一瞬间她甚至预感到死神已悄然来到。不行，孩子还等着自己去抢救！不能够就轻易放弃啊！双重的求生欲望驱使她拼了命地划水，在慌乱之中她抓住了一蓬荆棘，这才没将她冲走，最终她被赶来的乡亲救起。她顾不上休息，趔趄着赶到病人家中，立即投入救治。输液、打针、物理降温，终于从死神手中把患儿给拽了回来。当看到孩子苏醒的那一刻，年轻的父母流着泪水，拉着她的手说："感谢你的大恩大德，我们会一辈子记住你！"此刻的苏雅香感受到了"白衣天使"的幸福感和神圣感。

　　苏雅香运用自己所掌握的医疗知识治愈了大伯的刀伤，治好了咳嗽不止的大妈，治好了姐妹们难以启齿的妇科病，为大嫂接下了呱呱坠地的婴儿。山民们从疾病中解脱出来后的笑脸给予了她无限的慰藉。

心如水晶 不辞辛劳

　　"护士要有一颗同情的心和一双愿意工作的手。"苏雅香无时无刻不谨记并实践着这一箴言。

　　1967年的一天，贵州某厂发生大火，大批员工被大火烧伤，财产损失极为严重。为了挽救即将被大火所吞噬的生命，为了不让国家财产进一步损失，苏雅香自告奋勇前往救助伤员的第一线。4个多月夜以继日地抢救护理，她整整瘦了十斤，甚至有几次差点累倒在病房里。

　　在护理一个大面积烧伤的孕妇时，苏雅香感到自己身上的责任重大，这是两条生命！那时酷热难耐，病房里没有降温设施，若是护理上稍有不慎就会导致感染，那就意味着两条生命的消失，要确保生命不受到威胁就必须保证病人得到细致的治疗和护理。为了保证营养充足，除了输液还需要进食，她每天要花几个小时像照顾婴儿那般将营养液小心地喂进病人烧伤变形的嘴里。由于病人皮肤烧伤严重，血管暴露，她每日小心翼翼地为病人擦拭身体，尽可能减少擦拭带来的疼痛。病人便秘，她没有丝毫犹豫就戴好手套一点一点地为病人抠出粪便。病人体重80多公斤，每一次帮病人翻身擦体都让她大汗淋漓……

　　经过半个月的精心护理，病人终于挣脱了死神的魔掌并成功产下了一个健康的女婴。看着那稚嫩的婴孩，苏雅香感受到了前所未有的高兴。人最大的快乐来自给予，而不是得到，看着每位病人在她精心护理下康复出院，她觉得那些在护理过程中忍受的苦和累都是十分值得的。

**花发苍颜
初心延续** 2003 年 8 月 26 日,在北京人民大会堂举行了第 39 届国际红十字会南丁格尔奖颁奖典礼,国家主席出席大会为苏雅香颁发了奖章。拿到奖章的那刻,她欣喜到不能言语,多年的梦想变成了现实,她成为贵州省第一位南丁格尔奖获奖者。

走过了一个又一个春秋,度过了数不清的日日夜夜,她一如既往地坚守在护理岗位上没有选择退却。

为了我国护理学科的发展,苏雅香意识到要想提高我国护理水平,必不可少的就是提高我国护理教学水平。她将自己在临床上所学习到的经验、知识整理记录,写下了十几本记录着自己临床工作经验的笔记,每当夜幕降临、万籁俱静时她仍挑灯学习。

她曾说:"我不愿无病呻吟地感慨人生如云,不愿一事无成而让生命一闪而逝,我为自己的平凡人生感到骄傲,为自己的生命融入事业而叫好。当我花发苍颜之时,为我曾为护理事业做铺路石而感到足矣!"事实证明她的确做到了,退休后的苏雅香投入到培育护理后辈的工作中,她担任了多个大学护理本科的客座教授,大专护理及中专护理的授课老师。她告诉学生们:"把人的生命放在最重要的位置,牢记自己是一个为生命和健康做出努力的工作者。"她以严谨的科学态度,和蔼可亲的执教方式,采用理论联系实际的方式教导学生,赢得了学生们的爱戴。

教学过程中苏雅香不仅关注理论与实践技能的提高,更注重学生们职业修养的提升,她希望能够通过自己的努力,让学生们继承老一辈护理人真诚、无私的精神,掌握精湛的技术,早日实现我国护理发展的飞跃。

**不言辛勤
奋斗不止** 她曾解开外衣,用少女的情怀温暖冻僵的弃婴;她曾迎风顶雪只身一人沿山巡诊;她曾彻夜未眠,守护住了一位过敏女孩的生命。40 多个春秋,她书写的是生命的华章,创造了一个又一个奇迹。繁忙的护理岗位,让她感受到的不是工作带来的疲惫和麻木,而是生活的充实和生命的不易。

当面对来自组织给予的荣誉时,苏雅香显得是那般平静又坦诚,谦虚真实地袒露着自己的心迹:"这是大家一起努力所获得的结果,没有大家的共同努力,也不会获得成功。我只是尽可能地去爱惜和挽救人的生命,不论他的阶层、年龄。尽我最大的努力去做最平凡的事,这是作为一名护理工作者的使命。"

退休后，年近花甲的苏雅香没有选择归于平静安逸的生活，仍奋进在护理事业中，护理研究、护理教学她一样都没落下。在那些自己可以稍作休息的闲暇时光，她会去到孤儿院，给孩子们带去衣服、食品、书籍，用自己金子般的爱心来抚慰他们孤寂的心灵。她说："只要身体条件还允许，我一定会坚持下去，生命不息，奋斗不止。"护理工作虽然平凡，但在这样平凡的岗位上，她实现了自己的价值。她希望时光能够慢一些，能够让她成为我国护理大发展的见证人。她曾经因为感激，而投身于护理行业，现在仍因感激，继续奋斗在护理前线。

如今，79 岁高龄的苏雅香，离开工作岗位已经 15 年，但她依旧坚持在护理教学第一线，从未离开过她终身喜爱的护理专业。或许岁月佝偻了她的身躯，时光也沧桑了她的容颜，甚至心脏也不得不植入起搏器以维持健康，但她的心却滚烫如初，热血难凉。作为贵阳康养职业大学终身荣誉教授、贵州省护理职业学院客座教授以及贵阳市华西医药健康职业学校终身特聘专家，她不辞辛劳，坚持站在讲台上，传道授业解惑，跟学生分享着自己护理生涯中的点点滴滴。从青丝到白发，她坚信生命不止，奋斗不息。不负青春亦不负使命，她用一生践行着南丁格尔誓言，宣读于口，内化于心。

"这一生中，最大的梦想，就是做一辈子的护士。而在不知不觉中，我真的做了一辈子。现在，我想说，下辈子我依然要做'白衣天使'。"正是有了如苏雅香这般全心投入护理领域的前辈，我国护理事业才得以如此迅速地发展，也正是有了如苏雅香般的前辈们作为基石，我们方能站得更高、走得更远。

（郭维维 史平）

参考文献

[1] 中国红十字年鉴编辑部 . 中国的南丁格尔 [M]. 北京 : 台海出版社 , 2006.

[2] 晓瑞 . 让人类生命之树常青 : 记三十九届国际南丁格尔奖得者苏雅香 [J]. 贵阳文史，2004 (01) : 13-15.

[3] 山坳中飞出的白衣天使 : 记南丁格尔奖章获得者、贵州省护理学会理事长苏雅香 [J]. 中国护理管理 , 2003 (05) : 33.

李琦

平凡岗位 超凡贡献

一定要尽力挽救病人的生命，一定要尽力减轻病人的痛苦。

——李琦

2003 年 5 月 12 日，红十字国际委员会授予原上海市第二人民医院外科门诊护士长李琦第 39 届国际南丁格尔奖。当年的 8 月 5 日，在北京人民大会堂举办的颁奖典礼上，时任中共中央总书记、国家主席胡锦涛为李琦颁发奖章。这是继1997 年，上海护理人赢得的第四枚南丁格尔奖章。

李琦(1942—)，女，江苏张家港人，主管护师。

1942 年 4 月 12 日出生。

1959—1962 年，就读于上海市儿童医院护士学校。

1962 年，毕业后在上海市第二人民医院（现上海市第九人民医院黄浦分院）从事护理工作，历任外科护士、外科门诊护士长等职；1997 年，退休后继续在外科换药室工作。

在《中国实用护理杂志》《解放军护理杂志》等期刊发表《门诊换药室实施责任制护理的探讨》《立奇膏治疗压疮的临床研究》等专业论文；著有《李琦伤口护理》一书；发明的"立奇膏"获得国家发明专利，荣获第 24 届上海市科技优秀发明奖铜奖。

1981—1983 年，连续被上海市人民政府评为劳动模范；1983 年和 1989 年，中华全国妇女联合会授予全国三八红旗手荣誉称号；1986 年和 1988 年，卫生部授予全国卫生系统先进、全国模范护士荣誉称号；1989 年，国务院授予全国先进工作者荣誉称号；1992 年，被中国红十字会评为先进会员；1993 年，被上海市卫生局评为模范护士；2003 年 5 月，荣获第 39 届国际南丁格尔奖章；2018 年 2 月，当选"中国好医生、中国好护士"月度人物。

抚平病人伤口的"天使"

李琦,一个普通的名字,一位普通的老人,一名平凡的医务工作者。当她站在你面前时,你完全不会想到,是她凭一己之力托起了如此多人的生命之重,因为她看起来是如此的瘦弱和普通,与茫茫人海中的一员并无区别。可就是这样一位看上去弱不禁风的护士,却创造了医药卫生史上一个又一个奇迹。

一位糖尿病病人,足底肌腱溃烂,周围软组织感染严重,部分骨组织坏死。经过常规临床会诊后,医生决定将他膝盖以下三分之一的肢体截去。但鉴于这位病人有严重的心脏病,截肢时需要施行麻醉,有可能会危及生命,所以有医生不建议手术。于是,李琦便提出由她每天为病人进行换药治疗。病人年过八十,身体状况非常差,大家都认为单纯的换药根本无济于事。可是,李琦没有退缩,她查阅书籍最终决定采取中西医结合的办法,仅仅4个月的时间,就使感染消退,溃烂的伤口全部长好,保全了老人的下肢。老人感动得老泪纵横,颤抖地握住李琦的手,不停地说:"谢谢,谢谢恩人!"

有一个因"右锁骨化脓性感染"住院治疗的小孩子,在经过一个阶段的药物治疗后症状有些好转,家属误以为孩子的病已经好了,就要求医生将留置在伤口的引流条拔出来。李琦仔细地检查了患儿的伤口,凭着丰富的经验,她判断这个病人并没有痊愈,患的很可能是"骨髓炎"。她将自己的判断告诉了临床医生,通过影像学检查证实了她的判断,患儿的确患的是极易留下后遗症的"骨髓炎",若不及时发现并治疗,将会转变成"慢性骨髓炎",这势必会影响孩子今后的成长、生活,也会给他心理留下难以抹去的阴影。在李琦的精心护理下,短短21天,伤口就痊愈了,孩子的右锁骨保住了!这保住的不仅仅只是右锁骨,更是孩子美好的未来!患儿的家长紧紧拉住李琦的双手,连声称谢:"要不是您,我们的孩子以后指不定要受多少苦呢。"

杏林春暖,大爱无疆。李琦凭借精湛的医术和敏锐的洞察力,尤其是对创口的反复观察和细致诊断,发现并治愈了许多疑难杂症,得到了人们的啧啧称赞。面对着一个个"张牙舞爪"、威胁病人生命的创口,她每次都是不负众望地成功救治,减轻了病人的痛苦,使病人及早地康复出院,被大家誉为"抚平病人伤口的天使"。

蜡炬成灰
泪始干

穿上白大褂,就是战士,而在这一场场没有硝烟的战争中,从来就没有预定的终点。面对着那些无辜、痛苦的生命,李琦心存善念,毫不吝啬地燃烧自己,去照亮那些渴望援助的生命。"一定要尽力挽救病人的生命,一定要尽力减轻病人的痛苦",这是对李琦来说刻骨铭心的一句话。

1977年冬季的一天,医院来了一位被机器轧断脚的病人。由于伤口感染严重,病人需要经常换药,而一起陪同的工人却说:"厂里忙,我们自己也有各自的家庭事务要处理,没人有空陪他来,很困难。"听到工人们这番颇为无奈的话,李琦心生怜悯,主动到病人家中为其换药。

一位因车祸造成截瘫的病人来院治疗,自残疾后病人下半身压疮不断,有的溃疡面甚至深可见骨,有的如杯口大。得知病人的特殊情况后,李琦主动提出为他上门换药,只要病人身上出现伤口,一个电话,李琦就会上门,而且都是利用自己的休息时间上门换药,不计报酬,22年从未间断。有一次正值上海台风季节,强台风登陆,暴雨如注,李琦在去病人家的路上不小心跌了一跤,当她满身泥浆地出现在病人家门口时,病人家属大吃一惊。在得知她在来的路上摔跤后,病人家属感动得热泪盈眶,而李琦却顾不得休息,拿起镊子就要马上开始工作。压疮本来就难以处理,再加上病人身上大大小小的伤口多达九处,其中两处甚至已深达肌腱。但李琦未有丝毫怨言,为了方便换药,她躬着身、弯着腰,一处一处地擦拭伤口,一点一点地去除腐皮,一方一方地敷上药膏……处理完所有伤口,汗水早已浸湿她的脊背,正想喘口气休息一下,却发现病人的趾甲很长,于是,李琦又为他一层一层地削剪趾甲,直到所有的工作全部完成。还有一次病人连续几天高烧近40℃,又出现尿毒症症状,生命垂危。李琦得知后,立即将病人送往医院进行抢救,待病人出院后,她又天天晚上赶到病人家里为他进行静脉输液等护理,经过几十天的奔忙,终于救治了病人的生命。病人眼含热泪充满深情地说:"李医生像在照料自己的孩子似的照料我,对我倾注了无限的爱。"

无私的奉献精神和高超的换药技术使得越来越多的病人慕名而来。据不完全统计,李琦利用自己的业余时间和节假日,为截瘫病人、孤寡老人和有困难的病人上门换药达15 522小时左右,折合工作日(以8小时计)约1 940天,换药次数约达10 248次,护理病人约435位,而且从不收取任何报酬。

"春蚕到死丝方尽,蜡炬成灰泪始干。"谁也没想到救人无数的李琦竟患有坐骨神经痛,两条腿明显粗细不一,但她仍克服自身疾病的痛苦,坚持为病人服务,就像一根蜡烛,为了他人的光明,点燃自己的人生。

路漫漫
其修远兮

自1962年踏上了护理工作岗位之后,李琦就和创口护理结下了不解之缘。由于在伤口处理上见解独到,她被安排到医院门诊换药室工作。后来,医院以她的名字将换药室命名为"李琦换药室"。由于李琦刻苦钻研,不断探索新的换药技术,再加上多年的临床实践经验,她很快在伤口治疗领域脱颖而出,独树一帜。

凭借着多年的临床经验李琦发现,常用的0.1%乳酸依沙吖啶(利凡诺)、凡士林纱布对伤口愈合的治疗并不理想,用久了也会发生皮肤病,而且由于脓性分泌物频繁刺激伤口周围皮肤,更易引起湿疹,造成伤口长期不愈。为了解决这些棘手的问题,李琦经过无数次的配方、实践之后,一种新型的BL(复方硼酸软膏)纱布诞生了。这种纱布经有关部门鉴定:长期使用无副作用且疗效显著,伤口的愈合速度较之前用利凡诺、凡士林纱布快一倍以上。一位病人下肢有一拳头大的伤口,常规治疗两年多,创口未见好转反而扩大了,她慕名找到李琦,经使用"BL"软膏纱布后,不到5个月伤口痊愈了。还有一些经年未愈的下肢营养不良性溃疡病人,伤口又大又深,触目惊心,在使用这种纱布后,也都奇迹般地全部长好。2001年,李琦根据病人伤口出现的新情况,又制作了"立奇膏"。这种膏药对伤口具有保湿、消炎的作用,对烫伤、压疮等伤口也疗效显著。

李琦做事从不墨守成规,她的身上有着强烈的创新精神,这是她能够在创伤愈合事业中大有作为的关键。传统的伤口护理强调要保持干燥,李琦根据自己丰富的实践经验,结合国内、外的学术资料,发现要使伤口愈合得快就必须为伤口创造湿润的环境,这和以往的治疗理念大有不同。她又了解到伤口愈合需具备消炎、渗透、保护、收敛四个条件,并在治疗过程中相互结合,起到互补作用。据此,她在50例乳腺癌手术皮肤坏死和50例深Ⅱ度、Ⅲ度烧伤皮肤坏死的病例中采用了湿性换药方法以后,愈合率竟达到了惊人的100%,而且愈合期明显缩短。与相关文献比较,李琦在护理中使用自己配制的湿性换药方法,不仅领先于美国20世纪90年代推出的国际标准敷料,而且具有适用创面范围广、使用方法灵活性强、价格便宜等优点,十分符合我国的国情。

除了不断改革和创新敷料的类型,李琦也对换药手法进行了探索。"我们这里的换药手法,和外面不太一样。"赵志芳是李琦的第二代弟子,是现今"李琦换药室"的护士长。她说李琦特殊的换药手法,能够使一般的伤口窦道愈合,避免再做手术。这些技巧源自李琦工作时的经验总结,也源自她退休后和学生们的共同研究,而且至今仍在不断精进。

路漫漫其修远兮,为了更好地服务于病人,为了祖国医疗事业的不断发展,李琦带领着她的团队,在换药领域新征途上的探索从未停歇。

圆"我的"仁爱之梦

耄耋之年的李琦,给病人躬身换药时的样子,很像在抚慰受伤的孩子。她的背微弓着,头顶白花花一片,看到熟悉的病人来了,她的眼角会不自觉地翘起,像见到多年未见的老友似的。由于长期捏着镊子,她的拇指关节早已变形,但这丝毫不影响她的工作,镊子在她的指尖飞舞着,灵巧得像上下翻飞的燕子。

尽管她早已到了该退休的年龄,李琦却依旧坚守在临床的第一线。她的执着追求不禁让人联想起了87岁的袁隆平和他的"禾下乘凉梦"。退休对于他们而言,只是一个时间节点,他们对梦想的追求却不会因此止步。

现在李琦的工作重心逐步从科研创新转为传道、授业、解惑。"我老了,再努力创新也已力不从心,好在我已努力将这些伤口护理的技巧和方法传授给了学生。"李琦曾这样感叹。此后,李琦将在门诊换药的时间更多转变为教学时光,从全国各地慕名而来的进修护士将她团团围住,她一边处理病人的慢性伤口,一边对年轻护士们重复着:"病人是最苦的,我们要体谅。""我希望她们都能学会。"李琦说,"她们都来自临床一线,和病人打交道的时间最多,见到伤口的机会也多,她们学会了,病人就不用从别的地方折腾到这里了。"李琦觉得,对伤口护理的执着追求,就好似一场永不停歇的赛跑,而这条无穷无尽的跑道承载了她太多的青春和梦想。

梦的伊始源于李琦的少女时光。年轻时候的李琦并不喜欢护理工作,但一次特殊的救护经历使她彻底改变了对护理职业的看法——一个昏迷的男孩在她的及时干预下,避免了死亡。当时,她这个曾对做护士百般不情愿的小姑娘,突然理解了自己职业的意义:护士是病人生命的守护人。同样的,为了实现这个梦,退休后坐诊换药室已60年的李琦从来没有因为自己的专家身份向病人多收过一分钱。相反,她用业余时间为病人义诊,三十几年上门换药一万多次,多次被评为劳模。她一生专注于为病人解除苦痛,守护着自己的初心,无暇旁顾。她至今不太会讲普通话,软糯的上海话中还带着乡音,她甚至还不太懂得怎么使用手机。

一个病人曾这样评价李琦：二十多岁的我们早已羞于谈及理想，任凭自己随波逐流，可两鬓斑白的李琦，到了耄耋之年，却仍然在做自己。

不忘初心，善始善终。当了一辈子护士的李琦如今依旧在她的换药室里低头忙碌，她用大爱筑梦，用汗水圆梦，就像她自己说的那样："我从年轻时起，就决心用我这一生圆一个大大的仁爱之梦。我用了六十余年的时间，用我的毕生精力，用我的实际行动，努力地、勤勤恳恳地编织了我的理想之梦。"

几十年来，李琦都是如此默默耕耘着，就这样将她的那颗炽热的爱心，无私地奉献给了病人；用她那双已略显粗糙的手，继续护理着各种各样的伤口，更抚慰了无数病人痛苦的心灵；用她慈母般的关怀，如春风化雨，流进病人的心田，使一度失望的不幸者，感受到了世间的温暖，重新燃起了熊熊的生命之火。

平凡的脚步可以走出伟大的行程，平凡的工作可以成就伟大的人生。几十年如一日的无私奉献，已将生命的火种播撒到人世间的每一个角落，而这，本就是一种超凡。

（叶苗苗 张秀伟）

参考文献

[1] 张益维."南丁格尔奖"获得者李琦77岁还在为病人换药[J].百姓生活,2018(05):32-33.

[2] 上海市第二人民医院护理部.平凡的岗位超常的奉献:记南丁格尔奖章获得者李琦[J].中国护理管理,2003(04):56-57.

[3] 上海南丁格尔奖获得者李琦同志受邀到北京参加国庆60周年庆典活动[J].上海护理,2009(06):15.

[4] 中国红十字年鉴编辑部.中国的南丁格尔[M].北京:台海出版社,2006.

李淑君

像阳光一样温暖受伤的生命

这种危险的活,我来做!

——李淑君

2003 年 5 月 12 日,红十字国际委员会授予中国人民解放军第二炮兵总医院(现中国人民解放军火箭军特色医学中心)口腔科护士长李淑君第 39 届国际南丁格尔奖。当年的 8 月 5 日,在北京人民大会堂举办的颁奖典礼上,时任中共中央总书记、国家主席胡锦涛为李淑君颁发奖章。我军护理人再一次赢得南丁格尔奖章。

李淑君(1963—),女,北京人,中共党员,副主任护师。

1963 年 10 月出生。

1987 年 9 月,毕业于中国人民解放军北京军区军医学校(现陆军军医大学士官学校)。

1981 年 10 月入伍后,历任北京军区后勤部警通连战士、北京军区老山前线野战医疗所护士等;后在中国人民解放军第二炮兵总医院(现中国人民解放军火箭军特色医学中心)工作,历任护士、护士长、总护士长、护理部主任、副院长等。

1984 年,国庆 35 周年大阅兵的女兵方队队员;2003 年,当选中国妇女第九次全国代表大会代表;2007 年,当选中国共产党第十七次全国代表大会代表。

在《解放军护理杂志》《护理管理杂志》《中华医院感染学杂志》等期刊杂志,发表《突发群伤灾难阶梯救护初探》《追踪方法学在迎接等级医院评审模拟自查中的应用与体会》《PDCA 循环在消毒供应中心质量持续改进中的应用》等多篇论文。

1988 年,荣立三等功;1998 年,荣立三等功;2003 年 5 月,北京医学奖励基金会授予英雄护士健康天使荣誉称号；同月，荣获第 39 届国际南丁格尔奖；同年 8 月，荣立一等功；2004 年，被评为第二炮兵首届十大砺剑尖兵；2005 年 4 月，卫生部、中华全国妇女联合会和总后勤部卫生部联合授予李淑君护理组全国巾帼文明岗荣誉称号；2006 年 3 月，中华全国妇女联合会授予全国三八红旗手荣誉称号；2006 年 6 月，荣获第二炮兵组建 40 周年砺剑贡献奖；2008 年 9 月，荣立三等功。

国庆阅兵 千锤百炼

作为军人的后代，耳濡目染，李淑君从小就想当兵。1984 年，入伍已两年多的她准备报考军校。2 月 5 日，李淑君接到了一项特殊任务，她被选派参加国庆 35 周年大阅兵的女兵方队集训。

这支女兵方队，原本是由北京军区军医学校的卫生兵组建的。但因为选拔严格人数不够，只好又从其他部门抽调一百多名女兵，李淑君就是其中一个。这可是改革开放后举行的第一次大阅兵，是女兵方队在中国阅兵式上的第一次亮相，这是多么光荣的任务啊，李淑君全身心投入到集训中。

二三月，风里来雪里去，一大早她们就在石家庄航校进行队列训练，一天要练上 8 个多小时，踢正步、齐步走、站军姿……420 名女兵，只有 352 人有机会上场，为了能够入选，李淑君铆足了劲。三月的一天，淅淅沥沥的小雨裹挟着丝丝寒意，站着军姿的她们各个身姿挺拔。谁知突然寒风阵阵，竟飘起了雪花，雪花落在脸上化成了冰水流入了脖颈，冻得人忍不住要打哆嗦。可她们却像冰柱般纹丝不动，傲然屹立在凄冷的风雪中。

五一后，她们转到了北京沙河阅兵村，开启了近 5 个月的"魔鬼"式训练。真的是太难了，女兵的体型体能都明显弱于男兵，可训练标准却和男兵一模一样。其中最严苛的当属正步训练了，每分钟迈出 116 步，每一次高度 25 厘米，每一步距离 75 厘米。为了出腿有力，她们就在腿上绑上沙袋练，踢了一遍又一遍，量了一次又一次。军姿一站就是一两个小时，头顶是炙热的日头，脚下是发烫的地面，脖子旁是她们特地别在衣领上的大头针。只要一晃神一松劲，就会尝到被针扎的刺痛滋味。

李淑君从没掉过队，可人毕竟不是铁打的，一天，她突然体力不支，眼前一黑，就晕倒了。醒过来时，她的第一个念头就是赶紧下床去训练。"不急不急，等休息好了，才能更好地训练呢。"耳边有人轻柔地说着。原来是一起训练的一位护士姐姐。

看着眼前的护士姐姐，李淑君想起了 6 年前北京军区总医院的那些护士阿姨们。是她们，在她住院的 70 多天里对她百般呵护。打针时，和声细语地和她说着话，没说两句针就打好了，都没觉得疼；吃药时，轻柔地把药片倒在她的手心里，看着她喝下去；查房时，特地多转几次，时不时塞点好吃的给她；到饭点了，给她端来了饭菜，叮嘱她多吃点好好补充营养；骨髓穿刺时，一直陪伴着她，握着她的手贴着她的脸，在耳边轻声安慰。

一样那么温暖，那么令人安心。她突然强烈地感受到再强大的军队都离不开一支优良的医疗队伍。她决定了，她也要报考军医学校，她也要做一名白衣战士。

1984 年 10 月 1 日，李淑君和她的战友们，头戴大檐军帽，佩戴红十字袖章，踏着铿锵的步伐，走过了天安门广场，向全世界展示中国女兵的飒爽英姿。8 个月的阅兵训练，磨砺了她的意志，开启了她的未来。

老山精神 钢铁铸就

1986 年，北京军区陆军某集团军接到命令，赴老山前线与兰州军区作战部队换防。赫赫有名的王牌军要打胜仗离不开强有力的后勤卫生保障，野战医疗所随之紧锣密鼓地开始组建。

即将毕业的李淑君面前有两条路，留在北京军区医院工作，平坦大道就在眼前；加入老山前线野战医疗所，炮火纷飞随时可能牺牲。但军人出身的她，早已将冲锋陷阵视作天职，她坚定地站了出来，向医院党委请缨出征。在给父母的信中，她落笔写道："如果我牺牲了，请为我自豪。"

1987 年 3 月 14 日，河北宣化火车站，百名医护官兵登上了客运军列，李淑君和她的战友们共赴老山前线。入云南前，为了保密，他们换乘了闷罐车厢。到了昆明，他们又改坐军用卡车。九个日夜的颠簸，十余天的临战休整，他们终于抵达了南温河，接过了"阵地"——老山前线第一野战医疗所。

当了军人，做了护士，血肉或生死，李淑君并不陌生。在奔赴前线的路上，对战争的残酷也有了一定心理准备。但亲耳听着炮火，亲眼看着紧急转送而来的重伤员，方知什么是血肉之躯，什么是战火无情。一个个热血好男儿，鲜血浸透了军装，血肉中透出了白骨。一定要把受伤的战友从死神手中抢回来！这是医疗所每一位救护人员的心声。"三分治疗，七分护理"，紧急救治后伤员能不能真正脱离生命危险，还得依靠后期的精心护理。

当地气候本就湿热，山地蚊虫肆虐，军绿色的简易木板房里更是闷热难当。李淑君和她的护理姐妹们，在基础护理上使出了浑身解数。最难办的当属皮肤护理了。许多战士在猫耳洞一蹲守就是好几个月，汗渍泥迹、虫咬抓痕、湿疹溃烂，浑身上下基本就没一块好地方。湿热难当、受伤卧床，皮肤溃烂的危险性更是大大增加。最令人心焦的是，一层又一层的汗水不一会儿就把伤口的敷料浸湿了。先做清洁，他们给战友们一遍遍床上洗头，一次次床上擦浴。再做通风，一空下来，她们就守在重伤员身边，眼里观察着战友的病情，手里不停地给战友扇扇子。左手累了就换右手，自己汗流浃背，却顾不得扇一扇凉一凉。

有的战友身残了，一时接受不了，情绪波动很大。一天，还没等李淑君开口说话，一个年轻伤员大吼"滚开"，随即一拳就呼在了她的脸上。脸上生疼，李淑君不由得落下眼泪。泪水里有莫名挨打的委屈，但更多的还是对战友的心疼。没有一句责怪，还是那么亲切的眼神，还是那么温和的语气，还是那么轻柔的动作，给伤口换好了药，把汗水一次次擦去，将风一波波扇来。懊悔和愧意在年轻战友的心头蔓延，脾气不发了，治疗也积极配合了。

前沿阵地山路崎岖、植物繁茂，稍有不慎就可能跌入深沟。更可怕的是敌方在林间到处埋设的地雷，一旦遭遇，轻则断腿，重则粉身碎骨。但为了救治更多的生命，白衣战士的身影时常穿梭在硝烟弥漫的阵地间，哪里有伤员，哪里就有白衣战士。

后方，改革开放风起云涌；老山前线，党的队伍英勇拼搏。白衣战士队伍"望北京守南疆救死扶伤"，助祖国卫士们"战死神斗病魔重返战场"（出自当时医疗所的宣传标语）。

洪涝无情
卫勤有我

8个月的阅兵训练，一年多的枪林弹雨，李淑君已百炼成钢。什么困难都难不倒她，哪里最紧急，她就去哪里。

1998年6月，长江流域突发特大洪涝灾害。安徽池州内河水位均超警戒水位，许多地区已是洪水肆虐，186公里的长江堤岸更是险情频发。上万名解放军和武警官兵紧急出动，第二炮兵总医院连夜组建抗洪医疗队。和十几年前一模一样，李淑君头一个报名，3个小时后就随队出发。

滚滚河水一波又一波，猛烈地冲击着堤岸。几百公里的堤岸上，数万抗洪勇士日夜坚守，"泥巴裹紧裤腿，汗水湿透衣背"。顶着炙热的日头，他们挖起一铲又一铲泥沙，扛起一袋又一袋沙土。只要出现险情，他们就不顾危险一头扎进猛浪查找渗水口,用自己的身躯抵挡急流。外伤、皮肤溃烂、中暑、虚脱等,严重威胁着勇士们的生命和健康。

李淑君他们心急如焚,马不停蹄,各处巡诊。出行工具是一辆改装的救护车,连个像样的座椅都没有,打个盹都成了奢望。"老爷车"吭哧吭哧走得很慢,每到一处堤岸他们顾不得舒展下腿脚,就开始了繁忙的诊治。一个接一个,一干就是百余人。忙完一阵他们又匆匆上车赶往下一个堤岸,上了车,头晕、腰酸、背疼、腿肿;下了车,开足马力,撸起袖子加油干。

抗洪前线鲜有女性。比起男同志,女同志有太多不便,酷热下照样得穿戴齐整。没两天,李淑君就捂出了一身密密麻麻的痱子,痒痛齐上。深夜,大家都住在闲置的仓库。洪涝灾情下,日常生活也是各种不易。为了不麻烦男同志们,她拒绝特别照顾,待男同志们休息了,再找个隐蔽的场所略加冲洗。在女性特殊的日子里,她不吭一声,照样泥里来水里去。

四十多个艰苦奋斗的日夜,池州的长江堤坝抗住了一次又一次洪峰。"我不知道你是谁,我却知道你为了谁。"中国人民解放军和武警官兵又一次护住了百姓的家园,托起了祖国的未来。李淑君和她的医疗队战友们又一次出色地完成了他们的卫勤保障任务。

"非典"疫情 挺身出战

敌人犯我边境,洪水袭我家园,李淑君一次又一次出征。2003年,一场新的"战斗"打响,李淑君再次挺身出战。

2003年初,"非典"突现并开始蔓延。4月,北京"非典"病例激增,第二炮兵总医院接到收治"非典"病人的命令。由谁担此重任?冲锋陷阵我必上。40岁的李淑君,口腔科的护士长,又一次站了出来。第二炮兵总医院之前没有开设传染病科,需要迅速组建发热隔离病区,难度太大了。李淑君只说了一句:"放心吧,我会尽最大努力做好工作。"朴实无华的语言,却是最好的"定海神针"。医院领导知道,再难的任务,只要交给李淑君,那就只有更好。

李淑君带领五名护士打头阵。她们在医院里一连忙活了两天两夜,她们把病房布置好了,她们把病区隔离方案设定了。院务部门连夜施工,一夜之间,普通病房改建成了标准的发热隔离病区,中国军人的速度总是令人惊叹。

4月22日,李淑君率先进入了发热隔离病区。她是护士长,病区管理,她当仁不让。一定要保护好每一位医生护士,为此她设定了严格的隔离措施:洁净区穿戴上第一层隔离衣具,半污染区第二层,污染区第三层。每一刻都有被感染的危险,绝不能掉以轻心,她时不时就要查看一圈。她是护士长,护理病人,她躬先表率。每多一次床旁护理就多了几分被感染的危险。她和其他护士一样,分担常规护理工作,还倒起了夜班。遇到不能自理的病人,她一如既往细致周到地"贴身"照料。她是护士长,清洁病区,她亲力亲为。为了减少不必要的感染,除了必要的医护人员,隔离病区没有安排其他人手。病区的清洁工作,最脏最臭最可能传染的,全被她"一人独揽"抢先干了,人员轮换,她也都一一放弃。

有护士长在,大家就有了主心骨,就什么也不怕。护士们自发地向护士长学习,都抢着多干一点。隔离病区,她一连待了一个多月,第一个进病区,最后一个出病区。

汶川地震 北川救灾

5月12日是国际护士节。但2008年的这一天下午,汶川突发8.0级特大地震,汶川、北川等重灾区全县化为一片废墟。成千上万的生命被压在废墟深处,亟待救援。5月14日,第二炮兵总医院集结120余名医护人员驰援汶川。

此次任务着实艰巨,院领导考虑选派年轻力壮的同志。李淑君又一次主动请战,不善言辞的她说了一堆理由:她45岁正当壮年还能冲,不会拖队伍后腿;她经验丰富,是冲锋陷阵的"老将";灾区正等着救命呢,多一个人就多一份力量……院领导再三思虑终于同意,李淑君又一次随队出征。

5月15日,第二炮兵总医院抗震救灾医疗队由指挥部调配,在晚上十点多进入了北川县。满眼废墟余震不断,即使经历过枪炮声声的战场,洪水肆虐的灾区,这一刻李淑君也惊呆了。每一片废墟下,都可能有苍茫无助的生命。片刻,她已是白衣勇士,哪里需要就冲向哪里。

"打通了""出来了",李淑君闻声而动。"闭上眼,遮住眼睛!"她一边冲一边叫。人是清醒的,太好了。"我们是解放军,我们救你们来了""没有明显外伤,太好了""中度脱水,开放静脉通道"……快速安置一个,她旋即跑向下一处。明显的腐烂气息,没有一丝动静,心猛地一沉。脉搏有没有?确实没有。呼吸有没有?确实没有。不知不觉,泪水就流了出来,擦了擦泪,又向下一个跑去。

数天后,医疗队开始向周边村庄进发。这天,李淑君带一组人员前往村里巡诊。半路上道路中断,汽车无法前行,他们就扛起背囊徒步前往。一波又一波的余震,脚下是大大小小的泥石堆,头上是随时可能松落的土块山石。一路上磕磕绊绊,双眼紧盯着脚下山路,双耳警惕着周边动静。早一点到,就可能多救几条性命。他们气喘吁吁,汗流浃背,疲惫不堪,但脚下没有片刻停留。

"医疗队来了!"看到醒目的红十字袖标,前方一阵欢呼。大家都指望着他们呢,李淑君就像被打了一支强心针,瞬即进入"战斗"状态。一个个巡视,一个个诊治。"医生医生,快来这里看看。"听到群众的呼唤,"来了,来了!"她赶紧回应,循声跑去。为老人一番检查,还好,身体状况没什么大问题,很可能是受了惊吓,加上好几天没吃好没睡好,身体比较虚弱。"老人家,我给你挂点糖盐水。您放心,一切有我们呢……"她轻声在老人耳边安慰着。老人放宽了心,安然入睡。

"解放军来了!"危急时刻,中国人民解放军和武警官兵奇兵突降,老百姓们就都有了依靠。每逢此时,李淑君就为自己是一名军人而倍感自豪。她是白衣勇士,只要祖国需要,只要人民需要,她就永远冲锋在前。

(吴志霞)

参考文献

[1] 我们二炮总医院因你而骄傲为你而自豪:记第 39 届南丁格尔奖获得者二炮总医院李淑君 [J]. 现代护理,2003(10):3.

[2] 刘景红 . 共事十年:我眼中的南丁格尔奖章获得者李淑君 [J]. 当代护士,2004(01):7-8.

[3] 中国红十字年鉴编辑部 . 中国的南丁格尔 [M]. 北京:台海出版社,2006.

[4] 何佳颐,彭雪征 . 像阳光一样温暖受伤的生命:走近"南丁格尔"奖获得者、二炮总医院护士长李淑君 [J]. 中国医药指南,2007(05):37-39.

[5] 徐剑 . 遍地英雄:第二炮兵部队抗震救灾实录 [M]. 北京:中国青年出版社,2008.

陈东

传染病人的"守护天使"

在我心中有两个誓言：一个是入党时的宣誓"为了党和人民的利益贡献出自己的生命"；另一个是上岗授帽时的宣誓"踏着南丁格尔的足迹，为传染病护理事业奉献终身"。

——陈东

2003 年 5 月 12 日，红十字国际委员会授予北京佑安医院护理部主任陈东第 39 届国际南丁格尔奖。当年的 8 月 5 日，在北京人民大会堂举办的颁奖典礼上，时任中共中央总书记、国家主席胡锦涛为陈东颁发奖章。

陈东（1944—），女，北京人，中共党员。

1944 年 8 月出生。

1962 年，毕业于北京市儿童医院护士学校；1981—1982 年，在北京卫生干部进修学院高级护理班进修；1982—1983 年，在北京友谊医院肝胆外科手术室进修。

1962 年，毕业后在北京第二传染病医院（现首都医科大学附属北京佑安医院）从事护理工作；1962—1979 年，先后在呼吸道疾病、消化道疾病、烈性传染病等病房工作；1979—1980 年，在肝胆外科和手术室参与肝移植工作；1984—1987 年，历任外科病房和手术室护士长、科护士长；1987—1989 年，任北京市肝炎研究所办公室主任；1989—2004 年，历任医院护理部干事、护理部副主任和护理部主任等职务；1995 年，兼任医院工会主席。

1992—1996 年，兼任中华护理学会全国传染病护理专业委员会副主任委员；1996—2008 年，兼任中华护理学会全国传染病护理专业委员会主任委员；1998 年，加入北京佑安医院"爱心家园"志愿服务团体，为艾滋病病人无私奉献；2004 年，退休后走访一系列爱心奉献活动给予指导建议；2006 年，投身北京老医药卫生工作者协会并担任办公室主任、协会秘书长；2007年，成立中国南丁格尔志愿护理服务总队任副理事长，现80岁高龄仍坚守在全国各地南丁格尔志愿服务分队的建立与扶持中；2008年至今，兼任中华护理学会终身荣誉会员、北京佑安医院老卫协分会副会长、北京医学会医学伦理学术会护理学组顾问等；历任北京护理学会理事、科普宣传委员会副主任委员，北京红十字健康促进委员会理事等；任《中华护理杂志》《中国护理管理》《现代护理杂志》等期刊杂志编委。

在《中华护理杂志》《中国护理管理》等期刊上发表《重症肝炎合并院内感染败血症的分析及对策》《SARS死亡病人的尸体料理》等多篇论文。

2001年，荣获首都五一劳动奖章；2003年，荣获39届国际南丁格尔奖；同年，荣获全国优秀工会工作者和首都五好文明家庭；2004年，荣获全国五好文明家庭；2013年，被评为北京市优秀红十字志愿者；2016年，荣获中国老科学技术工作奖；2020年，被评为中国优秀红十字志愿者；2021年，荣获中国护士志愿精神铸就奖。

爱呼唤定终身

陈东，出生于20世纪40年代，在红旗的飘扬下长大。在她8岁那年，被一场突如其来的重病击倒，随即被送进了医院。8岁，还离不开妈妈的陪伴，离不开亲人的庇护，可却不得不一个人留在病房，接受治疗。妈妈也牵肠挂肚，万般不舍，放心不下。这时，一位护士对陈东的细心照顾解开了妈妈的心结，放心地回了家，也让幼小的陈东在这位年轻的护士身上找到了"妈妈"的模样。护士"妈妈"对待每个患儿就像对待自己的亲生孩子那样，除了治疗和护理，还微笑着帮他们梳洗、穿衣服、喂饭，小朋友不开心了，还会给他们讲故事、哄着入睡、逗他们开心，做很多妈妈会做的事情。她是那样的不厌其烦，那样的温柔和体贴，让这些远离亲人的孩子感受到了家的温暖。这在陈东幼小的心灵中刻下了深深的印记，而这神圣的爱也开始埋下了陈东心中爱的种子，并影响着她的人生轨迹。

"要爱祖国、爱人民，要做有理想、有抱负的好青年，要到祖国最需要的地方去。"从上小学起，老师们的谆谆教诲，陈东始终牢记于心。1962年，17岁的陈东，从儿童医院护士学校毕业后分配到北京第二传染病医院（当时北京市唯一一所儿童传染病医院，现北京佑安医院）工作。当时，正处于中华人民共和国成立初期，传染病肆虐，加之医疗条件有限，传染病死亡率占全国疾病谱的首位。

由此，"传染病"三个字是令很多人闻之胆寒的猛虎，面对这份被绝大部分人认为"恐怖"的护理工作，身边的一些同事因承受不了世人对疾病的恐惧和歧视的目光，或决然，或犹犹豫豫地选择了离开。刚刚参加工作的陈东或许还不能完全领会到南丁格尔的精神，但那时南丁格尔的形象已悄然留印在她的心中，她深深地认识到，护士的天职是要护理好病人，让他们早日康复，与家人团聚。她知道，干一行就要爱一行，就要干好一行。看到那些呼吸衰竭的儿童和心焦如焚的母亲，那些瘫痪在床、靠着鼻饲喂养和需要人照顾的孩子，陈东的心被震动了。在她眼前突然一幕幕地浮现出她最崇敬的人——南丁格尔，她那为病人、为护理事业无私奉献的身影，善良的天性唤起她心中对传染病病人的同情，同时也唤起了她强烈的社会责任感与使命感，为了病人，也为了当初在南丁格尔雕像前立下的誓言，正处花季年华的她不顾家人、亲朋好友的劝阻，毅然决然地在传染病医院扎下根来，立志踏着南丁格尔的足迹，为传染病护理事业奉献终生。

下农村促医疗

20 世纪 60 年代，毛主席指示"把医疗卫生工作的重点放到农村去"，为了响应这一指示，陈东加入巡回医疗队，两次奔赴我国的边远山区农村，开展防病、治病、计划免疫等医疗服务工作。在那个年代，农村的卫生条件差，农民的卫生知识水平相对较低。譬如农村饮用水都是自挖的井水，由于水井的位置低，雨水、污水经常流进井中，甚至有时会从中捞出小动物的尸体。水源的污染直接伤害村民的身体健康，但大家却并不能理解它的危害。医疗队为了给井水消毒，经常受到村民的非难和指责，甚至被恶语中伤。医疗队的工作一度步履维艰，但陈东从未想过放弃，而是用自己的实际行动感动和说服了大家。

这天，陈东正如往常一样吃晚饭，一位年迈的大爷突然跑过来，焦急地喊道："大夫！快去救救我的孙子！"听老人叙述后，陈东和一位医生放下碗筷，背起药箱便奔赴老人家中。只见很多人围在孩子周围，有哭的、有叫的，乱作一团，原来这孩子是家里的独苗，特别宝贝。拨开人群，只见躺在炕上的孩子面色苍白、双眼上翻、口吐白沫，四肢还在不时抽搐，陈东立即取出银针刺向人中穴，仅几秒钟的时间，孩子逐渐安静并停止了抽搐，呼吸虽然急促但平顺了许多。经大夫查体并询问发病经过，原来是天气热孩子在外面玩，渴了喝了很多冰凉的井水，经诊断为"中毒型痢疾"，陈东他们立即进行一系列的救治。因为孩子输液需要观察病情变化,那天夜里陈东就一夜未眠。经过医疗队一天一夜的全力抢救,孩子终于脱险了。此事轰动了全村,也改变了医疗队在村民中的印象。陈东也抓住了这一典型事例在村里进行广泛的宣教,使多年不被理解的工作得以顺利开展。

此外,在那个年代农村医疗条件比较落后,"赤脚医生"也基本上没有什么无菌观念,他们将玻璃注射器只是用开水烫烫便给病人注射。当接受过高等教育的陈东看到这一幕,她立即感觉到了问题的严重性,从那时起在完成日常工作后,陈东便开始在晚上备课,从最基础的消毒灭菌、无菌操作等医学基础知识开始备课授课,并手把手进行实践教学,最后,这些赤脚医生们也逐渐规范了各项操作。这一切无疑给当地居民的生命树上留下了常青的种子。

防艾滋
做表率

随着科技的进步,计划免疫的广泛实施,到了 20 世纪 80 年代后期,很多在以前让人"谈虎色变"的传染病得到了有效控制。而此时,疾病谱也随之发生了变化,一些新的传染病出现了,获得性免疫缺陷综合征(简称艾滋病)就是其中的一种。那时,北京佑安医院是接收中国第一位艾滋病病人的医院。刚开始,由于对艾滋病不认识不理解,有的护士不愿意护理艾滋病病人;有的护士家长找到护理部要求把女儿调到其他病区;更有丈夫威胁妻子,如果不调出艾滋病病区,回家后不许碰孩子。面对这些情况,作为护理部主任的陈东,她知道自己所面对的不仅是艾滋病,还有社会对这种传染病的无知和偏见,而要解决这类问题就必须要普及艾滋病知识,陈东还重点强调要从自我做起,做好表率。

有一位年轻的艾滋病病人几经周折转来北京佑安医院,入院时病人生命垂危,器官功能衰竭、呼吸困难。陈东查房时来到病人床前,病人瞪着一双令人心惊的大眼睛望着她,陈东不仅不怯怕,还微笑着与病人交流,示意他要安心治疗。随后立即协同护士们一齐动手,完成了开放静脉通道、取血、吸氧、吸痰、皮肤伤口处理等一系列的救护工作。当病人的父亲看到自己的儿子安静地躺在洁白的床上时热泪纵横。遗憾的是,由于病情持续恶化,最终还是没能救回这年轻的生命。病人去世了,但我们的医护人员却收到一封真挚的来信,他的父亲写道:"亲人虽然离我而去,但我却忘不了你们对我儿子所做的一切。你们没有嫌弃他,让我的儿子安详地走了。你们不是亲人胜似亲人,我为孩子能在你们这里走完他人生最后的旅程而感到莫大的安慰。"

如果不了解传染病的传播途径，不懂得基本的自我防护知识，又如何能让人们能去有效地预防和阻断传染病的传播呢？陈东很清楚这一点，"世纪瘟疫"艾滋病来势凶猛、危害极大，当看到社会上很多人对艾滋病不理解、不认识，她明白当务之急的大事就是必须做好艾滋病知识的普及，提高人们对艾滋病的认识。所以她在做好本职工作的同时，利用各种办会机会，组织学会和科普委员会成员走进街道社区，举办正确认识艾滋病的讲座，提高老百姓对艾滋病传播途径及预防方法的认识。她通过和病人的沟通交流，实地走访、查阅书籍等撰写了《正确认识艾滋病，做好自身防护》的文章，为医护人员进行培训讲座。当时，她作为全国传染病护理学会主任委员，利用主持全国传染病护理学术交流的机会在大会上举办讲座，号召全国传染病医院的每位护理人员，要认真履行自己的责任，要战斗在预防、控制艾滋病的最前线。

抗"非典"冲在前

2003 年的春天，"非典"疫情肆虐京城，北京佑安医院作为收治"非典"病人定点医院开始收治病人。那一年，陈东已年近六旬，面对这突如其来的疫情，可能很多人想到的是远离疫情，保护好自己，可陈东心里却只有一个念头："国难当头，匹夫有责"，作为一名共产党员、护理部主任、工会负责人，危难时刻必须挺身而出，带领自己的队伍打赢这场没有硝烟的战争。她临危受命，紧急筹备收治"非典"病人的病房，从策划、组织再到人力调配，在各科室、后勤同志的精心配合下，她仅用了一夜的时间就为病人创造了救治条件。当时她不顾疲劳，组织召开了全院护士长动员会，落实新病房人选，会上她深情地说："作为传染病医院的护士，收治传染病病人是我们义不容辞的责任，在国家重大疫情面前我们必须履行护士的职责，坚守岗位，永不动摇……"

3月11日，开始收治的第一位"非典"病人到了，陈东立即放下自己手头的工作去看望他。那时医护人员没有充分的防护装备，只是戴了一层薄薄的口罩。此时的病人很虚弱，她拉着陈东的手说想吃东西，于是陈东找了些奶粉给她冲了一杯热牛奶，然后一边观察、询问她的病情，一边一勺一勺地喂她，看着她吃。病人病情危重的时候，一有时间陈东就去看她鼓励她。事后，有人问陈东，您当时害怕吗？陈东回想道："哪有不怕的道理，这毕竟是和'非典'病人零距离接触。"她也很清楚稍有不当就会有严重的后果，可是她说："必须这么做，必须去了解第一手材料，否则怎么去指导大家做？""真有什么不测，我也不会后悔，选择了护士这个职业,就是选择了奉献。"

4月初,来了更多的病人,病房一下子就被挤满了,而且一半以上都是重症"非典"病人,有的还伴有肝炎、尿毒症、心脏病甚至艾滋病,需要气管插管的、气管切开的、床旁血滤的,什么情况的病人都有。由于入院前病人听到关于疾病的各种谣言,所以入院后他们的眼神充满着恐惧和求生的渴望,病房里充斥着"大夫,救救我,救救我们全家"的呼救。陈东的心在流血,虽然她已经缜密安排布置抗击"非典"的一线工作,可年近六旬的她还是坚持每天亲自去第一线,进行指导、监督、检查工作,与自己的战友们同呼吸共命运。她不放心病人,也不放心自己的战友,她也怕,怕病人救不回来,怕自己的医生护士被感染。对于年龄大,一旦感染可能就有50%的死亡率,陈东不是不懂,原本她在办公室里指挥坐镇就可以,但是她真的坐不住。"病人的抢救物品是否齐全?""医护人员的防护做得如何?""大家吃饭,休息解决了没有?"……每天无数个问题在她脑海里徘徊,一天下来,双腿如灌了铅,两脚有时肿得都穿不了鞋。但是她丝毫没有退缩,而是在默默地想:"一定要挺住,作为工会负责人,这些是我的本职工作,我必须去想、去做,而且必须尽力做好。"

但是,再严密的防护也有可能抵挡不住肆虐的病毒,当看到有医护人员相继倒下,护士们的情绪受到影响,她的心也提到了嗓子眼,一个人的时候不知哭过多少次,她责备自己没有做好工作,没有保护好医护人员,辜负了院领导的信任,无颜面对他们的家属。但是作为护士们的领头人,她强忍着内心的痛苦,仍在积极做护士们的工作,她告诫护士长们:"护士都在看着我们,在护士面前我们谁也不允许流泪,大家有泪找我来流、有苦找我来诉,一定要坚强起来,我们一定会战胜'非典'的。"那个时期也许是陈东一生最黑暗的时刻了吧,长时间超负荷的工作,使陈东在工作收尾后发生了脑血栓,这个从来没有患过高血压的人,也从此戴上高血压的"帽子"。

为了尽可能地保护医护人员不受感染,陈东一边工作一边带领着大家不断摸索"非典"的护理特点,很快制订了护理常规、气管插管护理、有创与无创呼吸机使用常规、隔离与消毒制度,监督和指导护士工作。特别是当病理科主任将对"非典"病人尸检时发现的异常现象告诉她时,她认为事情非常严重,应该及时告诉大家,于是利用业余时间立即撰写了《非典病人的尸体料理》一文投到《中华护理杂志》并刊出,这对保护护士和帮助全国各地医护人员做好自身防护具有深刻的指导意义,也为北京佑安医院抗击"非典"的最后胜利奠定了基础。

稳新家
筑希望　　1998年11月26日，在院领导的大力支持下，北京佑安医院成立了中国第一家关爱艾滋病病人的非政府组织——"爱心家园"。它的成立使这些人类免疫缺陷病毒感染者有了自己的新"家"。陈东第一个报名成为"爱心家园"的志愿者，在她的带动下，全院护士长、护士也都纷纷加入这个行列中，使这支队伍逐渐壮大起来。

"爱心家园"逢年过节都会为病人举办各种联谊会，会上有的病人唱歌，有的医务人员朗诵诗歌，每个人都欢欣鼓舞。一次，陈东发现一位年轻女病人悄悄趴在自己的床上流泪，她走了过去拉着她的手，边用毛巾替她擦眼泪，边轻声问道："是不是想家了？"病人哭着说："我没有家了，亲人抛弃了我，朋友离开了我，真是不想活了，我真想破罐破摔吧，别人让我对社会负责，可谁又对我负责……但是看到你们，想到你们对我的关心和教诲，我终于明白了，还有这么多人在关心着我们，我想，我一定好好治疗，争取早日回归社会……"

是的，"爱心家园"为艾滋病病人提供了一个小小的避风港，一个温暖稳定的"家"。在这里，艾滋病人不但没有被歧视，而且还能得到积极治疗和精心护理。他们在这里得到的是爱心、关心；得到的是从诊疗、护理、健康教育、生活指导、心理支持等全方位的帮助；得到的是对生活信心和生命希望的重拾。

在陈东的努力下，医院还成立了"爱心家园"网络部、健康宣传部、关爱部、咨询部等部门，在多个院校开展了艾滋病的防治知识普及工作，并在各高校成立了"爱心家园"经济网站。"少年强，则中国强"，作为北京红十字会的一名会员，陈东深知在青少年中广泛开展科普知识的宣传，对预防艾滋病意义更为重大，于是协助医院率先成立青少年教育基地"首都红十字青少年·爱心家园"，使广大青少年积极参与到预防艾滋病的志愿活动中来，成为一支强有力地预防和控制艾滋病的生力军。

防感染
护环境　　众所周知，传染病可通过血液、分泌物、飞沫等进行传播，比如肝炎、艾滋病等。试想，如果医护人员防疫观念淡薄，将没经过严格消毒的接触过艾滋病病人血液的医疗器械直接用在了其他病人身上，会产生怎样的严重后果？传染病是对人类社会有着极大威胁的疾病，护理工作担负着一定的风险，如果不严格执行无菌技术操作，将会给病人造成更大的损失和伤害；同时也将不利于传染病的治疗和控制，进而造成严重的社会影响。因此，自20世纪80年代起，预防医院感染就成为世界各国医务人员高度重视的问题。北京佑安医院作为一所传染病专科医院,预防医院感染更是首当其冲。

陈东作为医院护理部主任、医院控制院内感染委员会秘书,"预防院内感染,保护病人、医院和社会环境"成为她严守的信条。"护士们的操作是否规范?""有没有严格执行无菌技术操作?""有没有做好手卫生?""有传染风险的病人有没有被隔离?""家属的探视有没有规范?""隔离室的通风情况有没有保持良好?""病室的桌子、地板有没有用消毒水擦拭?"……这些一个个实实在在的问题每天都萦绕在陈东的耳畔,院内感染就像医院"幽灵"不得不时时提防。陈东除了平日加强这方面的管理,将解决问题、预防感染的要求落在实处,防止传染病在病人之间或病人与医护人员之间传播。此外,她还积极参与医院感染管理措施和考评方法的制订,通过调研和分析,撰写相关论文,指导实践,她发表在美国中华健康卫生杂志上的《医院隔离预防技术的探讨》一文,分别在多个护士教育基地进行宣讲;她将自己的宝贵经验撰写成《重症肝炎合并院内感染败血症的分析与护理对策》发表在中华护理杂志,有效地指导了相关传染病的防护工作。在她的带领和不懈努力下,北京佑安医院这所三级甲等医院的院内感染率一直控制在 7% 以下,为预防医院感染、创设良好的医院和社会环境作出了重大贡献。

投志愿献终生

春夏秋冬,如梦一般飞逝而过,2004 年 8 月,已至花甲之年的陈东退休了。面对现实、面对年龄,面对她热爱的护理事业,陈东开始思考,人的生命怎样在不同阶段会焕发出不同的光彩。当一个人的生命进入倒计时的时候,怎样做才能让有限生命更有意义?

于是,退休后的陈东怀着深切的关爱之情来到了她牵挂已久的艾滋病病人及遗孤收治处——河南省商丘柘城的"阳光家园"。在那里,她深切慰问了病房中的护士和艾滋病病人及遗孤,病人的病情都很重,医护人员的工作环境也比较简陋,护士的精神看起来也有些紧张,对隔离消毒概念比较混乱。陈东在如何做好自身防护的问题上,从隔离衣的穿脱到输液后医疗垃圾的处理,她灵活地根据现有条件给当地提了一些建议,极大消除了护士紧张情绪,为当地的传染病事业发展提供了有效助力。

此外,陈东还和一些护理同仁去到了河北省廊坊市的残疾儿童福利院——东方家园。这一系列走访活动使陈东感到,时代在进步,人们的思想境界也在发生着巨大变化，如今奉献精神已在社会逐渐兴起，它体现的是一种时代精神。2005年陈东受聘于北京市卫生局老医药卫生工作者协会，其宗旨是充分发挥离退休老专家、老教授、老医药技术人员的作用，积极为保护人民健康继续发挥余热。于是后来的她说："生命的意义在于为人民服务，我要继续发扬南丁格尔精神，在奉献中继续感受生命的快乐。"

自2006年开始，陈东为响应党中央"支援西部地区"的号召，受北京市卫生局委派，组织北京地区知名老专家，随同中国老科学技术工作者协会支援西部的医疗队，到老、少、边、穷的大西北为老区人民送去首都的医疗卫生服务。山西、陕西、甘肃、山东、新疆、内蒙古、吉林……十余年间她用脚步丈量了大半个中国。在服务过程中，陈东更加深刻感受到医疗卫生发展的不平衡、不充分，她深感自己责任重大。2007年，陈东与几位南丁格尔奖章获得者共同成立了中国志愿护理服务队，她把全部的时间和精力投入到志愿活动中，全身心为中国医药卫生事业的发展贡献力量。

2020年，面对新型冠状病毒感染疫情，早已退休的陈东又给北京佑安医院党委写来请战书，在书中她这样写道："我是一名共产党员，一名抗击'非典'的老兵，一名南丁格尔奖章获得者，在当前疫情暴发之时，我有义不容辞的责任，我要尽自己的所能，继续投入战斗……"

一生情 一世缘

陈东说："我的一生是平凡的，没有作过惊天动地的大事，我只是在护理岗位上，为人民群众的生命健康，尽职尽责去做我能做到的一切。这一生，我无怨无悔！"

作为一名党员，陈东在人民最需要她的时刻，义无反顾地加入传染病的护理事业中，60余年，她把自己的爱全部奉献给了护理事业，奉献给了这个人民最需要她的工作岗位。这是一名共产党员对人民的无限热爱，这是一位护理事业贡献者的南丁格尔精神。即使在退休后，她仍继续把温暖与爱送给百姓，开启32年志愿服务新旅程，并在服务中吸引更多的人加入到这个志愿服务队伍中来。陈东说："作为护理人员，能在国家遭遇重大疫情时贡献出自己的一份力量，我感到光荣，作为一名共产党员，能为党和人民作出奉献、为其他同志做出榜样，我感到欣慰。我的护理职业道路上只有行程，没有终点。"

陈东每当想到自己这一生能在南丁格尔的指引下，与护理事业结缘，就会感到无限幸福。因为，崇高而神圣的护理事业，让她心中那份炽热的爱有了载体,使她可以用这份爱去救助那些最需要帮助的传染病病人。回首往事,她常会情不自禁:"如果有来生,我还要做传染病病人的'守护天使'。"

(王瑞 张秀伟)

参考文献

[1]传染病人的守护天使:记第39届南丁格尔奖获得者北京佑安医院陈东[J].现代护理,2003(09):3.

[2]为了神圣的事业:记南丁格尔奖章获得者 陈东[EB/OL].(2012-02-10).https://www.bjyah.com/Html/News/Articles/27466.html.

[3]北京日报.专访南丁格尔奖获得者陈东:回忆17年前难忘的非典岁月[EB/OL].(2020-02-21).https://baijiahao.baidu.com.cn.

钟华荪

白衣闪烁 奉献一生

选择护士这一行，干一辈
子，值了！

——钟华荪

2003 年 5 月 12 日，红十字国际委员会授予广东省人民医院护理部主任钟华荪第 39 届国际南丁格尔奖。当年的 8 月 5 日，在北京人民大会堂举办的颁奖典礼上，时任中共中央总书记、国家主席胡锦涛为钟华荪颁发奖章。广东护理人又赢得一枚南丁格尔奖章。

钟华荪(1947—)，女，广东梅州人，印度尼西亚归国华侨，主任护师。

1947 年 3 月出生。

1962—1965 年，就读于广东省中山医科大学附设卫生学校(现中山大学护理学院)。

1965 年 7 月，毕业后主动请缨建设西部地区，先后在大巴山、秦岭山区等地的基层单位从事医疗救护工作；1984 年，受聘于广东省人民医院，任神经外科护士长；1994 年，任护理部主任，2004 年，退休后任院长顾问。

历任全国继续医学教育委员会学科组成员、中华护理学会第二十二届常务理事和第二十三届理事等；历任广东省护理学会门急诊护理专业委员会副主委、副理事长、外科护理专业委员会主委等；历任广东省科学技术协会第五届委员、广东省继续医学教育委员会成员、广州市社区卫生服务工作指导委员会专家等；组织并参与各类义诊活动。

先后在《中华护理杂志》《护士进修杂志》《南方护理学报》等学术期刊发表《建立医疗运输中心促进整体护理深入开展》《广东城乡老年人生活质量的差异及社区护理对策》《我国社区护理的现状及发展趋势》等多篇专业论文；主

持或参与省级课题多项；1999年，"广州城区老年人生活质量调查及社区护理网点实施的研究"荣获中华护理学会第四届全国护理科技进步奖一等奖，后在2000年荣获广东省医药卫生科技进步奖三等奖；1998年，"持续质量管理在整体护理中的应用研究"荣获全国护理科技进步奖二等奖；负责"社区护理实践与发展趋势学习班""持续质量改进与护理管理学习班""静脉输液疗法与护理进展学习班""护理与法"等多项国家继续教育项目。

2003年，荣立广东省抗击"非典"二等功；同年5月，荣获第39届国际南丁格尔奖。

榜样力量
专业萌芽

钟华荪，生于1947年3月19日，1岁时随父母移居印度尼西亚，1953年回国。从小钟华荪就受到父母爱国主义思想的教育和熏陶。1962年，很多学校停办，当时钟华荪在广州七中上学，七中不办高中，可以报考的中专也很少。受家庭氛围的影响，钟华荪热爱学习，不想放弃学业，于是初中毕业后她报考了中山医学院护士学校，那次参加考试的人有900多人，只录取80人，竞争异常激烈。幸运的是她考上了，当时面试她的校长就是钟南山院士的母亲："你喜欢护理工作吗？"钟华荪诚实地说："我现在还不喜欢，但我想我会喜欢的。"校长很慈祥地摸摸她的头说："小丫头，好好学吧。"那时她想，做一个像校长这样有爱心、慈祥可亲的护士其实也挺不错嘛！从此她就爱上了护理。回顾自己如何走上护理工作之路，钟华荪说："廖月琴校长是我国著名呼吸病学专家、中国工程院院士钟南山的母亲。她亲切和善的形象给我留下了深刻的印象，也给了我一个良好的开端。"

坚持学习
不忘初心

钟华荪出生于一个知识分子家庭，父亲对她的培养和支持影响了她的一生。她从小便好学，为了继续学业她选择了中山医学院护士学校，在校期间成绩优异。作为一名护士，钟华荪懂得，实践南丁格尔精神、做一名优秀的"白衣天使"仅有高尚的职业道德是远远不够的，还要有精湛的技术和广博的知识。也许是在校期间受到了廖月琴校长的深深影响，钟华荪热爱护理，也格外珍惜各种学习机会，就像海绵吸收水分一样努力汲取各种与护理相关的知识。她坚持利用业余时间学习外语，熟练掌握了英语和德语。1982年钟华荪被选送到暨南大学参加高级护士班脱产学习，并取得优异的成绩；1985年她再次被选派到香港基督教联合医院进修学习8个月。不断地汲取新的知识使钟华荪在护理这条道路上能够一直自信地勇往直前。

临危不惧
大胆改革

"有卓越的领导,才能有优秀的护士和先进的护理。"这是香港同行给予钟华荪高度的评价。1990年10月2日,广州白云机场发生了劫机事件,多名重度颅脑损伤的昏迷病人被送进神经外科病房。身为护士长的钟华荪立即带领护士争分夺秒投入紧张的抢救——5分钟内建立静脉通道,快速补液,15分钟后为全部伤员完成了术前准备,送入手术室。护士们麻利的身手、娴熟的技术为抢救伤员赢得了宝贵的时间,降低了重伤的死亡率。为了避免气管切开的痛苦和发生感染,钟华荪提出"对昏迷脑外伤病人,采用每次吸痰都更换消毒的吸痰管以避免气管切开的关键措施",这一措施有效地避免了感染从而减轻了病人痛苦。由于采取的护理手段得当,昏迷伤员7天就苏醒过来,之后痊愈出院。钟华荪的临危不乱使病人的生命得到了最有力的保障,她的正确领导让护士们充分发挥了自己的作用,她们的抢救工作也因此受到了卫生部和省卫生厅的嘉奖。

抗击"非典"
爱惜下属

2003年的春天,一场抗击"非典"的战斗打响了。2月中旬,广东省人民医院收治的"非典"病人不断增加,钟华荪有预见性地做好了大量收治病人的准备工作。她带领护理部有关人员通过实地考察,制订了全院第一份救治"非典"病人应急方案,及早做好全院护士的思想动员工作。为了保护在一线工作的护士免受感染,钟华荪提出:缩短"非典"病房护士每天工作的时间,每周工作时间不超过28小时,避免疲劳作战。钟华荪也多次深入"非典"病房指导医护人员落实消毒隔离和个人防护的各项措施。她亲自组织"非典"相关知识的培训,采取逐级培训、随机抽查培训效果的方法,对全院1 200多名护理人员进行了培训,培训率达到100%。2003年5月11日,在钟华荪的组织下,护理部与院红十字会联合为市民免费发放《非典型肺炎防治》等宣传小册子共3万多份。钟华荪以实际行动为医院创下收治"非典"病人216例,医护人员零感染,"非典"病人零死亡的"两零"纪录作出了重要贡献,被广东省委、省政府特记抗击"非典"二等功;医院护理部被广东省委、省政府评为"广东省抗击非典模范集体"。

钟华荪在她学习过的地方、工作过的地方留下了无数动人的故事,事业的光辉照耀着她几十年护理人生的历程。她像一根蜡烛,燃烧自己,照亮他人,把无私的爱奉献给了她执着追求的护理事业,为年轻一代树立了学习的榜样。

科学管理
内培外引

钟华荪在如何合理地利用有限的护理人力资源、降低护理成本、保证整体护理持续深入发展方面下了大量的功夫。
1997 年 2 月钟华荪从我国香港玛嘉烈医院引进"全面质量管理理论(TOM)",同时参考 ISO9000 标准质量管理体系,与本院的质量管理模式有机地结合起来,她多次进行持续质量管理理论的全员培训,策划、指导、实施持续质量改进活动,成立 83 个品质改进小组,使医院护理质量逐年提高,从 1997 到 2002 年病人满意度从最初的 76.9% 逐年提升到 94.6%。2001 年,她运用管理学的理论测算护理人员的编制,解决了护士编制长期被不合理占用的问题,稳定了护士队伍。并根据医院护理队伍的结构建立了护理人员的晋阶制度,达到优质、高效、低耗的管理目标。钟华荪在管理思路和模式上的创新收到了显著的成效,护理工作量测定的方法和结果已被卫生部、人事部门作为重新设置医院护理人员编制的依据,并向全国各地医疗机构推荐。

以身作则
培育梯队

1994 年钟华荪担任护理部主任,她非常重视自身对年轻护士的引领,带头报名参加广东省首次开设的护理大专自学考试,引领年轻护士掀起学习热潮。钟华荪在不断提高自己素质的同时,致力于全院护士的整体素质提高,不断为年轻护士创造学习机会。
2002 年,钟华荪积极推动医院与香港明爱医院建立姊妹关系,每年派近 50 名护士前往香港进修学习;每年选拔优秀护士脱产学习外语;1995 年以来,聘请来医院访问、讲学、交流的护理专家达 300 人次;平均每年外出进修、学习的护士达 1 000 人次……在钟华荪的努力下,医院一批护理管理和技术骨干脱颖而出,目前已形成比较合理的人才梯队,拥有中专、大专、本科、研究生多学历层次护理人员 1 000 多人。

崇高荣誉
当之无愧

钟华荪全身心投入在护理事业上,坚定追求。她把 14 年的青春献给了祖国大西北;当灾难来临时,她临危不乱,做好预见性工作,冲在第一线;她以身作则,引领年轻护士掀起全院"学习热潮"。钟华荪献身护理事业的光辉业绩是护理工作者的楷模,她是值得我们崇敬的护理老前辈。

2003年8月5日，在国际南丁格尔奖章的颁奖典礼上，钟华荪说："我只是做了我应该做的事，能得到这样的荣誉，我实在没有想到，记得第一次见到南丁格尔奖章，是10年前在我们护理界老前辈林菊英老:师家里。那时候，林菊英老师对我说：'希望你以后也可以努力工作争取得到这个荣誉。'可那时我没想到真的有一天我也能得到，我只是顺其自然地做自己的事。选择护士这一行，我一辈子值了。"

正如美国诗人郎费罗在《南丁格尔礼赞》中写的："平凡的人，不平凡的心，每当又创出一桩高尚的业绩，每当又出现一项高尚的思想，人们的心，怀着惊奇的喜悦，思想境界升到了更高一级的水平。光荣属于那些以光辉思想和平凡工作帮助别人的人，由于他们的感染，把人们从低处提高。"而钟华荪怀着对生命的敬重，在平凡而又伟大的护理工作中奉献着自己无私的爱，燃烧着自己，为病人发光发热，为年轻一代引领方向。

敬佑生命 不负韶华

钟华荪的青春无疑是夺目的。从护校毕业至今，她从事护理工作已40余年。但是谁曾想过，在她这40多年的护理工作中，其中有14年是在大西北的小山沟里度过的，而这也是她一生中最美丽的时光。

一毕业，钟华荪就响应国家号召，自愿报名去西部地区支援。环境的恶劣和医疗设施的简陋使有些医护人员相继选择离开，但是她没有，这一待就是14年！她常常自己到工地去服务，一个人承担三个人的工作量，为他们送医送药，既做医生又做护士，还要做护工的工作。钟华荪经常为护理病人而彻夜不眠，为病人消毒灭菌、准备手术器械和敷料、缝合伤口，为工人家属接生、打针换药，为病人挑开水、洗衣服、清洁痰盂、便器，只要是病人需要便随叫随到。她看到那些工人每天辛苦地工作，随时都有生命危险，即使没有受工伤，平均寿命也只有四五十岁，钟华荪深深地感到："人的生命是宝贵的。"也许正是这些触动了钟华荪，在接下来的几十年里，她把自己生命的价值发挥到了最大，尽自己最大的能力为病人提供尽可能好的服务。她忘我地工作，以院为家，却无暇照顾自己的一双儿女。钟华荪把病人的生命视为珍宝，把"白衣天使"的爱留给了大巴山区人民，把最好的青春献给了祖国西部护理事业，把生命最热烈的光献给了护理！

（裴彩利）

参考文献

[1] 踏着南丁格尔的足迹甘当人们生命的保护神:记第39届南丁格尔奖获得者钟华荪 [J]. 现代护理,2004,10(04):290–291.

[2] 谢炜坚. 南丁格尔精神的实践者:记第39届南丁格尔奖章获得者钟华荪 [J]. 中国护理管理,2004(01):51–52.

[3] 中国红十字年鉴编辑部. 中国的南丁格尔 [M]. 北京:台海出版社,2006.

姜云燕

立志奉献昆仑 爱心倾注边防

有人说，在祖国面前，没有任何慷慨的言论能比得上一次慷慨的献身。在雪域昆仑这片高山国土上，我们可爱的士兵在慷慨地献身之后，更慷慨地献出了精神，我还有什么不能奉献的呢？

——姜云燕

2003年5月12日，红十字国际委员会授予中国人民解放军第十八医院（现中国人民解放军陆军第九五〇医院）传染科护士长姜云燕第39届国际南丁格尔奖。当年的8月5日，在北京人民大会堂举办的颁奖典礼上，时任中共中央总书记、国家主席胡锦涛为姜云燕颁发奖章。此时27岁的姜云燕，是我国最年轻的国际南丁格尔奖章获得者。

姜云燕（1976— ），女，河北定兴人，中共党员，主管护师。

1976年3月出生。

1997年8月—1999年6月，就读于解放军兰州医学高等专科学校呼图壁分校（现陆军军医大学边防卫勤训练大队）。

1993年12月入伍；自1994年以来，先后任职中国人民解放军第十八医院（现中国人民解放军陆军第九五〇医院）战士、护士、护士长；2001年，任三十里营房医疗站第39任护士长；2002年5月，任医院传染科护士长；2004年3月，任三十里营房医疗站第42任护士长；现在新疆军区总医院门诊部任护士长。

2005年5月，当选全国青年联合会第十届委员；2007年，当选中国共产党第十七次全国代表大会代表。

1995年7月，荣获南疆军区喀喇昆仑卫士称号；1996年3月，荣获兰州军区学雷锋先进个人称号；1996年12月，荣立二等功；2000年3月，中华全国妇女联合会授予全国三八红旗手荣誉称号;2003 年 5 月,荣获第 39 届国际南丁格尔奖;2003 年 8 月,荣立一等功;2004 年 2 月,中华全国妇女联合会授予首届全国三八红旗手标兵称号;2004 年 11 月,荣获雪域高原模范护士长荣誉称号;2005 年 4 月,卫生部、中华全国妇女联合会和总后勤部卫生部联合授予三十里营房医疗站护理组全国巾帼文明岗荣誉称号;2006 年 1 月,当选第十七届中国十大杰出青年。

只身西寻万里
终成白衣战士

姜云燕出生在一个农民家庭,自幼丧母丧父,吃着百家饭穿着百家衣长大。因为坎坷的成长经历,姜云燕懂事得格外早,是旁人眼中勤劳善良、勇敢坚韧的好姑娘。1993 年,凭借着一腔热血,17 岁的姜云燕做了一个重大决定——她要只身万里赴边关。

六月的一个中午,姜云燕和平常那样又打开了收音机,准时收听《军事生活》——中央人民广播电台的一台节目,她特别喜欢。通过这台小小的收音机,姜云燕仿佛就能看到在某个遥远的远方,有一群飒爽英姿的勇士为祖国为人民奋不顾身、英勇拼搏的身影。他们真伟大呀!真想为英雄们做点什么。

今天的节目有点不一样,介绍的是一群巾帼白衣战士,她们是三十里营房医疗站的女官兵。三十里营房位于遥远西部的喀喇昆仑山脉,因地势陡峭,海拔悬高,被当地人称作"生命禁区",但这些巾帼英雄为了边防官兵的健康,坚守在这片冰天雪地。其中,一位名叫吴凡英的女医生更是被官兵们亲切地称为"昆仑女神"。吴凡英、喀喇昆仑、三十里营房,这些名字一遍遍熨烫着姜云燕的心头,"我要去找'昆仑女神',我要像她那样,我也要守护最可爱的人……"潜伏心底的英雄梦就如小火苗突地遇上了助燃剂,腾地燃起了熊熊烈火。

姜云燕身边的人对她去西部一事都曾出言劝阻。她的堂姐劝她好好进城打几年工,然后结婚生子过好小日子。乡亲们也劝她路途遥远,一个姑娘不要遭这份罪。但姜云燕打定了主意,不撞南墙不回头,她要去试一试。她跑到乡里武装部,开好了同意当兵的证明。怕出行不便,她还特地剪了个男孩头。

8 月 18 日清晨,姜云燕身着一身蓝衣裳,带上一本中学地理课本,揣着五百元钱,装了五个鸡蛋和几包方便面,就正式踏上了独自西行之路。关于三十里营房,姜云燕只知道在喀喇昆仑,但具体位置在哪,她并不清楚。胆大的姜云燕在地理课本上寻找着喀喇昆仑山脉,她决定先去青海,一路西行一路打听。这一天,在离家近 2 000 多公里外的青海格尔木,正准备出发去西藏的姜云燕打听到了三十里营房并不在西藏而是在新疆。

那时的新疆,很少有地方通火车,只能先去远在 1 500 公里之外的乌鲁木齐。一路上,姜云燕舍不得吃顿饱饭,她常常啃个冷馒头充饥;舍不得住,时不时就在车站应付一夜。一个姑娘家,担惊受怕跑了近 2 500 公里,现在却连个具体地址还没着落。怎么办?回家还是继续前进?姜云燕沉思了一下,决定不能就这么放弃,这个 17 岁的姑娘勇往直前,又登上了开往乌鲁木齐的火车。

8 月 31 日,历经近两周的奔波,姜云燕来到了新疆喀什的叶城,她终于找到了三十里营房所属的解放军十八医院。也终于见到了"昆仑女神"吴凡英。

"我要当兵,我要去三十里营房。"她满心欢喜,语气坚定。一个姑娘家一个人跑这么老远找上门来当兵,大家都觉得这姑娘可真不简单,是个当兵的好苗子。可这样当兵入伍没有先例呀,医院领导犯了难。大家凑了路费,都劝她回家。姜云燕满脸的倔强,当不了兵,那就给大家打打下手。只要能在这里,为边关战士服务,做什么她都心满意足。领导们再也不忍心说不。

淳朴的姜云燕眼里有活,手里抢活。洗衣做饭她拿手,二话不说帮着干;脏活累活她不嫌,一声不吭就上手。就这样,姜云燕一边干着力所能及的杂事,一边"偷师学艺"。大家都乐意教这个好姑娘,慢慢地,她知道了高山病,学会了给病人吸氧,学会了打针。想到边疆战士每日冒着生命危险戍守边关,她真想早点去三十里营房医疗站。

精诚所至,金石为开。同年 12 月,姜云燕被特批破格入伍。她终于成为了一名雪域高原的白衣战士,正式成为"昆仑女神"队伍中的一员,可以去三十里营房医疗站啦!

边关你们戍守
健康我们守望

1994 年,姜云燕如愿以偿,踏上了三十里营房医疗站。

从叶城到三十里营房医疗站,海拔从 1 000 多米上升到 3 000 多米,要走三百多公里的险峻山路。三座冰山达坂等待翻越,一个回头弯接着一个回头弯,常年冰冻的泥石路像搓板似的一棱接着一棱。军车颠簸,姜云燕胃里翻江倒海,胸闷头疼也越来越厉害。一路上,一边是随时可能遭遇的雪崩、山体塌方或泥石流,另一边则是万丈深渊,仅仅是这么走一遭,就已经在"鬼门关"前兜了一圈。

历经十几个小时的翻山越岭后,车队终于抵达三十里营房医疗站。此时姜云燕嘴唇发紫、头晕想吐、腿脚发软,直到看见了医疗站门口的匾牌,昏沉沉的她心里才亮堂了起来。这里是全军海拔最高的医疗机构,这里是喀喇昆仑山唯一有女军人的驻地,同时也担负着方圆近四十万平方公里的医疗救治任务,想到这,姜云燕心中的自豪感不禁油然而生。这里海拔 3 700 米,氧浓度只有平原的一半左右。这里生活供给有限,饭菜半生不熟,蔬菜难得一见,热水也得省着用。这里仿佛与世隔绝,与外界的联系仅靠一条军用电话线、偶尔到来的军车和山下捎带来的报纸杂志。医疗站的战友们一直战斗在这里,边防官兵在海拔更高、条件更苦的哨卡战斗。"我也可以的。"她告诉自己要尽快适应这里,要在这里好好干。

很快,姜云燕就独当一面了。她把高原反应当伙伴,忍着不适将转送来的战友安置好,测量生命体征、给氧、静脉输液……姜云燕快而有序地完成一个个护理操作。这里高山病十分常见,常会引发谵妄,遇上这类烦躁不安的病人姜云燕如亲人般日夜守护。一天,一位患病的战士突然赤条条地就往外跑。姜云燕立马转身阻止,满脑子想的都是一定得拦住他,外面是冰天雪地,可不能让战友跑出去加重病情。她拉过了一张高低床,挡住了战友的去路,并在其他医疗站战友的帮助下,给这位战士披上厚厚的衣服,让他重新睡回了温暖的病床。

医疗站经常有外出救治任务,每一次任务都是刻不容缓。记得她的第一次外出任务,天文哨卡的一位战士昏迷了,她主动请缨。从海拔 3 700 米又上到海拔 4 800 多米,上高原还没多久的姜云燕头更晕了、气更促了,每一次迈步都愈加艰难……昏迷的战友正等着她呢!她死命咬着牙,立即为战友实施吸氧输液等救治措施。转送战友的回途中,想到汽车的颠簸会加重战友的病情,她顾不得男女有别,将战友稳稳地拥在怀里。她把自己当作垫子,尽力为战友减去颠簸,就这样坚持了一路。

每次她和战友们去哨卡巡诊都充满艰难险阻。记得一个四月的早上,军车行驶到海拔 5 000 多米的野马滩,暴风雪突然袭来,风雪漫天,军车难行。他们不得不下车徒步,三两结伴手拉着手,顶着风雪向哨卡一步一步迈进。突然脚下一空,身体猛地往下坠,冰冷的雪四面八方涌来,姜云燕掉进了一个雪坑,旋即被积雪掩埋。战友们趴在雪地里,一声又一声叫喊着她的名字,一下又一下扒拉着厚厚的积雪。姜云燕的鼻眼露了出来,大家松了一小口气,继续加快速度扒雪,终于把她从雪坑里拉了出来。姜云燕拍了拍身上的雪,定了定神,一声"走",她和战友们又迎着风雪向前迈进。

在这个"生命禁区",普通的一个小感冒就可能引发脑水肿、肺水肿甚至昏迷,稍有延迟就会丧命。姜云燕和她的白衣战友们坚守在这里,一次次强忍不适,诊疗护理;一次次紧急出发,出诊救护;一次次翻山越岭,巡诊哨卡。他们冒着生命危险,克服重重困难,从死神手中夺回了一条条宝贵生命。他们是喀喇昆仑雪域高原边防战士们的健康"守护神"。

用热心驱走风寒
用知心松解冰霜

一批又一批热血好男儿,为了保家卫国,驻守在天寒地冻的"生命禁区"。这里自然环境极其恶劣,高山病威胁着每一个鲜活的生命。这里渺无人烟与世隔绝,无边寂寞侵蚀着每一颗火热的心灵。

1996年元旦前的一个夜晚,医疗站的电话响了,正在值班的姜云燕一个激灵。电话是从神仙湾哨卡打来的,神仙湾哨卡海拔5 380米,是世界海拔最高的哨卡,那里驻守的官兵极易患上高山病。她的心倏地悬了起来,是不是哪个战士病了?

"哨卡很多人病了。"电话那头一位战友声音低沉地说。她全身紧绷,急切追问:"什么病?病情怎样?"战友吞吞吐吐:"我们在山上待得时间长了,心里憋得慌,能不能和你聊聊天?要是能听你唱个歌,病就好了。"姜云燕懂了。同在一片雪域,彼此的心是那样的纯洁,又是那样地需要温暖。战友们渴望交流,渴望倾诉,她愿意做他们的知心姐姐,愿意用自己火热的心为他们驱散严寒。平时话不多的姜云燕,这时就像换了一个人,哼起了小调,唱起了歌谣。她和电话那头的战友们都咧开了嘴,笑开了怀,可泪水也不由自主地涌了出来。

渐渐地,战士们都知道医疗站有个知心姐姐。遇上烦心事了,就给医疗站写封信,读着知心姐姐的回信,他们心里的疙瘩就松解开了。想和人说说话了,拨通电话和知心姐姐聊一聊,他们皱起的眉头就舒展开了。穿戴上知心姐姐捎来的毛衣、手套,垫上知心姐姐送来的鞋垫,他们的心头就温暖起来。看着知心姐姐用绿叶小草小花点缀的"诗集",他们就像迎来了春暖花开。

年轻的姜云燕,在雪域高原,用她的一颗质朴而滚烫的心守护着战友们,冰天雪域天寒心却暖。

学成毅然归来
夫妻共守边防

1999年6月,姜云燕在天山脚下的呼图壁军医学校学习已经两年了。此时的她23岁了,获得了很多荣誉,学业有成,工作上又提了干。朋友劝她:"在喀喇昆仑战斗了 4 年,该为自己想一想了。去一家好一点的医院,找一个条件不错的男朋友,过安稳的生活吧。"但姜云燕还是那个多年前一路西寻的执着女孩,她的心早就留在了喀喇昆仑。现在的她,要用更成熟的专业技能,更强大的赤诚之心,继续守候雪域高原的战友们。

关于婚姻大事,姜云燕早就有了主意,她要找个志同道合的好男儿,和她一起守卫边疆。不过,她没料到的是她的"白马王子"此时也学成而归,只等再次相逢。姜云燕的丈夫也曾是雪域高原的一名战士,还曾是姜云燕的病号,姜云燕的故事早就打动了他。军校毕业的他放弃了留校任教的机会,回到了喀喇昆仑的汽车团。2000 年的元旦,雪山为证,矢志献身喀喇昆仑的他们共结连理。

2000 年 4 月,已有身孕的姜云燕又一次申请上医疗站,基于母子平安的考虑医院领导坚决不同意。这一次,她终于听了劝,低头摸着肚子盼着孩子平平安安,抬头看着雪山盼着早点上医疗站。一边盼着一边一头扎进了医院的内科护理工作。

转眼,儿子呱呱坠地 100 天了。看着白白胖胖的宝贝,姜云燕心里的天平还是倾向了坚守在雪域高原的战友们。她和丈夫商量着把孩子送回老家请家里老人们代为照顾。经常执行任务在外的丈夫沉默了,但他哪会不懂妻子呢,他点了点头。看着怀里的小可爱,姜云燕的心都要化了,真是舍不得呀,可心头那沉甸甸的责任更令她寝食难安。她要趁着年轻,多上几趟医疗站。

这次上山,姜云燕肩头的责任更重了。她现在是三十里营房医疗站的第 39 任护士长,是姐妹们的主心骨了。她领着姐妹们勤练护理技术,带着姐妹们救护战友。

姜云燕又一次带领姐妹们去神仙湾哨卡巡诊。军车一路攀爬一路颠簸,海拔越来越高,气温越来越低,空气越来越稀薄。大家都习以为常,安之若素。路上,一条冰河横亘在前,为了安全,司机兵不得不请她们下车淌过去。姐妹们没有丝毫犹豫,挽起裤腿就踏进了河水。这可是雪域高原的严寒天气,这可是高山积雪融化而成的冰水。牙齿冷得打架,心寒得发颤,腿脚冻得发紫,姑娘们肩并肩手挽手,一步又一步,勇敢向前。

远远地看见她们,哨卡战士们一片欢呼,医疗站来的白衣战友真是比亲人还亲,战士们盼星星盼月亮似的盼着她们呢。每次白衣大姐们来哨卡,他们都欢乐得像过年。

体检是头等大事，巡诊就是为了尽早发现高山病，为了把病人尽快转送下山，白衣大姐们一边气喘一边为每一位战友细致检查。她们面带微笑，亲切地询问近期有没有什么不适。有两名战士说这两天有点咳嗽，姜云燕为他们进行肺部听诊有些许的湿啰音，她立即做出了决定，安慰道："嗯，有点情况，到医疗站住几天。很快就好，放心吧……"两位战士吸了氧，登上了哨卡的军车，被立即转送往医疗站。

体检完是心理健康服务时间，姜云燕和姐妹们早就安排好了。在维吾尔族白衣大姐的带领下，大家抖起了肩转起了圈，大伙的心越来越暖。一位白衣大姐温婉柔情地唱起了《想家的时候》，大家也跟着哼了起来，唱着唱着，泪水满眶，思念的情绪得到了疏泄。一位白衣大姐铿锵有力地唱起了《咱当兵的人》，大家都慷慨激昂起来，为了祖国为了人民，"咱当兵的人就是不一样"！

幸福的时刻总是那么短暂。为了行路安全，为了更多战友的健康，白衣大姐不得不返回了。他们要登上营区的哨楼和战友们说再见了，这是他们保留多年的告别仪式。106 级台阶，一步又一步，鲜红的国旗在头顶飞扬，紧握钢枪的哨兵在前方挺拔屹立。这就是我们最可爱的人！泪在眼眶里打转，敬礼，拥抱。勇士们，白衣大姐们与你们一起戍守边关！

（吴志霞）

参考文献

[1] 郑清风. 活跃在生命禁区里的白衣大使们 [J]. 当代护士，2002（01）：16−18.

[2] 立志奉献昆仑爱心倾注边防：记第 39 届南丁格尔奖章获得者姜云燕 [J]. 中国护理管理，2004（01）：25.

[3] 立志边关不让须眉奉献高原无怨无悔：记第 39 届南丁格尔奖获得者姜云燕 [J]. 现代护理，2004（02）：95.

[4] 中国红十字年鉴编辑部. 中国的南丁格尔 [M]. 北京：台海出版社，2006.

[5] 李锐奇. 从"康西瓦"到"三十里营房"："生命禁区"采访札记 [J]. 档案春秋，2006（05）：40−41.

[6] 孙兴维. 喀喇昆仑"生命守护神" [J]. 党建，2007（08）：19−20.

梅玉文

心存仁爱 奉献毕生

> 自从选择了当护士，我的一生就已经献给了护理事业。心存仁爱、奉献毕生是我今生今世永远的追求。
>
> ——梅玉文

2003 年 5 月 12 日，红十字国际委员会授予天津市护理学会名誉理事长梅玉文第 39 届国际南丁格尔奖。当年的 8 月 5 日，在北京人民大会堂举办的颁奖典礼上，时任中共中央总书记、国家主席胡锦涛为梅玉文颁发奖章。

梅玉文（1939—2023），女，天津人，主任护师。

1939 年出生。

1955—1958 年，就读于天津护士学校；1980 年，在天津卫生职工医学院护理系学习。

1958 年，在天津市河东医院（现天津市第三中心医院）外科工作；1973 年，任医院外科护士长，之后历任科护士长、护理部主任等职；1980—1999 年，任医院副院长。

历任天津市护理学会理事长、名誉理事长；曾任中华护理学会常务理事、中华医院管理学会医院感染管理专业委员会（现中国医院协会医院感染管理专业委员会）常务委员、原卫生部高级职称评审委员会委员、天津市卫生局护理质控中心副主任、天津市科学技术协会委员等；曾任《护理研究》的编委、《中华国际护理杂志》的常务编委、《天津护理》的理事兼编委等。

先后在《中华护理杂志》《天津护理》等专业期刊发表《急性出血坏死性胰腺炎的术前后护理》《天津市护理继续教育的回顾与思考》等专业论文；参编《临床护理指南》《基础护理学》《医院感染管理学》等多部教材与专著。

荣获天津市科协学会工作先进个人;荣获天津市"八五"立功奖章;2003 年 5 月,获得第 39 届国际南丁格尔奖。

2023 年 1 月 1 日上午 8 时 41 分,梅玉文在天津逝世,享年 83 岁。

拨开云雾 坚定选择 身为家中的长女,梅玉文一直是父母分忧解愁的好帮手。1955 年,即将中学毕业的她为了分担家里的生活压力,准备放弃升学的机会,后又因为成绩优秀,梅玉文被天津第六中学保送到天津护士学校学习。当拿到录取通知书时,梅玉文的心情非常矛盾,她的妈妈轻轻走到女儿身边,说:"孩子,当护士虽然很辛苦,却是为病人解除痛苦。你要记住,要认真地当一个好护士!"在母亲的鼓励下,梅玉文决心一定要成为一个好护士。当时的天津拥有全国最早的护士学校,并且有陈路得、王桂英等一大批国内外知名的老一辈优秀护理专家。第一次走进护校大门时,虽然对陌生的环境与对护士职业的不了解让年轻的梅玉文心中产生了巨大的失落,但感受到老一辈护理专家们巨大的人格号召力,她心中又有了力量。荣获南丁格尔奖章后梅玉文第一个去拜访的便是自己的老师——第 37 届国际南丁格尔奖章获得者王桂英,在梅玉文心里,是王老师把当年懵懂无知的自己领进了这神圣的殿堂。

1957 年,梅玉文正式成为医院的一名见习护士。初入岗位,一切都给她留下了深刻的印象。还记得一次查房的经历——她亲眼目睹了一名腹部裂开的女性病人躺在病床上痛苦地呻吟,站在一旁的护士弓着身子小声地安慰着她,她的神情专注,手上一刻也不停歇地为病人擦拭伤口……在护士的安抚下,病人逐渐缓和了下来。对于这一幕,梅玉文感到非常震撼。在接下来的日子里,她也格外留心这名病人,看着她的伤口一天天好转,精神状态也慢慢好起来了,梅玉文感到了前所未有的欣慰。在亲眼见证了护理科学能够挽救病人的生命,亲身感受到了护士这份职业对于人类生命的价值之后,梅玉文更加坚定了她要学好本领、做好一名好护士的决心。

不辞劳苦 抢救村民 1958 年,梅玉文留在天津市河东医院正式成为了一名护士,从此开始了她的护士职业生涯,于是医护人员中,又多了一个笑容甜美、工作勤奋的小护士。这一年,她刚刚 19 岁。在工作中,她不怕苦、不怕脏、不怕累,全心全意为病人服务,从不计较个人得失。1960 年,我国遭受连年自然灾害,河北省廊坊地区有个小村子,因为误食一种有毒的野菜,村民们发生严重的食物中毒,数人死亡,几十人的生命危在旦夕。消息传到河东医院时已是深夜了,医院立即组织抢救队伍赶赴廊坊。刚刚下班的梅玉文还没来得及回家,就作为抢救小组中唯一的女护士奔赴救助现场。

那是一个贫困的小村庄,食物中毒的村民分布在各家各户,她和医生们只好挨门逐户抢救病人。在伸手不见五指的黑夜里,他们为濒临死亡的村民们燃起了生命之光。她和医生们奋战 48 小时没顾上休息,直至所有危重病人的病情得到控制。在之后的 10 多天中梅玉文没睡过一次整觉,她不顾病人吐泻物的肮脏积极地参与抢救,坚持为病人喂药、输液……对于这些普通的村民来说,虽然他们无法用华美的语言来描述内心的感激,但在他们的心中,一直将年仅 21 岁的梅玉文当作"天使"。半个多月后,数十名村民全部转危为安。当抢救小组正要离开时,一位瘦骨嶙峋的老人拉着梅玉文的手久久不愿放开。老人眼中含着感激的泪水,说:"闺女,你就是共产党派来救我们的人!你们的救命之恩我们永远不会忘……"从此,为病人解除痛苦成为梅玉文一生的追求。

守护生命 大爱无疆

"身为一名护士,就应该像南丁格尔一样,给社会以仁爱,给人类以关怀,以自己的心血与汗水使病人减轻痛苦、恢复健康,奉献自己的毕生。"这是梅玉文对护理事业的深刻理解。

1965 年,国家组织医疗队奔赴前线保卫边防。河东医院进行了组织动员,梅玉文积极报名参军。她说服了爱人,并说服了年迈的母亲帮助照顾她刚出生 4 个月的孩子。她的勇敢坚强使许多人为之感动,医院最终批准她作为护理组负责人奔赴前线。

1973 年,梅玉文担任医院外科护士长兼党支部书记。那一年,天津市自行车厂电镀车间发生火灾,5 名工人大面积Ⅲ度烧伤,送到河东医院进行抢救。为了保住伤员的生命,梅玉文立即组织成立烧伤病房指挥抢救工作,30 多天没有离开医院。当时,她的爱人在外地工作,不满周岁的孩子只能托养在托儿所 1 个多月。她深知如此严重的烧伤,任何护理不周都可能加重伤员的痛苦甚至危及生命。她不分昼夜地带领抢救小组进行护理:自制翻身时保护创面用的特大纱布垫,定时为伤员翻身,清理创面……她们在各个环节上一丝不苟地精心护理,终于使伤员们安全度过了休克关、感染关,保住了生命。病人家属和天津自行车厂的领导们对为挽救伤员生命而付出一切的医护人员们表示感谢。梅玉文认为身为护士就应该像南丁格尔一样,以自己的心血和汗水使病人减轻痛苦恢复健康。当梅玉文回到托儿所接孩子时,1个多月没有见到母亲的孩子扑到妈妈怀里委屈地哭了,梅玉文抱着孩子强忍着眼里的泪水,一边安抚着孩子,一边慈爱地说:"宝宝乖,宝宝不哭,妈妈爱你,我们一起回家……"

1976年7月28日,唐山大地震波及天津,许多人受伤甚至死亡。梅玉文家住的老式楼房也出现了严重震损,情况十分危险。她和爱人抱着孩子下楼时突然想到医院此刻受伤的人们正需要护士。她嘱咐爱人带着孩子赶往安全地带,自己则冒着余震的危险奔到医院。她一面组织住院病人撤离病房,一面搭建防震棚接收新伤员,同时还对院内职工和家属的伤势情况进行调查。尽管心中惦念着双目失明的母亲和幼小的孩子,但从地震发生的那天起,梅玉文1个多月也没有离开伤员。有一次,她正随车运送伤员时恍惚好像看到了自家孩子和家人正站在路边的临建棚前,孩子大喊:"妈妈!"梅玉文才意识到眼前确实是自己的孩子,已经1个多月没看见孩子的她,多想停下来抱抱孩子,但是她没有时间下车,她含着泪水朝孩子挥了挥手。3个月之后,直到震情稳定,伤员治疗工作就绪,她才回家。每当谈起这段经历,梅玉文的目光就飘向远方,好像听到了女儿的呼喊。但她的话语仍然坚定有力:"虽然当时心中无比惦念孩子和家人,但因为我是护士,对护士来说,灾情就是命令,伤员就是一切。"

科学管理
倾心育人　　　1978年,梅玉文被选送到天津市职工医学院护理系学习,成为中华人民共和国成立以来第一批接受高等教育的护士。

1980年,她担任天津市第三中心医院副院长。从那一天起,她建章立制,严格管理,精心培养人才,探索新路,为医院乃至天津市护理事业的发展呕心沥血。

全院400多名护士都听过梅院长亲自授课。她注重对护士进行素质教育,通过护理查房等形式,帮助提高护士们的理论水平和技术素养,并运用于指导护理实践。她关心护士的生活、工作、福利待遇和队伍建设。在她的努力下,医院护士的专业素质普遍提高。"进入护理岗,必须进入护士角色",这是梅玉文常说的一句话。她要求护士必须视病人如亲人,在她的严格规定下,病人得到了最好的服务,都对天津市第三中心医院的护理水平赞不绝口。

梅玉文在学习和工作方面一向雷厉风行,1990年从国际研讨会上学习归来,她就在天津市开展了"预防院内感染"的管理工作。她成立感染科和感染管理委员会,并亲自组织进行医院感染情况调查。在充分调查研究的前提下,她提出改革供应室布局,加强重点科室消毒隔离,建立问题反馈机制,发现问题及时提出指导意见等。通过这些措施,医院提高了感染控制水平,大大降低了院内感染率,梅玉文为天津医疗事业的发展摸索出了新路子。梅玉文全力支持新生事物,积极出主意、想办法,天津市第三中心医院曾以"病人选医生"制度而闻名全国,正是1998年她在任期间医院开始的这项改革。她制订了护理改革的方案及实施计划,在不降低质量、不增加人员的情况下,按整体护理模式设岗,按程序实施护理,进而增强护士的责任感,调动了广大护理人员的积极性。

从1996年梅玉文开始接任天津市护理学会理事长那时起,天津2.3万名护士的成长就成为梅玉文时刻挂心的大事。她靠自己的品行和人格魅力团结全市护理界的同仁,调动发挥每位护理专家的积极性,不断深化全市护理管理及临床护理模式改革。根据学会的性质和自身优势,她解放思想、大胆创新,极大加快了学会的改革与发展,充分发挥了学会的职能作用,服务于广大会员,并积极为政府部门的决策提出有价值的建议。

她主张汲取国内外的优秀经验,为我所用,并积极创造条件培养优秀护理人才。在她的主持下,学会与德国、新加坡等国家以及我国香港、澳门、台湾地区进行了护理学术交流,她还积极促成了天津82名临床护理骨干赴香港培训。如今,这些护士大多已成长为医院和学会的骨干。

通过梅玉文的不懈努力,天津护理学会的工作成绩显著,荣膺"全国百家学会之星"和市级"明星学会",她本人也被评选为天津市科协先进个人,并获得了天津市"八五"立功奖章。

退而不休
继续拼搏

退居二线后,没有家庭负担的梅玉文,本可颐养天年,安享天伦之乐。然而,她心系护理一天都没有休息,仍在关心、参与、领导、带动和发展着天津市的护理工作,尽自己的所知所能,为护理事业奉献终生。

梅玉文首先将工作重心转移至"如何提高护士的素质和护理工作的质量"。1999年,在医疗改革及WTO入世的新形势下,护士如何面对机遇与挑战成为亟须解决的问题。她反复思考后认为:我国护理与国外相比的差距主要在于"服务质量"。她通过查阅相关文献书籍,参考借鉴国内外的相关理论,结合自己多年的护理工作经验总结，接连撰写了《护士如何面对 21 世纪》《人际沟通及人际关系》《护理管理者如何提高非权力影响力》《护理领导者非权力影响力》《事业成功九大要素》等多篇具有实践指导意义的讲座文章，为先进护理理念的传播和发展作出了巨大的贡献，深刻影响了护士们的思想理念，取得了很好的效果，受到全市护士的赞扬。

2003 年春天，一场没有硝烟的战斗打响了——抗击"非典"。"非典"的暴发严重威胁着人民的生命安全。年过花甲的梅玉文虽然早已不在护理一线工作了，但是她依然关注疫情，对此忧心如焚。当听说因物资缺乏一线医护人员出现感染的时候，她流下了眼泪，转天，她便带着 5 000 元现金去红十字会捐款。她还想方设法为自己的同事们尽一份心意，一部电话成为她和"红区"（指医院病房的污染区）的同事们之间的心桥。她所搜集整理的许多资料，通过这细细的电话线传送给"红区"内的战友们。她用自己的实际行动诠释了一名"护理人"的职责与担当。

在梅玉文的生命里，"护理"这两个字已不单单是一份工作、一个事业，而是完全融入她生命中的一种不懈的追求。她说："自从选择了当护士，我的一生就已经献给了护理事业。心存仁爱、奉献毕生是我今生今世永远的追求，南丁格尔正是这样做的。"

（张利兵）

参考文献

心存仁爱撒热血化作春泥更护花：记第 39 届南丁格尔奖获得者梅玉文 [J]. 现代护理，2004(5)：388–389.

章金媛

坚韧，从红颜到白发

> 选择护士只是一种职业，但是应该将这种职业当成一种事业，只有将工作当成一种事业，才会用心、用爱去经营，护理事业是我一生的追求。
>
> ——章金媛

2003 年 5 月 12 日，红十字国际委员会授予江西省南昌市第一医院原护理部主任章金媛第 39 届国际南丁格尔奖。当年的 8 月 5 日，在北京人民大会堂举办的颁奖典礼上，时任中共中央总书记、国家主席胡锦涛为章金媛颁发奖章。章金媛为江西护理人赢得第一枚南丁格尔奖章。

章金媛（1929— ），女，江西南昌人，主任护师。

1929 年 5 月出生。

1948 年，毕业于江西省高级护士学校。

1951 年，从香港返回江西南昌，正式开始从事护理工作；1960 年，主动前往赣南山区送医下乡；历任江西省南昌市第一医院护士长、护理部主任等职务；退休后，任护理部顾问。

曾兼任江西省护理学会常务理事、南昌市政治协商会议常委、南昌市科学技术协会常委、南昌市民盟常委、南昌市护理学会理事长等；2000 年，发起组建"江西省红十字志愿护理服务中心"，担任主任；2007 年，倡议成立"中国南丁格尔志愿护理服务总队"；2009 年，受卫生部邀请参加中华人民共和国成立 60 周年庆典，发起成立"南丁格尔居家养老志愿服务队"；2010 年，倡议组建专业从事护理志愿服务的民间组织——"南昌市南丁格尔志愿服务团"，当选理事长；创建"居家护老'五全'志愿服务模式"，指导社区养老服务；全国巡讲推行"章金媛居家护老志愿服务模式"；国内各地福利院开展"老年护理"讲学；江西省民政学校聘为客座教授。

在《护理杂志》《江西医药》《中国实用护理杂志》等学术期刊发表《介绍巡回护理法》《介绍一种静脉输液的空气净化装置》《内折叠拆床法》等多篇专业论文;参与"城镇居家护理模式的研究"等多项研究课题;参与"负压稀药仪""一次性手控灌肠器""护理三测体检仪"等护理工具改革多项;研制的ZE-1多功能护理仪,荣获南昌市科学技术局新技术改革三等奖、江西省卫生厅科技创新一等奖;"危重病人特护观察测量表设计"荣获抚州市科学技术局科技二等奖;主编《实用护理人际学》《临床护理健康手册》《整体护理问答手册》《健康教育的再认识》《美容应用护理学》等多部专著;参编《矿工保健指南》,荣获中华护理学会科技进步三等奖。

2003年5月,荣获第39届国际南丁格尔奖;2005年,组建的江西省红十字志愿护理服务中心荣获首届中华慈善奖;2008年,中国红十字会总会授予江西省红十字志愿护理服务中心"最佳红十字志愿者组织"称号;2015年3月,中华全国妇女联合会授予全国三八红旗手标兵,中共中央宣传部、中华全国妇女联合会授予"全国最美女性"荣誉称号;2020年8月,中宣部和中央文明办授予"章金媛爱心奉献团"2019年度"四个100"先进典型;2023年4月,国际护士会(ICN)和佛罗伦萨南丁格尔国际基金会(FNIF)授予全球性奖项"国际成就奖",是中国护理首位获此奖项者。

无畏浮沉 励志求学

1929年5月,章金媛出生在南昌的一个名门望族。由于父亲年迈体弱,无力抚养她,在当时战争不断的境况下,年幼的章金媛只好跟随着舅舅一路奔波,在不同的城市之间流动。这种漂流不定、艰难困苦的生活,并没有浇灭她心中那一颗渴望读书的火热之心。无论身居何处,她想到的第一件事就是缠着舅舅让她上学。就这样,她在南昌、赣州、吉安、宁都四个地方辗转,艰苦地念完了小学。

舅舅和兄长们希望她早点嫁人,没有一人愿意再资助她上学。章金媛一次次陷入辍学的困境,使她懂得了在逆境中要靠自己努力的道理。每天做完家务活之后,她总是到葆灵女子中学去,守在学校门口,望着曾经的同学欢笑着踏入校门。这样的背影,对她来说是如此熟悉又陌生;这样的生活,她不知在梦里遇见过几回了。一个下雨天,这个倔强的姑娘一如往常痴痴地站在校门口,而这一幕刚好被周兰清校长撞到了。没有钱又如何交得起学费?雨下得越来越大,已分不清是泪水还是雨水打湿了她的衣裳。一个孤立无援的姑娘竟有着对读书如此大的渴望，怎能不让人为之动容？于是周校长把她引荐给了江西省高级护士学校的校长章斐成，章校长问她："读护士学校，你愿意吗？"她反问："要钱吗？"章校长回复道："不要。"章金媛明白读书的机会并不常有，心想"只要有书读，就行！"她乐开了花，露出了许久未见的笑容，她等待这一天真的太久了。

战火硝烟的时代，"女子读书无用"的家庭观念无法束缚章金媛深埋心底悄悄发芽的求学"种子"，一次次被迫辍学的经历，也使她醒悟到只有读书才能摆脱困境，只有自立自强，才能成就属于自己的人生。

师恩难忘　矢志追梦

无论遇到什么困难，章金媛始终记着滂沱大雨天里那个个子不高，影响她一辈子的人——章斐成，原江西省高级护士学校校长，我国早期护理教育的代表者。亦无法忘记章校长在开学典礼上说的第一句话，"你们应该把南丁格尔作为自己一生的榜样"，这句话也深深地烙在了章金媛的心里。

进入护校读书没多久，舅舅就替章金媛张罗起了婚事。可即便是包办婚姻也无法阻挡她追随南丁格尔的脚步，校长的话一遍又一遍响彻在耳边。在领到毕业证的第二天她就结婚了，并随丈夫来到贵阳。刚落脚，她就奔走各医院求职，但由于时局战乱，未能如愿。于是随夫迁居香港，身处异乡的她，只好在日记本上写下自己无尽的忧愁：一毕业就失业，难道就只有当太太的份了？心中无比惆怅……终于，她凭借自己的能力，进入了香港那打素医院争取了一周的研修。本想留在这家医院里当名护士，但却被告知需要有人做担保才行。她苦苦哀求舅舅却惨遭拒绝："你要多少钱，我给，别干伺候人的活，给我丢脸！"1951年，她听闻新中国的护士相当缺乏，毅然说服丈夫放弃香港富足的生活，带着年仅6个月的儿子回到南昌，踏上了追寻她心中梦想的南丁格尔之旅。

迢迢医路　拳拳仁心

1960年，为了响应当时国家的号召，把医疗卫生工作送到边远的农村去，章金媛不顾家中尚有年老的父母和幼小的儿女要照顾，自告奋勇地报名前往赣南山区去工作。她们巡诊、出诊，往返路程，每天都要达几十里，雨天的泥泞山路很难走，黑夜深山的奇虫鸟鸣声，更是让人毛骨悚然。

一次半夜，她正认真书写着病历，只听到卫生院里呼喊着："有人吗，快来救命啊！"一个急匆匆的农民"哐"的一声，推开了合着的门。他气喘吁吁地交代了情况，原来他是从山那边过来的，家里有人患了急症。可当时医生不在场，"我不是医生，我能行吗？"章金媛心中迟疑，但刻不容缓，生命最要紧。于是，她二话没说，马上穿上衣服，带上医疗箱，就跟着农民走了。夜里的山路崎岖难行，跟跟跄跄地走了1个多小时，终于到了病人的家里。只见病人在床上痛苦地翻来覆去的样子，着实让人心疼。章金媛凭着丰富的临床经验，当即诊断为急性尿潴留，如果不及时导尿的话，后果不堪设想，但落后的山村哪里会有急救设备呢？看着痛苦不堪的病人，"必须要赶紧想出一个办法来导尿"，她大脑飞速地运转，平时看过的书本知识在那一刻迅速闪过，突然，她想到了孙思邈曾用"葱"导尿的土方法。她立即叫人找来了葱……看着一滴一滴的尿液滴了出来，她这才舒了一口气。病人体内的尿液都排出来了，病人也不再难受了。而章金媛已是满脸汗水，病人一家大小无以回报，便跪下叩谢章金媛的救命之恩："章护士，你是我们一家的恩人啊！"

那漫漫的山路，亦是章金媛蜕变成长的专业之路。"凡为医者，遇有请召，不择高下，远近必赴。"那一刻无关医生或护士的身份，只要是医者，都需要以一颗仁心去治病救命。

慰丧亲之痛 还生命之尊

从1951年正式参加工作，从护士、护士长到护理部主任再到顾问，茫茫护理路，道不尽路途坎坷，看不尽人生百态，数不尽生死离别，但唯有一点铭记于心：做护士，要能直面死亡，善待死者。

1983年一个静悄悄的冬夜，时钟滴答滴答地走着像是赶一场协奏曲，总值班室的一个电话打破了夜晚的安静祥和。巡视病房后刚刚回家的章金媛接到一通电话，没等到电话那头声音落下，她就大步流星地又走了出去。原来一个病人去世，家属情绪不稳定，拒绝把死者遗体送到太平间，院长叫她赶紧去处理一下。她匆忙赶到时，只见死者躺在病床上，10多个家属正哭闹成一团，门外几个护士低着头、不知所措地站着，病房里其他病人脸上也露出惊恐害怕的表情。章金媛走上前去，对家属说了一句："人死了，也是有尊严的，同样需要清静。"接着平静地戴上手套，和值班护士按部就班地为死者做尸体护理。从面部开始，收眼、抹去鼻子和嘴边失去温度的血迹，再到全身，抚平死者蜷缩的四肢，用酒精小心翼翼地擦拭着。她深深地向死者鞠了三个躬，就返身离开了。那一刻，病房里出奇的安静，仿佛大家都在心里向死者做着最后的告别，家属的脸上也不再是那么的紧绷，所有的隔阂与不理解也在那一刻被章金媛细致入微的护理瓦解了。相聚终有散场的一天，即使是最后一刻也要送病人体体面面地离去，告慰生者失去亲人之苦，敬畏逝者生命之尊严。

细学深研
跳出陈规

谈到护理是一门科学，很多人都会不以为然。而章金媛却用她 30 余项的护理改革工具、科研课题和众多学术论文讲述了她从业多年来一直秉持，并将延续给后人的护理创新理念——在平常的护理细节中寻悟科学的道理。

铺床，一件普通到不能再普通的小事，可在章金媛的眼里却是那么的重要。为了避免换被套扬起来的灰尘影响到病人的舒适，她一下班回家，就抱着被子反复地拆了套、套了拆。历时 12 年，她成功运用了运筹学、人体平衡学、美学等原理创新研究出了"节力铺床法""内折叠拆铺床法"。且经统计学验证，使用内折叠拆铺床法，扬起的灰尘比使用普通方法减少了 55.2%。她用 12 年的时间一直证明着这件事情：护理是一门科学。正是因为这股子爱钻研的劲头，她受到了第 32 届国际南丁格尔奖章获得者林菊英的称赞："章金媛，你敢于冲破基础护理的旧有模式，进行铺床改革，了不起！"

"在很多人眼里，护理工作是没有改革创新的，但是只要用心钻研，就能摸索发现新的规律。"再普通的一个日常操作，在章金媛眼中，都是需要去探索、需要去研究的科学。

银发心不已
志愿暖人心

1991 年，章金媛退休了，这本该是一个颐养天年的好时光，却变成了她的新起点，她说："别人是三十而立，我是五十而立。"她认为现在正是她事业的奋斗期和奉献期，不能停留于此刻的鲜花与掌声中。

"让护理走向社区"是章金媛退休后最想完成的一件事情，努力使这个理念走向现实，也是她日思夜想渴求实现的一件大事。刚开始时，一件件不虞之事竟让这个"久战沙场"的老护士有些吃力，没有钱、没有办公场地，自己倒可以解决，但被误认为是推销药品的或者是骗子时，实在让章金媛有口难言、束手无策。但她始终相信，只要拥有一颗赤诚的心，坚守职业操守，就一定能够消除疑惑与误解。栉风沐雨，砥砺前行。背药箱、挤公交、骑车子穿梭在大街小巷，是章金媛和六七十岁的老姐妹们的常态。"落其实者思其树，饮其流者怀其源。"

随着影响越来越大，越来越多的人加入这支队伍，有退休献余热的老人，有跟着长辈施爱行善的后辈，有豆蔻芳龄立志献身护理事业的学生，有愿分担责任的在职工作者，有还在为温饱奋斗的下岗工人，有曾受过帮助的病人，还有肤色不同但志趣相投的国际友人……护理与关爱在他们的手中、足迹中无形地、潜移默化地传递着。平凡的坚守，不平凡的志愿，在坚守中赢得了职业的尊严，收获了爱与使命担当。

耄耋不言老 奋斗到百岁

"我不会停下来的，我的一生都是为了追随南丁格尔。"章金媛说了一辈子，做了一辈子。

现今94岁的她，风趣地说："我现在是'90后'，正当壮年，身体还不错，还有很多人需要我的帮助。"章金媛在护士岗位上干了70余年，她一直怀揣着三个梦想：一是组建一支社区护理志愿服务队伍。如今这支队伍的志愿人员遍布全国，国际友人的加入也为这支本土志愿服务队伍注入了新鲜力量，被广大群众亲切地称为"雷锋团"。二是创建一所面向社区、福利院的护理院校。2007年章金媛促成江西省民政学校成立了南昌爱心（养老）护理职业学校，集居家养老、保健、康复综合服务于一体的教育学校，开全国之先河。三是创建居家养老社区服务模式并实地推广。如今章金媛爱心奉献团正为此服务着。

"我现在才90岁，至少还要再奋斗10年，我要奉献到100岁，这样才算不负自己不负他人！"章金媛坚定地说。无论社会环境怎样变换，总有一些不变的东西在她身上默默传递。奉献的背后又是什么，是爱，是责任，是"健康所系、性命相托"的社会责任、历史使命，撑起了耄耋老人"生命不息，奋斗不止"的人生梦想和南丁格尔精神代代传承的伟大信念。

（董晓萌 张秀伟）

参考文献

[1] 护理生涯中动人的职业情怀：记第39届南丁格尔奖获得者章金媛 [J]. 现代护理，2003（12）：898-899.

[2] 南丁格尔精神的追随者：记江西省红十字志愿护理服务中心主任章金媛 [J]. 中国护理管理，2003（04）：54-55.

[3] 袁红霞. 献礼国庆展护士风采：记南丁格尔奖章获得者章金媛参加国庆彩车游行 [J]. 当代护士（综合版），2009（12）：10.

[4] 张和群. 章金媛:我最快乐的是做一辈子护士 [J]. 当代护士(综合版),2008(12):11–12.

[5] 张英群,洪同轩. 做一辈子护士很幸福:记民盟成员、南丁格尔奖获得者章金媛 [J]. 中国统一战线,2013(09):46–47.

[6] 中国红十字年鉴编辑部. 中国的南丁格尔 [M]. 北京:台海出版社,2006.

万琪

你的笑脸是对我最大的肯定

2005 年 5 月 12 日，红十字国际委员会授予西藏军区总医院护理部主任万琪第 40 届国际南丁格尔奖。当年的 7 月 12 日，在北京人民大会堂举办的颁奖典礼上，时任中共中央总书记、国家主席、中央军委主席、中国红十字会名誉会长胡锦涛为万琪颁发奖章。这是继 1997 年、1999 年和 2003 年，我军护理人赢得的第五枚南丁格尔奖章。

万琪(1965—)，女，四川成都人，中共党员。

1965 年 12 月出生。

1984—1987 年，就读于成都军区卫生学校（现成都医学院）。

1982 年 10 月，入伍；1985 年 7 月，加入中国共产党；1987 年，护校毕业后主动申请到西藏服务，在西藏军区总医院从事护理工作；历任护理部主任等职。

2002 年，当选西藏自治区妇女代表大会代表；2003 年，当选西藏军区军人代表大会代表。

在《中华护理杂志》等期刊发表《氧疗应用于高原地区体外循环手术围术期的护理》《西藏高原护士工作倦怠的调查分析》《标准护理计划单在高原脑水肿患者中的应用》等多篇学术论文；2006 年，《西藏高原地区心脏病人围手术期护理研究》获西藏自治区科学技术奖励；先后获得国家科技进步二等奖、解放军医学奖、解放军教学银奖等多项奖励。

1992 年，荣立三等功；1996 年，荣获西藏自治区民族团结先进个人荣誉称号；2005 年，荣获第 40 届国际南丁格尔奖。

妙龄青春
踏上高原

17岁那年,万琪初次踏上了西藏的高原雪域,这次难忘的经历深深坚定了她将青春奉献给护理事业的信念。那年,她随医疗队来到海拔4 500米以上的藏南牧区巡诊,高原上平均气温低于0℃,空气含氧量不足平原的40%,被生物学家称为"生命禁区"。高寒缺氧,恶劣的自然环境使边防官兵不同程度地患有指甲凹陷、脱发和心血管疾病等,先后有数十名战友和官兵的亲人因高原疾病长眠于雪域高原。

有一天,一位牧民因脑外伤失血过多,病情十分危急,而抢救所需的血液告急。万琪目睹和自己年纪相仿的生命就要被死神夺去,她毫不犹豫地站出来说:"我的血型正好匹配,抽我的吧!"她毫不顾忌剧烈的高原反应,果断地为牧民奉献了300毫升的"生命之源"。这一举动让受伤的牧民逐渐苏醒并脱离了危险,而万琪却因身体虚弱倒下了。事后,牧民们以最隆重和神圣的仪式向万琪表达了崇敬之情,这让她深受感动,从此萌生了报考护校,成为一名军中"白衣天使"的想法。

1984年,万琪为实现心中的梦想,毅然报考了成都军区卫生学校。毕业之际,西藏父老乡亲那真诚质朴的面孔再次在万琪脑海中浮现。母亲和亲戚轮番劝解她:"你一个人去西藏,我们很担心,留在成都吧,这里条件好,气候好……"可是万琪想,西藏的条件虽然艰苦,医疗资源匮乏,但正是因为这些才更需要好的护士去为人民服务。自己苦学3年,不就是要为他们尽一份力量吗?于是,她毅然决然地放弃了留在大城市的机会,主动申请到了艰苦的西藏。

选择差异
方显本色

怀着对绿色军营的向往,站在青春拐角处的万琪毅然决定前往西藏工作,踏上了她热爱的护理事业之路。岂料万琪的下一个决定更加令人动容,她选择了传染科这个被大多数护士回避的岗位。许多人不理解,一个来自城市的姑娘,为什么会选择大多数护士都不愿意去的科室?万琪认为,在条件差的科室,更能体现出一名军队护士的人生价值。无论朋友如何劝说,她都毫不动摇地坚持自己的选择。当时的传染科,医疗条件差,医护人员少,与传染病人接触的时间长。由于防护措施落后,医护人员感染率极高,可万琪一心只想护理好病人,她毫不犹豫地承担起其他人不愿意接手的工作,以独特的方式展现了对护理事业的热爱和责任心。1988年8月,传染科收治了一位年迈的老者,他患上了急性中毒性菌痢,高烧不退、大便失禁。面对这位病情危急的病人,万琪毅然主动承担了他的特别护理任务,随时为他清洗皮肤、更换床单和衣物、喂水喂饭,用无微不至的关怀和关注为他带来舒适和安宁。老者在病痛和思想压力的双重困扰下,情绪低沉。万琪及时向医院说明情况,并请藏族护士用他们熟悉的语言告诉老者,让他放心养病,医院会免除住院费用。在她精心的照顾和护理下,老者终于恢复了健康。出院时,万琪拿出50元钱递给老者,表达了她的关怀和心意,老者感动得热泪盈眶,对她充满感激之情。

除了对个别病人的特殊关照,万琪在日常工作中也充分展现了她的才华和爱心。面对不懂汉语的藏族同胞,她带着藏族同事一字一句地为他们翻译,耐心细致地讲解卫生常识和家庭护理方法。当遇到没有陪护的病人时,她利用自己的休息时间,亲自给病人喂饭、照顾大小便。对于那些体质较差、身体虚弱的病人,她甚至用自己的工资购买营养品送给他们,希望能帮助他们调养身体。万琪在这些平凡而琐碎的工作中,毫无怨言地奉献着自己的心血,给雪域高原的百姓带去了无尽的温暖和感动。

**万里雪域
无限爱心**　　　　在为边防官兵服务的道路上,万琪常常跟随医疗队穿越雪山、蹚过冰河,前往边防一线进行巡诊,为战士们带去医疗、药物和无尽的爱心。这些高山之旅让她深刻感受到边防官兵们面临的艰难和挑战。高山缺氧的环境使得边防官兵普遍患有心血管系统疾病,一些战友甚至因高原疾病永远长眠在雪域高原上。每一次边防巡诊,都给万琪的心灵带来一次净化和震撼。在艰苦的环境中,战士们用石块在山坡上堆起"祖国万岁"的大字,这样的举动激励着万琪更加全心全意地为战友们服务。她把这些战士当作自己的亲人,无微不至地关心着他们。有一位战士因脑出血而陷入昏迷,病情危急。万琪担任特护组组长,为了给这名战士提供最好的护理,她毅然决定吃住在病房里,随时观察病情,并周到地照料和护理他。整整一个半月的时间,战士卧床休养,没有出现任何并发症。万琪的用心呵护让战士得到了最好的照顾和康复。

1998年初,西藏那曲地区遭遇了一场百年不遇的特大雪灾,许多藏族牧民因冻伤而急需救治。万琪参加了医疗队,与团队的成员一同投身于抗雪灾的救援工作。整整两个半月的时间里,万琪和医疗队成员日夜奔赴村庄,挨家挨户巡诊,向群众普及防冻知识,每天工作15个小时。在去受灾最重、海拔超过5 100米的安多县的路上,气温降至−30℃,汽车发动机无法正常工作,万琪和团队只能在积雪中步行几个小时,凌晨1点才到达目的地。望着已被严寒冻伤的30多名牧民,他们顾不上吃饭,当即开始为他们敷药治疗,专业细致地进行护理。有位牧民双腿严重冻伤,痛苦地呻吟着,万琪和团队迅速找来几块干牛粪生起一堆小火,以此取暖。凭借多年来救治冻伤的经验,他们用心细致地进行治疗。直到凌晨3时许,她才坐下休息。此时难以忍受的高寒缺氧袭来,万琪的眼前一黑,晕倒在地……在海拔超过4 000米的地方,人躺在床上心脏的负荷就相当于在平原负重30公斤。高原反应令万琪食欲全无,仅仅几天时间,万琪的体重减轻了10公斤。根据抗雪救灾指挥部的指示,医疗队派人将万琪接下山,然而万琪坚决不肯,她说:"老乡们的冻伤还没痊愈,特别是双腿严重冻伤的牧民需要有人精心护理,否则他的腿有截肢的危险,况且我已经熟悉了这里的情况,此时下山不合适,我也不忍心离开他们。"

半个月后,万琪告别已康复的牧民准备下山。然而,她的身体再也无法支撑,最终倒在了病床上。同事们急忙赶来看望她,却目睹万琪变得满脸黝黑,双眼凹陷,瘦弱得不成人形,心疼的泪水不禁涌出。万琪却勉强挤出一丝微笑对同事们说:"我没事儿,只是有点累,休息一下就会好的。"两天后,她又毅然前往海拔超过5 000米的聂荣县索雄乡,为那些被冻伤的牧民治伤送药。两个半月的时间,经她和同事们救治的牧民近千人。

不懈追求
精益求精

万琪认为,她所从事的工作是她实践和诠释护理这一高尚职业的理想平台。虽然她在过去的几年里奔波于藏北和藏南地区为病人提供医疗和护理服务,积累了丰富的临床经验。然而,她深知只有通过不断攀登,才能不辜负当初选择护理和西藏的那股炽热情怀。

这些年来,她把所有的业余时间和假期都付诸学习中,先后自学了《护理学》《营养学》《病理学》《心理学》等专业书籍,通过了护理专业大专和本科学业考试。随后,她又在军医学院进修了两年。万琪将多年的护理经验进行总结,撰写并发表了《氧疗应用于高原地区体外循环手术围术期的护理》等30余篇有价值的学术论文。同时,她把理论知识转化为临床实践,率先开展"高原地区体外循环下心内直视手术围术期的护理研究"等10余项新技术、新业务。这些研究取得了显著的实效,尤其是在临床应用中,将"氧疗应用于高原地区体外循环手术围术期的护理",使病人获得了最佳的治疗效果。这种紧密结合医疗和护理的方法不仅使手术后的病人加快了康复速度,还大大降低了死亡率。同时,为高原地区开展体外循环手术做出有益探索,促使此类手术顺利、安全地开展。生活与工作中的万琪不爱张扬,她说:"我的职责就是护理,培养护士或者指导护士做好病人的护理,这是不变的宗旨。"

万琪担任护理部主任后,更加重视护理人才的培养。她善于借鉴大医院的护理经验,同时结合西藏医院的特点,不断总结和完善护理工作程序、护理人员职业道德行为规范、护理工作量化管理细则等制度,大力开展岗位练兵活动,先后举办了计算机培训班、英语培训班、专业技能提高班等 10 多个培训班,并依托青藏铁路医疗保障的有利条件,把护理人员轮番派到海拔 4 500 米以上的藏北高原操作实践。万琪特别注重对护理人员的传承、帮助和引导。她亲自手把手地传授自己多年的护理经验,毫不保留地教导年轻护士们。

任护理部主任至今,万琪凭借着丰富实用的护理经验和出色的管理能力,先后培养出了上百名优秀护士,使她们在技术上成为了娴熟的能手,在职业发展上成为了标杆人物,其中有 8 名年轻护士当上了护士长。在她的努力下,医院建起了"院内护理网站",为护理信息的在线交流和资源共享提供了高效的平台,显著提升了全院护理人员的整体素质。

真情难收 爱在高原

万琪的女儿曾经说过:"妈妈的家在内地,妈妈的人却在高原。"万琪在给女儿的信中说:"亲爱的女儿,你知道吗?妈妈从事的护理工作就像一曲充满感悟的歌。不是曾有人说过吗,那些为军人而生的女人,心中有最深的感情湖,能够忍受最长久的孤独,能够抗衡难以预知的痛苦。"从那一刻起,女儿对她说得最多的一句话是"妈妈,我为你感到骄傲!"

女儿 10 岁那年,已两年没探亲回家的万琪,本来已收拾好了行李准备回家陪女儿过生日,可准备出发的当天西藏发生了一起坠机事件,机上 11 人在事故中遇难。万琪毅然放弃了探亲假,来不及给女儿打电话,带着另外两名护士,8 个小时后赶到事故地点。她们认真细致地为遇难者更换衣服、理发整容,她们的专业态度和出色的工作质量赢得了在场所有人以及随后赶来的遇难者家属的感激之情。而与此同时,远在四川成都的父亲因患肺气肿引发心衰,生命岌岌可危,家中连续发了十几封电报催她回家。5 天后当万琪从事故地点回到拉萨时,才看到电报,望着十几封电报她失声痛哭。多年来,在她内心深处,一直承载着一份无法解开的情结:自己年幼时,父亲远在西藏工作。而当自己长大后也来到了西藏,和家人聚少离多,情系千里,感慨万千。此刻,父亲急需人照料,但医院转来了一批病人,医护人手短缺,而且还有许多重症病人需要护理,她根本无法离开。一边是病危卧床的父亲,一边是急需护理的病人,孰轻孰重?何去何从?她陷入了两难境地。经过一夜的挣扎,她擦干眼泪坚强地走向工作岗位,直到父亲去世,她也没有回家。

那些日子,万琪主动承担起 3 个重症病人的护理工作。其中一个病人是从内地来西藏旅游的,由于无法适应高原气候,他先是患了重感冒,然后转变为高原肺水肿,被送入医院接受治疗。万琪守在他的床边,连续三天三夜,经过她的精心照料,病人的状况转危为安。当病人得知护士长为了留下照顾他们而错过了回家的机会,立即拿出 5 000 元说:"我没想到西藏有你这么好的护士长,我知道你父亲刚去世,这是我的一点心意,请务必收下。"万琪回道:"看到你康复了,我就没有遗憾了。西藏是个美丽的好地方,欢迎你常来旅游,但你下次再来时会有经验了,不会出现这一次的情况了。请把钱收回去,你是医院的病人,我应该为你的康复尽到自己的职责。"一席话令那位病人流下了感动的泪水。

2004 年 1 月,辛劳一生的母亲患肺癌住进了医院,万琪希望能立刻飞到母亲身边,尽一个女儿应尽的孝道。然而,正值春节期间,医院人手紧张,同时也是军队转业人员增多的时候,万琪没有把母亲病危的消息告诉任何人。她请了两名护理人员一直照料病重的母亲,直到母亲去世。每当提到这些,万琪心中无限感慨,但她说:"我没有给护理这个崇高职业抹黑,我更没有玷污党和人民赋予我的神圣使命。我在护理工作岗位上用真心和爱心赢得一个个病人康复的笑脸,我无怨无悔!"在数十年的护理生涯中,万琪情系边防官兵和西藏人民,扎根西藏、不畏艰险。正如摇曳在雪域高原上的格桑花一样,美丽坚韧不抱怨,一片赤诚正嫣然。

(黄维肖)

参考文献

[1] 情系高原无私奉献:记第 40 届南丁格尔奖获得者万琪 [J]. 中国护理管理,2006(01):60-61.

[2] 石骥,程东祥. 万琪同志荣获第 40 届南丁格尔奖 [J]. 西南国防医药,2005(04):2,123.

[3] 中国红十字年鉴编辑部. 中国的南丁格尔 [M]. 北京:台海出版社,2006.

王亚丽

情沐贫困山区的生命"守护神"

南丁格尔是我心中的明灯。我坚信，无私救护生命的护士生涯才是美丽的人生。

——王亚丽

2005 年 5 月 12 日，红十字国际委员会授予甘肃省定西市人民医院护理部主任王亚丽第 40 届国际南丁格尔奖。当年的 7 月 12 日，在北京人民大会堂举办的颁奖典礼上，时任中共中央总书记、中央军委主席、国家主席、中国红十字会名誉会长胡锦涛为王亚丽颁发奖章。这是甘肃护理人赢得的首枚南丁格尔奖章。

王亚丽(1955—)，女，甘肃定西人，中共党员，主任护师。

1955 年 9 月 1 日出生。

1975—1977 年，就读于甘肃省卫生学校(现甘肃卫生职业学院)；1991 年，考入兰州医学院(现兰州大学医学部)成人高护班；2002 年，在甘肃中医学院(现甘肃中医药大学)中西医结合护理本科班学习。

1977 年，护校毕业后在甘肃定西市人民医院从事护理工作；1978 年，任医院肿瘤科护士长；1981 年，任大内科护士长；1991 年 9 月，任护理部主任。

2007 年，当选中国共产党第十七次全国代表大会代表。

在《卫生职业教育》《甘肃科技》等期刊发表《基层医院住院病人对健康教育需求的调查与分析》《健康教育在临床护理中的应用现状及对策》等多篇论文。

被评为甘肃省三八红旗手、巾帼建功标兵、医德医风百日评比活动先进个人、全省优秀护士、感动甘肃十大人物等；所领导的医院护理岗位被评为甘肃省巾帼文明示范岗；2005 年 5 月，荣获第 40 届国际南丁格尔奖；2006 年，被评为甘肃省优秀共产党员。

花季少女的大学梦

王亚丽出生在定西市安定区一个幸福的职工之家,父母都是企业的会计。可是由于家中孩子多,而后母亲又失去了工作,一家八口的生计仅靠父亲一人维持,常常缺吃少穿。然而艰难的家境却磨炼出了王亚丽吃苦耐劳的品质和宽厚仁慈的性格。1972年,高中毕业的王亚丽选择去了农村成为一名知青。她聪明伶俐、勤劳刻苦,在农村,她当过记工员、农业科技实验员、民办教师,还利用闲暇时间刻苦学习,希望有一天能圆她上大学的梦想。功夫不负有心人,1975年,王亚丽被推荐到甘肃省护士学校学习,开始了她与护理事业的不解之缘。

无私救护的人生美

护士学校的学习生活就像一个五彩缤纷的世界,《解剖学》《生理学》《药理学》……这些陌生而又亲切的书籍成了王亚丽朝夕相伴的密友,她在广阔的护理知识的海洋中如一叶小舟尽情地遨游,脑子里充满了七彩的梦想。一个偶然的机会,她在学校图书馆借到了一本《护理札记》,作者是弗洛伦斯·南丁格尔,一口气读完后,这位近代护理教育的创始人和护理学的奠基人以其宽广的博爱精神和慈母般呵护生命的"天使情怀"深深地打动了王亚丽。她不止一次地说:"南丁格尔是我心中的明灯,从那时起我就坚信,无私救护生命的护士生涯才是最美丽的人生。"

病人至上的"天使情"

定西父老乡亲看病的困难和就医的无奈深深地触动了刚刚走上护理岗位的王亚丽,她把南丁格尔的博爱精神化作对病人无限的同情和关爱。在王亚丽的心目中,病人永远是第一。工作中,她风风火火,麻利干练,是医院有名的"小跑步",平日里很少看到她穿高跟鞋。她心里装着病人,唯独没有自己。她用精湛的技术、温馨的服务,演绎了一个个感人肺腑的故事,谱写了一曲曲救死扶伤的"白衣天使"之歌。

刚毕业的王亚丽被分配到了肿瘤科,当时的肿瘤科有24张床位、5名护士,人手少任务重,工作条件十分艰苦。病区是土木结构的平房,没有自来水,护士每天要到几百米远的地方为病人打水,一箱箱地搬运液体,打扫病房卫生,冬天还要为病人拉煤生火。王亚丽总是早早地来到医院,脏活累活抢着干。有人说她傻,但她却说:"我年轻,体力好,理应为同事多分担些。"她把对南丁格尔宽广博爱精神的理解化为对病人深切的关爱。

王亚丽刚任护士长不久，科里收治了一位胆道肿瘤术后出现并发症的女性病人，当时病人呕吐不止，高烧不退，生命危在旦夕。家属要求医院特别护理，可肿瘤科护士少任务重，怎么办？王亚丽毫不犹豫地承担了这个病人的特护任务。在抢救治疗的40多天里，王亚丽为病人端屎端尿，擦洗身子，常常是白班夜班连着上，每天超负荷工作十几个小时，体重整整减掉了七八斤，可她从没叫过一声苦、喊过一声累。虽然40多天的守护未能挽留住病人的生命，但她的无私付出感动了包括家属在内的所有人。

王亚丽担任大内科护士长期间，科室收治了一位重症肝炎病人，全身重度黄染，呕吐不止，极度烦躁。家属要求派特护，王亚丽主动站出来上特护班。整整10天，她冒着自己被传染的危险不分白天黑夜，为病人清理呕吐物和大小便。一次，王亚丽刚弯下腰为病人取脸盆准备接呕吐物时，病人忽然呕吐起来，喷了她一头一脸。病人的妻子看到这个情景，连声说"对不起，对不起"，而她却无一声埋怨，稍做擦洗，继续护理病人。

1989年，大内科收治了一位散发性脑炎的病人，病人意识不清、失语、大小便失禁，臀部有一块深达骨面的压疮流脓发臭。王亚丽亲手给病人清理大小便、清洗创面、换药与翻身。病人家里条件差，为了增强病人的抵抗力，她自己为病人买来奶粉等食品增加营养。在她的精心护理下，病人转危为安，病愈出院。病人家属感动地说："只要护士长在病人身边，就觉得放心，就有了主心骨。"

2003年，一场突如其来的"非典"疫情降临定西，定西市人民医院先后收治了4例"非典"病人、1例疑似病人、73例医学留观人员，成为甘肃省抗击"非典"的主战场。在生与死的考验面前，王亚丽第一个挺身而出，毅然奔赴抗击"非典"第一线。从组建护理梯队到"非典"病房三区划分，从制订工作流程到落实消毒隔离措施，从物资请领到反复做病人的思想工作，无不浸透着她的汗水和心血。在与"非典"抗争的22个日日夜夜里，她与护士姐妹们患难与共，守望相助，用生命谱写了撼人心魄的壮美乐章，用实际行动树立了共产党员的光辉形象，最终取得了"非典"病人全部治愈出院、医护人员没有感染、二代传染没有发生的重大胜利，为全省科学防治"非典"创造了成功经验。

2005年正月初五，寒风凛冽，滴水成冰。王亚丽看见医院门诊楼前的角落里蜷缩着一个蓬头垢面的女人，凭直觉她知道这是一个无钱、无地址、被遗弃的可怜人。然而生命的价值高于一切，她立即招呼护士们把这个流浪女人抬进病房,打来热水,替病人擦洗身体,用剪刀剪开散发着恶臭的袜子,细心为病人清洗包扎已经严重冻伤的双脚。闻讯赶来的护士有的拿来了衣服,有的买来了营养品,有的请来理发师为病人理掉了爬满虱子的头发。两三个小时过去了,病人终于被她们收拾得干干净净。

科学管理的凝聚力

王亚丽不仅护理技能精湛,行政管理能力、组织能力也才华出众。她常常说:"一个人的能力毕竟有限,只有培养出一大批高素质的护理人才,才能提高医院的整体护理水平。"王亚丽以其崇高的人道主义精神和共产党员的人格魅力凝聚起了护士姐妹们的爱心,撑起了"护理工作"这块医院的"半壁江山",为医院的建设和发展作出了突出贡献。

1981年,医院将她调任到病人最多、工作量最大的大内科做护士长。一上任她便亲自带领清洁员清理卫生死角,整治病房,为病人营造了一个安静、整洁、舒适的医疗环境。同时她为自己重新制订了"向我看、跟我学、对我监督"的准则,处处以身作则,事事率先垂范。她带头钻研护理业务,熟练掌握了内科常见病和多发病的观察与护理。在王亚丽的带领下,大内科不但在每年医院组织的"5·12"国际护士节技术比武大赛中经常名列前茅,数次获得集体第一名,而且从未发生护理差错和护患纠纷,是全院服务态度和病人满意度最高的科室。

1991年,在全院选拔下,医院院委会研究决定,任命王亚丽为医院护理部主任。榜样的力量是无穷的,在王亚丽的感召和带动下,全院护士学习气氛空前高涨,各科室之间比、学、赶、超蔚然成风,为医院的护理工作注入了新的生机和活力。她还根据护理发展的需要和病人的需求,先后在全院范围内组织举办心电图、初级英语、护理分级管理、整体护理、心理护理、护士修养与人文规范等学习班18期,重点开展岗位练兵、技术比武,定期进行理论考试和操作考核,组织护理知识竞赛、护理病历评比、全院业务查房等工作。她还通过发放病人满意度问卷调查,随时了解护理服务质量。

在此基础上,王亚丽主持建立健全各项规章制度,并以身作则严格执行,保证护理部工作井然有序。她在护理部主任岗位上辛勤耕耘的14年,全院护士队伍的整体素质发生了巨大变化,先后有123人取得了大专以上学历,有10多篇护理论文在省级以上刊物发表,病人对医院护理质量的满意率由以前的

72.4% 提高到 94.6%，定西市人民医院被省委、省政府命名为"省级文明单位"，被卫生部授予"全国卫生系统先进集体"荣誉称号，这无不凝聚了王亚丽的心血。

勇攀高峰的进取心

王亚丽认为护理工作不光是打针、发药，更重要的是要以人为本，提高科学规范的技能操作和专业护理知识水平。特别是在被任命为护理部主任后，王亚丽深刻地感觉到，护士除了需要微笑和体贴的服务，还需要精湛的技术和科学知识。王亚丽凭着惊人的毅力考取了兰州医学院成人高护班，脱产学习一年。在 2002 年，她又带头报名参加了省中医学院中西医结合护理本科班的学习，利用业余时间和节假日修完了全部课程。

1998 年 3 月开始，在全院职工的大力支持下，她率先在市医院确立了"临床整体护理研究与推广应用"科研课题，推行整体护理工作。王亚丽把"确立模式病房、推行整体护理"作为医院护理工作的重大改革来抓，制订质量标准，编印了 10 套 30 万字的《常见疾病诊疗健康教育咨询手册》和《标准护理计划和教育计划手册》，使模式病房有章可循。她首先确定了 3 个科室进行试点，并取得非常好的效果。整体护理工作的实施使全院护理工作从"以疾病为中心"的护理转向了"以病人为中心"的护理，使病人得到了全方位的护理。2004 年，"临床整体护理研究与推广应用"科研成果通过了定西市有关专家组的鉴定，获得全市科技成果二等奖，填补了全市临床整体护理的空白。王亚丽在市卫生主管部门举办的培训班上向全市护理界同仁传授整体护理的经验，这项工作在定西市的 7 个县级医院得以推广并蓬勃开展。

一往无前的"守护神"

印度诗人泰戈尔说："我在心里举起爱之灯，它的光明落在你的身上，我却被抛在阴影背后。"王亚丽就是这样一位忠诚践行"爱心定律"的"白衣天使"。她以无私的仁爱、忘我的奉献和"天使"般的善良，无微不至地守护着无数被死神威胁的生命。她在入党时坚定地说："面对生死考验的时候我会挺身而出，哪怕是用生命的代价，也要对得起共产党员这一光荣的称号。"

2006 年，王亚丽在采访中这样说："虽然花季不再、青春已逝，但我信念如初、无怨无悔。在接下来的时间里，我将一如既往，用自己的实际行动去捍卫这个救死扶伤、济世救人的神圣职业,守护那些需要被救助的生命。"

王亚丽就是这样一位胸怀宽广、仁爱无私的"白衣天使"。她不止一次且无限真诚地说:"人世间最宝贵的财富是生命,做生命的'守护神',这是上苍对我的恩泽,既然选择了护理,就应该风雨无阻,一往无前。"

(李丽红)

参考文献

[1] 高红烈. 天使情怀党员风范:记第 40 届"南丁格尔奖"获得者、优秀共产党员王亚丽 [J]. 党的建设,2005(10):16–17.

[2] 朱红霞. 生命的守护神:记第 40 届"南丁格尔"奖章获得者王亚丽 [J]. 当代护士(综合版),2005(09):4–7.

[3] 中国红十字会. 生命的守护神:记第 40 届"南丁格尔"奖章获得者王亚丽 [J]. 中国护理管理,2006(01):58–59.

[4] 李战吉,段欣江. 王亚丽:情沐陇原的"南丁格尔":记第 40 届南丁格尔奖获奖者王亚丽 [J]. 健康大视野,2005(10):31–32.

[5] 中国红十字年鉴编辑部. 中国的南丁格尔 [M]. 北京:台海出版社,2006.

冯玉娟

理想执着追求者 香港护理创新人

我们应当把当护士看成是一种幸福或幸运,能参与提升人民健康福祉是一个荣誉和荣幸,而不单单是一项谋生的职业。

——冯玉娟

2005 年 5 月 12 日,红十字国际委员会授予香港广华医院暨黄大仙医院护理总经理、香港医院管理局九龙西联网护理总经理冯玉娟第 40 届国际南丁格尔奖章。当年的 7 月 12 日,在北京人民大会堂举办的颁奖典礼上,时任中共中央总书记、国家主席、中央军委主席、中国红十字会名誉会长胡锦涛为冯玉娟颁发奖章。这是香港护理人荣获的首枚南丁格尔奖章。

冯玉娟(1952—),广东顺德人,教授。

1952 年出生。

1971—1973 年,在香港伊利沙伯医院护士训练学校学习,考获护士文凭,成为香港注册护士;1980 年考获助产士证书,成为香港注册助产士;1983—1985 年,在香港理工大学进修护理教育专业文凭,获得香港医疗护理教师资格;1991—1993 年,在英国利斯特大学攻读商业管理课程并取得工商管理硕士学位;1997—1998 年,在英国伯明翰大学攻读并取得医疗及医院管理硕士学位;2011 年,塞浦路斯颁发医疗科学荣誉博士学位。

1974—1983 年,毕业后在香港伊利沙伯医院从事临床护理工作;1985 年,护理教育专业文凭毕业后获聘到香港东华三院广华医院从事临床护理和助产教学工作;1991 年,转回广华医院升任高级护士长;1993 年,获选为首任产科部门运作经理;1997 年,升任医院护理总经理(即总护士长);2002 年,扩任为香港广华医院暨黄大仙医院护理总经理、九龙西联网护理总经理;2012 年,升任医院管理局总护理行政经理(即护理总监),统领近两万护士,亦被委任香港中文大学那打素护理学院荣誉教授、香港大学护理学院荣誉教授;于 2013 年从医院管理局退休后,担任香港东华学院医疗管理学课程统筹主任、署理校长等职务。现时是香港护理专科学院副院长、香港助产士会副会长,以及香港东华学院和都会大学的荣誉教授。

先后兼任香港护士会第二届病室管理课程筹委会执行委员、香港护理教育学会教育委员会主席、医院管理局护理发展委员会主席、香港助产士会主席、国际助产士联盟董事局的亚太区代表、美国海外毕业护士事务委员会海外信托委员;曾被香港特区政府委任为香港护士管理委员会委员、香港助产士管理委员会委员、香港安老事务委员会委员;现任教育局老人服务行业咨询委员会委员、香港人类生殖科技管理局委员、医院管理局公众投诉委员会委员和香港私家医疗投诉委员会委员;2017 年,当选为第十三届全国人民代表大会代表选举委员会委员;现为全国妇联特邀代表、港区妇联代表联会理事等。

1998 年,共同创办《妇产助产学杂志》;2000 年,组织并参编《公立医院给药程序及事务报告书》;2003 年,负责举办"第七届国际助产士联会亚太区助产学会议",组织编写《SARS/传染病暴发的运作手册》;2008—2012 年,策划及推行了广东省专科护士培训计划,共培训 600 多位广东护士人才,亦在医院管理局拓展和推动顾问护师职衔等。

2004 年,荣获香港医院管理局颁发的杰出员工奖;2005 年,荣获第 40 届国际南丁格尔奖章;2014 年,入选香港 2013 年杰出领袖。

既入护理 即刻投入

20 世纪 60 年代,香港通过修改劳工法例、增设民政处,推动了教育、医疗、廉政等方面的发展,护士和教师成了当时最热门的行业。虽说冯玉娟选择护士职业是有受到香港政策因素的外在影响,但她深知要成为一名好的护士必不可少的就是耐心和爱心。于是,投入了让人倍感难忘的 3 年护理专业学习,其中各种喜悦、挫折、悲伤、满足成为种种力量支撑着她往后在护理道路上坚毅地越行越远。

从求学时期的安逸舒适到进入社会的困难与挑战,亦如蹒跚学步的幼儿离开母亲温暖的怀抱,要经历一次又一次的跌倒与站起,尤其是初入护理专业。面对生老病死时,需要护士练就坚忍的品格;面对不同病人时,需要护士熟练地将理论与实践结合起来,面对知识技能的灵活运用,需要护士勤勉仔细。病房的护士前辈对晚辈要求严格,稍有不妥便严厉训导。也正因如此,冯玉娟建立起了做事谨慎、毫不懈怠的行事作风,也养成了坚毅顽强的个性品质。

20 世纪 70 年代的香港并不富裕，医院的病房十分拥挤，设施设备也配备不齐。冯玉娟和同事们没有一人有过抱怨与不满，大家齐心协力相互扶持。除了每天要在病房照顾数十位的病人，下班回到宿舍后，冯玉娟还要温习功课，她知道作为一名护士要对身上的白衣负责，要对病人的生命负责。

在临床护理当中，冯玉娟十分重视护理经验的积累。"纸上得来终觉浅，绝知此事要躬行。"理论与操作要一一对应并非易事，因而在转到其他病房或是进行自己从未实施过的护理操作时，冯玉娟总是首先将基础理论细细温习，再向资深护士讨教。每一个操作的学习，每一次经验的积累，都给予了她向前行进的信心。

学无止境
学以致用

从最初的护校学习到 10 年后的工作锤炼，冯玉娟也由一名初出茅庐的实习生转变为了指导教学的临床督导师长。在向后辈传授知识与实务的教学过程中她发现，仅凭临床经验进行指导而缺少相应的教学能力，对学生的启发和督导效果受限。于是，她辞去了工作，到香港理工大学攻读 2 年的护理教育专业。毕业后，她被分配到产科学校执教，教学过程中她注重向学生传递"以心施护"的价值观，希望可以借此提升护理服务的人性化理念。

在 1991 年医疗改革时，她被调整到护理行政岗位任职，成为产科高级护士长。既处其位，便谋其职，冯玉娟在面对机构管理改革时，又深感自身管理知识的欠缺。于是同年，她又开始了工商管理硕士课程的学习，于 1993 年获得工商管理硕士学位。于 1996 年，她又投入到医疗管理课程的学习中，并于 1998 年毕业获得医院及医疗管理的硕士学位。于 2001 年，她到美国参加"国家医疗机构绩效品质评鉴委员会"举办的第一届医疗素质改善及认证实务课程学习，结束后她应用所学知识对医院的绩效考核标准进行了改善，提高了医院管理质量。

生命可危
爱心可期

2003 年"非典"疫情肆虐香港，面对突发疫情，大家心中都处在害怕与恐惧之中，冯玉娟和同事们不顾危险，毅然坚守一线。疫情无情人有情，冯玉娟看见一位位同事相继染病，在死亡的边缘挣扎，心中的酸楚不言而喻，可这并没有成为她后退畏缩的借口。她以悲愤为剑、以初心为马，在抗疫的征途上身先士卒，救治病患的生命，护卫市民的健康。在抗疫的强大压力下,她更加感动于医护同行们无私的专业精神,以及不分彼此、携手共助的团结精神。

她将医院内各部主管团结在一起,大家共享信息,共同制订工作方针,在抗疫的过程中实行了很多有效的措施,例如:率先制订准则与机制,直接将疑似个案收入隔离病房,以减少交叉感染。广华医院在抗疫期间,共接收了883名需隔离护理的病人,其中86位是确诊病人。在同年3月底,黄大仙医院在短短两周内就转化成为一间"非典"康复医院,这与冯玉娟科学的医院管理及亲和的团结能力有着密不可分的联系。

这一次刻骨铭心的抗疫经历,更增加了冯玉娟对护理事业的认识与热爱,她说:"我的生活很充实,很有价值!这是一份十分崇高的职业。"也正是这日渐增长的热情陪伴她度过了一次又一次的磨难。

南丁之光
照亮一方

2005年7月17日,胡锦涛总书记在北京为冯玉娟女士颁发第40届国际南丁格尔奖章。这不仅是对她护理工作的认可,更是对香港护士默默耕耘的激励。虽然她是香港地区第一个获得南丁格尔奖的护理人,但却满载着香港所有护理人的努力、坚毅、勇敢和奉献,以及全社会对香港护理的肯定和寄予的厚望。

30多年的坚守,她温暖了病患,攥紧了时光。护理路漫漫,其将上下而求索。于2000年,冯玉娟参与了在香港私立医院进行的英国灿德郡医院认证计划,体会到了服务意识是护士执业的必要条件。她认为护理发展应以临床服务为落脚点,并将护士临床晋升阶梯中的专科护士顾问职级恒常化,对此,护理教育亦应予以重视。她极力支持并推进,在2002年成功将所有护士训练提升至大学程度,提高了临床护士层级水平。2004年,她获得了香港医院管理局授予的杰出员工奖。

在对医院进行整合、改革和统筹管理的过程中,她灵活运用两层架构管理:即联网和医院两个层面,以权力下放、灵活营运为原则,借以提高医院管理效率、加强问责。在其管理下,实现了广华医院和黄大仙医院顺利合并,使医院规模、财政与服务质量均得到改善。在合并过程中,两所医院护士间的沟通亦获得强化,且无损员工的感情,切切实实地照顾了每位同事的感受,真真正正地让病人获得连贯性的服务。她曾说:"每个人都有强项及弱点,每个人都有梦想,我必须要创造一个优良的工作环境,配合改革要求,制订各个员工的职责和目标,尽量让他们能实现抱负,得到工作满足感。"

落红有情
春泥护花

香港回归祖国后,冯玉娟更注重中西方医疗及管理文化的发展,实地走访不同城市的院校进行交流讲学。经过研究探索,她认为我国传统的中医护理对人体健康起到了固本培元的重要作用,能从整体上提高人民的健康水平和生命质量,可作为解除人们对医疗科技过度依赖的治疗途径之一,发挥更大的护理效应。

冯玉娟最大的心愿便是将香港护理队伍培养好,能为香港人民提供更好、更优质的护理服务。就医疗服务面临的诸多问题,如人口老龄化、疾病谱变化、出生率持续降低导致的社会结构变化⋯⋯这些问题一定程度上加重了社会医疗服务的负担,与此同时,由于各方面原因护理人员缺口也非常大。为此,她提出要重点加强员工的管理质量控制,和以才能为重心的职系重整,人尽其才,才能不断优化医疗服务质量。同时,她强调人才是事业发展的根本,要不断发展专科专才的护理培养和运用模式,完善护士核心才能的认定标准。

她希望她的这种护理理念能够播种下优良的种子,用她的经验和经历为护理后辈们在护理道路上稳步前行提供方向。她曾诚恳地寄语年轻护士:护士是一项十分崇高的职业,我们要懂得去珍惜,要从病人的康复中得到满足感。

以心施护
一心为护

冯玉娟投身于护理行业已有50多年,护理工作使她养成了干练、严谨、稳重的性格,敏锐的直觉和精准的洞察力。冯玉娟敢于挑战、敢于奋进,在临床护理工作了十余年时,她毅然辞去工作而继续学习,就是为了"要学到更多的知识,把护理工作做得更好些",这质朴无华的言语,却道出了她对护理事业的一番执着和热爱。

人这一生,要扮演各种各样的角色,冯玉娟亦然。继续学习时,她不仅要承担学生的责任,还要肩负起母亲、妻子的角色责任,但她将紧张的工作、学习压力看作动力,安排与孩子一起温习功课,同时培养孩子的独立性,不断挑战极限,突破自我。

在20世纪80年代末,她与同行创办了香港护讯学会,并于90年代,成立了护理科研小组,将科研实务纳入医院护理标准内,在医院内逐渐形成以实证为本的科研文化氛围。她一点点地实现着自己的目标——只为"把护理工作做得更好些"。

护理工作是辛苦的、劳累的，护理工作也是收获满满的。回望冯玉娟 50 多年的护理历程，我们不难发现，她始终坚持着"以心施护"的初心。护士是仁爱和关怀的化身，是世间美好的剪影，唯有对病人真心以待，病人的世界才会充满光明和希望。

"流光容易把人抛，红了樱桃，绿了芭蕉"，但时光会向我们证明，每个坚持不懈逐梦的人，最终都会获得属于自己的一片天。亦如投身在护理事业中的冯玉娟，她用实际行动告诉我们，如何才能成为一位优秀的护士，如何才能为护理事业的发展贡献自己的一份力量。她对护理，无愧于心，也无愧于每一位她护理过的病人。正因有她的带领，香港护理展现出别样的光芒。她对自己整个护理生涯的总结是"虽有憾，但无悔"。

（郭维维　张秀伟）

参考文献

[1] 中国红十字年鉴编辑部 . 中国的南丁格尔 [M]. 北京 : 台海出版社 , 2006.

[2] 本刊编辑部 . 理想的执着追求者 : 记第 40 届南丁格尔奖获得者冯玉娟 [J]. 中国护理管理 , 2005（05）: 61-63.

[3] 张立新 . 走近南丁格尔（二）: 第 40 届南丁格尔奖获得者冯玉娟访谈 [J]. 中国护理管理 , 2005（05）: 63-64.

第**40**届

国际南丁格尔奖章
获得者 （2005 年）

刘振华

她在平凡中造就了高尚

我只是护理战线上的普通
一兵，做的都是自己应尽
的义务！

——刘振华

2005 年 5 月 12 日，红十字国际委员会授予山东
省济南市皮肤病防治院住院部主任刘振华第 40
届国际南丁格尔奖。当年的 7 月 12 日，在北京
人民大会堂举办的颁奖典礼上，时任中共中央总
书记、国家主席、中央军委主席、中国红十字会名
誉会长胡锦涛为刘振华颁发奖章。继 1993 年，
山东护理人再次获得一枚南丁格尔奖章。

刘振华(1955—)，女，山东济南人，中共党员，副主任护师。

1955 年 2 月出生。

1977 年 7 月，毕业于山东省济南卫生学校(现济南护理职业学院)。

1977 年，毕业后在山东省济南市皮肤病防治院从事护理工作，历任住院部
护士、护士长、院长助理、住院部主任、副院长等职务。

2007 年，当选中国共产党第十七次全国代表大会代表；兼任农工党济南市
皮肤病防治院支部委员；齐鲁理工学院聘为护理学院名誉院长、教授。

在《中国麻风皮肤病杂志》《山东医药》等期刊发表《指导麻风病人手足眼
的自我护理》《麻风足底溃疡皮瓣移植术 20 例护理体会》等多篇专业论文。主
持或参与省级、校级课题多项；申报新型实用专利多项；参编多部教材；获国家
级教学成果奖二等奖 1 项、山东省教学成果奖特等奖 1 项。

1995 年 5 月，获济南市百名优秀护士荣誉称号；2004 年，荣获马海德基金奖、
济南市劳动模范、山东省优秀党员、济南市文明市民、济南市十大杰出职工和山
东省红十字会博爱勋章等荣誉称号；2005 年 5 月，荣获第 40 届国际南丁格尔奖
章；同年，荣获全国三八红旗手、山东省卫生系统廉洁行医标兵和省富民兴鲁劳

动奖章等荣誉称号;2020年1月,当选"中国好医生、中国好护士"月度人物。

初心既定
沼泽无阻

1955年,是中华人民共和国成立初期,也是国家各个领域都需要大量人才去谱写新篇章的时代,刘振华出生了,她的父母对她寄予厚望,就像给她起的名字——"振华"一样,希望她从小就有振兴中华的志向。与许多怀着赤诚之心的同时代人一样,刘振华经过了小学、中学、卫校的刻苦学习,在她青春年少的心里形成了崇高的理想和远大的抱负,向往着为祖国医学事业奉献一生,想成为像南丁格尔一样的"提灯女神"。

1977年,那个夏天,流行着这么一首歌"青春啊青春,美丽的时光,比那彩霞还要鲜艳,比那玫瑰更加芬芳……"那年22岁的刘振华也从山东省济南卫生学校毕业了。她被分配到了济南市皮肤病防治院麻风病住院处,怀揣着炽热之心,伴随着母亲的鼓励"别人能干,咱也能干",刘振华开始了与麻风病的斗争之路,从此也与麻风病人结下了不解之缘。

一如未曾历经风雨的花苞,虽初入泥沼,却义无反顾。尖锐的棘刺一次次划破她鲜艳的躯壳,与恋人分手、被朋友嫌弃、工作环境恶劣,几近崩溃,却偏偏倔强地重新怒放,带着满身伤痕,不屈地把根深深扎进了麻风病院,就像那个夏天的歌曲中所写的一样,"虽处沼泽,她的青春也一样美过玫瑰,艳过晚霞"。

学无定义
学无止境

寻常人总是会想,辛辛苦苦读了十几年的书,便就此安安稳稳地过下去吧。可刘振华却不然,她以绝对认真的态度为病人们服务,在大量的工作和临床实践中揣摩体会,学习经验、积累经验、总结经验。她如鱼得水,在医学的海洋里汲取着她所需要的一切,参加全国麻风病防治培训班,认真、系统学习麻风病治疗和护理等方面的知识……在不断的临床学习、实践和总结思考中,刘振华对于麻风病的理解渐渐深刻起来。1997年她发表了第一篇文章,之后发表的麻风病相关论文皆有一定的临床实用性,而这些离不开刘振华不断的积累和学习思考。

她在一次采访中说道:"我看到国外的护理专家,在自己的腿上垫了一块毛巾,把病人的脚放到毛巾上就开始为病人换药。我当时就想,外国人不怕,我们为什么要怕? 用科学的态度去对待麻风病,并不等于忽视自身的防护。对于处于疾病不同发展阶段的病人要采取不同的防御措施,必要时也要采取隔离措施。"

不得不承认,比起在麻风病医院学习所得,那短短几年的护校学习经历简直就是沧海一粟。护校可离,学习不可停,学无止境,学无定义。这不仅是这位花甲老人,也是我们每一位后辈都应该努力效仿和跟随的,孜孜不倦,行进不止。唯有如此,中国的护理事业才会更加美好!

初入麻风
从心开始

还记得,1977 年夏天,22 岁的刘振华,初到济南市皮肤病防治院麻风病院住院处时的那番景象:腊山口、小石头,鞋底磨圆了小石头,小石头磨烂了脚趾头。病房坐落在济南西郊腊山脚下,这里远离繁华的都市,没有像样的道路,一条七拐八绕的小河,一道深深的泄洪沟,一片坟地,成为病房与外界的天然屏障。医生护士办公的地方像简易工棚,一排排病房也显示着年久失修、风雨剥蚀的痕迹。上班还需要爬山过岭,穿越草地和深沟,这阴森恐怖的场景曾令她心里直发毛。

第一次见麻风病人,眼前的景象也让刘振华心中一惊:有的病人嘴歪鼻塌,眼皮外翻;有的下肢肿胀溃烂,有的十指全无……"咱们这一行,真是好汉不干,懒汉干不了!"王忠三医生盯着刘振华说,她如梦方醒。刘振华看着王忠三医生尽心地为病人治疗,耐心地为病人打针,认真查看病人身上的溃疡,她不禁发出疑问:"您和病人靠得这么近,不怕被传染吗?"王大夫说:"不会的,我们有预防措施,再说麻风病人并不像传说中的那么可怕。每一个病人都有深埋在内心的一段痛苦,人心都是肉长的,没有善良慈悲之心,就干不好这项工作。"王医生的话深深打动了刘振华的心,从此以后,刘振华开始用"心"去接触病人,"从心里想干好护理这份工作,你才能够干好"。

心系病人
无所畏惧

1984 年夏秋之交的一个夜晚,一场暴雨已经下了两个小时,电闪雷鸣,狂风不止,女儿已经熟睡,但刘振华的心却平静不下来,她惦记的是医院里的一位足部严重溃烂的老人。刘振华白天已经为老人敷过两次药,医生说还需再敷一次,但这场大雨阻断了刘振华平时十分钟就可以走过的路,她心中惴惴不安,丈夫感觉到了妻子的不安,连忙起身说:"快穿衣服,我陪你去。"就这样两个人丢下了熟睡的女儿,冒着大雨出了门,半小时后终于到了病房门口,但夫妻二人早已被雨水浇透了。刘振华打开房门叫醒了老人,老人看着眼前浑身淋透的刘振华,惊讶地问道:"这种天气你怎么来了?"

又一天深夜,病房里一位老人突发心梗。刘振华接到电话后,把还在发高烧的孩子扔给丈夫，匆忙打车赶往住院部。绕过一个山沟，穿过一片坟地，越往里走越颠簸，出租车司机吓得不敢往前开，"大姐，这半夜三更的，你让我往哪儿开啊？"刘振华一听急了："我一个女同志都不怕，你大老爷们儿怕什么！我是护士，是去救人！"由于抢救及时，病人很快脱离了危险。

刘振华就是带着这样无微不至的关心和坚定的信念照顾着一位又一位病人。即使麻风病房的护士换了一拨又一拨，医生来了一茬又一茬，但刘振华一直坚守着，挥洒着汗水，付出着真心。她可以体会到病人内心的痛苦，竭尽全力去帮助每一位需要帮助的病人，她是那么的"偏心"，与病人待在一起的时间比家人的还要长。就是这样的付出使得每一位病人都把她当作亲人，当作支柱，以至于当领导决定把刘振华调回门诊时，病人们上交联名信想让刘振华留下。她主动留下了，与病人的心也更近了。

刻苦钻研 创新管理

1983年，刘振华因工作出色，被提拔为护士长，她更加重视实践和理论的结合。她常常在清创换药挖溃疡的同时，认真观察研讨和拍片分析，注重临床实践。她刻苦钻研麻风病的防治、康复知识，把康复保健知识及时传授给病人，将自己的工作、学习和实践经验撰写成20多篇极有价值的学术论文。这些成果不但得到专家们的好评，而且对临床治疗与护理工作也有重要的指导作用。经过多年努力，刘振华在麻风病防治与护理上探索出了一条"以情感支持为主、人性化综合管理"的新路子。实践证明，这种人性化的科学管理方式大有可为，她的研究成果在济南及山东省被推广应用，刘振华也被誉为护理专家。

"人间天使" 社会楷模

刘振华全身心投入在麻风病护理事业上。她积极做好麻风病院的改建、扩建工作，进一步加强对老残病人的收养、生活照料和护理；积极组织专业人员对济南市所属范围内的432名残疾麻风病人进行摸底调查；积极与济南市残疾人联合会、各大媒体联系，扩大宣传同时呼吁社会各界对麻风病人群体的关注。刘振华说："我做的都是本职工作，可大家却给了我很高的荣誉，我相信这是社会给予麻风病人护理工作的一种尊重。现在还有许多麻风病人因为贫困而无法得到及时治疗，不管是多跑腿，还是多花钱，只要能让病人生活得舒适一些，能让他们感受到来自社会的尊重和温暖，我就知足了。"

2005年，刘振华荣获第40届世界护理界最高荣誉——国际南丁格尔奖章。颁奖词这样写道："以非凡的勇气和献身精神，致力于麻风病专科的护理工作28年。摒弃传统观念束缚，对麻风病人在护理中尽职尽责，在生活上无微不至，在人格及心理上予以关怀与爱护，并将对病人的护理与对病人的人文关怀有机结合在一起，深受病人的爱戴。"

刘振华关心每一位麻风病病人，希望他们免遭歧视，获得更多的关爱。她虽平凡，但心中有大爱，是"人间天使"。在她工作的住院部墙上，有一面锦旗上写着："白衣天使之楷模，不是亲人胜亲人。"这是对她最真实的写照。刘振华以她博大和深切的关爱，让麻风病人感受到幸福。

平凡生命同样可贵

她是护士，她救助了许许多多身处在麻风病痛之中的病人们；她是亲人，烧饭、洗衣，日常大大小小的事，她都会做到很好，哪个病人需要什么，哪个病人想吃什么，她总是想在最前面；她更是病人心中的那一盏温暖、明亮的油灯，她懂得他们的痛苦，她知道他们内心的渴望与无奈，她用她那朴实而又温暖的爱心去帮助他们，让他们的世界不再寒冷。这是她对病人的爱，也是她对生命的敬重，不管对面的病人病得有多重，她都竭尽所能，就算是很小很小的一个心愿，她都能够牢牢记在心底。

每一个生命都值得我们用虔诚的心去敬畏，刘振华曾说过："我只是护理战线上的普通一兵，所做的一切都是自己应尽的义务。前面的道路还很长，麻风病还没有最终被消灭，我将在麻风病防治这个特殊的岗位上，继续默默地奉献自己的光和热。"在她看来，麻风病人的生命同样可贵！

世界微尘里，我们医护人员与平凡的生命共同呼吸着，在南丁格尔精神的感染下，我们要像刘振华那样，无论病人身患何种疾病，学会敬畏平凡的生命。

（裴彩利）

参考文献

[1] 中国红十字年鉴编辑部. 中国的南丁格尔 [M]. 北京：台海出版社，2006.

[2] 刘振华. 用爱心铺就的护理之路：第40届南丁格尔奖章获得者刘振华自述 [J]. 当代护士（综合版），2006（01）：12–14.

[3] 杨共玉. 天使的情怀：记第40届南丁格尔奖获得者刘振华 [J]. 中国护理管理，2005（06）：60–62.

[4] 张立新. 走近南丁格尔（三）：第40届南丁格尔奖获得者刘振华访谈 [J]. 中国护理管理，2005（06）：62–63.

第**40**届

国际南丁格尔奖章
获得者（2005年）

陈征

她用行动诠释人间最美好的情感

> 护理工作是一项伟大的工
> 作，它的伟大在于护理人
> 员做着许多重要而别人又
> 看不到的工作。
>
> ——陈征

2005年5月12日，红十字国际委员会授予北京地坛医院社会服务部主任陈征第40届国际南丁格尔奖。当年的7月12日，在北京人民大会堂举办的颁奖典礼上，时任中共中央总书记、国家主席、中央军委主席、中国红十字会名誉会长胡锦涛为陈征颁发奖章。

陈征(1947—)，女，北京人，中共党员，主任护师。

1947年出生。

1962—1965年，就读于北京朝阳护士学校（现北京卫生职业学院）。

1965年，毕业后在北京第一传染病医院工作；1970年1月，随医院迁往甘肃（分布七个县），在天祝藏族自治县工作；1980年，回到北京第一传染病医院（1973年恢复建制，现首都医科大学附属北京地坛医院）；历任护士、副护士长、护士长、科护士长、护理部副主任、护理部主任、护理副院长、社会服务部主任等职务。

先后兼任中华护理学会传染病专业委员会副主任委员、中国性病艾滋病防治协会理事、《中国护理管理》杂志编委。

在《中华护理杂志》《中国实用护理杂志》《中国艾滋病性病》等期刊发表《1所SARS定点医院工作人员感染情况的调查分析》《亚急性重症肝炎的监护要点》《北京市护理人员关于HIV/AIDS的认识和接受程度调查分析》等多篇专业论文；主编《传染病护理常规》《诊疗常规》系列丛书；参编《中华护理全书》《亚太地区传染病护理中专教材》《艾滋病诊断、治疗及护理》等书籍；"非典"时期应卫生部和中华护理学会邀请参加组织撰写《全国SARS护理规范》。

2003 年，荣获全国抗击"非典"优秀科技工作者称号；2005 年 7 月，荣获第 40 届国际南丁格尔奖。

年少孤苦多艰辛
苦练技能敢担当

陈征，1947 年出生在一个普通医生家庭，有一个弟弟，原本一家四口生活得十分幸福，母亲因结核病离世给这个家庭带来沉重的打击。无奈之下，父亲把刚刚 5 岁的陈征和 2 岁多的弟弟分别送到了岳母和母亲家照料。至今想起没有父母呵护的童年生活，她都有些辛酸。15 岁初中毕业的陈征成绩优异，本可以就读名牌高中，将来考入大学继续深造，可因为生活困难她不得不报考能够提供食宿的北京朝阳护士学校。

1965 年，刚满 18 岁的陈征护校毕业，被分配到北京第一传染病医院工作，当时不少同学想方设法调离了传染病护理岗位，但面对令人生畏的"传染病"工作她没有畏惧，在平凡的护理岗位上工作了近 40 年。那一年，北京暴发流脑（流行性脑脊髓膜炎）疫情，北京第一传染病医院每天需要收治很多流脑病人，陈征迅速投入到流脑病人的护理工作。那时，医院每晚都要收治近 10 位高烧、昏迷、满身瘀斑的流脑病人。为了及时抢救病人，陈征和同事以医院为家，24 小时吃住在病区，只要来了病人，立即开展抢救。繁重的护理工作，锻炼了她过硬的传染病护理技能和专业素养。刚毕业没多久，陈征就因为能力出众成为年轻护理骨干。

参加工作的第三年，陈征积极报名参加了医疗队到北京郊区——艰苦的怀柔喇叭沟门工作一年。她吃住在农家，不论阴雨晴天，每天背着药箱爬几十里山路去巡诊，常常为了一个病人翻山越岭，为病人送医送药。从那时起她意识到作为护士不能只熟悉本职业务，更要掌握全科医生的知识和技能，一本《医疗手册》成为她不离身的业务书籍。同时她还抓紧时间学习针灸技术，利用自己的技术解除了许多病人的痛苦。她的出色表现赢得了病人和同事们的赞誉。

响应国家之号召
扎根祖国大西北

1969 年，陈征光荣地加入了中国共产党。同年 10 月 1 日中华人民共和国成立 20 周年庆典时，陈征荣幸地被推举作为北京市卫生系统唯一的护士代表参加国庆观礼，并受到了毛主席、周总理等老一辈领导人的接见。这是对所有传染病防治工作者的肯定和赞誉，医院全体职工受到了极大的鼓舞。1969

年底，北京第一传染病医院按原建制整体迁往祖国的大西北——甘肃，全院300多名职工分布在甘肃7个县。

22岁的陈征怀着满腔热血跟随医院来到甘肃天祝藏族自治县，一干就是整整10年，把最美好的青春年华全部献给了祖国边疆。由于医院人员短缺，没法严格地区分医生、护士，什么活儿都得干，陈征到兰州进修了半年妇产科，回院后她做助产士工作，兼任护理副院长。虽然担当起了领导的重任，但她依然坚持不脱产，经常下乡巡回医疗，每天走村串乡。农村条件不好，在农家接生是常有的事。陈征和同事带着手术包，拉着小型高压蒸汽锅，经常在简陋的农家炕头上进行手术，忙碌的时候一天就要完成七八例手术。为了方便工作，她与当地农牧民同吃同住。贫穷的农牧民家徒四壁，她和她们盖一床被子，头上、身上长满了虱子，晚上虱子在身上爬来爬去，痒得让人无法入睡。有一次，在给病人做输卵管结扎手术时，细心的陈征发现病人有午后发热、面色潮红的症状，有着丰富传染病护理经验的她立刻想到病人可能患有结核病。经过检查证实了她的判断，通过对症治疗，病人的结核病痊愈了，恢复了劳动能力。夫妇俩十分感激她，以后逢年过节都会带着洋芋（土豆）去看望她。

1974年，陈征和在北京工作的一位医生喜结连理，一年后他们的女儿出生了。为了给当地农牧民提供医疗服务，她克服了许多个人生活上的困难，与丈夫两地分居，她独自带着10个月的女儿，但从没耽误过一天工作。那时夜间被叫起来去给产妇接生是常有的事。有一次，由于产妇就要生了，时间十分紧急，陈征看着熟睡的女儿，为她重新掖掖被子，把枕头挡在床边，便把幼小的女儿锁在家中走了。给产妇接生完，陈征急匆匆往家赶，还没到家就听到女儿的哭声，她急忙开锁推门，结果把刚爬到门边的孩子误撞到床底下，当时床底下放了不少煤渣，女儿的额头、鼻子上的皮全蹭掉了，抱起满脸煤渣、血痕和泪水的女儿时，天真的孩子看到妈妈开心地笑了，露出刚长的小白牙，可陈征却心里一阵酸楚心疼地哭了。是啊，作为护士她把自己的时间都献给了产妇和新生儿；作为母亲，却照顾不了自己的孩子，误伤了孩子，这是多么无奈！此后，再遇到类似情况，她就抱起女儿一起去出诊，委托产妇的家属帮忙照顾她的女儿，她则全身心地投入工作。

重返传染病岗位
真情服务为病人

1973年一份关于恢复北京第一传染病医院建制的报告由北京市卫生局打给了北京市革命委员会

文化卫生组。1980年,陈征从甘肃回到北京第一传染病医院,她放弃了医院分配的教学管理岗位,主动要求从普通护士做起,又回到了阔别10年的传染病临床护理工作。1984—1987年,陈征在重症肝炎病区做护士长。由于传染病病人的特殊性,他们常受到来自社会甚至家庭的歧视。陈征却视病人如亲人,带头干脏活、累活。重症病人的床单每天她都亲自更换,给病人梳头、洗脸、洗脚、剪指甲,为他们料理大小便。有一次,一名肝硬化上消化道大出血的病人突然出现大出血,家属吓得躲在了病房外,陈征顾不上擦去病人喷溅在她脸上带有强烈传染性的血迹,马上配合医生为病人实施抢救措施,病人得救了,家属被陈征的真情服务感动了,夸赞她"您做到了我们做儿女都做不到的事儿。"

从事传染病护理难免会碰到艾滋病病人。20世纪80年代末,北京地坛医院收治了第一例艾滋病病人。那是一名外宾,沉重的心理负担使他轻生跳楼造成全身粉碎性骨折。当时,普通大众对艾滋病谈之色变,医护人员也缺乏防护艾滋病的知识,恐惧心理普遍存在。有的护士要求调离艾滋病病房,还有的护士甚至辞职不干了。针对这种局面,陈征意识到自己所面对的不仅是一个传染病病人,而是社会对这种传染病的偏见,要解决这个问题必须从自己做起。身为护理部副主任的她,首先对全院护士进行艾滋病知识培训,带头进入病房与护士们一起给病人进行护理操作,组织全院护士参加艾滋病病人查房,及时制订了一系列的艾滋病护理常规和相关制度。医院在全国率先成立了第一家关爱艾滋病病人的组织——红丝带之家。陈征作为第一个志愿者加入其中,和艾滋病病人一起谈心、包饺子、做游戏。她的率先垂范消除了医护人员的恐惧心理。如今,地坛医院活跃着一批年轻的艾滋病护理骨干,她们都成为全国艾滋病护理培训的师资力量。

**管理创新显实效
甘为人梯育新人**　　1996年,陈征担任北京地坛医院护理部主任。她坚持执行护士长聘任制和护士编外制,每年组织两次由住院病人投票评选"最佳和最差护士"的制度。这几项制度曾作为先进经验向多家医院介绍,护理部也被北京市卫生局评为"优秀护理管理集体"。作为护理管理者,陈征深刻地认识到:我国的护理事业从无到有,从简单落后到今天成为一门独立学科,护理工作的内容和范畴得到了拓展和延伸。传染病护理工作必须与时俱进才能适应医疗科学迅猛发展的要求。她及时修改和完善医院实行多年的护理常规及19项护理操作规范,并组织编写《传染病护理常规》和《诊疗常规》系列丛书。

她也十分重视对护理人员的培训。她要求所有护士特别是护士长都要达到大专以上学历,在给大家压力的同时,她想尽一切方法为大家创造学习条件,亲自为她们报名参加补习班。她鼓励护士注意总结经验,多写论文,并亲自为她们修改文章。有许多经她指导撰写和修改的论文得以发表,而她的名字总是排在最后,因为她希望护士们有更多的机会外出学习交流。为了培养护理部的副主任,她将年轻的护理部副主任推荐为《中华护理杂志》编委。在要求护理人员不断提高的同时,她以身作则,多年来坚持不懈地努力学习,积极参与科研工作,成为传染病护理的专家。

身先士卒抗"非典"
隔离防护树典范

2003 年的春天,北京"非典"疫情肆虐,北京地坛医院成为第一批"非典"定点收治医院。56 岁的陈征作为医院防治小组的成员和医院护理工作的总指挥率先垂范,她穿上防护服亲临一线指挥护理工作。

一位病人感染"非典"后十分紧张,精神一度崩溃。在转运过程中,为了消除他的紧张情绪,陈征一边推着轮椅一边和他聊天,给他做心理安慰。听了她的劝慰病人衷心地表示:"有了你们,心里踏实多了。"而令病人意想不到的是,身后这位和蔼可亲、身穿防护服的护士竟然是位年过半百的老大姐。

一提到"非典"中感染的护士,陈征的眼圈马上就红了:"当时人手实在是不够,第一批护士 24 小时不休息。"后来有 5 个护士感染了,虽然她们都康复了,但陈征一直都自责没照顾好这些孩子。由于急缺一线工作人员,北京"非典"医疗救治指挥中心调集了来自 18 家医院的 400 多名护士到地坛医院支援。这解决了护士紧缺的大问题,可这些护士从来没有从事过传染病护理,为确保每位进入感染区护士的安全,陈征亲自培训前来支援的外院护士,不漏过任何可能感染"非典"的细节。同时她合理安排班次,分配人员时要求每一组里都有本院的护士带班。陈征还结合实际操作经验迅速编写出了《非典护理常规》指导年轻护士们安全操作。为了推广经验,她连夜写出了《SARS 消毒隔离及防护》的电视片脚本并迅速录制成光盘发往全国及北京多家医院,对全国的"非典"防护工作起到了指导作用。最终,400 多名前来支援的外院护士没有一人发生感染,圆满地完成了医疗救治护理工作。世界卫生组织人员到地坛医院考察时,更是将医院的消毒隔离工作称为"世界的典范"。地坛医院的出色表现获得全国抗击"非典"先进单位称号和全国五一劳动奖状,同事们说这离不开护理工作,离不开陈征的指挥有方。

老骥伏枥志千里
服务病人永不息

2004 年,为了培养护理部的接班人,陈征主动让贤离开了护理领导岗位。干了一辈子传染病工作的她本可以回家安享晚年。可她身上却焕发着一种永不服输的精神,保持着年轻的心态。同年 6 月,陈征通过竞聘成为医院社会服务部的负责人,专门负责出院病人的随访、热线咨询和面向健康人的预防门诊等工作。在这里,她依然没有离开护理工作,因为她知道病人需要她,而她也离不开热爱的护理事业。谈到新工作,陈征说:"现在不少人仍认为传染病可怕,很多人甚至歧视传染病病人和从事传染病工作的医务人员。"从护理管理岗位到随访服务部门,她要做的就是架起医院与病人沟通的桥梁,传递医院对病人的关爱,让病人们感受到来自医院和社会的真情。到 2005 年,社会服务部在陈征的带领下已运转了整整一年。陈征和 7 位同事为 2 000 多位出院肝炎病人提供了疾病咨询,还给 3 000 多位健康人进行了传染病预防接种。此外,很多病人经常打电话向陈征咨询自己的病情,和她探讨饮食起居注意事项,显然他们已经将陈征当成了老朋友。陈征说:"人们都说现在上趟医院,一定要找个熟人才好办事,我就是要做病人们在地坛医院的老熟人,让他们不再感觉到医院的冷冰冰。"她用自己的行动,诠释着人间最美好的情感。她用自己的言行让南丁格尔点燃的油灯继续发扬光大。

(张利兵 史平)

参考文献

陈明莲,王燕. 一生的追求不变的信念:记第 40 届南丁格尔奖章获得者陈征 [J]. 中国护理管理,2005(04):61-63.

丁淑贞

给我一支蜡烛 守护生命的灿烂

护理前辈给我们留下了宝贵的财富,我作为一名护理部主任,如果不以此向前发展,就是护理事业的罪人。

——丁淑贞

2007 年 5 月 12 日,红十字国际委员会授予大连医科大学附属第一医院护理部主任丁淑贞第 41 届国际南丁格尔奖。当年的 7 月 17 日,在北京人民大会堂举办的颁奖典礼上,时任中共中央总书记、国家主席、中央军委主席、中国红十字会名誉会长胡锦涛为丁淑贞颁发奖章。继 1987 年,辽宁护理人再次荣获一枚南丁格尔奖章。

丁淑贞 (1951—),女,辽宁大连人,教授。

1951 年 11 月出生。

1973—1975 年,就读于大连医科大学附属卫生学校,取得中专学历;1980—1984 年,就读于大连大学高级护理研修班,取得本科学历;1985—1986 年,赴日本东京医科大学霞个浦附属医院研修。

1975 年起,在辽宁省大连医科大学附属第一医院从事护理工作,历任护士、护士长、护理部副主任、护理部主任等;2013 年起,任大连医科大学中山学院国际护理学院院长。

2008 年,当选中华护理学会第二十五届理事会理事;2004—2015 年,当选辽宁省护理学会第六届和第七届副理事长;历任大连市护理学会理事长、大连市科协委员会委员等;《护理管理杂志》《护理学报》《护理学杂志》《上海护理》《中国护理管理》等杂志编委。

在《中国实用护理杂志》《中国医院管理》等期刊发表《空气消毒法的试验观察》《简化护理记录取消医嘱本和护士交班本的探索》《精简护理管理岗位人员的探讨》等多篇学术论文;主持或参与科研多项;1998 年,主持的"空气消毒法的观察研究"荣获辽宁省科技进步三等奖;2005年,参与的"兴奋毒性脑损害干预研究"荣获辽宁省科技进步一等奖;主编《临床护理工作规范管理流程手册》《妇产科护理学》《临床护理一本通:心血管内科临床护理》等多部专业著作或教材。

2003年,辽宁省人事厅和卫生厅授予全省卫生系统抗击非典先进个人;2004年,辽宁省妇女联合会授予省巾帼建功标兵;2005年4月,卫生部、中华全国妇女联合会、总后勤部卫生部联合授予全国卫生系统护理专业巾帼建功标兵;2006年10月,辽宁省卫生厅授予健康卫士楷模;2007年5月,荣获第41届国际南丁格尔奖;2007年12月,中国教科文卫体工会全国委员会授予全国医德楷模称号;2008年4月,中华全国总工会授予全国五一劳动奖章;同年,辽宁省科学技术协会表彰为省优秀科技工作者;2019年12月,当选"中国好医生、中国好护士"月度人物。

"白衣天使"人间救援

1976年7月28日,7.8级地震,仅仅十几秒,唐山几乎夷为平地。"一方有难,八方支援",丁淑贞带领大连市救援医疗队紧急出发,踏上救援之路。当日14时许,他们抵达了唐山机场。

一下飞机似进入了"人间炼狱",漫天的暴雨,接连的余震,仓惶的人群。丁淑贞和她的队友们心都猛地一沉。进了主城区四下望去更是触目惊心,四处纷乱的脚步,哭天喊地的人声,静静伏地的尸体,雨水冲刷着断壁残垣,在地面化作了血色细流。25岁的丁淑贞心痛不已,泪也止不住地流淌。

远处闪现着一抹抹跳动的绿色,解放军官兵正在奋力解救受灾群众,没有称手的工具,他们就用双手扒着砖土。"这里有人!"一声呼叫划破了心中的悲痛,丁淑贞发出一声简短而坚定的指令"上",拔腿向前冲去。队员们也都迅速反应过来,从解放军官兵手中接过伤员,检查生命体征,包扎止血,开放静脉通道,实施紧急手术……接连的余震中,丁淑贞一马当先带着她的医疗队员冒着生命危险一次次向废墟冲去,为一个个不幸的家庭送去希望。

没日没夜地救援实在是太累了,每一个救援人员都处于体力透支的边缘。"大灾后必有大疫"——这根弦在丁淑贞的脑中绷得紧紧的。可是灾区药品短缺,"巧妇难为无米之炊",她心急如焚。忽然,她眼前一亮,那从土石中探出头的不正是马齿苋么,它有清热利湿、解毒消炎的功效。于是趁着中午休息,丁淑贞四处寻找马齿苋,采摘清洗后再熬煮。看着队友们一一喝下马齿苋汤水,她如同吃了定心丸,心头略松了松,接着将一碗碗马齿苋汤水送进了一个个灾区帐篷。

丁淑贞这位年轻的队长,带领她的队员,在地震灾区,践行医者治病救人的使命;这位年轻的队长,守护着她的队员,不辱使命,平安归来。

"天使"之爱洒向人间

在同事们的眼里,丁淑贞是"拼命三郎",对工作她总是多几分担当。普外科、烧伤科、神经内科,不管到了哪个科室,没多久她就是专业技能数一数二的那个。最难打的针她来穿刺;最复杂的操作她来完成;最危重的病人她来负责……

一天一位病人吐得病房地上一塌糊涂,整个病房充斥着一股令人不适的酸臭味。丁淑贞眉头都没皱一下,查看病人的病情,协助安置好舒适体位。一番忙碌后她随即拿过清理工具打扫地面,这本是病区清洁人员的工作,可她说:"早一分钟清理,病人就多一分舒适。多干点活,不算什么。"

对病人她充满关爱,巡回病房时她总会问问病人昨晚睡得怎样,今天吃得如何;看看液体的滴速,穿刺点附近有没有问题;听听病人有没有哪里不舒服,是否需要帮助;查查体位是不是舒适,皮肤有没有发红……

每当有孤寡老人入住病房时,丁淑贞就会立即"上岗",成为老人的临时女儿。她时不时就往老人床前跑一趟,嘘寒问暖、忙前忙后。看到老人的衣服脏了,她就端起盆,把衣服洗了晒了;看到老人的衣裤破了,可以修补的她就一针一线细细修补,不能修补的她就自掏腰包买一件送给老人。老人的心暖了,笑容多了,病也好得更快了。

在病房里丁淑贞就像个电力十足的机器人,似乎从来不会觉得累,总是下班时间过了许久,她才脱下护士服走出病房,可一坐上公交车她总会打起瞌睡,经常坐过了站。回到家她又会静静地坐在桌前,翻阅书籍研读资料撰写文章。

丁淑贞把时间和精力都献给了护理事业却无暇照顾家庭,更是常常忽略了自己。1990年,丁淑贞患了子宫肌瘤,还引发了重度贫血。以医院为家的她对病人的病痛"明察秋毫",可自己身体发出的显著信号她完全不在意,同事看她脸色苍白提醒她检查才发现问题。长年无休的她,这次终于请了病假做了手术。术后家人都希望她能好好休养,可她却变成了"体验者"。她的脑子转个不停,一个又一个想法呼啸而出:生病时人会脆弱许多,这时医生护士就是病人的主心骨;作为护士我们需要做的还有很多,做得还能更好。几天后她便结束病假提前回到了科室。面对病人,她的眼神更关切了,语气更柔和了,操作更细致了,而她自己更忙了。

后来丁淑贞再一次病倒,她被确诊为膀胱癌。紧张、担心、害怕在心头汇聚,她有点恍惚。但很快她平静了下来,与医生沟通治疗方案后,她一边积极配合治疗,一边又开始了疾病体验。对癌症的恐惧,对生命的担忧,手术后的各种痛苦,化疗中的各种难受,家人的担心,她都一一体味。患病的经历对丁淑贞来说是一场护士和病人角色的碰撞,更是一轮"天使"素养的提升之旅。

身体稍有好转丁淑贞就回到工作岗位,看着早已熟稔于心的角落她感慨万千。毕业后来到这里,从一名普通的护士到护士长再到护理部主任,她和医院共同成长。医院的基础护理工作已经较为扎实,接下来该重点提升临床护理的人文内涵了。

丁淑贞希望每一位护士都能充满爱心地对待病人。一场特殊的护理讨论热烈地进行着,以往的护理讨论更多的是理性思考和专业分析,而这场主题为"曾经是病人的我"的护理讨论充满了感同身受和心领神会。疲于应付而心生的倦怠感,在一场场护患角色交融的生动情境之中自然而然地演变成了"我懂你"。换位思考、以病人为中心不再是一条条抽象的护理要求,而是一次次鲜活的相伴旅程。

怎样让病人感受到我们护理人的温度呢?在儿科的"阳光宝贝节日快乐"联谊会上,平时拿着针管和药片的护士阿姨们为孩子们带来了糖果和玩具。她们成了孩子们的伙伴,笑颜停驻在一张张童真的脸上。"与你一块去长城"的室外游活动是专门为行动不便的病人设计的,医院的花园里筑起了"长城",白衣护士们当起了导游,祖国的壮美山河激起了病人心头的希望。在一片欢声笑语中,病人们感觉"病都好了一半"。

"把理让给病人,把爱献给病人。"丁淑贞带着全院护理人员用爱心托起了洁白的燕尾帽。

科学改革 人文互融

2001年,丁淑贞开始担任护理部主任。此时推进本院的垂直护理管理模式是护理部工作的重中之重,全院上下无不拭目以待。

一线工作的繁重、护士们的倦怠感丁淑贞太了解了。大家一致认为临床工作中护理记录烦琐而多有重复,占用了太多的工作时间。她尝试改良繁冗的护理记录,设计了"医嘱备忘录",避免反复转抄详细医嘱。她改良了"交班备忘录",避免相同的情况再次誊写,从而更加突出病情和疗护要点。护士巡视病房的次数多了,待在病房的时间长了,病人的满意度提高了,大家的工作获得感增加了。

　　一线护士是提升护理质量的真正依托,丁淑贞铭记在心。一线护士需要来自管理层的充分尊重与肯定,她要做基层护士的有力靠山。同工不同酬、权责不匹配,基层护士对此多有抱怨。怎么改变?丁淑贞查阅资料、交流谈心,设计了适合本院的梯队性护理团队。从总责任护士到护理员分六级岗位,岗位不同权责不同薪酬也不同,多能者多劳,多劳者多得,大家的干劲更足了。她以身作则,同时明确要求护士长们给护士提的要求既要有科学依据还要符合相应制度,她把说"不"的权利明确交给普通护士,不按制度下的命令普通护士就有权说"不"。护士们对护理部的夜班查房不再高度紧张,她们反而心里更踏实,因为丁主任查房时总会关切地问一问"我能帮你做点什么?"遇到忙得不可开交时丁主任总是二话不说立刻帮忙。

　　10 年的耕耘,丁淑贞为医院创建了科学与人文交融的护理管理模式,打造了一支奋发向上、通力合作的"天使"队伍。他们用一簇簇跳动的青春火焰,守护万千生命的灿烂。

(吴志霞)

参考文献

[1] 丁淑贞,王月兰.管理工作应适应护理模式的转变 [J].实用护理杂志,1997(05):10–11.

[2] 刘力.适应新的机制提高管理水平:访大连医科大学附属第一医院护理部主任丁淑贞 [J].中国护理管理,2005(06):23–24.

[3] 闻哲.用无言的行动弘扬南丁格尔精神:记第 41 届"南丁格尔"奖章获得者大连医科大学附属第一医院护理部主任丁淑贞 [J].当代护士(综合版),2008(01):10–12.

[4] 丁淑贞,姜丽华,孙莉,等.简化护理记录取消医嘱本和护士交班本的探索 [J].中国实用护理杂志,2010(07):60–61.

第**41**届

国际南丁格尔奖章
获得者 （2007 年）

陈海花

传播爱心的"和平天使"

> 选择我所爱的,爱我所选择的。
>
> ——陈海花

2007 年 5 月 12 日,红十字国际委员会授予北京军区总医院(现解放军总医院第七医学中心)总护士长陈海花第 41 届国际南丁格尔奖。当年的 7 月 17 日,在北京人民大会堂举办的颁奖典礼上,时任中共中央总书记、国家主席、中央军委主席、中国红十字会名誉会长胡锦涛为陈海花颁发奖章。这是我军护理人赢得的第六枚南丁格尔奖章。

陈海花(1969—),女,青海西宁人,中共党员,主任护师。

1969 年 10 月出生。

1987 年,毕业于中国人民解放军第三军医大学护校(现陆军军医大学护理系)。

1984 年,入伍;1987 年,在中国人民解放军第三军医大学第三附属医院(现为陆军特色医学中心)从事护理工作;1993 年,入党;1999 年,在北京军区总医院工作,历任护士长、总护士长、护理部主任等职务;2006 年,任北京军区总医院首支赴利比里亚维和医疗分队护士长;2007 年 12 月,任医院护理部主任;2011年起,任安徽医科大学硕士生导师。

先后兼任中华护理学会理事、全军护理学专业委员会副主任委员、中国心理卫生协会护理心理专业委员会常务委员、北京护理学会护理管理专业委员会副主任委员、北京军区护理专业委员会主任委员等;兼任《护理管理杂志》副主任委员及编辑部主任,《中国临床护理杂志》《解放军护理杂志》等杂志编委;兼任陆军军医大学客座教授。

先后在《解放军医院管理杂志》《中国医院管理》《护理管理杂志》等期刊

发表《全军师医院野战外科模块化培训实践》《心血管疾病患者连续护理认知水平测评量表的构建》《护理人员职业生涯管理体系的建立与应用研究》等多篇专业论文;主持或参与全军"十二五"科研课题等研究多项;荣获军队科学技术进步三等奖1项;主编《儿科护士规划操作指南》《内科常见疾病护理流程与图解》等多部专业书籍。

荣获卫生部优质护理示范工程先进个人、北京军区总医院巾帼建功先进个人;2005年,荣获北京军区总医院优秀护士,荣立个人三等功;2006年,联合国授予和平荣誉勋章;2007年,荣获第41届国际南丁格尔奖。

缘起护理
挚爱护理

小时候的陈海花,常常在医院里看到头戴护士帽、穿着洁白护士服的护士姐姐们,她们总是行事匆匆,但却言语得当、举止优雅,陈海花总忍不住要多看几眼。不知不觉中"当一名护士"的愿望在她心底慢慢开了花。

长大后她如愿以偿地进入了护校读书。护校的第一堂课,陈海花听老师讲述了南丁格尔的光辉事迹,从此"提灯女神"就成为她心目中的偶像。为了继承和发扬南丁格尔精神,陈海花早早地立下了扎根临床、服务病人的誓言。她努力学习临床操作,常常在自己身上进行模拟练习,肌内注射、静脉穿刺、插胃管等常规操作一个不落。为了学好学精,陈海花的身上经常是青一块紫一块,"拿自己做试验,除了练技术外,还能真切地感受到病人的想法,为护理好病人拿到了最真实的资料,吃这点苦不算什么!"就是凭借着这样顽强的意志力,不到一年时间陈海花的护理技能突飞猛进,在医院组织的5项护理技术大比武中,夺得了"技术能手"称号,并被北京军区总医院评为优秀护士。除了在护理技能比赛中名列前茅,护理的新业务、新技术、新设备陈海花也总是第一个去学习钻研,所以她往往比别人先一步掌握和运用。

"选择我所爱的,爱我所选择的。"为了完成自己的诺言,陈海花不仅苦练技术,更是将病人的一切放在第一位。1988年的一天,正在急诊室值班的陈海花,突然发现自己的小便呈现红色,凭着专业知识她知道无痛性血尿的严重性,而此时急诊室恰好送来了一位重症坏死性胰腺炎病人,面对生命垂危的病人,陈海花顾不了太多,立即投入到病人的抢救工作当中去。抢救工作持续了近20个小时,陈海花面色苍白、满脸虚汗,身体逐渐吃不消,护士长见此情形劝她先回去休息,可她却一直咬牙坚持到了最后。由于身体原因,第二天陈海花就不得不住进医院接受治疗,半个月后,科里给她批了3个月的假期休养,然而她只休了十几天便急匆匆地返回了工作岗位。"在炮火纷飞的战场,南丁格尔都没有离开过她的岗位,我这点事算什么呀!"谈起往事,陈海花更多的是轻描淡写。

凭借着对护理事业的一腔热血,坚守着对"白衣天使"的执着追求,陈海花严格要求自己,每一项护理操作她都潜心练习,每一位病人她都热情服务,每一次救护她都万分急切。这一切,她身边的人都深深地看在眼里、记在心里,缘起护理、挚爱护理,她对护理工作那份发自内心的热爱,对病人那些出自肺腑的关切,无一不令人动容。

舍己忘家
忠贞职守

在普通人的观念中,家庭是避风的港湾,是温暖的怀抱,是梦想的栖息地,陈海花却将病人视为自己的生命,而常常忽略了家人和自己。1999年陈海花将3岁半的女儿接到北京,刚开始的几个月,女儿不适应,经常生病,最严重的时候一个多月竟住了3次院,可她却没有足够的时间照顾自己的女儿。

工作时,陈海花无微不至地照顾病人,倾其所能地帮助病人、满足病人。一位肿瘤晚期的老人,由于绝望和恐慌,脾气暴躁、喜怒无常,陈海花想方设法地安慰他,全心全意地劝解他,一丝不苟地照顾他。为了有效减轻他的痛苦,陈海花根据他的病情变化预测疼痛程度,及时改变措施灵活护理。经过一番从身体到心理上的细致护理,老人终于被陈海花体贴入微的服务打动,他转变态度积极配合治疗,逢人就夸陈海花说她比自己的亲生女儿还亲,临终前老人曾满足地说:"陈海花的照顾,让我体会到了医护人员博大的爱,我知足了!"并让儿女们买来鲜花感谢陈海花细心备至的关怀和照顾。

病人得到了关心和满足,可自己的女儿却总被疏忽和遗忘。由于她和丈夫都是医务工作者,平时工作繁忙无暇顾及家庭,陈海花对自己的女儿总有一股说不出的心酸与内疚之感。可是每当危险来临时,拥有一颗仁爱之心的陈海花又再一次忘记自己。

有一次,医院为一名病人施行大脏器器官移植,由陈海花负责手术期间的护理工作。陈海花此时已经怀孕40多天,且半年前她已经流产过一次,医生曾反复叮嘱她一旦再次怀孕一定要注意休息,千万不可太过劳累。医生的叮嘱还在耳畔回响,但考虑到工作的需要,病人的需要,她二话不说接受了这个任务。

在护理病人的过程中,为了保证病人安全地度过感染、排斥反应期,陈海花为病人制订了科学、合理、细致的护理计划并亲自参与倒班护理。接二连三的倒班和复杂繁重的基础护理使陈海花的身体不堪重负,在参加特护工作的第八天,陈海花再次发生流产,但是坚强的她没有告诉任何人,也没有退出特护组,而是一直坚守到该例移植手术成功完成。

舍己忘家,忠贞职守。在陈海花心中,病人的需求永远排在第一位,病人的生命,值得她牺牲所有。"余谨以至诚,终身纯洁,忠贞职守,务谋病者之福利",百年前南丁格尔的肺腑之言,她做到了。

远赴重洋 勇挑大梁

2006年3月,北京军区总医院组建首支赴利比里亚维和医疗分队,陈海花放下年迈的父母和年幼的女儿主动请缨。凭借她坚决的态度和精湛的技术,医院最终批准了她的请求,并任命她为维和医疗分队护士长。在接受了为期1个月的封闭式训练后,陈海花和队友们于同年4月到达了利比里亚第四战区——绥德鲁。一下飞机,面对着绝望而痛苦的呻吟声,饥饿且无助的眼神,陈海花被深深刺痛了,她在心底暗暗下定决心要尽自己所能帮助这里的人民。

来不及适应当地的环境,陈海花就承担起了接诊的工作。由于病人大部分患有严重的传染病,而病区的医疗设施简陋,防护装置简单,护士穿刺、抽血、处理呕吐和分泌物等护理操作都直接面临着被感染的风险。医疗队接诊的第一例艾滋病病人是一名感染了恶性疟疾伴开放性结核的埃塞俄比亚维和士兵,病痛的折磨使这位士兵形销骨立,体重不过20多公斤,生命垂危。送到医院的第二天,陈海花很快就发现这位病人行为异常,有时面无表情、神情呆滞,有时又两手乱抓。一量体温高达41℃!陈海花一刻也不敢耽搁,赶紧报告医生,并拿来冰块给他做降温处理。突然病人开始剧烈呕吐,大量的呕吐物喷溅在床单上,为了避免呕吐物堵塞气管引起窒息,陈海花来不及多想,也来不及做更充足的防护,一马当先地冲上去护理。然而,一波未平、一波又起,病人刚吐完,又开始腹泻,血液、呕吐物、排泄物混杂在一起,把床单、被子、监护仪全部污染了,也溅了陈海花一身。不仅如此,躁动不安的病人无法配合他们的治疗,在治疗的过程中碰掉了注射器,而注射器针头恰巧就扎在了陈海花的脚上,见此情景,大家纷纷倒吸一口凉气,针头里携带着危险的人类免疫缺陷病毒(HIV),如果感染后果将不堪设想,面对着大家担忧的目光,陈海花却淡定如常,直到护理完病人才去处理自己的伤势。治疗过程中，陈海花出现了严重的全身反应，她面容憔悴，短短十几天体重下降了很多，但她依旧不作声，积极配合治疗。经过全面的治疗和检查，陈海花幸运地逃过一劫——她没有感染HIV。

在这简陋的病区里，陈海花凭着自身过硬的护理本领，创造了多项"第一"：第一次接诊艾滋病人、第一次转诊危重病人、第一次护理疟疾病人、第一次为产妇接生……在陈海花的细心照顾和带领下，医疗分队整体的护理技术迅速提高，没有出现一例感染。每每谈及此事，她总是目光如炬："我是护士长，我的护理经验比你们丰富，基本技术比你们熟练，我先上去，才能确保安全。"

远赴重洋、勇挑大梁。在民族大义面前，家庭永远属于后者；在病人面前，自己永远不被考虑。作为一名护士，陈海花，用人性的光辉点亮了世界，将生的希望留给了病人，却将死的危险留给了自己。

"和平天使"爱无国界

在执行维和医疗任务的日子里，陈海花和她的战友们始终将以人为本的服务理念贯穿到医疗工作的全过程。不管环境多么艰苦，为了病人他们都坚持到底。

她们工作的二级医院条件有限，许多危重病人需要乘直升机转诊到三级医院进行救治。这是一项危险系数极高的大工程，不仅病人的病情严重需要时刻看护，而且飞机上巨大的轰鸣声很有可能使病人和医护人员产生眩晕，继而导致恶心、呕吐反应。作为护理人员，陈海花需要牢牢地看住病人，时刻关注他的变化，不仅如此，她还要在颠簸的狭小机舱里为病情发生变化的病人做暴露性穿刺注射、直接处理病人的呕吐物等高危工作。此时，利比里亚正值雨季，一天之中雨水不断，更使这趟旅程充满了惊险。

即便条件艰苦至此，陈海花和她的团队依旧勇敢坚毅、从不退缩，在一次次的生死博弈之中，他们努力克服生理的不适，凭着精湛的操作技术和救死扶伤的博爱情怀，在死亡的边缘救下了一个又一个病人。

有一次，陈海花承担了一位HIV感染合并肺部卡氏肺孢菌感染病人的转诊工作。病人病情严重，危在旦夕，陈海花必须分秒必争。匆匆穿戴好防护服，急急地做好防护措施之后，她和另一名医生赶快将病人抬上了飞机。看着穿着防护服的陈海花他们，机组人员吓坏了，以为是什么恶性传染病，像逃似的躲开了，没有一个人敢过来帮忙。炎热的气候使机舱里格外的闷热，严密的防护措施使陈海花他们连呼吸都变得费力，他们不得不咬牙坚持着。行至途中，天空下起了大雨,直升机开始剧烈摇晃,巨大的轰鸣声,像是它的哀嚎。病人正处于呼吸衰竭状态,且出现激烈的情绪躁动。可强烈的刺激使陈海花出现了严重的晕机反应,她面色苍白,呕吐不止,更要命的是,震耳欲聋的轰鸣声使她的耳朵嗡嗡响,根本听不见医生在说什么。尽管如此,她仍坚持做好病人生命体征的记录,依靠医生的口型和手势有条不紊地调整吸氧流量、更换液体、注射镇静剂,直到飞机安全地降落在蒙罗维亚机场,病人平稳地送到接诊人员手中,她才卸下一口气。

秉承着一颗病无国界的博爱之心,陈海花和她的团队,对于病人不分国籍、肤色、性别、信仰,不论是驻地官员,还是普通群众,他们都一视同仁,努力提供周到细致的服务。

当地一名儿童因臀部、后背重度烧伤而发生严重感染,在缺医少药的绥德鲁,这相当于不治之症。看着患儿的病情日渐加重,家属急得像热锅上的蚂蚁。这名患儿的情况被陈海花看到了,她仔细观察了患儿的创口,制订了个性化的医疗护理方案,由于没有成品药可以使用,就自己配制了"银锌霜",每天为患儿洗澡、浸洗创面、换药,细心看护,患儿病情终于得到了控制。患儿出院后,陈海花和同事们两次带着药品和营养品到患儿家里看望,直到痊愈,患儿的外祖母激动地拥抱着医护人员,老泪纵横。

这样的事情很多,利比里亚卫生部部长得知情况后,专程来到诊室向陈海花她们表示感谢,她动情地说:"中国医院护理人员,不但有精湛的技术,而且冒着高度的风险无偿地为病人服务,职业道德高尚,令人无比钦佩。"

在这个世界上,总有爱和阳光无法到达的角落,而陈海花她们的出现,就像"天使"张开了翅膀,将温暖和希望带给了灾难中的人们,将他们从疾病中托起,走向崭新的人生。

在几十年的护理生涯中,陈海花先后在创伤急救科、心内科、ICU、CCU 等科室从事临床护理工作,多次被任命为重症监护组组长,参加大脏器移植护理工作,担任中国赴利比里亚维和医疗分队护士长。在平凡的护理工作中,陈海花深刻感悟了生命的意义,真切体会到护士工作的重要和神圣,也更加坚定了她献身护理事业的决心。

由于在维和军区的出色表现,陈海花被联合国授予和平荣誉勋章,被国际社会、多国维和部队和当地群众誉为传播爱心的"和平天使"。即使各种荣誉加身,陈海花仍然如从前一样勤勉工作、一丝不苟。在她心中,护理工作永远是一个平凡而又伟大的事业,道路虽然伴随着艰辛和坎坷,但她会永远跟随着"提灯女神"的脚步,走着属于病人的别样人生。

(叶苗苗 曹梅娟)

参考文献

[1] 闻哲.传播爱心的和平天使:记第 41 届"南丁格尔奖章"获得者陈海花 [J]. 当代护士(综合版),2007(11):7-9.

[2] 裘炯华.选择我所爱的,爱我所选择的 [N]. 医药经济报,2013-05-15.

[3] 冯飞.传播爱心的"和平天使":记第 41 届南丁格尔奖章获得者陈海花 [J]. 解放军健康,2008(06):5-6.

[4] 央视国际.护士长陈海花:传播爱心的"和平天使" [EB/OL].(2007-07-19)[2023-05-27].http://news.cctv.com/military/20070719/111086.shtml.

罗少霞

"天使"的梦想 一生的追求

身为护理人员要明白自己肩负的重任,虽然我们面对着不少困难及艰苦,但仍应努力做好本职工作。我希望可以引进各地先进的护理理念、科学理论、技术和实践经验,丰富护理工作的内涵,以满足 21 世纪社会人群对健康服务方面的需求。

——罗少霞

2007 年 5 月 12 日,红十字国际委员会授予澳门镜湖医院护理部主任罗少霞第 41 届国际南丁格尔奖。当年的 7 月 17 日,在北京人民大会堂举办的颁奖典礼上,时任中共中央总书记、国家主席、中央军委主席、中国红十字会名誉会长胡锦涛为罗少霞颁发奖章。这是澳门护理人荣获的首枚南丁格尔奖章。

罗少霞(1950—),广东番禺人。

1950 年出生。

1969 年,毕业于澳门镜湖护士助产学校。

1969 年起,在澳门镜湖医院从事护理工作,历任产科助产士、外科护士长、督导、护理部主任等职务;2011 年,退休后在澳门特别行政区社会工作局长者服务处担任顾问。

1986 年,组建澳门护士学会,并于 1995—2000 年担任理事长;1994 年,与广州暨南大学合作在澳门开办第一期护理大专班,继而开办本科班;1996 年,协助澳门癌症病人成立"澳门爱心之友协进会";2010—2016 年担任澳门慢性病防治委员会委员,任癌症小组召集人。

1996 年 6 月,荣获专业功绩勋章;2007 年 5 月,荣获第 41 届国际南丁格尔奖;同年,荣获澳门特区政府颁授的仁爱功绩勋章。

美妙的邂逅 终生的决定

八岁时父亲因病去世,是罗少霞人生最大的悲哀和遗憾,丧父之痛成了她刻骨铭心的记忆。一次突发疾病母亲将她送进医院接受治疗,躺在医院病床上的罗少霞时刻想起在病榻上的父亲,与那种思念带来的痛苦相比,病症导致身体的不适反而不是那么难以接受。开始的那两天她郁郁寡欢,病情也不见好转,直到一位护士姐姐走进了病房。

护士温柔的话语,让内向胆怯的罗少霞如微风拂面一般舒服,她渐渐愿意回应了。这位护士经常带来水果给罗少霞补充营养,不是她值班的时间段也总是放弃休息前来看望罗少霞⋯⋯护士温柔善良的品格、积极向上的态度、神采奕奕的气息,引得罗少霞无比羡慕,这段美妙的邂逅也让罗少霞对护士这个职业有了深深的向往。中学毕业的罗少霞毫不犹豫地报考了护士学校,立志把护理作为自己一生的事业。

事无巨细保平安 防微杜渐化险情

从澳门镜湖护士助产学校毕业后,凭借着优异成绩,罗少霞进入镜湖医院从事护理工作。她由一名普通的助产士做起,专责照顾孕妇及婴儿。13 年助产士生涯中,她解决了无数的棘手案例,帮助许多孕产妇转危为安。

一次镜湖医院接收了一位患妊娠中毒症的产妇,院方多次建议产妇进行剖宫产以确保分娩过程的安全,但产妇一家固执己见坚决要求顺产,罗少霞作为此次助产的参与者心中隐隐担忧。几天后胎儿降生时,最让人担心的事还是发生了,分娩过程中产妇突发抽搐,胎儿与产妇都有生命危险。这时要保全母子必须改行剖宫产,但此时产妇已不能移至手术室,只能在产房内完成手术,增加了手术的难度和风险,这个方案考验着助产士的熟练度和时机判断能力。关乎两条性命,即便助产经验足够丰富,罗少霞也难免心有惴惴,好在手术前她就为紧急事件的发生思考过应对方法。面对突发情况她用极短的时间与医生作出准确判断,在医生、助产士的通力合作下,这位产妇顺利地完成了手术,母子平安。

勤钻研出奇招 减痛苦增疗效

1985 年,一位肠瘘病人住进镜湖医院外科,病人的大便从腹部穿孔的伤口处流出来,伤口反复感染,体表皮肤溃疡疼痛难忍。病人出现这种情况,通过清洗换药、包扎纱布未尝不可,但罗少霞认为光清洗换药不能解决根本问题,她带领护士们研究病情,针对病人情况用长管和吸引器固定在瘘口,每次污物外流及时吸引出来,使感染源与伤口隔离。这个方法切实有效,病人的伤口及皮肤表面恢复很快,医院原本计划的腹部手术也取消了,病人很快得以痊愈。

"三分治疗,七分护理",在罗少霞的思想里:为病人减轻病痛,尽力帮助其更好地接受治疗是护士的天职。提到"瘘口事件",罗少霞笑着说:"这件事最大的收获是影响了一批年轻护士,护士在病人面前没有分内事、分外事的区别,成为她们护理工作中不成文的'行规'。"

重心灵关怀 创癌症家园

因为自己童年的经历,罗少霞对生病时生理和心理的变化深有体会:"病人的心理是很微妙的,生病带来的最大副作用就是心也生病了,生理上的病痛还是小事,心理上的折磨才更难受。"一次,外科病房住进一位鼻咽癌晚期的病人,生命即将结束,病人的一切行为、表情都是漠然的,情绪低落、极端自闭,只想躺在床上等死。细心的罗少霞发现后格外关注她,可是任凭护士怎样跟她交流,她都是不理不睬。只有病人的妈妈一直在照顾她,难道她没有别的亲人、没有丈夫和孩子?后来罗少霞了解到这位病人的丈夫抛弃她带着一双儿女离开了,她没有了活下去的希望。通过罗少霞的努力,病人的先生最终带着儿女来医院探望她,虽然病人最终离开了人世,但她的努力为病人带来了一丝慰藉。从此,罗少霞便决定致力于推动澳门防癌、抗癌工作以及临终关怀工作,让每位病人的最后一刻都能圆满、心安。

罗少霞最开心的事就是见到病人康复出院,而癌症病人的痛苦、绝望和无助令她要帮助癌症病人的志向更加坚定。为了帮助更多的癌症病人,她协助癌症病人成立了澳门爱心之友协进会,历经20多年,依然是澳门唯一的癌症病人自助团体。协会的活动不仅能激发癌症病人的斗志,更能燃起人们、特别是年轻人互助互爱的热情,引起了特区政府及社会各界对癌症病人的关注。罗少霞作为协会的创始人之一,为它的壮大倾尽全力。她一面耐心细致地教授病人和家属关于化学治疗及放射治疗的知识,增强病人与家属一起治疗疾病的信心;一面培训大量义工定期组织他们到病友家中探访,协助病友向有关部门申请办理紧急援助以解燃眉之急。她动员身边一切可以运用的资源和力量,寻求有效的方法照顾每一位癌症病人,与他们携手度过生命的难关。

罗少霞爱写文章,她常常把护理工作的喜乐及生活的感受在报纸上发表,所得稿费她全部捐给协会作为帮助病人增加营养的经费,让癌症病人深受感动。

推动澳门护理接轨国际前沿

为促进澳门护理专业发展,团结全体澳门护士争取合理权益,罗少霞与一群志同道合的护士共同努力,于1986年成立澳门护士学会。它是澳门护士的大家庭,凝聚了无数澳门护士的心血,形成一股推动澳门护理向前发展的动力。二十多年来罗少霞一直坚持在理事会工作,1995—2000年担任理事长职务期间,在她的积极努力下,政府认可民间护士学校学历,所有毕业护士获平等对待,这使护理界重新重视自身定位,更加团结一致。

此外,罗少霞在提高澳门护理教育水平方面亦不遗余力,她与理监事四处奔走,多方谋划,拜访广州多所大学,致力推动护士的继续教育,终于在1994年,成功地与广州暨南大学合作在澳门开办第一期护理大专班,随后又开办本科班,推动了澳门护理专业的发展,提升了护理继续教育水平。

在致力于提高护理教育水平的同时,罗少霞意识到应与国际接轨,开阔视野。在她的带领下,1996年澳门护士学会主办国际护理研讨会"21世纪护理前瞻",加强国际合作与交流,引进先进理念与经验,为澳门护理迈向国际踏出了开拓性的步伐。

树立正确三观培养护理热情

在繁重的临床工作之余,罗少霞也不忘参与教学活动,她引导年轻一代树立正确的人生观和价值观,帮助学生树立自己的人生目标,鼓励学生关爱病人、热爱护理事业。

自担任护理部主任工作后,罗少霞更加重视护理发展的新动态,结合医院及澳门实际情况,不断探索发展适合医院特性和本地化的护理。例如:推行整体护理、责任制护理等不同的护理模式;实行护理品质管理措施,以持续改进护理质量;邀请专家来院引进循证护理,推动以科研为指导的临床护理工作;派遣及鼓励员工参加国内外学术会议等,以提高医院护理学术水平。

此外,她还派送员工前往香港、内地等地区进修和参观学习,以提高护士的护理技术水平。长期以来,她致力培养接班人,为提高护理专业发展及培养优秀的护理人才作出了积极的贡献。"身为护理人员要明白自己肩负的重任,虽然我们面对着不少困难,但仍应努力做好本职工作。我希望可以引进各地先进的护理理念、科学理论、技术和实践经验,丰富护理工作的内涵以满足 21 世纪社会人群对健康服务方面的需求。"罗少霞如是说。

愿为油灯添辉护航

古稀之年,罗少霞丝毫没有空闲下来享受天伦之乐。"如果让我重新选择,我还会选择一辈子从事临床护理。我喜欢和病人待在一起,因为病人需要。退休了我也不闲着,我还有很多社会工作要做。"罗少霞不仅热衷于护理工作,还参与了癌症病人爱心之友协进会工作,帮助癌症病人筹募资金开展活动。"让每一个人都帮助身边的癌症病人,他们的生活就会有很大的改变。"除此之外,罗少霞还参与澳门临终关怀医院的护理工作,为临终病人提供服务。在《南丁格尔礼赞》中朗费罗这样写道:"那盏小小的油灯,射出了划时代的光芒。"而罗少霞就希望成为那盏昏黄的油灯,在祖国内地与澳门之间搭建起的桥梁上放散出安宁祥和的光芒。

(钟天毅 姚金兰)

参考文献

澳门镜湖医院.天使的梦想一生的追求:记第 41 届南丁格尔奖章获得者罗少霞 [J].中国护理管理,2007,7(10):73-74.

泽仁娜姆

流淌在草原上的爱

> 我是护士，护士在藏语中的意思是伺候病人的公仆，其职责是救死扶伤，我做的只是我应该做的事。
>
> ——泽仁娜姆

2007 年 5 月 12 日,红十字国际委员会授予青海省同仁慢性病防治院主管护师泽仁娜姆第 41 届国际南丁格尔奖。当年的 7 月 17 日,在北京人民大会堂举办的颁奖典礼上,时任中共中央总书记、国家主席、中央军委主席、中国红十字会名誉会长胡锦涛为泽仁娜姆颁发奖章。这是青海护理人首次荣获南丁格尔奖章。

泽仁娜姆(1968—),女,青海同仁人。

1968 年 12 月出生。

1986—1989 年,就读于青海省黄南藏族自治州卫生学校。

1989 年 7 月,毕业后在河南蒙古族自治县人民医院从事护理工作;1994 年,在青海省同仁慢性病防治院工作。

在《青海医药杂志》发表《护士在麻风病防治中的作用》等专业论文。

2006 年 11 月,当选政协黄南藏族自治州委员会第十一届委员;2007 年 12 月,当选政协青海省委员会第十届委员。

2007 年 5 月,荣获第 41 届国际南丁格尔奖。

初为护理人
用爱暖人心

泽仁娜姆的名字是她爷爷取的,在藏语里这四个字的含义是"永远的天使"。而成年后的她选择护士这一职业来实现自我价值,以实际行动来诠释着这个美丽的名字。

1989 年,从卫校毕业后她奔上了海拔 3 500 米的河南蒙古族自治县人民医院从事护理工作。那时,医院还没正常通电,只有每天下午 6 点到夜间 12 点集中供电。漆黑的深夜，护士无论是巡视病房，还是交接班全靠蜡烛、手电筒照明，她就这样每天忙碌地穿梭在医院的内科、儿科、妇产科、外科病房，热情接待病人，关心病人疾苦，认真细心地做好每一项护理工作。

1992年秋天的一个夜晚，泽仁娜姆正在值夜班。妇产科有一位产妇在待产过程中出现子宫收缩环症状，急需进行剖宫产手术，可陪同家属血型不符，而当时医院没有血库，医生想从产妇亲属中寻找合适的血源为其输血。然而，产妇家在远离县城70公里的乡下，交通十分不便，骑马得一天时间。产妇生命垂危，容不得半刻等待。危急时刻泽仁娜姆得知产妇的血型与自己血型相符时，毫不犹豫地请求领导让自己为病人输血，得到领导同意后她给这位产妇提供了300毫升鲜血，成功挽救了产妇的生命，使得母子平安。产妇家属非常感激，几次带着酬金前来致谢，泽仁娜姆婉言谢绝了，她说："我是护士，护士在藏语中的意思就是伺候病人的公仆。我们的职责是救死扶伤，我只是做了我应该做的事。"

泽仁娜姆虽然只在这里工作了短短的5年，但她学到了许多宝贵的护理工作经验，更学到了作为一名护士要有爱心和同情心。她给家庭困难的病人送过营养品，给生病的僧侣送过食物，给无人照顾的外地打工病人送过饭，她热情周到的护理服务赢得了病人、家属及院领导的一致称赞。

主动挑大梁
科学战麻风

1994年10月，泽仁娜姆因工作需要调往青海省同仁慢性病防治院服务麻风病人。麻风病是由麻风分枝杆菌引起的一种慢性接触性传染病，主要侵犯皮肤、黏膜和周围神经，也可侵犯人体深部组织和器官，致使病人感觉功能丧失，出现口眼歪斜、脱眉、手脚残疾等症状。长期以来社会公众对麻风病存在恐惧、歧视和排斥，麻风病曾被视为"不治之症"，麻风病人因为被驱逐、隔离而轻生的事件时有发生。青海省的大多数麻风病人都在泽仁娜姆所在的医院治疗。从孩提时代起，她和隆务河畔的孩子们就躲着的神秘大院儿，现在是她要每天出入上班的地方。

最初接触麻风病人泽仁娜姆心里也有恐惧，虽然对麻风病的知识并不陌生，但是当她亲眼看见那些手足变形、肢体残缺、面容扭曲的病人时，她还是不由自主地涌起一阵寒意。那天，老护士长带她第一次从上院（医护人员工作地方）进入下院（麻风病人区），迎面而来一位面部毁容的女病人令她十分吃惊。"那一刻，我发现病人马上转身，掩门躲了起来。我知道我的吃惊伤害了病人的心灵,因为这种病人身残神不残,自尊心比一般人要强。"每每回想往事泽仁娜姆恬静的脸上总会泛出惭愧。但后面十几年的时间里,泽仁娜姆却与这些饱受摧残的病人十分亲近。

泽仁娜姆一边学习麻风病防治知识,一边工作实践。她发现随着医学科学的发展,护理工作也由护理疾病转向以人为本的全面护理,护理工作不再是仅仅帮助病人解除病痛,而是对人的全部生命过程中不同阶段的健康问题给予关怀和照顾。特别是经济基础薄弱、思想相对保守的边远地区,许多麻风病人身负肉体和精神的双重压力和痛苦。她在工作中发现,防治院的一些病人由于过去没有得到及时的治疗,导致病人手足、面部和眼部出现了严重畸残,不被社会所接受。为此,她通过学习、思考,不断更新护理服务理念,为病人精心治疗和护理,解除病人痛苦,并加强心理护理,用关爱的方式化解病人心中的孤独与痛苦,使病人感受到温暖,从而使其树立战胜疾病的信心,主动配合治疗。她像亲人一样维护病人的利益,耐心地为他们讲解病情,督促并指导病人做到规则治疗,让病人知道麻风病可防、可治,并不可怕,使很多对生活失去信心的病人及其家属能积极配合医生进行治疗,改善了医护人员与病人之间的关系,同时也增强了病人和家属之间的亲情联系。

真情换真心
医患一家亲

同仁慢性病防治院里的孤残老人大多都年事已高,基本失去了劳动能力,他们患病后被家人抛弃,有的孤身一人过着与世隔绝的生活。泽仁娜姆所在的防治院专门为麻风病人划出了一大片土地盖了一排排新房子,每位病人都有一间房,既是病房也是宿舍。病人可以在附近的田里种蔬菜,还经常有人把收获的土豆、蔬菜送给泽仁娜姆。整个防治院就像一个村子,那里的病人像亲人一样和睦相处。

泽仁娜姆每天一上班就到病区看望每一位病人,为他们送药、检查身体,仔细询问老人的饮食起居,嘱咐他们按时吃药,看他们缺什么然后自己掏钱买来,出差时也不忘给老人们带来礼物。泽仁娜姆如果不在医院,病人们就会打听她是不是要离开了,再见到她时,病人们会高兴地说:"我们还担心你不回来了呢!"

一位在医院住了 40 年的病人一提起泽仁娜姆便流着眼泪说:"再也没有像她这样好的人了。"2000 年,一位在医院生活了几十年的病人离世了,病人生前多年生活不能自理,泽仁娜姆不仅为老人梳妆,还时常做好老人爱吃的东西送过去,老人过生日时泽仁娜姆还买来了新衣服。老人临终时说:"我要为你祈福,你是我在人世间见到的最亲的人。"对于这些泽仁娜姆认为都是自己应该做的。她说:"在这里工作不同于综合医院,除了日常护理,病人更需要的是心理上的安慰与亲人般的关心,因此关爱就是最好的护理。"

在医院生活着不同民族的病人,泽仁娜姆总是会关注更多,让病人感受到医院这个大家庭的温暖和民族团结的温馨。由于生活习惯,一位病人非常喜欢喝盖碗茶,她就经常给他买冰糖、桂圆、枸杞子等。另外这位病人因麻风病后遗症导致双脚畸残,普通鞋子穿在脚上既不舒适,又经常损伤脚踝,她又给他买了双舒适度很好的高腰运动鞋。

每年过春节时泽仁娜姆都会为病人发红包,祝福病人们新的一年里身体健康、平安顺遂!让留院的病人过一个祥和的新年。在一次服务病人的过程中,泽仁娜姆发现医院里有一位年事已高、双目失明的孤寡老人,生活十分艰辛,她主动把老奶奶作为帮扶对象,经常给老奶奶送去大米、面粉、青油、衣物等生活用品。一次闲聊时得知老奶奶只有一条裤子过冬,她就让丈夫骑摩托车带自己到 17 公里外给老人买来了合身的衣物。院领导了解后也动员全院每位医护人员一对一地帮扶贫困病人,大大改善了住院病人的生活条件。

泽仁娜姆真诚的护理服务深深打动了病人,她也收获了病人的真心。有一次一位老人感冒咳嗽得厉害,她为老人打针时,老人生怕自己的感冒传染给她,让她赶紧离开。但这是她的工作,她明白老人的这份心意,心里暖暖的。

在关心病人的同时,泽仁娜姆也十分关心他们的子女。因医院地处偏僻,周围没有幼儿园,在医院生活的孩子们没能像其他适龄儿童一样去上学。泽仁娜姆便为孩子们购买书籍、写字本、文具等学习用品,鼓励和引导孩子们认真写字,好好学习,希望他们拥有一个和其他孩子一样的快乐童年。

艰难做调查 谏言好政策

由于泽仁娜姆干练的工作作风和高尚的职业素质并且精通藏汉两种语言,院领导多次派她到青海省方圆几百公里的县乡开展麻风病防治工作线索调查以及出院病人的跟踪随访工作。她和同事跋山涉水、走家串户寻找线索,及时发现新发麻风病人,对其家庭成员及密切接触者定期随访,搜集流行病学资料。每次搜集线索前她们会先对乡卫生院和乡村的医务人员进行集中培训,教他们麻风病的临床表现及诊断知识,如何建立基层防治网,如何填写线索卡及主动报告;然后根据线索卡或对所报可疑者进行检查,对于高流行区进行全民普查,建立了每一位病人的病历档案。

有一次为了调查出院病人的存活情况，泽仁娜姆和两位同事一起前往位于大山顶部的双处村。当时恰逢雨季，山路被雨水冲毁无法通行。泽仁娜姆和同事们返回山下，借来铁锹一边开路一边走，终于在下午登上了山顶找到了两位已经出院的麻风病人，并对病人进行全面体检。

她在调查过程中发现，由于对麻风病缺少科学的认识，麻风病人往往长期隐瞒病情，耽误了最佳治疗时机，也忽视了防护，再加上特殊的地理位置和寒冷干燥的气候，麻风病的治疗存在很大难度，不少病人都有足部皲裂溃烂的症状。为了帮助病人更快康复，泽仁娜姆及时地向院领导提出："我们这里阳光充足，能不能装一台太阳能热水器，让病人经常用热水泡脚，好得更快些？"在她的建议下，医院装上了太阳能热水器，麻风病人在闲暇时，可以坐在院子里用热水泡脚，有效地改善了病人的治疗效果。另外，在她的建议和院领导的多方努力下，2005 年黄南州人民政府为同仁慢性病防治院的病人提供了最低生活保障金，使出院后备受歧视的孤寡老人们感受到了党和政府的关怀，祖国大家庭的温暖。如今，青海全省登记在案的麻风病人不仅都享受了最低生活保障金的待遇，还住上了宽敞明亮的新房，大大改善了生活条件。

"照顾麻风病人不害怕吗？"很多人这样问泽仁娜姆。在刚开始护理麻风病人时，她的一个朋友曾半开玩笑半认真地说："你以后下班回家，先在家门口用柏树枝熏一熏，然后再进屋。"而她却以实际行动诠释了一切。十几年过去了，在与麻风病人朝夕相处中，泽仁娜姆心中的恐惧早已消散，留下的只有关爱和理解。为了亲近病人，她和同事们脱下厚厚的隔离衣、长筒靴，换上白大褂。泽仁娜姆来到防治院工作至今已有十几位老人安然度过幸福的晚年，而她的工作，也得到全家人的理解和支持，她的女儿自豪地说："妈妈照顾我少，照顾病人多，那些病人更需要关爱。我为有这样一位心灵美的妈妈而骄傲！"在留院的麻风病人心中，在无人照顾的孤寡出院病人心中，泽仁娜姆是永远守护他们的"天使"。

（张利兵）

参考文献

[1] 闫冬. 像仙子一样的护士 [EB/OL].(2007–11–05)[2021-5-6].http://discovery. cctv.com/20071105/108859.shtml.

[2] 泽仁娜姆. 吉祥之光：泽仁娜姆 [EB/OL].(2011–4–17)[2021-5-6].http://www. qhszx.gov.cn/wyfc/2011–04–17/518.html.

第41届

国际南丁格尔奖章
获得者 （2007年）

聂淑娟

帕米尔高原的"白衣天使"

> 只有用心去护理，才能感
> 受到心的回报。
>
> ——聂淑娟

2007年5月12日，红十字国际委员会授予新疆
医科大学第一附属医院主任护师聂淑娟第41届
国际南丁格尔奖。当年的7月17日，在北京人
民大会堂举办的颁奖典礼上，时任中共中央总书
记、国家主席、中央军委主席、中国红十字会名誉
会长胡锦涛为聂淑娟颁发奖章。这是新疆护理
人荣获的首枚南丁格尔奖章。

聂淑娟（1947— ），女，河北人，中共党员，主任护师。

1947年6月20日出生。

1962—1965年，就读于新疆医学院第一附属医院护士学校（现新疆医科大
学护理学院）；1982—1985年，就读于沈阳医学专科学校（现沈阳医学院）高护班。

1965—1982年，在新疆医学院第一附属医院从事护理工作，历任儿科护士、
护士长；1969年，赴新疆偏远地区帕米尔高原工作；1984—1996年，任新疆医学
院第一附属医院护理部副主任；1997年，任护理部主任，兼任护理教研室副主
任；2003年，任新疆医科大学护理学学科带头人；2018年至今，任新疆医科大学
护理学院教学督导专委会委员。

1997年，兼任中华护理学会常务理事、新疆维吾尔自治区护理学会理事长、
新疆科学技术协会委员；2010年，任新疆维吾尔自治区护理质控中心专家；2009
年，沈阳医学院聘请为名誉院长、名誉教授；2017年至今，任新疆维吾尔自治区护
理学会名誉理事长；2018年，四川中医药高等专科学校聘请为荣誉教授；2019年，
任新疆维吾尔自治区护理学会南丁格尔志愿护理服务工作委员会主任委员。

在《新疆医科大学学报》《新疆医学》《护理管理杂志》等期刊发表《对我

院三年护理业务查房记录的统计和分析》《改变灭菌包外包装对延长无菌周期的可行性研究》《新疆13所医院护士岗位技能督导考核中存在问题的分析》等学术论文;1989年,"乌鲁木齐地区小儿肺炎病原学及临床初步研究"获新疆维吾尔自治区卫生厅科技成果二等奖;2000年,"实用护理诊断规范使用的系列研究"获全国第5届护理科技进步二等奖;"改变灭菌包外包装对延长无菌周期的可行性研究"荣获新疆维吾尔自治区第7届自然科学论文三等奖;先后主编或参编《护理统计学》《医院感染监控管理手册》《实用护理诊断》《护理文书书写指导》《医院护理质控标准》《护理三基训练手册》《护理文书书写规范》《护理工作应急预案》《护理人员消毒防护技术及操作规范手册》等专业书籍。

1987年,荣获新疆维吾尔自治区防病救灾先进个人;2000年,荣获第三届新疆科学技术学会先进个人、乌鲁木齐地区第三届南丁格尔式优秀护士;2003年,荣获新疆维吾尔自治区巾帼建功先进个人荣誉称号;2004年,荣获新疆维吾尔自治区优秀女教职工工作者;2005年,被授予全国卫生系统护理专业巾帼建功标兵荣誉称号;2007年5月,荣获第41届国际南丁格尔奖章。

追随美 不离不弃

1947年6月20日,新疆维吾尔自治区一个普通的干部家庭迎来了一位从小就爱美的女孩,她就是聂淑娟。由于家住在人民医院附近,聂淑娟自小就对头戴燕尾帽、身穿白大衣的护士形象充满了敬仰和爱慕,憧憬着长大后也能成为一名"白衣天使"。1962年,初中毕业的聂淑娟怀揣着心中的憧憬,毅然报考了新疆医学院护士学校,如愿以偿地穿上了她从小梦寐以求的护士服。

毕业后,聂淑娟以优异的成绩留在新疆医学院一附院,成为一名儿科护士。真正做了护士后聂淑娟才发现,护理工作并不是想象中的那么回事。看到走廊里挂着的全是尿布,凳子上、桌子上躺着的全是患儿,闻到的满是尿骚味儿,听到的是震耳欲聋的啼哭声,以及上岗后的带教老师教会她的第一件事情是学习闻识患儿大小便的形态和味道,这些都让聂淑娟产生了怀疑和犹豫。然而,孩子康复后的笑脸让她舍不得离开。

工作中,聂淑娟愈发感受到儿科护理工作责任重于泰山。为了培养与孩子们的感情,她不怕脏、不怕累、不怕吵闹、不怕烦琐。无论上班还是闲暇时间,她都如饥似渴地学习护理知识。踏实和勤奋的作风使她很快获得了同事们与病人的好评,从此一干就是一辈子!

踏"禁区" 不辱天职

1969年新疆维吾尔自治区组织医疗队支援边疆贫困地区的医护工作,由于那些地区交通不便、经济落后,很多人犹豫了。但聂淑娟不顾家人的强烈反对,毫不犹豫地报了名并要求去最偏远、条件最艰苦的帕米尔高原,成为医疗救助队中最年轻的成员。经过7天颠簸,行程2 000多公里,来到了塔什库尔干县的热合曼公社。这里海拔4 000米左右,山高缺氧自然条件极其恶劣,被人们视为"生命的禁区"！在克服生活和身体上的种种不适的同时,聂淑娟和她的同事们立刻投入到工作中。

一天下午,一位牧民风风火火地闯进公社卫生院求救,原来他的妻子正在家中分娩且出现了危险。聂淑娟闻讯后立即与一位医生骑马启程,用了3个多小时才到达牧民家中。经检查,产妇因胎位不正导致难产。凭着她俩娴熟的技术和经验,孩子顺利生下来了,但由于分娩的时间太长,新生儿脸色青紫、气息微弱。这时她判断可能是因羊水堵塞了新生儿的气管而致呼吸不畅,于是她不顾新生儿面部的血渍、羊水、胎粪,口对口将孩子嘴里的羊水吸了出来。当听到孩子响亮的哭声时,她松了一口气,会心地笑了,她说:"母子平安,这是对我最大的慰藉。"

麻风病作为一种恶性传染病,在当时没有有效的治疗方式,人见人怕。一位病人双手溃烂惨不忍睹,成了众人眼中的"瘟神"。第一眼见到老太太时,聂淑娟也曾害怕甚至有退缩的想法,可是想到南丁格尔率领护士们冒着生命危险抢救伤病员的场景,聂淑娟坚定了信念,她像对待自己的亲人一样每天为老太太换药,半个月后老太太溃烂的双手终于有了愈合的迹象。事后聂淑娟说:"不是不害怕,可如果我们都放弃了,病人就没有指望了。"

1986年,新疆和田地区洛浦县暴发了传染性肝炎,需要医疗队支援。那里偏远落后、疫情严重,大家不愿意报名参加,身为护理部主任的聂淑娟义无反顾地第一个报了名,在她的带动下,不少医护人员纷纷报名,迅速组建了一支救助队。当地条件十分恶劣,病人们挤在狭小的乡卫生院病房里,睡在地上简陋的床板上。聂淑娟和两名护士尽可能地改善病房环境、做好消毒隔离及清洁卫生。即使是在护理传染性极强的病人时,她也没有丝毫的畏惧和退缩,给病人喂水、喂饭、擦身、更衣。当时由于人手不足,只有她和另外两名护士护理上百名病人,24小时连轴转,没几天她们的眼睛熬红了、嗓音嘶哑了、嘴唇起了水疱,人也消瘦了一大圈。但看到病人们逐渐康复,她们心里乐滋滋、甜丝丝的。尤其是当她们听到一位肝性脑病昏迷的孕妇苏醒后第一句话喊"白衣圣人亚克西！"时,激动的泪水夺眶而下。

慈母爱
感人肺腑

聂淑娟一直记得第一天进儿科当护士时，护士长就真挚地说："儿童是希望的太阳。"为托起这一个个太阳，聂淑娟对工作尽职尽责，对待患儿更是处处体现着慈母般的疼爱。科室里曾有个患儿得了当时尚无有效治疗方法的白血病，孩子的父母为此失去了医治的信心和对女儿应有的疼爱，把孩子当成一个包袱。聂淑娟看在眼里，疼在心上。为了让孩子在短暂的人生旅途上感受到人间的温暖，感受到母爱和亲情般的关怀，她向孩子敞开了怀抱，给孩子买新衣服、买好吃的、买小人书，教孩子唱《我们新疆好地方》《美丽的祖国是花园》，带孩子逛公园……许多人以为患儿就是她的亲生女儿！正是因为她对患儿母亲般的关爱，孩子们都亲热地称呼她"护士长妈妈"！

1995年10月，儿科一位年仅26岁的护士在怀孕半年时不幸患上了粟粒型肺结核并发结核性脑膜炎。这是一种呼吸道传染病，时任医院护理部副主任的聂淑娟为此心急如焚，她迅速组织了紧急会诊，同时还周密地安排了特别护理，并在百忙之中亲自为她做饭、送饭，晚上守护在病床前喂水喂药，时刻关心着这位年轻护士的安危。当病魔无情地夺走这个年轻的生命时，她含着泪水为逝者擦洗、穿衣、化妆。聂淑娟说："在一个人的生命旅途中会遇到许多需要帮助的人，为他们做些力所能及的事是幸福的！"而这也正是南丁格尔无私奉献精神的真实写照。

塑人才
强护理队伍

日月如梭，白驹过隙，聂淑娟在岗位上锲而不舍地工作、学习，她表现卓越、成绩突出，各种荣誉接踵而至。可是她并不满足于此，南丁格尔的精神时刻提醒她，提升医院护理质量、加强全疆护理队伍建设、推动新疆护理事业发展是她心之所系。

聂淑娟常说："医疗和护理好比人的两条腿，又似汽车和火车的车轮，缺一不可。"为了实现医院的科学化管理，她组织护士长们一起讨论并制订出系统化的护理质量管理制度，指导护理工作科学规范开展。在加强制度建设的同时，聂淑娟更加重视护理人才的培养。她鼓励护理人员加强学习，通过自学和继续教育不断夯实专业理论，提高护理技能，提升综合素质。至20世纪90年代末，在她的努力推动下，医院大专学历护士由原本不足10%提高到40%以上，大大提高了临床护理队伍的整体素质。

1997 年担任中华护理学会常务理事、新疆维吾尔自治区护理学会理事长的聂淑娟感到肩上的责任更加重大,她为了新疆护理事业的发展、为了建设新疆现代护理人才队伍呕心沥血、殚精竭虑。

新疆地区地域辽阔,地州之间相距甚远,地处偏远的县乡往往信息闭塞、知识老化、发展落后。为了让各地区、各族护理人员都能及时接收新的护理理念、护理技术和护理发展新动态,护理学会理事长,聂淑娟怀着南丁格尔无私奉献的精神,不顾山高路远,不顾严寒酷暑,更不顾自己身患高血压、糖尿病,风尘仆仆地奔赴天山南北全疆各地,足迹踏遍了新疆的各个地州,举办了 30 多期护理学习班。为了节省时间她常常是白天讲课晚上赶路,她不顾路途的劳累亲自登台讲课,围绕着与护理质量、护理管理和护理安全以及护理团队建设等专题给护士们带去内涵丰富的讲座,她广博的理论知识、丰富的实践经验、绘声绘色的讲解打动着各族护士们。为了推进新疆护理团队与国内国际同行的交流,聂淑娟组织举办了数十次全疆护理论文学术交流会,努力恢复了西北五省区的学术交流活动,多次组织护理人员参加国内及国际学术交流会。在她锲而不舍的追求和孜孜不倦的努力下,为全疆各地培训各族各级护理人员 10 000 多人次,为提高新疆护理队伍的整体素质、为新疆护理事业迈上新的台阶作出了实实在在的贡献。

用心守 为爱执着

宋庆龄曾说过:"南丁格尔的思想精髓只有一个字,那便是'爱'。"聂淑娟在她的职业生涯中以雪莲花般坚韧的个性和南丁格尔无私奉献精神让爱的种子在新疆大地上发芽、开花、结果。

从懵懂的儿科护士到专业精湛的医院护理管理者再到新疆万千护理人员的领头人,50 余年,聂淑娟无怨无悔地将她全部的爱奉献给病人以及全疆的护理人员。她是一盏明灯,照亮新疆护理事业发展的道路,鼓舞着新一代的护理工作者不断努力,不断前进。

(王瑞 史平)

参考文献

[1] 李庆勤. 天使在人间:记新疆医科大学第一附属医院主任护师聂淑娟 [J]. 今日新疆, 2008(07):24.

[2] 选择了护理事业 就选择了奉献:记第 41 届南丁格尔奖章获得者新疆医科大学第一附属医院主任护师聂淑娟 [J]. 中国护理管理,2007(09):73–75.

王文珍

用爱诠释着和谐的真谛

> 病人把生命交给我，我就
> 要像对待亲人一样负责
> 到底！
>
> ——王文珍

2009 年 5 月 12 日，红十字国际委员会授予海军总医院（现解放军总医院第六医学中心）护理部总护士长王文珍第 42 届国际南丁格尔奖。当年的 10 月 27 日，在北京人民大会堂举办的颁奖典礼上，时任中共中央总书记、国家主席、中央军委主席、中国红十字会名誉会长胡锦涛为王文珍颁发奖章。这是我军护理人荣获的第七枚南丁格尔奖章。

王文珍（1962— ），天津人。

1962 年 12 月出生。

1978—1981 年，考入海军总医院护校并入伍；后通过自学考试完成护理大专学习和本科学习。

1981 年 6 月，毕业后在海军总医院消化内科从事护理工作；1986 年 6 月，在急诊科工作；1992 年，任急诊科护士长；2003 年，任"非典"病房护士长；2008 年，任护理部总护士长。

先后兼任中华护理学会急诊专业委员会委员、全军护理学会委员等。

先后在《解放军医院管理杂志》《海军总医院学报》《解放军护理杂志》等期刊发表《急诊观察室病人的健康需求》《32 例海洛因中毒致急性呼吸衰竭的抢救和护理体会》《医院船因意外弃船时组织伤员撤离的方法》等多篇学术论文；荣获军队医疗成果三等奖 1 项；主编及参编多部护理专著。

荣立二等功 1 次；荣立三等功 1 次；2005 年，中华全国妇女联合会授予所在急诊科护理组全国巾帼文明岗荣誉称号；2008 年，中华全国妇女联合会授予全国三八红旗手荣誉称号；2009 年 5 月，荣获第 42 届国际南丁格尔奖；2011 年 9

月，在第三届全国道德模范评选中荣获全国助人为乐模范称号。

生离死别
旧梦新生

早在少年时，王文珍就立志要成为一名护士，救死扶伤，受人尊敬，这个神圣的职业完美契合了她心中的憧憬。听到这个简单的答案后，他的父亲虽然无比自豪，但心中却还是有些许顾虑：成为护士，意味着肩负起生命的希望，女儿做好扛起沉重责任的准备了吗？怀揣着复杂的心情，他告诫着王文珍："病人把生命交给你，你就得对他们负责。作为一名护士，就要像对待自己的亲人一样，对待病人。"王文珍心想那是遥远未来的事并很快将这番话抛之脑后。

1978年，王文珍如愿考入了海军总医院护士学校。全家人都为她感到骄傲，母亲逢人便说家里要出个救死扶伤的护士了。本该是幸福顺利的一年，王文珍却遭遇了最沉痛的噩耗，平日里身体康健的父亲突发心肌梗死，由于救治不及时不幸去世。父亲的离世让王文珍第一次感受到生命的脆弱与无常，消沉之际她想起了父亲生前的那句教诲。她这才认识到，比起生命的宝贵，自己所期待的名声与荣誉根本不值一提！王文珍强忍内心的痛苦，安慰母亲道："妈，你一定要挺住，爸走了，家里还有我！将来我成为护士，一定全力挽救像爸一样的病人！"

残酷的打击并没有压垮这个坚强的少女，反而使她萌生出了崇高的奉献精神。从那时起，王文珍始终为自己的志向——维护无数病人幸福美满的家庭奋斗着。

冲锋第一线
坚守急诊科

1986年，海军总医院成立急诊科。父亲的经历让王文珍比任何人都明白，完善的急诊体系有多么重要，因此她第一个报名请求调入。彼时王文珍虽然工作经验尚浅，但平日里肯吃苦肯学习的态度早已得到领导、同事的认可，再加上主动请缨，她顺利被选调进了这个全新的科室。然而在高强度、高难度的工作环境下，王文珍晕血、胆小的弱点也被无限放大。母亲心疼女儿，对她说："妈知道你有心结，但急诊科真的适合你吗？要是真的累了就回门诊吧，一样发光发热！"本来王文珍心中确实有了退却之意，但母亲一番话又激起了她的斗志。"刚调进来就退出，别人会想是不是犯错误了？这样的人恐怕再也不可能有机会翻身了，还是干出点成绩再做打算吧。"王文珍这样想着。就这样，她又拼了命地努力工作。胆小，那就练胆子；晕血，那就盯着血看。护士站、食堂、宿舍，每天三点一线，这一干,就是三十余年。

仁心照耀
大爱为先

时间一年一年地过去,王文珍的工作经验也随之积累,当初那个四处请教学习的小护士,成长为独当一面的护理专家。多年来,她始终没有遗忘的是那年父亲的教诲:对待病人像亲人一样。

一个小伙子不幸感染了 HIV,绝望地要跳楼,生命垂危。因为恐惧,很多年轻护士不愿意承担护理工作。王文珍说:"不能对任何病人区别对待,让我来!"抢救时病人的呕吐物喷了王文珍一脸,她没一句怨言。小伙子住院的 20 多天里,她为他洗头洗脸、剪指甲、刮胡子,病人排便障碍,她就戴上手套为他掏大便……小伙不能理解,问道:"王护士长,为什么要照顾我到这个地步,你不怕被我感染吗?"王文珍告诉他:"这个病,做好防护就没有问题,艾滋病不可怕,自己放弃才是病入膏肓。"这番话彻底打动了小伙,让他重拾了生活的信心。出院时他泣不成声:"您比我的亲姐姐还要亲!"

一名重伤昏迷的病人被送到医院,病人身无分文,而且无法联系到亲友。"病人躺在这里,我们必须管!"王文珍立即组织抢救,保住了病人的生命,并悉心照料、端水喂饭。两个月后,她动员大家为病人捐款补齐医药费,并买好车票送他登上回家的火车,还把一张写着注意事项的字条从车窗递给他。

一位农民工接受急救时身上没有带钱,王文珍垫付了医药费。病人出院时,她不但婉言拒绝病人还钱,还塞给对方 400 元,嘱咐他买点营养品。在王文珍看来,这样的事儿不算啥,多年来她为病人垫付医疗费、为受灾群众爱心捐助达 6 万余元。

灾难中逆行
与死神赛跑

危急时刻,医护人员所做的一切都是在和死神竞速,只有快才能救人命。每当重大灾难发生时,前线都少不了王文珍的身影,她会不顾自身安危拼尽全力挽救病人的生命。

2003 年"非典"疫情肆虐,医护人员被感染的噩耗不断传来,家人们替她担心,恳求王文珍少和"非典"病人接触,但她还是主动要求担任"非典"病房护士长:"不管有多么大的传染性,只要病人来了,我第一个值班!"王文珍奋战"非典"病房 122 天,护理发热病人 3 000 多人,3 次放弃轮休。她说:"除非我感染,否则决不离开。"

2008 年 5 月 12 日,四川汶川特大地震发生后,王文珍被任命为海军总医院冯理达抗震救灾医疗队护理主任,并于 5 月 13 日第一时间到达绵阳重灾区。她们强忍悲痛,冒着大雨扎起帐篷,立即投入抢救伤员的战斗中。抬的抬,背的背,一趟又一趟在雨中奔跑着,细心地为每一位伤员检查伤口、清创、包扎、输液,配合手术、协助打石膏……5 月 14 日中午,当得知北川县城在地震中成为一座孤城,通往外界的道路全部中断,伤员无法运送出来时,顾不上吃饭,王文珍团队立即整理背包向北川进发。46 岁的王文珍患有腰椎间盘突出、膝关节骨性关节炎伴积液,尤其是腹膜后肿瘤切除术后身体一直虚弱,加之在绵阳大抢救中彻夜未眠,又背着装满抢救器械和药品的背包,她在坍塌的道路上手脚并用地前进着,腰部、腿部钻心的疼痛让她几乎虚脱。在这漫长的道路上她不知摔了多少跤,汗水、雨水、泥水把她的全身都染成了泥土色,就这样,她和队友们硬是靠肩扛手提,将一支成建制的医疗队于当天傍晚建在了北川县城。第一支到达北川的成建制医疗队;震后在废墟内成功实施第一例截肢手术;第一支专列千里护送伤员的医疗队;震后第一个与国外医疗队联合实施手术的医疗队……在北川县 60 多个小时的生死大救援中,王文珍团队用汗水、鲜血、爱心和生命谱写了一曲又一曲动人的篇章。

"她是把病人当作亲人的,又有谁甘愿坐视亲人痛苦离去呢?"一名同事这么评价王文珍。

英雄远征 海上讴歌

海军总医院的院长说:"作为一名护士,视病人如亲人,1 个月容易做到,1 年也能坚持,但 10 年、20 年乃至 30 年,王文珍都做到了,她是践行党和军队宗旨的楷模!"

海上战伤救护受海况、天气和大海环境等各种因素影响,是一个世界性难题。2009 年夏天,"和平方舟"号医院船进行全员全装满负荷检验性训练,王文珍欣然出征。演练中护理难题接踵而至:护理工作流程没有规范、护理人员基本技术难以保持、救治需要与医疗资源配备极不合理,甚至出现集中收治的伤员不知去向、伤员检伤分类后找不到病房等现象……

王文珍和战友们反复走流程、推程序,夜以继日记录各种数据、规范操作流程。她们创新性地使用伤员腕带卡、去向卡,在医院特殊的应急环境中规范护理工作"三查七对",避免出现差错;她们在风浪中苦练穿刺、扎针、战伤包扎等护理基本技能,研究海上医疗救护的方式、方法。王文珍撰写的《海上医院医护组的护理管理》等论文填补了我国海上医疗护理领域的空白。

2010 年 9 月,年近半百的王文珍再次出征。她带领"王文珍医疗队"随"和平方舟"号医院船历时 88 天、航程 17 800 海里,横跨多时区、纵越多温带、跨经两大洋、航经六海峡、两次过赤道,克服气候海况复杂多变、海上生活条件艰苦等重重困难,奔赴亚非 5 国执行医疗服务任务。

亲人与家人
荣誉与自我

到了花甲之年,王文珍逐渐放下了自己热爱的医护事业,转而将精力用于陪伴家人。"以前我满脑子都是工作和病人,对家人的关心真的太少了。给女儿买的衣服都是黑的,不容易脏就可以少洗嘛。家务活也就洗个碗,其他全让丈夫做,他难得空下来,我还抢占他的电脑做课件,给新招聘的护士讲课。他们到现在也没少拿这些事调侃我,现在我自然是要多陪陪他们,弥补一下之前的冷落了。"王文珍笑着数落着自己,家中的一些琐事也记得清清楚楚,说得兴致盎然。

常常有熟人拿王文珍所得的荣誉夸赞她,她不以为意道:"谁的工作不是为社会做贡献?说到底我也只不过是拿工资做好工作而已。"面对鲜花和掌声,身边的人都说王文珍还是原来的王文珍,就像一滴普通的小水珠滴入汪洋,为人谦和、沉静淡然、润物无声。

(钟天毅 姚金兰)

参考文献

[1] 王文珍:当代军中的"南丁格尔"[J]. 职业,2014(22):6.

[2] 李舒亚. 王文珍:身着戎装的"提灯女神"[J]. 决策与信息,2012(09):58-60.

[3] 王文珍:用爱诠释生命真谛 [J]. 社会与公益,2012(03):34-35.

[4] 本刊编辑部. 身边的"提灯女神":王文珍 [J]. 海军总医院学报,2011,24(02):62.

[5] 田晓丽,成智颖. 总后卫生部召开王文珍同志先进事迹报告会 [J]. 解放军护理杂志,2011,28(10):82.

[6] "和谐天使"王文珍 [J]. 求是,2011(09):1.

[7] 杨晓燕. 播种爱的军中天使——记第四十二届南丁格尔奖章获得者王文珍 [J]. 当代护士(综合版),2010(06):12-15.

[8] 记 42 届南丁格尔奖获得者——海军总医院护理部总护士长王文珍 [J]. 中国护理管理,2010,10(04):84-86.

[9] 海军总医院护理部总护士长王文珍同志荣获国际南丁格尔奖章 [J]. 海军总医院学报,2009,22(04):233.

第**42**届

国际南丁格尔奖章
获得者 （2009 年）

刘淑媛

白衣素雅 行无所息

> 学习南丁格尔，要学习她
> 的无私奉献精神；当好护
> 士，首先要有同情心、责
> 任感。
>
> ——刘淑媛

2009 年 5 月 12 日，红十字国际委员会授予北京安贞医院心血管外科监护室护士长刘淑媛第 42 届国际南丁格尔奖。当年的 10 月 27 日，在北京人民大会堂举办的颁奖典礼上，时任中共中央总书记、国家主席、中央军委主席、中国红十字会名誉会长胡锦涛为刘淑媛颁发奖章。

刘淑媛（1942—），女，北京人，中共党员，主任护师。

1942 年 9 月 13 日出生。

1961 年，毕业于北京协和医院护士学校，取得中专学历；1982 年，赴瑞士吉尼列尔医院进修。

1961 年，毕业后在中国医学科学院阜成门外医院（现中国医学科学院阜外医院，简称阜外医院）心脏血管外科从事护理工作；1981 年，晋升为护师；1983 年，筹建监护室，任北京安贞医院（现首都医科大学附属北京安贞医院）心血管外科监护室护士长；1991 年，晋升为副主任护师；2003 年，晋升为主任护师。

1995 年，当选中华护理学会第二十二届副秘书长；1999 年，当选第二十三届常务理事会副理事长；2005 年，中华护理学会成立 ICU 专业委员会，任主任委员；历任中华全国妇女联合会第六届执行委员会委员、中华医学会和北京医学会医疗事故鉴定委员会专家库成员、中华护理学会学术工作委员会主任委员、北京护理学会危重症专业委员会委员、北京朝阳区外科护理专业委员会委员等；任《中华护理杂志》编委。

在《心肺血管学报》《中华护理杂志》等期刊发表《在监护室试行新三班制、

两班制及浮动工时的体会》《一例心肌梗塞并发室间隔穿孔直视修补术病人的监护》《原位心脏移植手术前后监护》等多篇论文;主编和参编《小儿先天性心脏病学》《危重症护理专业规范化培训教程》等多部专业书籍。

2005年,被授予全国卫生系统护理专业巾帼建功标兵荣誉称号;2007年,被评为首届首都十大白衣天使;2008年,被授予全国卫生系统先进工作者荣誉称号;2009年,荣获第42届国际南丁格尔奖;被评为全国模范护士、北京市三八红旗手等。

亲情点燃护理梦

刘淑媛自幼就对艺术情有独钟,对美术、书法和音乐都有广泛的爱好。跳跃的音符、灵动的节律培养了她独特的情操和灵气。音乐艺术里表达的细腻情感和人生感悟丰富了她对世界的认知,现实生活中亲情的浸染更是触发了她对人生选择的思考。刘淑媛的母亲患有心脏病,在常年的照顾中她看到了人生病时的脆弱,体会到家属的不易,更无奈于缺乏医学知识而不能给予母亲专业的照护。为更好地照顾患病的母亲,孝顺善良的她毅然选择报考北京协和医院护士学校,希望成为一名可以帮助病患解除痛苦的护士。护理学科开创人南丁格尔曾说过:"护理既是一门学科,更是一门艺术。"或许这是命运的安排,喜欢艺术的刘淑媛以另一种方式坚持内心深处的执着,踏上了一条特殊的艺术之路,那就是拯救病痛、关爱健康的护理之路。她将艺术的灵感与护理的职责相结合,用温暖和关怀给予病患们安慰和希望。每一次呵护、每一次援助,都是她对人性和生命的呼应,让她深深感受到自己的价值和使命。

榜样名言领成长

1958年,15岁的刘淑媛考入北京协和医院护士学校,这对她来说是一件非常值得骄傲和自豪的事情。当时的协和护士学校十分注重学生临床实践能力的培养,强调实际行动和务实精神。他们要求护士必须有"同情心"和"一双愿意工作的手"。刚上护校不久,老师给学生们讲述了南丁格尔的故事,从那时起,南丁格尔的名言便深深镌刻在刘淑媛的心里。在她从事护理工作的几十年里,南丁格尔的榜样力量始终激励着她全心全意地投入每一项临床工作。协和护校需要读3年,入学后第一年就要求进入临床实习,一年级主要学习临床基础护理,二年级开始进行各科室轮转,三年级是10个月的临床实习。实习期间刘淑媛遇见了影响自己一生的榜样——吴莉莉（后改名吴坚）老师。吴莉莉是北京协和医院产科的一名护士，她在给新生儿洗澡时动作娴熟、态度亲切，即使工作强度再大也没有丝毫抱怨。吴莉莉老师敬畏生命的职业态度和对专业知识的不懈追求给刘淑媛留下了深刻的印象，让她真正理解了"护士"这个词的意义和价值。吴老师成为了刘淑媛心中的"完美护士"榜样，她想即使自己的外貌和气质不能像吴老师一样优雅，但至少工作态度要向吴老师学习，对生命充满敬畏，对病人一视同仁。

1961年，刘淑媛顺利毕业后，开启了护理职业生涯。尽管只有中专文凭，但她对护理工作的理解却远不止于打针发药。她深知护理是一门需要终身学习的职业，因为所面对的情况一直在不断变化。因此，刘淑媛始终保持着对新知识的渴求，并不断提升自己的专业素养。1982年，刘淑媛因工作需要赴瑞士Genolier医院进修，学习冠状动脉外科、婴幼儿心外科及人工辅助循环支持术后监护等方面的知识。回国后，她借鉴国外先进的技术和管理策略，主动参与监护室的筹建工作。在心血管外科临床护理一线奋斗数十年，为我国重症护理学的发展作出了卓越贡献。

重症监护 尽职守

重症监护室，是守护生命的最后防线。对于普通人而言，那是一片冰冷、沉重且神秘的地方；对于医疗工作者而言，那是情况危急、任务繁重的生命战场。然而，对于刘淑媛而言，重症监护室是她所热爱和追求的职业方向，是她毕生奋斗的地方。刘淑媛在临床护理一线坚守了54年，她始终身处重症监护病房，用真诚和善意耐心地照料着每一位病人。只要病人住进重症监护室，无论病人是否清醒，还是有器官功能障碍，她都尊重病人的人格，保护病人的隐私。为了让病人感到舒适，她不厌其烦地为病人洗头、擦浴，使其保持干净整洁。她尊重病人的民族习俗，为病人提供个性化、多元化的护理服务。北京安贞医院建院初期因地处三环外，交通不便，而且商店、饭店较少，给病人带来很多不便。刘淑媛时刻关注病人的需求，只要病人开口，她就会尽力满足他们的要求。春节期间，她把家中的第一锅饺子带给因病情危重不能回家过节的病人及其家属，使他们倍感温暖。

刘淑媛把病人的安全放在首位，她时刻保持警惕。术后病人因诊断需要，必须采取半坐位进行床旁X线检查，为保持病人安全及胸片的质量，她常常站在床旁扶着病人拍照，即使经常受到X线照射，她也毫不在乎。有一次，一位风湿性心脏病二尖瓣重度狭窄的病人,手术完毕回到监护室突发肺水肿,呼吸骤停,情况十分危急。她闻讯立即赶到病人床旁,不顾病人气道内的痰液,边做口对口人工呼吸边准备气管插管,最终使病人转危为安。在医院没有环氧乙烷消毒锅的数年间,为给器材严格消毒灭菌,她用简易的方法进行环氧乙烷消毒,以致多次因吸入较高浓度的气体出现晕厥、声音嘶哑等中毒症状,但她从未因此而退缩。对她而言,维护病人的安全是最重要的职责和使命,任何个人的安危在这面前都变得微不足道。

多年来,刘淑媛全心全意地奉献于工作之中。遇到复杂手术后的危重病人她总坚持在现场,有时甚至十几天不回家。无论是在重症监护室还是其他科室,只要有护理问题需要她解决,她总是及时赶到,常常深夜参加抢救,第二天清晨又精力充沛地出现在病房,从未抱怨。曾经有一次,她不慎跌倒导致右前臂桡侧骨折,医生嘱其休息三周。可她回到病房时正好遇到一位需要紧急抢救的病人,她当即忍着剧痛为病人进行胸外按压。后来为工作方便她又将固定前臂的木夹板改为纸板,她带病坚持工作以致影响了骨折的愈合。

她一心为病人的"博爱"精神不仅受到众多青年护士的敬佩,也受到国内外同行的高度赞誉。美国盐湖城 DOTY 教授曾说:"我期望医院的护士都能像她这样来守护病人,因为她是全身心地关心病人。"美国的另一位教授说:"中国医生和护士的献身精神是我一生从未见过的,在北京安贞医院我看到一位护士整天都在照护术后病人,好几天都没休息,这让我心生敬佩。"

探索业务求精湛

刘淑媛在临床中善于总结护理经验,对工作精益求精,把重点放在分析每一个病人和病症上。她带领着重症监护室的年轻护士团队,对上万例术后并发症进行了详细的总结和分析,如出血、低心排血量综合征、心律失常、呼吸衰竭、肺动脉高压危象、术后心肌梗死等,并不断修正护理观察要点,为病人的生存和康复提供了保障。例如:心室破裂是风湿性心脏病瓣膜置换后致命性的并发症,而这种情况常常发展迅速,导致失去抢救的机会。因此,在实际护理工作中她注意总结临床经验,密切观察病人的前兆征象,并果断地作出判断,及时通知医生、灌注师、麻醉师,使此类并发症的早期处理迅速有效,为医生争取到进行左心室修补的时间,从而挽救了许多病人的生命,受到医生们的高度赞扬。曾经有一位术后出现低心排血量综合征的先天性心脏病患儿,刘淑媛守在他的床边三天三夜,不断观察、记录病情的变化。遗憾的是,患儿最后还是离世了。刘淑嫒心疼地看着患儿,将其紧紧抱在怀里,噙在眼里的泪水止不住滚落下来。深夜里她冒着寒风,抱着已经去世的患儿前往太平间,这一真诚的举动感动了患儿的家属,他们接受了院方的提议,同意进行尸检。次日夜班结束后,她不顾疲劳带着青年护士去学习,使大家认识了局限性心脏压塞这一并发症。后来,在面对类似病人时,她积极协助医生对此类并发症作出判断,在 X 线胸片和超声心动图不能明确诊断时,她凭借丰富的临床经验给医生提供建议,先后挽救了数位患儿的生命。刘淑嫒面对监护室内瞬间多变的病情,展现出敏锐的观察能力和熟练的专业技能,将许多病人从死亡边缘挽救回来。一位先天性心脏病合并肺动脉高压的患儿术后 2 个月突发心搏骤停,在无静脉通路的情况下她与青年护士一边做心脏按压,一边通过从气管内给药、舌下喷药的方式进行抢救。最终,这位患儿成功被挽救,并在接受人工瓣膜置换手术后病情得到改善,最后还如愿踏进学校大门,像其他正常儿童一样获得上学的机会。刘淑嫒以其卓越的护理技能、领导才能和奉献精神,为心脏外科危重症中心护理团队树立了光辉的榜样。她的领导力和影响力激励着整个团队不断追求卓越,提高护理质量,并为更多的病人带来希望和康复的机会。

不畏艰险
勇担当

2003 年的 4 月,"非典"病毒的突然入侵打破了以往的宁静。北京安贞医院迅速组织呼吸科和重症监护室的医护人员奔赴抗击"非典"的前线。尽管刘淑嫒此时因病在家休息,但在听到消息后,她毅然带病赶到医院,主动请战。她迅速组织重症监护护理队伍的战前培训,协助大家准备抗击"非典"所需的物资,并与护士们等待着奔赴前线的命令。北京安贞医院第四批赴胸科医院的医疗队员是由重症监护专科护士组成,她们在刘护士长的带领下进入胸科医院。院领导考虑到她已 60岁且身体不好,所以以"命令"她不得进入"非典"病房。而她焦虑担忧的心却一刻都未曾放松,她连夜排出值班表,由年长、有经验的护士当组长,要求他们在工作和生活中照顾好组员,并督促大家逐一列出已知的抗"非典"药物的名称、剂量、用法、副作用和注意事项,总结后交到每个人的手里。

刘淑嫒坚信:"只要是需要的、想到的,就一定要办到。"她明确了每个组长的任务:观察每个组员的情绪变化,一旦发现身体异常要立即调岗,确保组员绝对安全的前提下保证病人的救治。不仅如此,她还进一步细化了防护程序,制订了防护签字制度,无论个人有没有异常情况都必须签字,以保证所有的组员都能够有效地被照顾到。刘护士长竭尽全力,想方设法地保证护士们的安全。每天早晨七点钟,她都要求把病区的电话按免提播放,通过电话传达防护注意事项,给护士们加油打气,消除他们的恐慌感。刘护士长频繁往返于医疗队和医院重症监护室之间。不仅及时组织指导"非典"病房的工作,还保障了院内监护室的正常运作,并且不忘关心同事家属,解决了医疗队员后顾之忧。例如,她到医院看望护士生病的家属,坚持每天送水送饭;陪同护士生病的家人去看病,照顾他们的家庭。为了使护士们能够安心地在一线工作,她默默地为护士家属们解决了许多实际困难。

在刘护士长的带领和大家共同努力下,重症监护室的全体护士在抗击"非典"的"战役"中表现出色,圆满地完成了抗击"非典"的救治任务,没有发生任何队员感染的情况。得到了院领导和全院职工的一致赞扬。几十天来,刘护士长没有安稳地睡过一晚,每天早上的叫醒电话从未间断,直到最后一批医护人员撤离胸科医院时,她才感到一块大石头落地。当重症监护室所有护士凯旋时,刘护士长流下了欣慰的泪水。然而,很少有人知道在那几十个日日夜夜里,她一直依靠药物来支撑自己的身体,也很少有人知道她在那一年已经超过了60岁的年龄。

倾力学科助发展 北京安贞医院心外危重症中心护理团队创立于1984年,当时监护室只有3张床位,护士团队也只有5人,每年心脏外科手术量近百台。在医院和科室创立初期,监护室条件和人员配备都存在各种限制。然而,在刘淑媛的领导下,北京安贞心外危重症中心护理团队始终秉持"尊重科学、勇于创新、终身学习"的态度,不断积累心脏外科及重症医学的护理知识,逐步提升护理队伍的整体水平。

1992年3月,北京安贞医院开展第一例心脏移植,当时国内尚无成熟的经验可借鉴。刘淑媛主动查找资料,整理文献,并为病人制订了详细的监护计划。从熟悉了解手术步骤、床单位消毒、早期血流动力学监测、感染的预防、免疫抑制剂的应用及副作用观察、心理情感支持、健康计划等多方面落实方案。为了能够连续观察病人病情,刘淑媛甚至午餐时也不离开监护室,坚持连续四个月只吃方便面。她与医生紧密合作,为我国心脏移植工作注入了新的活力,为同行提供可借鉴的经验。后来安贞医院陆续开展双肺移植、心肺联合移植、肝移植和肾移植手术,她与年轻护士们一起迎接了一次又一次的挑战,并出色地完成了移植病人的监护工作,贡献突出。

在国际合作方面,尤其是在冠状动脉搭桥项目上,她带领青年护士学习美国先进经验,为安贞医院开展冠状动脉外科尽心尽力,备受中外同行的赞誉和好评。为不断提高重症监护水平,她根据学科发展趋势不断完善管理制度和操作规程,通过持续质量改进程序解决监护工作中的质量和服务问题。她注重年轻护理人才的培养,派遣护士到国外学习,每天坚持对病房内的危重病人进行病情分析、讲解。她鼓励年轻护士每周读专业书籍,写读书笔记,然后自己逐一批改,使年轻护士养成了良好的学习习惯。此外,她还结合心外科最新的前沿技术,定期举办专业讲座,受邀前往全国各地为护理同行授课,她以深厚专业知识和丰富经验为北京安贞医院以及全国各地的多家医院培养了一批批技术精湛的护士。在她的领导下,2002 年安贞医院心外危重症中心成为中华护理学会和北京护理学会首批危重症专科护士临床实习基地的"双料基地"。2017 年,心外危重症中心护理团队荣获由北京市卫生和计划生育委员会颁发的"优质护理服务示范病区"称号,并在 2018 年被共青团北京市卫生健康委员会评选为"五四红旗团支部"。

如今,刘淑媛已超过退休年龄多年,然而,她仍像年轻护士一般充满热情,不知疲倦地投身于紧张的临床一线。她常常应邀前往各地医院进行讲学与指导,慷慨分享心脏外科和重症医学学科的丰富护理经验。她根据每个医院的具体情况,提出富有建设性的意见和建议,积极助力我国各大医院完善和建设重症监护室,以坚定的步伐推动我国重症监护领域学科水平的提升。

竭诚奉献贯始终　　刘淑媛说:"学习南丁格尔要学习她的无私奉献精神,要当好护士首先要有同情心、责任心。"她认为护士的护理经验都是从病人身上学的,病人为医疗事业的进步作出了巨大的贡献,所以必须尊重病人,尊重生命,决不能辜负病人的信任。

同事说刘淑媛当年经常夜里不回家,而是选择睡在办公室的三屉桌上,以便随时起来监督夜班护理工作。刘淑媛的小儿子也回忆道:"小时候妈妈经常不在家,常常很想妈妈,特别希望妈妈回家给自己做好吃的。"

有一年冬天,一位老工人突发急性心肌梗死并发室间隔穿孔引发休克。正准备下班的刘淑媛毅然决定留下来,将病人转入自己负责的病房进行监护,她及时发现并报告了病情恶化的迹象，积极为医生提出合理化建议，为成功手术打下了基础。那次刘淑媛连续19天没有回家，为保持夜间清醒，做好病人的观察护理工作，她睡在冰冷的水泥地板上，保持着警惕和敏感，及时评估病人的病情变化。最终，这种疾病在国内首次得到成功抢救，病人感动得连连道谢。刘淑媛深情地说："病人的一句'谢谢'胜过千金。"

虽然护理工作压力很大，但刘淑媛从来没有想过改行，因为她始终坚信："干一行，爱一行，干哪行都能出成绩。"在获得南丁格尔奖章后，刘淑媛谦逊地说："我之所以能获奖，是因为团队的共同努力，同行认可的一点就是我坚持在临床一线，踏踏实实做好应该为病人做的事情。"

这就是刘淑媛——一个平凡而卓越的护理工作者，她用自己的辛勤付出和无私奉献，诠释了护理事业中最崇高的价值。在近半个世纪的护理生涯中，她始终秉承着南丁格尔精神，用崇高的人道主义精神，倾注心力精心护理每一位病人，使他们在生命最脆弱的时刻感受到无尽的温暖和安慰。刘淑媛向我们展示了一个无私、关爱和温暖的护理世界，她的故事不仅仅是一段关于护理的赞歌，更是对人性善良和真挚关怀的颂扬。

（黄维肖）

参考文献

[1] 卢晓娣,张正万.用爱心护理病人 [J].首都医科大学学报,2010,31（01）:146–148.

[2] 卢晓娣,吴兴海.北京安贞医院心血管外科重症监护室护士长刘淑媛获得第42届南丁格尔奖章 [J].心肺血管病杂志,2009,28（06）:369–370.

[3] 张一璐,朱建春.刘淑媛 护理是一种境界 [J].中国医疗前沿,2009,4（21）:1.

[4] 黄贤华.我是一名专业护士:中华护理学会ICU专业委员会主任委员刘淑媛访谈 [J].当代护士（综合版）,2008（08）:8–9.

[5] 首都医科大学附属北京安贞医院.奉献无尽爱心:记首届"首都十大白衣天使"刘淑媛 [J].中国护理管理,2007（08）:77–78.

杨秋

尽最大努力做好最平凡的事

选择了这份职业,选择了成
为一名医护工作者,就意味着
选择了奉献。只有把爱化为
动力,才能为"天使"插上奋
飞的翅膀!只有把奉献付诸
行动,才能用爱心和真情为病
人撑起一片希望的蓝天!

——杨秋

2009年5月12日,红十字国际委员会授予四川省都江堰市向峨乡公立卫生院护士杨秋第42届国际南丁格尔奖。当年的10月27日,在北京人民大会堂举办的颁奖典礼上,时任中共中央总书记、国家主席、中央军委主席、中国红十字会名誉会长胡锦涛为杨秋颁发奖章。继1985年和2003年,四川护理人荣获了第三枚南丁格尔奖章。

杨秋(1975—),女,四川人,副主任护师。

1975年8月出生。

1995年,毕业于成都卫生学校(现成都大学基础医学院、护理学院)助产专业;2002—2005年,就读于四川电视广播大学护理专业,取得专科学历;2014年3月—2017年3月,就读于中国医科大学护理学专业,取得本科学历;2018年,取得助产士门诊和母乳咨询门诊证书。

1995年9月—1998年12月,在都江堰市青城山镇卫生院从事护理工作;1998年12月—2009年4月,在向峨乡公立卫生院工作;2009年5月至今,在都江堰市人民医院工作,历任妇产科护士、门诊部护士长等职;2018年11月,开设助产士门诊。

2008年7月29日,作为"抗震救灾英模火炬手"参加成都站的奥运火炬传递;2016年6月,成立中国南丁格尔志愿护理服务队都江堰市人民医院分队。

2006—2007年,被评为向峨乡卫生院先进个人;2008年8月,中华全国妇女联合会授予全国三八红旗手荣誉称号;同年9月,中华全国总工会授予全国五一劳动奖章;2009年,荣获第42届国际南丁格尔奖;2018年5月,当选"中国好医生、中国好护士"月度人物。

"天使"梦想
榜样先行

小学刚毕业时,一次车祸的出现使杨秋身受重伤而被送往医院。在这里,护士姐姐们精心地照顾她,每天都微笑着为她打针、换药、做治疗,她们无微不至的关怀在杨秋幼小的心灵里留下了深深的印象,车祸所造成的伤似乎已经不那么痛,她感到非常的温暖。一个小小的梦想也开始在这位原本不幸的小女孩心中慢慢生根发芽,她梦想着自己长大以后也能够同她们一样做一名"白衣天使"。

中考时杨秋毫不犹豫地报考了成都卫生学校助产专业。从此,护理好病人、为他们减轻痛苦成为她一生执着的追求。在学校里,杨秋认认真真、脚踏实地地学好每一门功课,"踏实、勤奋"成为了大家对杨秋公认的评价。在护理道路的坚持上,杨秋的爷爷对她的影响也很大。老人家是一名乡村医生,即使在生病的时候仍然坚持每天给周围的群众看病,免费为村民发放健康知识资料。"您自己都生病了,为什么还这么操劳呢?"杨秋曾不解地问道,老人家回答说:"作为一名医生,我的责任就是为老百姓服务,这样我的心里踏实。"爷爷这一番朴素的话语让杨秋的心情久久不能平静,这句"踏实"成为杨秋护理道路上的风向标。"当我护理的病人在我的护理下康复出院,我的心里感到很踏实。"经历了多年的护理工作后,杨秋也发出了自己由衷的感叹。

职责使命
重于一切

2008 年 5 月 12 日,一场罕见的大地震瞬间吞噬了无数的房屋和千万条鲜活的生命,周围尘雾弥漫、哀嚎声四起。生活原本平静而有序的杨秋,快乐的日子也在那一刻被彻底改变了。当时正跟随都江堰市疾控中心专家走访检查的杨秋,本能地掉头朝医院赶去:"我要回医院看看,不知道同事们怎么样了。"杨秋不由自主地加快脚步,并在心中作出决定:"我一定要回去!"走在街上她不禁倒吸了一口凉气:"天哪,怎么会这样?"不远处原本应是传出朗朗书声的向娥中学此时早已被废墟掩埋。杨秋二话没说,毫不犹豫地加入救援行列,没有铁锹,没有铲子,就用手一下一下地刨,为了压在废墟下的孩子们,为了这些花一般的生命,她顾不上疼痛,拼了命地刨着。一个孩子得救了,两个孩子得救了……此时她的手指头却满是血迹,早已麻木。她甚至早已忘了同在一个单位上班的丈夫,忘了就在附近新建小学上学的女儿。早上出门时她还亲了一下自己 6 岁的女儿……傍晚,当她和丈夫从废墟下找到女儿的衣角,触摸到那尚有余温的遗体时,泪水夺眶而出,作为一个母亲她止不住地失声痛哭……

然而,当殡葬车开过来,杨秋强忍心头之痛,依依不舍地将女儿的遗体放进去后,她毅然决定再次投入到抢救的第一线。工作仿佛成为了她忘却伤痛的唯一方法,疲惫的身体、消瘦的脸颊、深陷的眼窝,没有一丝笑容的脸上深深刻着心底的悲痛。初期的救治工作结束后,杨秋负责给部队医疗队带路,深入到向娥村各个组进行消毒工作,每天早上出发,步行几十公里。这样高强度的工作令她难以忍受,但她最终坚持下来了,杨秋说:"我不能看到乡亲们再因为防疫不力而遭受第二次伤害!"

杨秋,就是这样一位普普通通的女医务工作者,却在抗震救灾中展现出了不一样的风采!

以伤疗伤
不负白衣

向娥乡山高路远,道路崎岖,最远的村子离卫生院有三十里地。汶川地震后向娥乡60多名失去孩子的妇女再度怀孕,作为乡卫生院唯一的妇保员,杨秋坚持走进每个村,走进每个孕妇的家中,登记造册,细心讲授孕期保健知识,鼓励她们迎接新的希望。一个月中她至少有三分之二的时间扎根在各个村组或者孕妇家中。"没人比我更能了解她们心中的痛,虽然我不是专业的心理医生,但是我知道她们最需要什么。"杨秋说。一位30多岁的妇女,好不容易怀上了孩子却两次流产,杨秋一直给她进行心理辅导,劝慰她把身体养好,最终这名妇女有了自己的宝宝。在杨秋的帮助指导下百余名妇女成功再生育,她是病人眼中名副其实的"白衣天使"。

那场灾难让她遍体鳞伤,可从伤口长出的却是翅膀,杨秋说:"地震中护士给伤者带去慰藉,带去生的希望,让我看到这份职业的伟大,看到肩负的使命和职责,激励我更加努力,不辜负身上的白衣。"

守望初心
做好护士

"护士,住院部怎么走?""护士,挂号处在哪?""护士,我身体不舒服"……作为都江堰市人民医院门诊部的一名护士,杨秋每天要像这样被询问成百上千次。每一次的询问,杨秋都和颜悦色温声细语地给予回答。

一次,有位老人独自一人前往医院看病,正当老人环顾四周不知所措时,还未等老人开口，杨秋就热情地迎上前，二话不说帮助他建就诊卡、挂号，并搀扶着老人就诊，代替老人付费、取药，直至老人看完病放心地离去。在门诊经常会遇到行走不方便的老人，杨秋会立即取来轮椅，推着老人去到诊室……在杨秋平凡的工作中，这些真实的场景，这些感人的画面，已不足为奇，来这里看病的病人和家属情不自禁地赞叹："现在医院的'窗口'亮了！"杨秋也成为了这个标杆窗口的带头人，为了让自己能提前半小时进入工作状态，她每天早上7点30分便准时到达自己的岗位上，以实际行动带领着导医护士们以最饱满的热情投入到工作当中。

24年前杨秋第一次穿上神圣洁白的护士服，从那一刻起她就认为："面对病人的时候，将心比心，站在他们的角度思考，是我们应该做的本分。"秉承着这一初心，24年来从未动摇，这份初心更是在经过汶川地震这样的灾难锤炼后变得更加坚定。同事眼中的杨秋从不知疲倦，不仅责任心强，而且知识面广，对病人的就诊流程和需求了然于心。杨秋说："其实很多医院就诊的整体布局上已经非常完善了，但就诊的细节往往是因人而异，需要在日常工作中不断改进和优化，而这就必须落到门诊服务的实处。其中包括改善服务态度、优化就医流程、提高医疗护理质量、加强管理等措施，这些都要在工作中认真摸索，这也是体现护理工作价值的所在。"她就像一盏明灯，照亮了门诊每一位病人的心，也照亮了年轻护理工作者对这份职业的敬畏之心。杨秋说："我就是一名护士，做好自己的护理工作就好。"在这平凡的护理岗位上，她始终坚守初心，致力于做中国好护士，服务好每一位病人是她不断前进的动力。

**志愿服务
爱火传递**　　为了让广大群众能更好地了解专业的护理知识，让更多的基层老百姓受益，杨秋并不满足于现状，她从老百姓的实际需求出发，带领着自己的团队，于2016年6月，带头成立了中国南丁格尔志愿护理服务队都江堰市人民医院分队，杨秋对待工作兢兢业业，不遗余力，也因此深深感染着她身边的同事，越来越多的护士加入了志愿者队伍中。他们常常利用业余时间，踏遍社区、学校、养老院、企业以及农村，只为能给群众和学生送去常见急症、中毒和创伤救护的急救知识，为他们进行义诊和传播专业的护理知识。

护理工作细碎而平常，可是病人的任何一个细微的病情变化都需要及时观察，及时捕捉，及时处理。护理工作需要不断地创新来提高护理效率和质量，因此也常常面临巨大的挑战。

2020年新型冠状病毒感染疫情暴发，门诊是整个医院的窗口，也是医院预检分诊的首诊之地，面对突如其来的疫情，无疑任务繁重、压力巨大。为确保门诊工作万无一失，杨秋开始对护士们大力开展医院感染防控的精细化培训，开始率先制订疫情期间门诊的工作流程、规范各项管理制度、统一着手人员安排等一系列工作，同时还根据国家诊疗流程进行调整并协助流行病学调查，马不停蹄、有条不紊地保证各项工作顺利开展。杨秋认为："不管是日常工作还是紧急情况，要有耐心，也要冷静思考，这是提升护理工作水平与内涵的两件'法宝'。"

杨秋说："南丁格尔志愿服务队不仅是做一些下基层的工作，更是把'关爱、照顾、帮助、奉献'的南丁格尔精神体现在服务队的日常中。每一位服务队的工作人员都努力在奉献中体现自己的价值。"

坐诊咨询
提升价值

在县级医院里，护士"坐门诊"非常罕见，杨秋却是其中一个。在国家推进二孩政策时，杨秋便自告奋勇参加学习培训，她努力学习孕妇的产期保健和生活饮食问题，通过不断努力，先后考取了助产士门诊和母乳咨询门诊证书，门诊期间，杨秋总是耐心地一一回复"宝妈"们的各种问题，为她们答疑解惑。对杨秋来说，坐诊中最开心的事就是带着各种问题来的"宝妈""准宝妈"们能够发自内心地说一声谢谢。

"如果说医生是在前线攻坚，护士就是在后方堵漏。特别是对于术后病人，要防止出现并发症等，就需要护士用经验和耐心解决各种问题。护理工作对我而言，已经融入生活中，工作时我更多的是感到愉快，只要真心对待病人，遇到问题耐心思考、处理，护理工作也可以做得丰富多彩。"在杨秋眼里，护理不仅是大家看到的打针、拔针等简单重复的内容，护理也是临床工作的重要组成部分。质量的优劣可以反映出整个医院的水平，近几年开展的护士坐诊极大地增加了护理工作的深度、提升了护理服务的质量，护理工作正在从量变走向质变。

平凡的工作
不平凡的英雄

生命的诞生和回归，离不开护理工作者的善良与爱心，他们用勤劳的双手帮助病人解除疾病与痛苦。正是护士的这一职业让杨秋体会到了人生的价值。杨秋说："只有用心灵和病人沟通，用行动为他们解除病痛，营造相互理解、相互尊重、相互关心的护理氛围,才能把繁杂的护理工作化作潺潺流水,流进每个病人的心田。"她以自己是一名平凡的护理工作者而倍感荣耀和骄傲。"护理工作是平凡的,又是不平凡的。相比医生,护士没有那么多复杂的任务,也没有很大的成就感,甚至有时候不太被重视,作为一名护士对这些我感同身受。无论外界如何看待我们,内心都要保持平静,因为护理工作不仅是手上功夫,更是内心的功夫。虽然,我们是在平凡的岗位上做着平凡的事,但救死扶伤时,我们并不平凡,抢救台前,我们都是自己人生的英雄。"

杨秋以一颗平常心去感受、觉察日常工作中的点点滴滴,在自己的基层护理岗位上默默耕耘、无私奉献,坚持不懈地做着中国好护士,做着自己人生的英雄。不知不觉,南丁格尔奖章悄然落到她身上,绝不是偶然,而是必然,是实至名归!

(王瑞 吕冬梅)

参考文献

记第 42 届南丁格尔奖获得者都江堰市向峨乡卫生院护士杨秋 [J]. 中国护理管理,2010,10(01):76.

第42届

国际南丁格尔奖章
获得者 （2009 年）

张桂英

用特别的爱温暖迷失的心灵

> 淡泊宁静，无怨无悔。
> 以救死扶伤为己任，用真心、爱心、同情心呵护每一位病人。
>
> ——张桂英

2009 年 5 月 12 日，红十字国际委员会授予吉林省神经精神病医院护士长张桂英第 42 届国际南丁格尔奖。当年的 10 月 27 日，在北京人民大会堂举办的颁奖典礼上，时任中共中央总书记、国家主席、中央军委主席、中国红十字会名誉会长胡锦涛为张桂英颁发奖章。这是吉林护理人荣获的首枚南丁格尔奖章。

张桂英（1970—），女，吉林伊通人，中共党员，主任护师。

1970 年 2 月 14 日出生。

1987—1990 年，就读于吉林省四平卫生学校。

1990 年起，在吉林省神经精神病医院从事护理工作；后任精神科护士长。

历任吉林省护理学会精神病科分会委员和副主任委员、吉林省护理学会管理分会委员、吉林省青年联合会常委、吉林省妇女联合会执委等；2012 年，倡导建立吉林省精神科专科护士培训基地；2017 年 5 月，当选中国共产党第十九次全国代表大会代表。

在《中国医药指南》等期刊参与发表《某省精神科专科护士培训模式管理的系列研究》等论文。

获吉林省模范护士、护理技术标兵、优秀服务标兵、卫生系统诚信个人、"我最喜爱的健康卫士"等荣誉称号；2009 年 5 月，荣获第 42 届国际南丁格尔奖；2010 年 1 月，被评为全国医药卫生系统先进个人；2010 年 3 月，被评为吉林省巾帼建功标兵；2011 年 3 月，中华全国妇女联合会授予全国巾帼建功标兵；2011 年 5 月，荣获吉林省省直机关五一劳动奖章、五四青年奖章；2017 年，人力资源社会保障部、国家卫生计生委、国家中医药管理局联合授予白求恩奖章；同年8月，当选"中国好医生、中国好护士"月度人物。

从护，做一个"人间天使"

1970年2月吉林省伊通县西南的一个偏僻小山村里出生了一个小女娃，她就是张桂英。

七八岁的时候，调皮的小桂英一放学就溜到邻居刘嫂家院子里去玩。一天夜里，小桂英听见刘嫂屋里传来阵阵撕心裂肺的哭喊声，她吓坏了，以为刘嫂遭遇了什么不测，于是赶紧去找父母帮忙，父母告诉她刘嫂难产，一夜紧张忙乱过后刘嫂最终还是和孩子一起撒手离开了人间。第二天早晨天还没亮，她跟随着人群跑到路边，看着人们头上刺眼的白布，听着哀伤的唢呐声和揪心的哭喊声，她的心碎了。刘嫂痛苦的哭喊声深深地刻印在小桂英幼小的心灵。长大后她渐渐明白了刘嫂是因为没有得到及时有效的救治而去世的，也懂得了死亡的可怕。

桂英上初中时邻居娶媳妇，这个新媳妇有些奇怪，她整天闭门不出，看见有人路过就急忙躲藏起来。听村里人讲新媳妇有抑郁症，而当时的小桂英并不明白抑郁症是什么。一个秋天的上午，整个村子的人们突然慌乱起来，听说那位邻居婶子用镰刀割破了自己的喉咙，大家都赶去帮忙。只见一位年仅26岁的母亲就这样倒在了血泊中，身边的孩子脸上被喷了一脸血。多年前，刘嫂那痛苦的呻吟声突然重新闯入张桂英的脑海，她忍着悲痛跑回家哭了许久。

两次惨烈的悲剧深深刺痛了张桂英，她暗暗下定决心长大了一定要从医救人。初中毕业后，她毫不犹豫地填报选择了吉林省四平卫校。

在校期间张桂英成绩优异，拿到了一等奖学金，经过几年寒窗苦读，她以全校第一名的成绩毕业了。在选择工作岗位时，她放弃了条件优越、报酬丰厚的大型综合医院，转而选择了条件艰苦、充满危险和挑战的吉林省神经精神病医院。她的选择遭到了很多质疑，但张桂英有自己的想法：南丁格尔是她的偶像，吉林省神经精神病医院是一个具有革命军人传统的医院，也是最能体现南丁格尔精神的医院。她觉得条件越是艰苦和危险就越能锻炼自己的意志，越能让自己学习和实践南丁格尔的伟大精神。

填报卫校学医、刻苦专业学习、艰苦医院从护，敢拼敢搏的张桂英准备好了，她要做一个救护生命的"人间天使"。

选择，
成为病人的荫庇

不顾周围的质疑，张桂英踌躇满志地来到了工作岗位，然而现实的残酷还是大大超出了她的想象。

高年资的老护士提醒她，在精神病医院护士不仅需要体力的付出，精神上还要时刻承受巨大的压力，精神病人的异常行为往往是在毫无征兆的情况下突然发生，骂人、打人、砸玻璃、损坏物品是常有的事，精神病人在不能辨认或者不能控制自己行为的时候造成的危害结果，如果经法定程序鉴定确认可以不负刑事责任。老护士的一席话让她有些害怕，再加上不久前有一个病人发病时用拖布把一个年轻护士的眼睛打伤导致失明，张桂英感觉压力更大了。这时的她才真正地感觉到精神科护理工作的非同寻常，可邻居家里曾经发生的一幕幕却又坚定了她坚守下去的决心。

有一位病人在一次发病时把让他吃药的妻子从楼上推下去，导致妻子残疾。入院时他特别抗拒，指着张桂英的鼻子破口大骂，粗俗的骂声不堪入耳，而张桂英却依旧和颜悦色地给病人更衣，与往常无异。在场的人无不折服，有的甚至感动得流下了热泪。张桂英对病人家属说："病人也是有血有肉有感情的人，只是疾病使他们失去了控制、失去了理智，我们有责任和义务善待他们，让我们用宽容和理解帮助病人早日摆脱疾病的折磨。"她对病人如亲人一般的理解和照顾深深地感动了病人家属，他们感动地对张桂英说："护士长，你真是个好人啊，你这种耐心，我们都做不到。"

在精神科遭受病人辱骂、撕扯或突然的攻击更是时有发生。张桂英在工作第二年就遭受了护理生涯中第一次病人的攻击。那天她到病房组织病人吃饭，一个身材魁梧患有妄想症的病人，说什么也不肯吃饭。于是，张桂英就耐心地哄他吃饭，然而病人产生了张桂英是想害他的妄想，于是他借口说要喝水，站起来猛地一拳重重地打在张桂英的胸口上。张桂英向后踉跄两步才勉强站稳，胸口闷闷的疼痛难忍，但比这更疼的是她那颗受伤的心，委屈的眼泪怎么也止不住地淌下来。回去后，她陷入了沉思，对于病人来说他们的行为没有任何道理，也不需要任何理由，不能以常人的标准去要求他们。想通了之后，她照常出现在病房去看护那位病人，依然热情和蔼。

很多人劝张桂英改行，一些不太友好的护理经历也让张桂英萌生过放弃的念头，然而每当改行这种念头在她的脑海中一闪而过时，她就会以病人的角度去考虑，脑海里就会出现南丁格尔的伟大形象和病人症状控制后的羞愧自责或欢颜笑语，她对一切就释然了，更感受到了自己工作的意义。选择对病人负责，成为病人的荫庇，张桂英无视多年的委屈，用自己的实际行动诠释了南丁格尔精神的真谛。

奉献，超越生死的大爱

在精神科，身上不挂点"彩"几乎是不可能的，许多护士的脸、手、胳膊等暴露部位都有被病人打伤留下的痕迹，但张桂英经历的不只这些，还有面对生与死的考验。一天早晨，张桂英按惯例巡视病房，她走到一位病人的床边询问他的睡眠情况。这位病人并没有回答，两只眼睛却死死地盯着她，专业的警觉性告诉她情况不对。可是想要离开已经来不及了，这位大汉突然冲到她面前，双手死死掐住她的脖子。她痛苦地用力挣扎着，可这位精神病病人的力量实在太大了，即使她使出全身的力气都无济于事。时间一点一滴地流逝，死神的脚步慢慢向她逼近。泪水渐渐模糊了她的双眼，正当她神志逐渐模糊时，从卫生间回来的病人家属看到了这一幕，和闻讯赶来的工作人员一起把病人的手掰开，张桂英才死里逃生。

脖子上的掐痕还未褪去，张桂英只是用丝巾遮掩着伤痕，又投入到工作中去了。朋友知道了这件事后说："桂英啊，你还是想办法换个岗位吧，这多危险啊。"她说："别人来这里工作不也是一样吗？这工作我已经有经验了，只要尽心去做，就一定会做好的。"说完，她照常去那位病人的病房查房，为他端水、检查身体，就像什么事情也没发生过一样。她相信，病人也是有血有肉有感情的人，只是疾病让他们模糊了本来的样子，只要好好治疗，用心呵护，病人是可以用温情感化的。这位病人出院时，送给张桂英一篮百合花，满脸歉意地说："百合花是我最喜欢的花，我犯病时差点要了您的命，您却仍对我那么好，我真不知该怎么感谢您。"张桂英的眼泪又一次不争气地流了下来，但这一次流淌的不再是委屈而是欣慰。

多年以来，为了帮助病人更好地治疗，她多次将生死置之度外。理解、关心病人的张桂英在精神病房待了一个又一个春秋，遇到了一次又一次危险，战胜了一次又一次考验。她始终牢记着自己的使命，坚强勇敢地前行，从不迟疑决不退缩。

全心，守护迷失的心灵

为了病人能早日康复，张桂英总是把满腔的爱都倾注到病人身上。"你把自己一切美好的东西给了别人,自己失去了,别人却会得到。"张桂英说。

她每天早起晚归,几十年如一日。早晨醒来的第一刻,张桂英想到的不是自己,而是病房里的那些病人;晚上入睡的前一秒,张桂英想到的不是家人,而是住院的病人。她把所有的关爱无私地奉献给了病人。丈夫因公出差摔断了腿期待着妻子的陪伴,孩子生病了盼望着妈妈的守护,春节假期父母巴望着她回家乡团聚,可是她舍不下病人,硬是没有请过一天假。然而,这样的她却会因为病人的一点情况早出晚归、随叫随到。

2007年的春节,张桂英和同事乘坐救护车去200公里以外的吉林市接诊一名年龄较小的病人。小病人对她们的到来很是排斥,为了不让家人过分担心,也为了稳定小病人的情绪,张桂英和同事们没有采取强制措施,而是耐心地在病人家等待了将近5个小时。最后,小病人在镇静剂的作用下睡熟了,她们才把小病人抱到车上带回医院。凌晨三点到达医院后,晕车的张桂英早已是吐得昏天黑地、筋疲力尽了,但她还是强撑着协助病人家属办理了住院手续。草草地睡了两个小时以后,张桂英又开始了第二天的工作。春节快到了,也正是住院病人病情容易波动的时期,小病人这几天的状况特别差,他敌视、挑剔、不配合护士工作。张桂英为满足小病人的情感需求,为他洗脸、喂饭、哄他开心,衣不解带地照顾他,久而久之小病人对她有了依赖。那年春节张桂英本答应了父母要回家过年,可是只要哪天没见着张桂英,小病人的情绪就有反常。为了稳定小病人的情绪,也为了他的治疗需要,张桂英再一次放弃了回老家和父母过春节的机会,她把对年迈父母的亏欠和内疚化作对小病人慈母般的爱。终于,小病人的病情平稳了,他的家人也度过了一个平静祥和的春节。

"解锁"是精神病医院的通常用语,就是精神科医护人员到被长期用铁锁锁住的精神病病人家里为病人打开铁锁,再把病人接到指定精神专科医院进行诊断治疗的过程。由于"解锁"的病人通常都是重度且未接受治疗的精神病病人,他们通常对周围环境失去了正确的判断力,伤人伤己时常发生。因而在克服地理环境和天气状况的同时,防止病人的突然袭击也至关重要,然而这一切都没有吓跑张桂英,医院每次组织的"解锁"行动,张桂英总是冲在前头。有一年,12月里的一天,在获知王奔镇、卧虎镇各有一名被关锁的重度精神疾病病人,张桂英和同事们不顾风雪,一路艰难前行来到被救助病人的家中。王奔镇的病人大概有9年没理过发了,胡子蓄了很长,吃喝拉撒都在屋内,恶臭熏天,好像多年没见过人进来似的。张桂英忍着刺鼻的异味,冒着被突袭的危险和同事们一起缓步挪到病人的面前，在家属的配合下，她和同事们一起为病人打开了身上的锁链，帮助病人穿好衣服，把病人扶上了救护车，冒着大雪又接到另一名病人赶回医院的时候，已经是晚上6点多钟了，张桂英和同事顾不上寒冷和疲劳，安顿好病人和家属后，又马不停蹄地为脏乱不堪的病人清理个人卫生，剪掉他结块干硬的一团乱发，修剪、清理藏满污垢的指甲。在张桂英和同事的悉心照料下，病人被打理得干净、整洁，前后判若两人。

多年来，张桂英日复一日地照顾着精神病病人，没有一丝懈怠和怨言。为了工作，为了病人，她投入了大量的时间与精力。一个人做点好事并不难，难的是一辈子做好事。张桂英用她的勇气和责任心铸就了一个医护人员的高尚情操。

精神病病人与正常人的不同在于他们被上天关闭了一扇心门，病魔的折磨令他们迷失了自我。而医护人员的职责，就是用充满人性的爱与关怀，照亮他们黑暗中的道路，令他们迷途知返。用特别的爱温暖迷失的心灵，张桂英怀揣着年少的志向，秉持着一往无前的决心，永远冲锋在救护精神病病人的第一线上。

（叶苗苗 曹梅娟）

参考文献

[1] 胡桂玲. 执着的信念永恒的精神: 记第四十二届南丁格尔奖章获得者张桂英 [J]. 当代护士 (综合版), 2010 (5): 11-13.

[2] 马贺. 张桂英: 大爱无垠天使歌 [J]. 劳动保障世界, 2013 (17): 62-63.

[3] 中国文明网. 张桂英: 27年坚守在精神病患者身边 [EB/OL]. (2018-08-15)[2023-05-27]. http://www.wenming.cn/sbhr_pd/sbhr_zghyshhs/zgysj/dyj/201808/t20180815_4795739.html.

[4] 搜狐网.【弘扬职业精神·对话白求恩奖章获得者】张桂英: 这是对精神卫生工作者的肯定 [EB/OL]. (2017-09-11)[2023-05-27]. https://www.sohu.com/a/191265906_464387.

[5] 央视网. 张桂英: 无私奉献真情倾注精神科护理工作 [EB/OL]. (2013-09-09)[2023-05-27]. http://news.cntv.cn/2013/09/09/ARTI1378714485749334.shtml.

[6] 央视网.【十九大代表】"铿锵玫瑰"张桂英: 用爱托起生命的绿洲 [EB/OL]. (2017-10-25)[2023-05-27]. http://news.cctv.com/2017/10/24/ARTI3u4An3Qh2Sy510YMBGSm171024.shtml.

[7] 医学教育网. 南丁格尔奖获得者张桂英 [EB/OL]. (2013-02-19)[2023-05-23]. https://www.med66.com/new/201302/jj201302198739.shtml.

第**42**届

国际南丁格尔奖章
获得者 （2009 年）

鲜继淑

无怨无悔尽天职 毕生愿做"提灯人"

作为一名护士，南丁格尔精神的传人，我将把我一生的爱奉献给我的病人！

——鲜继淑

2009 年 5 月 12 日,红十字国际委员会授予第三军医大学西南医院(现陆军军医大学西南医院)神经外科护士长鲜继淑第 42 届国际南丁格尔奖。当年的 10 月 27 日,在北京人民大会堂举办的颁奖典礼上,时任中共中央总书记、国家主席、中央军委主席、中国红十字会名誉会长胡锦涛为鲜继淑颁发奖章。这是我军护理人荣获的第八枚南丁格尔奖章。

鲜继淑(1969—),女,四川南充人,中共党员,副主任护师。

1969 年 2 月出生。

1984—1987 年,就读于中国人民解放军第三军医大学护校(现陆军军医大学护理系)。

1984 年入伍;1987 年,毕业后在第三军医大学西南医院(现陆军军医大学西南医院)骨科从事护理工作;2000 年,任神经外科护士长。

在《南方护理学报》《解放军护理杂志》《护理研究》等期刊发表《蛛网膜下腔出血并发症的预见性护理》《汶川映秀地震批量伤员现场救护与后送》《273 例颅底脑膜瘤显微外科术后并发症的观察与护理》等多篇专业论文;主持或参与省部级以上科研课题多项;获省部级成果 2 项;参编专著多部。

荣获嘉奖、个人三等功多次;荣立二等功一次;2008 年,中华全国妇女联合会授予全国三八红旗手荣誉称号,获感动重庆十佳人物荣誉称号;2009 年 5 月,荣获第 42 届国际南丁格尔奖。

**亲历病痛
立志学医**

1969年，鲜继淑出生于四川省南充市营山县的一个普通农村家庭。她的父亲是一名军人，转业后在成都工作，母亲则在农村务农，家境不是很好。家里孩子多生活压力大，父亲为了省钱每年最多回来一次探望家人。家里的重担都落在母亲身上，那时母亲很忙，经常因劳累到而晕倒。幼小的鲜继淑，遇上这种情况感到无能为力，好在乡村医生总能一次次把母亲救醒。出于对饱受病痛折磨的母亲的心疼与不忍，以及对医生妙手回春的感激，学医治人、悬壶济世的想法便在她那幼小的心灵中生了根，鲜继淑开始对医学有了一种懵懂的向往和憧憬。

14岁那年的一次食物中毒事件，更加坚定了她从医的决心。事情发生在她上初三的时候，有一天她在学校吃过午饭后，不知是误食了什么东西导致食物中毒。老师和同学赶紧把她送往医院，到医院时她已昏迷不醒。那时候学校距离她家很远，她只能独自一人寄宿在学校，身边没有亲人，医院在没有收到任何手术费或承诺的情况下，对她进行了抢救，把她从死亡线上拉了回来。鲜继淑被医院救死扶伤的大爱精神深深感动，带着满腔的感激之情，她萌生在心底的"学医治人、悬壶济世"的种子渐渐发芽。

**唯一志愿
坚定信仰**

1984年9月，初中毕业的她义无反顾地填报了中国人民解放军第三军医大学护校——这是唯一的一个志愿，并以优异的成绩如愿以偿地走进了中国人民解放军第三军医大学护校，开启了她的护理生涯。虽然当时对军校、护校还知之甚少，但心中不变的信仰一直指引着她前行的方向。她决定以后要成为一名燃烧自己，给人间带去温暖的医护人员。正如她所说："虽然护理工作平凡而辛苦，但我喜欢这份职业，如果让我重新选择，我还会坚定不移地选择护士。这份职业让我感悟了平凡就是一种伟大、一种幸福，奉献也是一种美丽、一种快乐。"

正是她的执着与甘于奉献，以及这段孜孜不倦、刻苦钻研的护校生涯，为她之后近40年护理职业生涯中的出色表现，打下了坚实的基础。通过她的努力，1986年，她被分配到了第三军医大学西南医院参加毕业实习，1987年，毕业后她顺利通过考核成为第三军医大学西南医院一名正式的骨科护士。就这样，鲜继淑带着对生命的尊重与责任踏上了她的护理之路。

细微见著
危岌见心

每一年,重庆总有一些来自偏远山区的农民或低收入的人群病人因无法负担医疗费用而苦难重重,只能忍受着病痛的折磨。每当这时,鲜继淑总是想方设法为他们排忧解难。有一次,一名来自酉阳山区的骨折病人,伤愈后迟迟不肯出院,独自待在病房,原来病人已身无分文,无法办理出院手续。鲜继淑了解详情后主动向医院爱心基金会申请资助,减免其部分医疗费用,帮助病人顺利出院。替病人办理完出院手续后,鲜继淑考虑到病人伤腿上的石膏尚未拆除,行动不便,身边又无人照料,便自掏腰包租了一辆车把他送回了远在500里之外的家乡。这样的小事,在鲜继淑的护理生涯中数不胜数。

2008年5月12日,8.0级的汶川特大地震,震在了每一个中国人的心头,震痛了每一个中国人的神经,至今让人记忆犹新。惊魂甫定的鲜继淑顾不上昼夜疏散住院病人的极度劳累,顾不上年迈体弱的双亲,顾不上脊柱曾受重伤且正面临中考的儿子,第一时间申请前往灾区救援。而她的丈夫此时也正奔忙在抗震救灾的第一线,没有时间照顾家里……她当机立断把儿子托付给亲戚照料,毅然决然地踏上了抗震救灾的战斗征程。

道路中断、艰险异常,鲜继淑与68名同事一起,每人背负40多公斤重的药械背囊,先乘冲锋舟水路进发,再徒步行军40余公里。一边是陡峭的悬崖,一边是湍急的岷江,不时有山石从头顶滚落,异常危险,但想到等待救援的灾区人民,她暗下决心:"再难也要走下去!"因为这条山路承载了灾区人民的生命希望!经过连续26小时车行、船进和徒步的艰难跋涉,鲜继淑和队员们终于在5月14日14时30分到达了映秀镇,成为第一支到达震中的医疗队。全然不顾长途跋涉的疲惫,鲜继淑迅速组织成立了现场救护小组,对现场密密麻麻躺着的600多名危重伤员进行分区治疗。治疗区被划分为轻伤和重伤救护区,护理人员分组担任分类后送、现场急救、配合手术、常规处置等工作,他们在极短的时间内规范了救治和后送秩序。他们冒着生命危险与时间赛跑,与死神搏斗,挽救了一个又一个宝贵的生命。鲜继淑感叹道:"这次的抗震救灾,是我一辈子护理工作中最难忘的,是我一生的财富!我为我的同行们敬业、奉献和勇于牺牲的精神而感动。"

在伤员眼中,鲜继淑是神圣的"提灯女神",为恐惧和绝望中的病人点亮生的希望;在队友眼中,她是亲切的大姐和严谨的老师;在恶劣的环境中给予队员们无私的关爱;在困难的条件下指导大家进行科学救治;在领导眼中,她是一名坚强的战士，总是冲锋在前；在生死的考验中，创造了一个个生命的奇迹……

以人为本
科学治理

鲜继淑不仅是业务上的尖子，在行政管理、组织协调等方面她也是难得的好把手。她在竞争护士长岗位的擂台赛中脱颖而出，后被任命为神经外科护士长。神经外科危重病人多，护理任务极其繁重，鲜继淑到任后率先建立了"护理等级公示制度"，把工作标准和要求置于病人和社会监督之下，她在科室内制订的"三不"制度在全院推广：工作不完成不下班、质量不达标不松手、病人不满意不过关。"鲜护士长对护理工作不懈探索、求新求精，这种精神不亚于医生团队。"神经外科冯主任说。

为满足专科护理要求，鲜继淑建立了一整套专科护理操作规程，改进了病人床上理发、洗头、沐浴等多项基础护理方法，并在病人床头开展多媒体健康教育，还开展瘫痪病人心理干预疗法等新技术、新业务，得到同行的高度认可。针对病人住院时间长、探视人员多的特点，她着眼"以人为本、科学规范"的管理要求，建立了"弹性安排、预约探视"等病区管理措施，得到病人家属的支持和理解，为病人营造了安静、舒适的诊疗环境。

鲜继淑也带领神经外科护理团队联合撰写论文、参与科学研究和课题申报，相关成果刊登在各种医学杂志上，为病人和护理事业作出了科学优质的贡献。

舍己为人
大爱无言

在儿子的眼里，鲜继淑是一个"无情"的母亲，每次都是匆匆而别。然而，她却是别的患儿口中亲爱的"鲜妈妈"。不顾余震的危险，只因听到被困的孩子微弱的呼唤："妈妈，快抱抱我，我要出去！"鲜继淑就连续十多个小时，趴在冰冷的废墟上，耐心陪伴被困在地震废墟的孩子；把自己年幼的孩子托付给邻居，只为照顾一位无父无母的骨折患儿，不仅帮助垫付医疗费，而且在患儿出院后一直资助他上学，直到初中毕业……无论在病人，还是其他医务工作者眼中，鲜继淑都是如同他们的亲人、朋友般的存在，一切皆是因为她心中的大爱。

2009年，鲜继淑获得世界护理界最高荣誉——第42届国际南丁格尔奖章，成为重庆市首位南丁格尔奖获得者。

大音希声，大象无形。"无论多平常的事，做好了就不平凡。护士的工作看似平凡，但只要认认真真地去做，就能获得成功。"从事护理工作近40年来，鲜继淑始终以博大的爱,默默地呵护她的每一个病人,关怀身边的同事和下属,用无声的行动诠释着一名护士的职业。

"继"仁以爱 "淑"贞扬光

正如马克思所说:"如果我们选择了最能为人类福利而劳动的职业,那么,重担就不能把我们压倒。"当医者与军人的职责使命交汇在一起时,便熔铸成一个响亮的宗旨:全心全意为人民服务。鲜继淑便是将救人作为她的天职、她的使命。

"爱在左,同情在右,走在生命的两旁,随时撒种,随时开花,将这一径长途点缀得香花弥漫,使穿枝拂叶的行人踏着荆棘,不觉得痛苦,即便有泪可落,却不是悲凉。"鲜继淑认为,人道、博爱、奉献与创新精神是南丁格尔精神的内涵,一个优秀的护士必须首先具备爱心与同情心,才能在平凡的工作岗位上,无怨无悔地付出,尽职尽责地护理好每一位病人,最大程度地帮助病人体会到生命的尊严。其次是要有责任心,护士是在为生命服务,爱心和责任感非常重要,而兴趣和热情也同样重要。

鲜继淑,这位因童年经历而投身医护,最终因医护而绽放光芒的女性,用义无反顾的行动诠释了作为一名护士的天职。她全心全意为拯救生命而服务,以选择这个职业为荣;她用她自己的方式为病人的生命赋予了独特的意义。鲜继淑,正如她的名字一样,"鲜"峰无恙,"继"仁以爱,"淑"贞扬光!

(裴彩利 王丽娜)

参考文献

[1] 孟莛,冯毅,肖瑶. 鲜继淑 我喜欢这份职业 [J]. 中国卫生人才,2011(05):61-62.

[2] 孔令令. 平凡与简单的成功:记第四十二届南丁格尔奖章获得者鲜继淑 [J]. 当代护士(综合版),2010(02):9-12.

[3] 记42届南丁格尔奖获得者第三军医大学附属西南医院神经外科护士长鲜继淑 [J]. 中国护理管理,2009,9(12):74-76.

[4] 鲜继淑同志事迹简介 [J]. 解放军护理杂志,2009(22):28.

潘美儿

山坳人生 照样出彩

不去爱永远不会被爱,我
们对麻风休养员们付出的
爱,让自己同样收获了爱,
这就是对我们的青春最大
的奖赏!

——潘美儿

2009年5月12日,红十字国际委员会授予浙江省皮肤病防治研究所上柏住院部麻风病区护士长潘美儿第42届国际南丁格尔奖。当年的10月27日,在北京人民大会堂举办的颁奖典礼上,时任中共中央总书记、国家主席、中央军委主席、中国红十字会名誉会长胡锦涛为潘美儿颁发奖章。继1995年,湖州护理人为浙江再次赢得了一枚南丁格尔奖章。

潘美儿(1976—),女,浙江湖州人,中共党员,副主任护师。

1976年11月出生。

1996年7月,毕业于湖州卫生学校(现湖州师范学院医学院、护理学院)。

1996年起,在浙江省皮肤病防治研究所上柏住院部(麻风病区)从事护理工作;历任上柏住院部护士长、监察室主任、研究所护理部副主任等职务;现任浙江省皮肤病医院党委委员、副院长,湖州师范学院荣誉教师。

在《中国麻风皮肤病杂志》《中国公共卫生管理》《中国公共卫生》等期刊杂志发表《麻风治愈留院者述情障碍及其相关因素研究》《临床护理路径在麻风足底溃疡患者治疗中应用效果》《麻风病受累者心理障碍及其影响因素分析》等多篇专业论文;2008年1月,《综合治疗麻风溃疡的效果观察》在国际麻风大会上进行学术交流;所在团队开设的心理咨询服务项目被中国科学技术协会列为麻风病学科重大成果之一。

2009年5月,荣获第42届国际南丁格尔奖;同年,中华全国妇女联合会授予中国十大职业女性榜样;2015年,浙江省总工会授予省五一劳动奖章;2018年,当选中华人民共和国第十三届全国人民代表大会代表;同年7月,荣登中央文明办发布的"中国好人榜";2019 年 9 月,在中央宣传部、中央文明办等联合主办的第七届全国道德模范评选表彰活动中获全国敬业奉献模范荣誉称号。

少年丧亲
笃志择医

初中三年级的生活大多是艰苦而又压抑的,潘美儿就是那些大多数学生中的一员。如今再提及,那些为梦想努力的日子,在脑海里还是那样的闪亮。磨人的岁月本可安静地任时间一点一滴地流逝,可生活却总会冷不丁地给人当头一棒。就在初三那年传来了爷爷肺癌晚期的噩耗,病床上的爷爷是那么的虚弱,高大的身躯被病魔折磨着,只能在冰冷的病床上无力地喘息着、呻吟着……潘美儿的心如海水般翻涌着,击打着心房,冲撞出剧烈的疼痛,一阵阵悲伤袭击着这个少年。"如果我自己懂一点医学知识,或许能减轻爷爷的痛苦。"那一刻,潘美儿的心里隐隐有了长大后从事医疗护理行业的念头,"以后我要在自己的工作岗位上照顾像爷爷这样的病人们。"爷爷去世后,潘美儿在志愿表格上坚定地填下了"护理"。爷爷的离开对她来说是一个巨大的打击,却也化作了一种不可言说的力量,激励着她一步一步地朝着梦想前进。

那充满了"拼搏"的时光飞得很快,忽而一逝,充满了不舍,虽急迫地想去用力挽留,但时光依旧划过指尖而去,留下了不浅不深的印痕。印痕里满满的是挥之不去的回忆,最终化作另一种方式留下。少时的她羽翼未满,只能眼睁睁看着最爱的爷爷受着癌痛的煎熬。因为失去,她更加懂得珍惜,更加懂得病人痛而难医的感受,所以选择从医,选择守护更多的家庭。

润物细无声
砥砺逐护理

1993 年,为了完成爷爷的遗愿,为了照顾和帮助更多的像爷爷一样深受病魔折磨的人们,潘美儿凭借着那股子拼劲儿成功进入湖州卫生学校护理系就读。

那时的学校条件很差,没有电视没有电脑,十多个学生挤在一个宿舍。可这看似简陋的生活却充满了无限趣味,对潘美儿来说,每天只有一件事,那就是教室、宿舍两点一线的学习,尽情地徜徉于书海里。尽管学习占据了她生活的所有,但对父母的思念总时不时敲打着第一次离家求学的她那脆弱的心。幸运的是,班主任沈洪老师如亲人般待她们,身处在这样一个"家"一样的学习环境中,想家的孤独感渐渐被老师们无微不至的关心与照顾所驱散。有的学生家里条件差,老师就带吃的、穿的补给学生用,老师们尽心尽力地教导使她习得了能救人、能服务于人的知识，他们尽自己所能地帮助学生则让潘美儿牢牢记在了心里，更学会了如何更好地予人以帮助。

充斥着彩色电视和网络的生活固然精彩，但那些充满了艰辛和汗水的生活却让她感到无比的踏实与务实。老师们的言传身教让潘美儿更坚定了尽自己所能去帮助他人的梦想。在追梦的这条道路上，有老师的影子相伴也不会觉得孤单，它时刻提醒着自己路在脚下，坚定地走下去。

五味杂陈入麻风
甘洒青春于山坳

1996年，20岁的潘美儿从湖州卫生学校毕业后被分配到浙江省皮肤病防治研究所上柏住院部麻风病区，这是我国最早的麻风病院之一，也是浙江省卫生厅直属单位中唯一一个不在省城的医疗机构。山脚下竹林掩映，红瓦黄墙一片平房，这里有个让人生畏的名字——"麻风村"，曲径通幽之处住着畸残的麻风病患，他们有的眉毛稀疏脱落，有的口角歪斜，走路一跛一跛的……

工作的第一天是思想激烈斗争的一天。第一次接触麻风病病人潘美儿不知如何应对，她把自己包裹得严严实实，戴双层口罩穿着长靴子，而护士长却只身穿一件白大褂穿梭在病房之间。她挪动脚步靠近病房，一股刺鼻的气味扑面而来，她下意识地捂住鼻子，只觉反胃、恶心。护士长看了她一眼却没有批评，径直走进病房，而潘美儿鼓足勇气走进病房，当看到肢体残疾、眼盲鼻塌的麻风病病人时，她心里阵阵发紧恐惧感油然而生。护士长向病人们简单地介绍了潘美儿，房间里响彻着欢迎声，这热烈的欢迎让潘美儿再次陷入了迟疑，同龄的大学生有的已经离开了，是去是留？放弃的念头忽隐忽现。病人们用自己的方式热情欢迎着她的到来：手指残缺的用拳头"鼓掌"，没手的就用胳膊击打桌子、用脚跺地，手脚不便的就拼命点头。潘美儿没有想到一个与他们素未谋面的小护士竟受到如此热情洋溢的欢迎，那一刻眼泪夺眶而出，流下的热泪是对麻风病病人热烈欢迎的最好回应。

青春是无言的，却能传颂出铿锵有力的歌，无言胜有声，声声动人。同样的青春，有人选择诗的远方，也有人选择激荡飘摇的打拼，但无论何处，青春的心总会拨动着爱的和弦。麻风山坳里的青春，照样会吹奏出高亢激昂的号角。

温暖润心田
枯木亦逢春

因为麻风病的传染性，麻风病病人的家人很少来探视。对于他们来说，长期患病导致的无助与落寞比身体的疼痛更难忍。

潘美儿在的地方,只有亲人,没有病人。一位大妈因为药物色素沉淀导致全身发黑、面色暗淡、目光呆滞,大妈从不开口说话,给人一种"神秘感"。但潘美儿知道是麻风病迫使病人不得不以这个样子"面世",疾病带给他们的心理创伤远比身体残疾要重得多,这些自闭的病人内心渴望交流,他们以冷漠的方式隐藏自己脆弱但又渴望走出去的内心。潘美儿每天花很长时间给大妈的伤口换药,为了不增加老人的痛苦,她用生理盐水一点一点将粘连的衣服剥离。为了让大妈打开心扉,换药时潘美儿都会跟老人讲述自己所听到的、所看到的有趣事情。直到有一天,她正趴在床上给大妈换药,很少开口说话的大妈竟突然放声哭了。老人说:"我自己都把自己当鬼,只有你们才把我当成人啊!"那一刻,潸然泪下的不只是大妈,还有潘美儿,所有辛酸与失落都伴随着眼泪掉落,所有的期盼也终于看到了花苞。泪水冲刷了老人心里的阴霾,是委屈更是曾经的绝望;泪水是潘美儿"守得云开见月明"的释怀。看到老人脸上滚烫的泪花,那是生命的光彩在焕发,潘美儿知道大妈找到家了,是家的温暖让枯萎、无望的生命之花重新绽放。

有色变无色
吞吃复真情

对麻风病病人来说,药物只能治疗身体的不适,他们不仅要承受着肢体残疾带来的挫伤感,即使痊愈了也要一生伴着他人的"有色眼镜"苟活着。医者先医心,潘美儿在工作中开始注意病人的内心活动,关注那颗同样需要去爱、去呵护、因害怕歧视而变得脆弱的心灵。

一次,一位病人生日时包了饺子并邀请了护士长和潘美儿一同来品尝,庆祝生日是次要的,更重要的是感谢潘美儿对自己的辛苦照料。虽然病人的传染性没有那么强了,可刚入职的潘美儿仍是心怀芥蒂,虽忐忑不安,可看到护士长笑呵呵地一口答应了,潘美儿只好硬着头皮接受了病人的邀请。病人满心欢喜地举着热腾腾的饺子送到潘美儿的嘴边,房间里热气蒸腾着,一切都是温暖的,这个大男人眼神里有些羞怯,但更多是纯真得如孩子一般的期待。潘美儿实在没有勇气拒绝,就把嘴边的一个饺子几乎没咀嚼就吞了下去,她忘记了饺子是什么馅,但她永远都不会忘记当她吞下饺子那一刻病人的表情:他先是愣愣地看着,紧接着就是号啕大哭。一个男人在自己50岁生日那天竟大哭了一场,实在是让人不可思议啊!病人说他过了有生以来最难忘的一次生日,对他来说潘美儿吃下的是饺子,更是对自己的信任,是潘美儿的欣然接纳感动了他。从此,潘美儿深切地感受到这些饱受歧视的病人是多么需要平等的对待；这些遭受挫折的病人是特殊人群但也是普通人，他们不仅需要药物治疗，更需要理解和亲人般的关爱。工作不分贵贱，传染性疾病的护理工作总是要有人去做，她相信：在阳光照不到的角落，同样有花开的期盼。我们常常流泪，却越来越坚强。生活内容天天如一的单调，人生却越来越幸福。

蓄力科研梦
疗护显成效

"路漫漫其修远兮，吾将上下而求索。"尽管潘美儿的初始学历为中专，但对学术山峰的攀登她从未停止过，从未放弃对自身素养的提升，她报名参加自考并最终取得本科学历。2005 年，潘美儿接任麻风病区护士长一职，带领年轻护士为麻风病病人送去更科学、更专业的护理服务。

完成常规护理工作之余，她开始蓄力科研梦。为了降低病人四肢溃疡的风险，她带领护士、护理员多次改进消毒液调配与溃疡换药方法，并手把手教会病人预防溃疡的方法，帮助病人养成良好的生活习惯。为了使病人走出悲观与绝望，增强治愈疾病的信心，她带领团队开设"心理医疗室"，为病人提供"有话说，有人听"的心理治愈空间。这一心理咨询服务项目的成果被中国科协列为麻风病学科重大成果之一。在前辈积累的经验基础上，她的团队倡导直接和病人肌肤接触护理，推动并发展了我国麻风病歧视干预的理论。

一分耕耘一分收获。在潘美儿团队以及一代代麻风病防治工作者的努力下，浙江省麻风病平均发现率由最高时(1955—1959 年)的 2.79/10 万下降到 2018 年的 0.02/10 万，患病率由最高时(1973 年)的 27.75/10 万下降到 2018 年的 0.12/10 万。

为麻风代言
赢社会关爱

对于麻风病病人而言，一旦得病就面临着身体痛苦和社会歧视的双重压力，即便是治愈并出院，他们仍不得不生活在被他人歧视的环境中，不得不承受着权益被剥夺的失落。如何改善人们对麻风病认识的不足？如何降低社会歧视对麻风病病人的影响？为解决这两个问题，她带领年轻的医护人员深入乡村街道、机关单位、学校等地方开展麻风病知识的科普工作，呼吁加强对麻风病病人群体的关注和关怀。她人在哪里，麻风病科普的宣传活动就做到哪里，即便是走入"全国两会"的现场，爱岗敬业的她也不忘向其他代表科普麻风病知识。身为全国人大代表，她一次次向党和政府传达基层一线麻风病患的声音，一次次为"麻风村"带去党和人民对麻风病病人的关怀与温暖。

作为一名共产党员，她不忘使命，牢记人民的嘱托；作为一名普通医护人员，她坚守岗位，心系病患。她说，"只有让越来越多的人了解麻风病，才能进一步消除社会对麻风病的误解以及对麻风病病人的歧视。"

因为需要 所以坚守

从学校毕业，一路走来，也曾遇过挫折，但潘美儿始终不忘初心，为麻风病病人这个特殊的群体提供优质的护理服务。为什么选择坚守，现在后悔吗？潘美儿的回答是那样的坚定："麻风休养员的需要。"她留守山坳，坚守一份属于麻风病病人的特殊幸福，用平凡的坚守书写伟大的篇章。

回忆20余年的工作历程，潘美儿说："我们的工作确实很平凡，我只是做了一些日常护理的事情，尽了一名医护人员该尽的责任。可是，我们的工作又的确很伟大，因为它需要把这些平凡琐碎的事情坚持日复一日、年复一年。因为它不仅治疗伤痛，它还能抚慰心灵，它让我们以同情心和一双愿意操劳的手践行南丁格尔救死扶伤的人道主义精神，让生命之花在每一个角落美丽绽放。"

20多年来，带着这份被需要的幸福，在这个名不见经传的贫苦山坳，她选择了把青春献给麻风病护理事业，选择了甘于"平凡"却从不失"仁心与关爱"，也正是她坚守的"仁心与关爱"，使她"这么多年来，已经越来越分不清病人和亲人，越来越分不清工作和生活了。"是老一辈的引领，是身为医护人员的责任和信念使她留在了这里，更是与麻风病病人的朝夕相处让她无法割舍这份超越亲情的爱。

（董晓萌 张秀伟）

参考文献

[1] 浙江省皮肤病防治研究所.记第42届南丁格尔奖获得者浙江省皮肤病防治所麻风住院部护士长潘美儿 [J].中国护理管理，2010，10（02）：78-79.

[2] 潘美儿:把青春献给麻风病护理事业 [J].职业，2015（16）：21.

[3] 让生命之花美丽绽放：潘美儿 [J].世界最新医学信息文摘，2016，16（68）：192.

[4] 雷亮中."麻风村"：社会歧视与文化认知 [J].西南民族大学学报（人文社会科学版），2014，35（02）：22-27.

[5] 光明网.她坚守在"中国麻风第一村" [EB/OL].（2019-06-30）[2023-05-31].https://m.gmw.cn/baijia/2019-06/30/32959991.html.

[6] 中国妇女联合会.坚守"麻风村"二十三载，为病人创造"光明" [EB/OL].（2019-09-11）[2023-05-29].https://www.women.org.cn/art/2019/9/11/art_24_162877.html.

孙玉凤

麻风病病人的贴心"天使"

> 麻风病病人已在身体和心灵上遭遇了巨大的痛苦和不幸，为了他们的康复和健康付出，我愿意！
>
> ——孙玉凤

2011 年 5 月 12 日，红十字国际委员会授予上海市皮肤病医院护理部副主任孙玉凤第 43 届国际南丁格尔奖。当年的 8 月 26 日，在北京人民大会堂举办的颁奖典礼上，时任中共中央总书记、国家主席、中央军委主席、中国红十字会名誉会长胡锦涛为孙玉凤颁发奖章。至此，上海护理人已经赢得了五枚南丁格尔奖章。

孙玉凤(1968—)，女，上海人，中共党员，主管护师。

1968 年 4 月出生。

1987 年，毕业于上海市第一人民医院护校，取得中专学历；参加世界卫生组织西太区麻风管理者培训项目。

1987 年起，在上海市遵义医院(现上海市皮肤病医院)麻风科从事护理工作；历任麻风科护士长、门诊护士长、护理部副主任和护理部主任等职务。

建设上海麻风职业道德培训基地，组织市卫生系统青年医务人员职业道德培训、彭浦高级中学学生道德教育培训和"九九"关爱小剧场演职人员交流慰问等活动。

在《中国麻风皮肤病杂志》等期刊发表《405 例麻风的眼疾调查》《25 例麻风治愈者白内障手术的护理》等多篇论文；参与中英麻风康复项目，开展残疾病人康复知识培训。

2011 年 5 月，荣获第 43 届国际南丁格尔奖；同年，荣获马海德基金会设立的麻风病防治奖即马海德奖；2012 年 1 月，荣获上海市人道博爱奖；同年 5 月，荣获首届左英护理奖。

一席讲座
指引一生

1987年5月的一天,对于正在上海市第一人民医院护校就读的孙玉凤而言是忙碌而饱含纪念意义的一天,身为团支书的她受老师的嘱托,提前布置教室迎接下午的讲座。讲座开始前孙玉凤为讲师倒水,在交谈时得知其是来自上海市遵义医院护理部的工作人员,那里缺少护理人员,希望能通过讲座进行宣传,吸引学生就业。孙玉凤心中暗自摇头:"因病致残、面容毁损,同学们都清楚麻风病有多可怕,我们这个年纪的姑娘们怎么可能愿意干这差事……想要从这里引进新人,只怕是要徒劳一场了。"

讲座开始,孙玉凤坐在最前排,回头一看,同学们果然都兴致索然,肯定是没人有意向了。之后的提问环节果然没有一个人起身提问,眼看着讲座陷入了冷场,孙玉凤只好硬着头皮起来提了几个问题缓和气氛。

本以为这件事就这么过去了,但第二天班主任老师把孙玉凤叫到办公室,问道:"怎么样,考虑过去遵义医院吗? 昨天从上海市遵义医院护理部来的那位工作人员对你的印象很好,点名让我问问你的想法。"孙玉凤愣住了,要知道,大家的眼睛都盯着三级医院,而她也极有可能留在第一人民医院。虽然她不抵触,甚至很想帮助麻风病病人,但要她转去干更苦更累的麻风病病人护理工作,换作谁也很难能轻易接受。"我还没想好,得回去和家里人商量一下。"思索了半晌,孙玉凤只憋出了这么一句说辞。

回到家中孙玉凤马上把这件事告诉了父母,征求他们的意见。父亲的考虑显然更全面:"遵义医院需求大,待遇和发展前景不会比三级医院差;而且在那里上班离家近,不用来回赶路;最重要的是麻风病病人会更需要你的护理。你可以再考虑一下。"弟弟在一旁插嘴道:"那家医院很近的,我去捉过蟋蟀,地方很大。"一句孩童的玩笑把全家人都给逗乐了,也把孙玉凤心中的顾虑完全打消了。

受之托付
竭诚相护

没再多想,回到学校孙玉凤就将自己愿意加入麻风病病人护理队伍的决定告诉了班主任。填写毕业去向时,她义无反顾地填上了"上海市遵义医院"。

孙玉凤以为自己已经可以坦然面对麻风病病人,毫无成见地照顾他们了。直到那天她在带班护士指导下,按照隔离规范,全身上下穿着隔离衣走进了麻风病区。那天的护理工作主要是为病人输液、伤口换药,却还是受到了无以复加的震撼："没想到病人们几乎都残疾了！"麻风病病人们悲惨的遭遇，是通过教科书里仅有两页的皮肤病知识无法感受到的。第一次看到因感染麻风病毒致残、失明、面容毁损的病人，孙玉凤格外吃惊。手禁不住地颤抖，在学校练得很好的"一针见血"的功夫失灵，换药时也哆哆嗦嗦。

那时医院里有200多名麻风病病人，其中还有一部分是严重畸残的休养老人。最开始的那段时间里，孙玉凤会因病人触目惊心的病征而害怕，也会因他们被命运的苛待而难过，过度的消极、悲伤压抑得她喘不过气来。"我们将要日复一日感受病人的悲惨遭遇，见证他们的悲惨人生……"她一度产生了后悔的念头。

"孙同志，你来啦！"病人们欣喜的神情、期待的目光和无比的信任打动了孙玉凤。从小到大她帮助父母处理家务，组织同学参加活动，也当过老师的左膀右臂，帮过无数人的忙，但这都只是锦上添花。而麻风病病人们不一样，他们是将自己仅存的一点希望全部托付给了照料自己的护士们。孙玉凤找到了被认可、被需要的感觉，这一刻她终于释然了，并开始了一段与病人相知互信的漫长故事。

涉深水冒酷暑 营绿荫筑病房

时间来到20世纪80年代，医院的条件依然非常艰苦。病房排布分散且所处地势低洼，大雨时周围道路常常积水。有时候，水深甚至能够淹到膝盖，行走都成了问题。当时，孙玉凤担任护士长，她带领着护士们每日涉水穿梭在不同病区间，为病人提供护理服务。即使穿着雨鞋和雨裤，仍然会浑身湿透。这种无私奉献的精神深深唤醒了麻风病病人对生命的热爱。

2008年，医院实施了全国麻风村改建项目，将80余位严重残疾、生活不能自理的病人转移到临时安置房。然而此时正值百年一遇的持续高温天气，对于行动不便的麻风病病人来说，高温就意味着感染、压疮等症状的高发。如何让病人们安全、舒适地度过这个夏天成为团队面临的巨大挑战。孙玉凤和她的团队进行了多次勘察，选定了医院内最为阴凉通风的位置搭建临时安置房。同时施行起一套更严格的护理工作体系，每当气温超过35℃，她们就定时为病人擦拭身体，不断添加冰块以降低体温。就连交班环节也被尽可能简化，只为确保病人得到无间隙的护理。在这期间，有一位病人因溃疡感染导致高热，孙玉凤根据多年的护理经验为他制订了专属的护理方案，成功避免了休克和中暑等症状的发生。经过半年的过渡期,孙玉凤的团队成功克服了麻风病病人皮肤排汗功能障碍不利于散热的困难。所有的病人都没有出现中暑的症状,得到了病人和医院的高度赞扬。

维护权益 打破偏见

1998 年,孙玉凤带领她的调研团队进行了一项城市麻风病病人调查。调查人群中,其中一对父子严重的病史引起了她的特别关注。因为两位病人平日里早出晚归,街坊邻居也避之不及,不愿代为联系,多次走访下,孙玉凤团队才见到了这对父子。一见面,即便是团队里从事麻风病管控多年的助手,也觉得眼前的一幕触目惊心,多年麻风病的侵害下,两位病人的四肢均呈现不同程度的畸形及残疾,下肢遍布了大片大片的溃疡。面对援手,父子俩有诸多顾虑,不愿配合治疗。但是孙玉凤没有放弃两人:病人经济上有困难,她就为这家人申请麻风病补助;病人求医态度消极,她就为两人描绘痊愈后的美好光景。就这样,她用自己的真诚赢得了父子二人的信任。体检过后,两位病人均被确诊为瘤型麻风病,这类分型的麻风病具有较强的传染性,孙玉凤和她的团队当即制订了方案,确保病人能得到妥善的护理。终于,父子俩的病情都稳定了下来,当孙玉凤得知这家人想要回到原籍开始全新的生活时,她依然担心当地的麻风病生活补助能否落实,于是她一路陪同病人来到原籍的民政部门,在确保相关手续都已办理后,才了却了心中的牵挂。

孙玉凤对病人的呵护不单单体现在护理工作上,麻风病病人在社会中应有的尊严,她也尽全力维护。为了解决一位病人康复出院后的复工困难,孙玉凤曾多次与上海某工厂的领导交涉,面对厂方一再的推脱,她始终坚持据理力争。最终,厂方提出条件:由孙玉凤想办法打消其余工人的顾虑,如果能征得绝大多数工友的同意,便安排那位病人重返岗位。孙玉凤毫不犹豫地接受了这个要求,她想到的办法是,邀请工人代表围观,她在食堂与病人共进午餐。就这样,在众人的注视下,孙玉凤与病人在餐桌前谈笑风生,并毫无顾忌地同吃一份菜。这一场景让工人们相信病人已经完全康复,自然也就接纳了他。不久后病人得以复工,并亲自向孙玉凤表达了感谢。为病人正名的事情孙玉凤还做了很多,康复出院对麻风病病人而言并不是终点,更大的难题是如何回归社会,而每当这个时候,孙玉凤便会挺身而出,凭借自己的专业身份树立起榜样,消除人们对麻风病病人的恐惧和偏见。

爱岗敬业
努力钻研

麻风病病人的护理需要非常专业的护理知识，不容半点松懈。麻风病病人大多因疾病原因留有不同程度的畸残，由于康复知识的缺乏，病人不懂得如何保护受影响的器官和麻木的肢体，往往会进一步加重病情而导致失明、溃疡长年不愈，甚至溃疡发生癌变导致截肢。孙玉凤人行以来，深感所学难以熟练运用在麻风病病人护理中，因此她刻苦钻研、勤于学习，连续十年参与中英麻风康复项目，并与医生密切配合，率先在医院内开展针对残疾病人的康复知识培训；指导病人实施自我护理，以及麻风病的眼、手、足保护方法，不厌其烦手把手地教，直到病人掌握为止。

足底溃疡是麻风病病人频发的症状之一，因此孙玉凤将足底溃疡病人作为重点护理对象，了解溃疡发生的原因，研究治疗护理的办法。一位病人足部溃疡20余年始终未愈，让她苦不堪言，孙玉凤一方面鼓励其树立战胜疾病的信心，另一方面用专业护理技能为其清洁溃疡伤口，促使伤口愈合。同时她与修鞋匠一同改进了病人的鞋子，避免溃疡再次发生。就这样，困扰病人20余年的溃疡治愈了，这位病人不仅参加了儿子的婚礼，而且不久后又找到了自己的人生伴侣。孙玉凤同伙伴将足部溃疡病人的护理经验推广到其他溃疡病人，并总结发表了论文《22例麻风截肢和使用假肢的护理》。

1997年，孙玉凤担任麻风科护士长后，组织了全科护士进行麻风护理培训。2003—2004年，有超过30位麻风病病人伴发白内障，被转至外院接受手术治疗。然而，外院眼科医务人员对麻风病存在恐惧心理，而麻风病病人也担心受到歧视。为了解决这个问题，孙玉凤采取了多种措施。她一方面向外院工作人员普及麻风病的知识，帮助他们了解麻风病的真相，减少他们的恐惧心理；另一方面努力安抚病人的情绪，给予他们心理上的支持，让他们感到安心。在孙玉凤和她的护理团队的悉心照料下，所有接受白内障手术的麻风病病人都没有出现并发症，取得了良好的治疗效果。同时，孙玉凤不断总结经验，并发表了多篇论文，如《25例麻风治愈者白内障手术的护理》《麻风性兔眼及角膜病的护理》等。此外她还积极参加世界卫生组织西太平洋区域麻风管理者培训项目，持续学习和更新麻风病护理知识。

坚守初心
不惧非议

许多同事因工作环境艰苦、收入低、社会歧视或婚姻家庭影响等种种原因相继离开了麻风诊疗护理岗位，孙玉凤也承受了很大的社会压力，但她依旧坚守在心爱的工作岗位上。

有人劝说她:"你每天和麻风病病人待在一起,指不定把麻风病毒带回家呢,还有谁敢娶你啊?"她一本正经地向那人科普麻风病知识,微笑着说道:"麻风病病人已在身体和心灵上遭受了巨大的痛苦和不幸,为了他们的康复和健全付出,我愿意!"

"本来只知道麻风病病人受歧视,没想到,连我们这些医护人员也被人另眼看待。"孙玉凤苦笑道。那时她每次去相亲,总会第一时间介绍自己的职业,一看对方有疑虑便不再见第二面。直到有一天,终于遇到一个能够完完全全接受她、支持她工作的人。

随着年纪增长,孙玉凤照顾麻风病病人也逐渐力有不逮,虽然如今已转岗到护理部,但只要有麻风病休养员邀请"孙同志"一起过生日,她总是放下一切工作过去,因为那些时刻她最开心。

(钟天毅 沈旭慧)

参考文献

[1] 冯新华.南丁格尔奖在中国(下)[J].当代护士(综合版),2012(01):4-8.

[2] 胡锦涛为南丁格尔奖章中国获奖者颁奖[J].中国护理管理,2011,11(09):4.

[3] 宋国梵.孙玉凤麻风病人的"贴心天使"[EB/OL].(2011-09-06).https://www.med66.com/new/12a62a2011/201196wangju104236.shtml.

[4] 第43届南丁格尔奖章获得者群像:她们都拥有天使般的心灵[EB/OL].https://www.docin.com/p-3138802477.html.

[5] 施捷.首届"左英护理奖"上午颁奖:孙玉凤等十一位优秀护士获殊荣[EB/OL].(2012-05-11).http://news.cntv.cn/20120511/108257.shtml.

[6] 中国红十字总会.中国红十字会召开第43届南丁格尔奖章获得者座谈会[EB/OL].(2023-06-20).https://news.bioon.com/article/6519498.html.

第**43**届

国际南丁格尔奖章
获得者（2011 年）

吴欣娟

给人类以关怀 给病人以力量

> 从我自己生病住院经历
> 里，我看到护士职业的纯
> 洁与高尚。
>
> ——吴欣娟

2011 年 5 月 12 日，红十字国际委员会授予北京协和医院护理部主任、中华护理学会副理事长吴欣娟第 43 届国际南丁格尔奖。当年的 8 月 26 日，在北京人民大会堂举办的颁奖典礼上，时任中共中央总书记、国家主席、中央军委主席、中国红十字会名誉会长胡锦涛为吴欣娟颁发奖章。这是北京护理人荣获的第九枚南丁格尔奖章。

吴欣娟(1958—)，女，北京人，中共党员，主任护师，教授。

1958 年出生。

1981 年，毕业于北京协和医院护士学校（现北京协和医学院护理学院）；1988 年，毕业于北京职工医学院；1999 年，毕业于中国协和医科大学，取得护理学专业本科学历；2003 年，毕业于中国协和医科大学，取得护理学专业硕士研究生学历。

1981 年起，在北京协和医院从事护理工作，历任外科护士、护士长、总护士长等职务；1996 年，任医院护理部副主任；1998 年，任护理部主任；2005 年，兼任北京协和医学院护理学院副院长；任北京协和医学院护理学院博士生导师。

当选中华护理学会第二十四届理事、第二十五届和第二十六届副理事长；2017 年 12 月，当选为中华护理学会第二十七届理事会理事长；兼任原国家卫生和计划生育委员会护理标准委员会副主任委员；兼任第十一届全国妇女联合会执行委员会委员、香港中文大学那打素护理学院兼职教授等；兼任《中华护理杂志》主编、《中国护理管理》杂志副主编、《护理研究》《中华现代护理杂志》副主编等。

在《实用护理杂志》《中华医院管理杂志》《中华护理杂志》等国内外期刊发表《老年性垂体腺瘤病人的术后护理》《激励理论在 SARS 临床护理管理中的应用》《我国临床护理工作范畴及岗位设置的初步研究》《规范静脉治疗保障患者安全——〈静脉治疗护理技术操作规范〉的起草与编制》等专业论文；承担"国家公益性行业科研专项"等科研课题；科研成果荣获中华护理学会科技奖一等奖和二等奖、中国医院协会医院科技创新奖一等奖和三等奖；主编《北京协和医院护理管理手册》《临床护理常规》《实用 ICU 护理及技术》等专业书籍；主持起草的《静脉治疗护理技术操作规范》成为我国护理行业首批技术标准。

2011 年，荣获第 43 届国际南丁格尔奖；2014 年，荣获十佳全国优秀科技工作者提名奖、全国优秀科技工作者荣誉称号；2016 年，获泰国设立的王太后基金奖；2017 年，获首届全国创新争先奖。

慎思护理
我爱白衣

1981 年，吴欣娟从北京协和医院护士学校毕业后进入北京协和医院工作。彼时的她，尚不能够深刻理解护理是一份怎样的工作，这份工作需要承担的责任有多大。就这样，怀着对"白衣天使"懵懵懂懂的憧憬，带着对"提灯女神"南丁格尔的崇敬之情，她走进了护理行业。

毕业那天送别同学时，吴欣娟还立下过豪言壮语："只要热爱护理，不管有什么困难，咱们咬咬牙总可以坚持下来。"可到了真正走上岗位的那一刻，她才真正懂得了护理行业的难处：繁重的工作、严苛的标准、复杂的人性……同班同学陆续离开护理岗位的消息也一次次动摇了她的决心："自己还要在这个岗位上坚持下去吗？是不是也要选择一份'更好'的工作？"

经过一段时间的相处，吴欣娟感受到了护士长的温柔可靠，她大胆地将自己的困惑诉说给这位知心大姐听，得到了对方慎重的答复："如果你是这么想的，我也不会硬要阻止你离开。当护士没有你想象中的美好，但外面的世界就一定比医院里轻松？我看得出来你依然怀揣着对护理事业的热爱，如果盲从别人的选择而贸然放弃这个实现理想的机会，可能会留下遗憾。"护士长的安抚，给了吴欣娟冷静思考的空间。

回忆入院工作以来的这段时间，虽然辛苦，可病人们痛苦得到缓解后流露出的感激让吴欣娟感受到了护理工作的价值所在。"再对自己强调一遍，我喜欢护理,不管有什么困难,咬咬牙总可以坚持下去。"曾经赠予同学的鼓励语,反倒成为了她劝勉自己的座右铭。从那以后,每当工作遇到困难,她总会默念这句话来重燃信心。从过去到现在,再到未来,在成长中她一直坚守,一步步迈向更高的境界。

校训刻心 继效明辨

早在协和护校求学期间,"勤、慎、警、护"的四字校训就牢牢镌刻在吴欣娟的心中,这对她严于律己的工作态度起到了长远而深刻的影响。

刚接触实操课程时,吴欣娟的表现与其他同学并无不同,都是手忙脚乱、错漏频出。但她却不相信什么"船到桥头自然直",趁大家休息的时间"独占"器材练习了一遍又一遍。排队时没有多余的器材,她便闭上眼睛在脑海中回顾流程;静脉输液等需要精准度的操作,她就借副针头往自己身上扎;她请求老师把下课锁门的任务交给自己,只为能在教室里多练一会。吴欣娟的付出得到了回报,不仅成绩名列前茅,进入医院后病人们也对她精准、细致的操作赞不绝口。

吴欣娟感谢护校老师的严格教导,也感谢护理前辈们的热切督促,她前半段的护理生涯,在前辈们的教学和指点中受益良多。时至今日,她忘不掉的是手术室护士长挺立在手术室门口,对护士洗手步骤严格纠正时的模样;忘不掉的是儿科护士长为了陪护新生儿而放弃了回家照顾自己孩子的那段时间……大大小小的感动,瞬间交织起来塑成了吴欣娟心中的南丁格尔。她意识到,护理工作不只是追求精细的服务,更需要护士怀着一颗温暖的心赋予它灵魂。

"护士的职责不仅仅局限于打针、发药和生活护理,而是向更深层次地拓展,应当尽可能与病人接触,了解并消除其压抑的负面情绪。"结合课堂所学与工作体悟,吴欣娟归纳出了对于护理工作的独特见解。

化难为易 化敌为友

病人和家属常常会因病痛而焦虑、因死亡而恐惧,混杂着种种负面情绪,会变得难以交流,甚至与正面接触的医护人员产生矛盾冲突。曾有一位胃癌晚期的年长的知识分子,由于病情的折磨,这位老人的性情变得愈发古怪。有时年轻护士为他输液时扎针稍有不准他便破口大骂,所有护士都非常怕他。但吴欣娟却不一样,听说这位病人非常难"伺候",她就在值班时来到老人病床前,一边和老人聊天打趣,一边用熟练的技术完成输液,即便老人突然发脾气也报以包容的微笑,告诉病人有什么需求都可以和护士们说。后来时间久了,这位脾气古怪的老病人与吴欣娟日渐熟悉,甚至这样形容她:"本来扎针输液是件很麻烦、痛苦的事情,但是一经吴护士长的手,就变成了很安心的过程。"

说来巧合,老人的儿子是报社记者,笔风如同其性格一般严苛锐利。他陪床的那段时间里,几次与病房护士起了冲突,还扬言要将她们"披露"到报纸上去。可当他看到吴欣娟的贴心护理后,认识到自己的强硬态度有所偏颇,就当众向医院护士表达了歉意,并邀请吴欣娟做个访谈。吴欣娟以工作繁忙为由婉言拒绝了,直到有一天她胆囊炎发作暂停工作,正好被不明情况的记者当面拦住,搪塞不过的她只好接受了采访。采访时记者发现她的休息室只是一个狭小、简洁的储藏室,更让他惊讶的是吴欣娟生病期间依然心系工作,不忘叫住门口路过的护士询问病人日常情况。因为她强忍疼痛的表情,采访被迫中止,这位记者充满感慨地写道:"父亲患病之前,我根本不知道南丁格尔是哪国人,做了什么大事。但正是认识了吴欣娟女士,才让我知道什么叫作病房中的'提灯女神',还让我从此成了南丁格尔迷。"

疫情出现
"天使"亦出现

2003年,盎然的春意还未如期而至,整个北京就已经因为"非典"的到来蒙上了灰暗的色彩。疫情暴发,身为北京协和医院护理部主任的吴欣娟强行终止了颈椎病的康复假期,毫不犹豫地投入到救护工作中。在完成了医院"非典"病房改造之后,她又向医院请求去了中日友好医院重症"非典"病房工作,当时在那里住着的是全北京乃至全国最危重的病人,护理他们就意味着每天面对面地与死神交锋。

面对肆虐的疫情,吴欣娟没有后退半步。她每天仔细地为病人擦拭口腔、吸痰、翻身、喂饭,每次操作都抢在最前面。一位危重病人的呼吸机由于气道压力过高而发出警报,她赶到现场,一眼看出病人的痰痂将气管插管出口处堵住了,想也没想,她就直接用手将那沾满"非典"病毒的痰痂抠了出来。病房中有位病人感动得流下了眼泪,激动地说道:"在她的身后,我真的看见了'天使'的翅膀!"而在吴欣娟心中,这是自己本就应该去肩负起的责任。

在"非典"横行于北京城的两个月里,她没有休息过一天,在她的带领之下奇迹般地实现了全院护士零感染。

2020年新年伊始,本应是阖家欢乐喜迎新春的时候,却因突如其来的新型冠状病毒感染疫情而人心惶惶。看着日益增长的感染人数，吴欣娟再一次主动申请去抗疫的第一线。她以北京协和医院援鄂医疗队队长的身份奔赴武汉，和其他逆行的"白衣天使"一样，参与到了紧张而又忙碌的新型冠状病毒感染病人救治工作中。接管了医院ICU病房后，吴欣娟及其团队更是每天与死神赛跑，生怕一松懈就有病人坚持不住。在重症监护病房，身为队长的她，不仅要时刻关注病人病情的变化，同时也要保证每一位她所带领的队员都平安，在巨大的压力下她硬是撑了两三个月。她将需要注意的护理事项仔仔细细地说了一遍又一遍，还告诉护士们要疏导病人的情绪，主动与清醒的病人进行交流沟通，给予他们精神上的安慰与鼓励，有她在病人们都觉得病房就如家一般温暖。一位重症病人口不能言，颤抖着拿起笔，用歪歪扭扭的字体在写字板上写下了："工作中的你们无比美丽！"

看着一位位经过他们悉心照护的病人逐渐度过危险期，她原本悬着的心慢慢放了下来。在她眼里，再苦再累都能够承受，只希望病人能够早日康复出院，迎接可期的未来。

整体为本
团队为念

1996年，北京协和医院率先开展了整体护理。当时的整体护理仅仅是一种理念，大家对于整体护理并不了解，只是程序化地照搬，并不注重内涵。整体护理思想并没有深入人心，病人无法真正从中受益。为此，吴欣娟深入学习整体护理，主张实实在在地做好整体护理工作，而不仅仅是填表格、走形式。她要求护士在护理工作中从整体的人出发，把病人的身体、心理、精神与家庭、社会作为一个整体来考虑，不断强化护士为病人的整体、全体服务的理念。

"整体护理应当体现在护士为病人服务的态度上，体现在对病人的关心程度上。整体观念只有深入护士内心，护士才能从病人的角度出发，将这种理念落实到行动中并自觉地贯彻执行，也才能切实走到病人的身边，使病人真正受益。"多年来，她始终将整体护理落实在自己的工作之中，坚持"以人为本"。

随着社会发展变化，作为现代护理管理者，吴欣娟感到了前所未有的压力。由于她们年轻时所处年代的教育水平有限，使得她们的理论知识不够扎实，尽管后来读了本科、硕士，但是仍然需要不断地学习。作为一名管理者最重要的就是创新精神，不能够故步自封，要不断学习新知识，学会用人，调动每一位护理工作者的积极性。她明白一个人只懂得自己干活，他只是一个好劳模，作为管理者则必须带动一个团队，个人能力固然重要，但集体能力更重要。

她根据医院实际情况制订了一系列管理方案，使协和医院连续多年居于"中国最佳医院"榜首，护士总体满意程度名列第一。她似乎天生就有一双慧眼，总能够将每个人安排在最合适于他的地方，绽放每个人的美丽。

专科技才 德行为先

在吴欣娟的护理生涯中让人感叹的，不仅仅是她对护理工作的尽心尽力，更让人叹服的，是她在推动护理专科技术发展方面取得的成就。她率先在国内探索制订了枕骨大孔畸形、布加综合征、垂体瘤、肾移植等多项高难新技术的围手术期护理规范，大幅降低了术后并发症的发生率，提高了病人的生活质量。同时，她提出的"PICC整体化管理模式"为肿瘤、血管高度损伤、静脉营养输入等病人搭建了一条崭新的"生命通路"。

要想壮大专科护理团队，必不可少的是培养后继人才。看着一位位成长起来的年轻护士，吴欣娟仿佛看到了我国护理事业的蓬勃发展。尽管信息时代使得年轻护士接受新事物较快、知识面较广，但是仍然需要正确的引导。由于社会经济的发展、时代文明的变迁，现代护士很多都是父母的"掌中宝"，动手能力、吃苦耐劳、奉献精神都相对欠缺。"对于年轻人，学校理论知识教育虽然重要，但思想品德、奉献精神的培养更重要，首要的应当是学会做人，怎样认识社会。"培养学生德行，是她作为前辈反复强调的首要义务。

精诚护理 昭彰世间

不顾性命勇战病毒，只为病人安乐健康。从整体护理走向专科护理，吴欣娟开启了国内护理优质化、创新化发展的先河。她一直秉承大仁大爱的护理情怀，勇攀一个又一个护理巅峰，为的是护卫病患的安康、带动团队的发展。投身护理四十载，她曾拖着病痛的身体坚持上班，她曾昼夜不眠地照顾病患，她曾遭受谩骂诋毁……这些，都没能让那颗饱含对护理热爱的初心变得冰冷。当看到昏迷的病人缓缓转醒，她会禁不住地高兴地落泪；当听到病人衷心地感谢，她会报以微笑回应。人间温暖，不过是在我最需要帮助与安慰的时候，你全力相帮，用心倾听。

她似春雨，似夏荷，也似人间的四月天。她将自己最美好的岁月都献给了护理事业，却从未有过半点后悔的念头。为带领护理团队不断探索，走出中国特色的护理管理之路，她多次、多方、到多国进修学习先进的经验；为推动我国专科护理的发展脚步，她率领护理专家悉心培养了腹膜透析、艾滋病、疼痛、造口、ICU 等 10 多个专业 80 余名专科护士；为传播先进的护理理念，她利用业余时间，不畏路途遥远和艰辛，走遍祖国大江南北。

默默耕耘，不问收获，是她最真实的写照。

她是病人痛苦危难中的"提灯女神"，也是病人绝望矛盾时的"白衣天使"。犹如南丁格尔的再现，为病人送去温暖，为病房带来欢笑。时光匆匆，尽管年岁渐长，容颜渐衰，但"天使"之光依然在她周围绚烂如初。她始终保持着一名护士的优秀本色，不计回报地向世人播撒着和煦、安宁的精诚与博爱。

（郭维维　史平）

参考文献

[1] 张立新.深化优质护理服务为护士职业成长搭建广阔平台：访北京协和医院护理部主任吴欣娟 [J]. 中国护理管理,2014,14(09):904-906.

[2] 特邀策划顾问吴欣娟主任护师 [J]. 中国医院,2013,17(06):10.

[3] 北京协和医院护理部主任吴欣娟荣获南丁格尔奖章 [J]. 协和医学杂志,2011,2(04):309.

[4] 护士在应对人类各种健康挑战中发挥着关键作用：中华护理杂志社专访中华护理学会吴欣娟理事长 [J]. 中华护理杂志,2020,55(04):485-487.

[5] 战"疫"护士吴欣娟：两次挺身而出,用职业精神传递力量 [EB/OL].(2020-05-13)[2023-07-26].https://baijiahao.baidu.com/s ？ id=1666563849322777585&wfr=spider&for=pc.

张利岩

倾心灾害护理 书写大爱人生

> 追求卓越，力求精湛，争创一流。
>
> ——张利岩

2011 年 5 月 12 日，红十字国际委员会授予武警总医院（现中国人民解放军总医院第三医学中心）副院长、护理部主任张利岩第 43 届国际南丁格尔奖。当年的 8 月 26 日，在北京人民大会堂举办的颁奖典礼上，时任中共中央总书记、国家主席、中央军委主席、中国红十字会名誉会长胡锦涛为张利岩颁发奖章。我军护理人再次荣获一枚南丁格尔奖章。

张利岩（1958—），女，吉林通化人，中共党员，主任护师。

1958 年 2 月出生。

1979 年 7 月，毕业于中国人民解放军总后勤部军医学校（现中国人民解放军北京医学高等专科学校），取得中专学历；1979 年，在北京协和医院重症监护室进修，成为我国第一梯队重症监护室的护士；1994 年 7 月，毕业于中国人民解放军北京医学高等专科学校，取得大专学历；1998 年 7 月，毕业于中国人民解放军第二军医大学（现中国人民解放军海军军医大学），取得本科学历；2003 年 7 月，毕业于北京大学医学部，取得研究生学历；2004 年 5 月，取得中国海洋大学中国医院高层领导 MBA 研究生课程班研究生结业证书。

1979 年，在中国人民武装警察部队总医院从事护理工作；历任护士长、护理部助理员、护理部主任、副院长等职务；2019 年退休后，被中国人民解放军总医院第三医学中心聘请为护理部荣誉主任。

兼任中华护理学会常务理事、第二十六届和二十七届副理事长、第二十七届和第二十八届灾害护理专业委员会和产业工作委员会主任委员等；兼任中国人民解放军第九届医学科学技术委员会护理学专业委员会副主任委员、武警部队护理专业委员会主任委员等;兼任中国心理卫生协会第三届和第四届护理心理专业委员会副主任委员、中国南丁格尔志愿护理服务总队第二届副理事长兼秘书长、第三届及第四届理事长;任 2016—2018 年全国职业院校技能大赛护理中职赛项总裁判长;任《中华护理杂志》《武警医学》等杂志编委。

在《实用护理杂志》《解放军护理杂志》《中华护理杂志》等期刊发表《应对护士长实行年度评审》《着眼武警医院特点创新护理工作模式》《无领导小组讨论测评技术在护士长选拔中的应用研究》等 70 余篇专业论文;2010 年,荣获武警部队科技进步二等奖 1 项、医疗成果三等奖 2 项;2011 年,荣获中华护理学会科技奖一等奖、武警部队科技进步二等奖和三等奖;2012 年,荣获武警部队科技进步二等奖;2013 年,荣获军队医疗成果二等奖、中华护理学会科技奖三等奖;主编出版《护士职业礼仪规范》《实用急救护理与操作流程手册》《常用药物皮试液配制手册》《执业护士资格考试历年考题纵览与考点评析》《主管护师资格考试核心试题与全真模拟》《医院优质护理服务临床实践指导手册》《电子护理文书规范手册》《医院护理员培训指导手册》等 60 余部专业书籍;制作教学光盘 12 盘。

1997—2012 年,荣立二等功 2 次、三等功 2 次;2007 年,荣获全军护理专业标兵;2010 年,被授予国际医疗救援荣誉证书;2011 年,荣获第 43 届国际南丁格尔奖。

潜移默化
梦想萌芽

张利岩出生于一个军人家庭,生于军营长于军营,每天听着起床号与熄灯号是她生活的一部分。从小受到部队环境的熏陶和父辈的影响,她立志成为军营中的一员,保家卫国,为祖国奉献终生。孩提时代的一件事让张利岩更加坚定了自己的想法。一次,因为生病时医生未解释清楚,张利岩误把漱口水当成药,饮用以后产生了很大的副反应,不停地呕吐。这件事触动了张利岩,她领悟到:从医无小事,简短的一句话甚至会影响病人的治疗效果,将来如果从医,我会更好地与病人沟通。这个梦想的种子在 1974 年底萌芽了,她如愿以偿地步入了军营,跻身于南丁格尔这个光荣而神圣的方阵。她以战士的身份开始了她的护理生涯,从卫生员、护士、护士长、护理部助理员到护理部主任、副院长,护理路程的每一个进步,她都没有缺席,一步一步扎扎实实地走来。

永不停歇
争创一流　　张利岩从中专到研究生，始终保持着不懈努力、刻苦钻研的学习态度，正如她的座右铭一样："追求卓越，力求精湛，争创一流。"因为她的坚持，张利岩走向临床岗位后，通过百倍的谨慎和勇敢的探索，毕业不久就被首选派到北京协和医院 ICU 进修学习，成为我国第一梯队重症监护室的护士。重症监护室护理工作严谨精细、专业性强、技术含量高，张利岩不断钻研提高技能。几十年以来，张利岩凭着坚定的信念、扎实的理论基础、精湛的业务技术和先进的管理理念，在工作中不断更新护理理念，坚定捍卫和弘扬南丁格尔精神。不仅仅是在平常的医务工作中，即使是在抢险救灾、卫勤保障、国际救援和奥运医疗保障等各类重大医疗行动中，她总是把执行每一项任务都当成锻炼自己、提高自己各项素质的机会，当成研究护理技术的机会。从一名学生成长为一名护士，再到护士长、护理部主任、副院长，张利岩有着让年轻人为之羡慕的成长历程。但她却始终平静如水，她说："我和大家一样，曾有过很多的弱点，但不管遇到什么样的困难，我都选择了坚持，从未放弃过。"

真情护卫
抚平创伤　　2006 年 5 月，黑河发生森林大火，35 位年轻战士在扑火中大面积烧伤。得到消息后，张利岩连夜安排全院最好的专护病房、选派最好的护士，保证为入院的病人提供最好的医疗环境和护理。日子在治疗中一天一天地过去，战士们的伤口在愈合，但伤痕却无法抹去。张利岩很清楚，伤痕给战士们带来的不仅是容貌上的变化，还有心理上的变化。仁心大爱，对于医务工作者来说，也并非只限于解除肉体上的伤痛，更重要的是给予病人精神上的安慰。张利岩在安排医护人员对战士们进行心理疏导之外，还为每个病房购买收音机、当天的报纸，为即将过生日的战士送来蛋糕和鲜花，为因烧伤毁容而与女友分手的战士带来安慰和陪伴，让他重新建立信心，顺利完成后期治疗。护理查房看起来似乎很平常，但张利岩从来不会忽视任何一个环节。每次查房她都会站在病人的床前温和地问他们有什么需求。在病人眼中，张利岩为他们撑起的是爱的空间，抚平的是病人身体和心理双重创伤。

责任在肩
冲锋在前　　对生命永不放弃，对救治一丝不苟。2010 年 7 月下旬，历史罕见的水灾席卷巴基斯坦，四分之一的国土被淹，2 000

余万巴基斯坦人受灾。中国政府迅速反应,根据国务院、中央军委和武警总部的命令,中国国际救援队于北京时间 2010 年 8 月 26 日出发,赴巴基斯坦实施国际人道主义医疗救援。

8 月 27 日早晨 6 点半,张利岩作为我国派出的首位女首席医疗官当机立断选择到受灾最重的巴基斯坦南部信德省特达地区,中国国际救援队也是第一支到达的外国救援队。张利岩连夜组建了相当于国内二级医院配置的"中国流动医院",并专门为穆斯林病员开设了"女士门诊",展开快速救援工作。由于受灾严重,巴基斯坦洪灾后的病人数量超乎想象,危重病人比比皆是,每天都有成百上千的病人从四面八方涌来。张利岩说要对每位病人一视同仁,对每个生命都永不言弃,对每一次护理都尽心尽力,她是这么说的也是这么做的。在巴基斯坦救灾期间连续发生了几起炸弹袭击事件,在驻地也不时能听到枪战声,不仅如此,当地艾滋病、霍乱、疟疾等传染病肆虐。为了能让更多的灾民得到及时救治,张利岩担负起一线救助的重任,冒着生命危险亲自带队前往巴基斯坦最大的灾民安置点——"万人帐篷城"进行巡诊救治,成为第一支深入灾民安置点巡诊的国际医疗队。53 岁的张利岩在如此艰苦恶劣的灾害救援环境中所承受的远比常人更多,开始救援以后,她全身由肿变黑,再到消瘦脱形。队员也先后有 30 多人次因体力不支等原因晕倒,但她始终不向困难低头,始终冲在最前面。"我是来救死扶伤的,说什么也不能倒下!"正是这种坚强的信念时刻支撑着张利岩。张利岩出色地完成了救援任务,获得了由巴基斯坦政府和军方联名授予的"国际医疗救援荣誉证书",为祖国赢得了荣誉。张利岩先后 19 次组队参加救援,赴阿尔及利亚、印度尼西亚、海地、巴基斯坦等国家和我国四川、青海地区,出色完成了医疗救援任务。

感动服务 优质工程

"没有最好,只有更好。"40 余年的护理生涯,对于张利岩来说,不仅是一份工作,更是一份不断追求、积极进取的伟大事业。多年来,她不断更新护理理念,潜心研究医疗服务和救援护理,坚定地捍卫和弘扬着不朽的南丁格尔精神。她借鉴国外先进护理理论,改变固有的护理模式,在全国率先践行以"感动服务"为内涵的护理品牌,全国近 600 家医院超万人次前来参观学习;她将医院多年践行"感动服务"的经验与"优质护理服务示范工程"具体要求有机结合,赢得了极大的社会效益,医院也被评为首批优质护理服务示范医院;她改变传统直线型三级管理模式,创造性地提出网状护理专业委员会管理模式，有效解决了科室数量增加后，科室总护士长管理难度增加、管理效率降低的问题，建立了快速育人的方法；她首创"健康教育输液法""自理能力行为训练"，将静脉输液与健康教育相结合，使病人"一次住院，终身受益"，并沿用至今。

辛勤耕耘终换得花繁叶茂，张利岩所带领的护理部先后两次被原卫生部、全国妇联、总后勤部卫生部授予"巾帼文明岗"荣誉称号。

顺应时代 追求卓越

"作为一名从事护理职业多年的工作者，我们心中都有一个共同的信念，就是奉献自己、服务社会。时代在变，作为护理人员，我们提供的服务也要转型，顺应新时代，掌握新技能，才能更好地为民众服务下去。"张利岩经常这样讲。

2013 年 12 月，张利岩加入了中国红十字总会领导下的中国南丁格尔志愿护理服务总队，亲自参与全国 1 000 余支分队的筹建，用爱心和汗水让公益服务的旗帜高高飘扬，重点帮助、救治弱势群体和特殊病种。

2019 年，张利岩大胆创新，实行"副理事长区域管理制"，开创信息化管理，以信息整合、传播的方式，共享、共鉴全国志愿服务信息。

2020 年，在疫情暴发的背景下，张利岩身披志愿红，无畏风险，深入基层，她的心跳始终和群众的求助声一起同频共振，她的足迹遍及祖国城乡、偏远山区和少数民族地区。

2023 年 5 月，在张利岩理事长的多方沟通协调下，澳门特别行政区的澳门护士学会正式加入中国南丁格尔志愿护理服务总队，点燃了全国志愿护理服务的新引擎。

从护士到护士长，她总是冲锋在前，勇挑重担，仁爱众人。从护士长到护理部主任，她将这样的无私大爱升华为"追求卓越"的工作理念：凡是病人想到的，她就要求自己和护士们提前想到，并切实做到；而病人认为无法做到的，她也要求自己和护士们为病人做到；凡是病人认为已经做得很好的，她要求自己和护士们做得更好。从护理部主任到副院长，她始终秉承南丁格尔精神，一以贯之、无私奉献，引领着医院护理工作的方向。从副理事长到理事长，她行稳致远，勇于创新，点燃了全国南丁格尔志愿护理服务的发展引擎。

大爱无言
弥久留香　2011 年 8 月 26 日，张利岩荣获第 43 届护理界最高荣誉——国际南丁格尔奖章，成为中国武警部队护理战线上获此殊荣的第一人！

她，当之无愧！

她，见繁华而不就，见光热而不趋，见浊流而不随，见便宜而不取。

她，救助人，缘于真情；帮助人，缘于实意；关心人，缘于心底的呼唤。

她，像光线，不走歪道，不像水，总顺势而流；像镜鉴，妍媸皆照，不像筛，拣大者而留。

她，璞玉未琢，毋雕镂；素面朝天，无粉饰；坦诚敞亮，不掩不藏。

这些话是接触过她的病友、同行对张利岩最真挚、深情的描述。

"大爱无言，弥久留香。"张利岩始终视救死扶伤先于一切，视护理职业重于一切。回顾 40 多年的护理工作，张利岩感悟道："只有把自己的爱全部倾注在病人身上，把全部的精力集中在护理事业上，人生才更加绚丽多彩。"她愿像南丁格尔一样，为护理事业奉献终身。

生命，这两个字是平常人要用一生去感受的。但是作为医护工作者，她更能明白仅此一次的生命是有多么重要！与时间赛跑，与疾病抗争，去争取病人的健康，是"天使"应尽的职责。

既着白衣，一切从病人出发。张利岩不仅是一位忠于自己职业的"南丁格尔"，更是化春化雨温暖每个病人的贴心"天使"。她的爱，没有边际，只愿每一位病人都能重获新生、康复痊愈。她的心满怀众生，感谢生命，尊重生命；她的行，一心一意，都从实际出发。

南丁格尔精神在她的身上闪闪发光、弥久留香！

(裴彩利　王丽娜)

参考文献

[1] 高歌,刘建生.执著追求奉献大爱:记武警总医院副院长兼护理部主任张利岩 [J]. 中国医院管理,2012,32(10):91-92.

[2] 赵晓霜,程莹,姚洪华.大爱仁心的当代"南丁格尔":记武警总医院副院长兼护理部主任张利岩 [J]. 中国医药导报,2011,8(35):1-3.

[3] 田晓丽.我军 3 名护士荣获第 43 届国际"南丁格尔奖章"[J].人民军医,2011,54(10):831.

[4] 程莹,姚洪华,王丽君.大爱仁心:记第 43 届南丁格尔奖章获得者张利岩 [J]. 中国应急救援,2011(05):11-13.

第**43**届

国际南丁格尔奖章
获得者 （2011 年）

陈声容

爱，可以这样深沉与美丽

人们常把我们护士比喻成
"天使"，那是要求我们不
仅要用真情和关爱精心呵
护每一个生命，而且还要
在危难时刻挺身而出，奋
不顾身，成为病人身边的
"提灯女神"。

——陈声容

2011 年 5 月 12 日，红十字国际委员会授予南京
军区南京总医院（现东部战区总医院）妇产科护
士长陈声容第 43 届国际南丁格尔奖。当年的 8
月 26 日，在北京人民大会堂举办的颁奖典礼上，
时任中共中央总书记、国家主席、中央军委主席、
中国红十字会名誉会长胡锦涛为陈声容颁发奖
章。至此，我军护理人已荣获十枚南丁格尔奖章。

陈声容(1964—)，女，浙江宁波人，中共党员，副主任护师，副教授。

1964 年 6 月出生。

1982—1985 年，就读于无锡卫生学校助产专业；1999—2002 年，取得中国人
民解放军第二军医大学（现海军军医大学）护理函授本科文凭；2003—2004 年，
在中国人民解放军第一军医大学（现南方医科大学）研究生课程班学习。

1985 年 8 月，毕业后入伍，在解放军南京军区南京总医院（现东部战区总医
院）妇产科任助产士；后任妇产科护士长、生殖医学中心护士长等职。

2017 年 9 月，当选中国共产党第十九次全国代表大会代表；兼任中国心理
学会护理心理学专委会学组成员、中国性学会护理专业分会委员、南京市护理
学会妇产科分会副主委、南京大学金陵学院副教授等。

在《护理学报》《医学研究生学报》《中国医学伦理学》等期刊发表《未婚
先孕者实施人工流产术情况调查分析及避孕指导》《海地地震救援中护理工作
的体会》《生殖伦理常见问题的分析及对策探讨》等专业论文。

荣立二等功 1 次、三等功 3 次；2004 年，联合国授予"和平勋章"，江苏省妇
女联合会授予三八红旗手荣誉称号，南京军区南京总医院表彰为优秀共产党员

和践行当代革命军人核心价值观新闻人物;2010 年,解放军四总部通报表彰;
2011 年 5 月,荣获第 43 届国际南丁格尔奖;2017 年,中华全国妇女联合会授予
全国巾帼建功标兵荣誉称号;2019 年,获第七届南京市道德模范荣誉称号;同年
11 月,荣登中央文明办主办的中国好人榜。

迎接新生 稳如泰山

护理界有句话"助产工作不是最苦最累的,但却是最需要责任心的。"一个产妇,两条生命,来不得半点含糊,容不得一点闪失。陈声容始终以一颗敬畏的心去迎接每一个新的生命。20 世纪 80 年代末期的生育高峰期,她所在的产房常常是昼夜不停,一天要接生十几个新生儿,而她也在这样高强度的工作中成长为经验丰富的助产士。有一年的除夕,陈声容白天已经接生了 7 个新生儿,累得筋疲力尽。临下班前 5分钟有一位产妇即将分娩,此时接班的同事已经来了,主动要求上台接生。但她考虑到刚接班同事还没来得及了解产妇的情况,自己又一头扎进了产房。晚上 8 点,她终于下班走出了医院。此时此刻,万家灯火,鞭炮齐鸣,路上几乎看不到一辆车,陈声容独自步行回家,虽然耽误了吃年夜饭,可她一想起产妇家属们高兴、满足及感激的笑容,比吃着年夜饭还开心。

她经常告诫自己:尽管在自己手中接生了几千个新生命,但对很多家庭来说都是第一次迎接新生儿,不能有丝毫闪失。从孕妇待产到临产分娩,她认真细致地观察、护理,不厌其烦地向产妇解释沟通。许多产妇都说陈护士的护理服务让她们终生难忘。身为妇产科抢救小组成员的她在危重病人抢救和护理中充分发挥了骨干作用,多次参与羊水栓塞等紧急情况的抢救。每次遇到重大抢救,妇产科主任只要看到有她在场,无论是产妇还是新生儿,再困难的操作都不用担心。在从事助产工作的近 20 年里,她接生了 7 000 多个新生命,没有出现 1 例差错,为千家万户送去了幸福!

陈声容的爱不仅在工作中让人放心,工作外也依然如此。2018 年 6 月 15日,陈声容乘坐列车赶赴北京开会。18 时 07 分,列车广播里传来急促的寻医呼救:"乘客中有医务人员吗?请速到 7 号车厢!有一名孕妇身体不适!"听到求助广播,从事妇产科工作 30 多年的陈声容立即从 4 号车厢的座椅上弹了起来,急忙赶到 7 号车厢。抵达现场时,孕妇四周已围满了乘务人员和群众,只见她双手捂着肚子,脸色煞白,非常痛苦。"我是妇产科护士,让我来!"陈声容一边喊道,一边挤进人群凑到孕妇身边。据随行同伴描述这位孕妇已怀孕 22 周,

乘车过程中一瓶矿泉水忽然从行李架上滚落,正巧砸在她肚子上,顿时揪心的疼痛传遍全身。陈声容迅速为孕妇检查发现她有轻微的宫缩,凭着多年的经验陈声容判断孕妇并无大碍,多半是因为紧张情绪导致的心理压力过大。"别担心,肚子里面的宝宝有羊水保护,有一定的缓冲作用……"陈声容耐心安抚孕妇的情绪,并作出科学专业的解释,孕妇紧张情绪得到缓解,脸色逐渐转红。围观的群众也放下心来,纷纷竖起大拇指,为陈声容的义举点赞。当列车长表示感谢时,陈声容回答道:"不用谢,这是每一名医务工作者都应该做的事!"看着孕妇情况逐渐好转,她才回到自己的车厢。

不畏艰险
爱无界线

国家的利益发展到哪里,军人的使命就履行到哪里。2004年底,陈声容放弃安逸的生活,毅然参加南京军区南京总医院第二批赴利比里亚维和医疗队。维和期间她的母亲患了癌症,直到维和任务结束回国,陈声容才回到了母亲身旁,她怀着歉疚的心情陪伴母亲走完了人生的最后3个月。

利比里亚地处大西洋西岸,多年战争使得这个国家满目疮痍、民不聊生。那里的自然环境非常恶劣,肺结核、霍乱、疟疾等疾病发病率居高不下。医疗队服务的对象绝大多数是来自非洲国家的部队和人员,HIV阳性病人占住院病人的三分之一。埃塞俄比亚医务官善意地提醒中国队员这里曾发生过一起恶劣事件:因患艾滋病而绝望的病人拔出手背上的输液针头,刺向为他进行护理的护士。陈声容虽然早有心理准备要为艾滋病病人进行护理,但当被病人的呕吐物溅到身上时,她还是有点慌乱。然而,看着病人因疼痛而扭曲的脸庞和充满绝望与无助的眼神,陈声容的心被深深地刺痛了,她很快地调整心态,微笑着轻轻擦拭病人嘴角残留的污物,主动与病人沟通,增强了他们战胜疾病的信心。

有一位艾滋病晚期的士兵被送到医院时身体状况极差,吃喝拉撒都得有人料理。陈声容没有任何嫌弃,像亲人一样给他喂水喂饭、酒精擦浴、注射治疗、抽血化验……陪护病人的伙伴非常惊讶:"你难道一点都不害怕吗?"陈声容柔声答道:"怕,可他为维护世界和平而来,只要有一丝希望,都不能抛弃和放弃!"

作为医疗队里最年长的大姐,陈声容在照顾病人的同时也把照顾同事当成了自己的任务。她的同事说:"她就像一个秤砣一样,定定地稳住护理任务,她关心我们,有时还帮我们洗衣服,我们没有理发员,陈姐经常亲自帮我们理发。"

回忆起那个战斗的岁月,陈声容平淡而从容:"我们经常在突发状态下一跃而起投入战斗。工作永远没有计划，因为你永远也想不到你的下一步工作是什么。"赴利比里亚维和的 7 个月里，陈声容所在医疗队接待门诊病人 3 100 多人次，进行化验 1 600 多项；日门诊量创下了驻地医院日门诊量的最高纪录！当年，陈声容被联合国授予"和平勋章"，被江苏省和南京市授予三八红旗手荣誉称号。

临危受命
勇毅笃行　　2010 年 1 月，40 多岁的陈声容再次临危受命，与医院 21 名医务人员一同赴海地执行国际人道主义救援任务。接到命令后，她连夜从家中赶到医院，带领护理人员迅速整理护理物资。经过 3 天的紧张忙碌，陈声容和队员们高标准完成了 100 多种护理物资的筹措和整理装箱。然而因为操劳过度身体抵抗力下降，她突发胃肠炎，在 30 多小时的飞行途中，胃肠痉挛和腹泻交替发作使她痛苦难耐。到了海地，她全然不顾病痛，带领女队员立即赶到宿营地，清理帐篷、帮队友们搭行军床、支蚊帐、打扫卫生……马不停蹄一直忙到深夜。

震后的太子港到处都是残垣断壁和堆积的垃圾，大街小巷挤满了成群的伤员和无家可归的难民，出诊路上处处弥漫着恶臭和血腥。与此同时数千名重刑犯趁乱逃出了监狱引发混乱，经常有沉闷的枪声在帐篷外响起，空气中都能闻到刺鼻的火药味。一天，中国救护所的工作刚展开就有一名少女被抱来就诊，少女哀号着大口喘着气，身体不停地抽搐。医生检查后没有发现任何损伤，生命体征也正常。原来这名少女在地震中失去了母亲，晚上又受到枪声的惊吓，心理受到了创伤，变得歇斯底里难以自控。陈声容让她躺在担架上，紧紧握着她的手，轻轻抚摸她的脸颊，跟她聊天，对她进行心理疏导。"孩子，我知道你想妈妈，我陪你一起想，好吗？"女孩"哇"地哭了起来。陈声容轻轻把她拥在怀里，搂着她的肩膀，让她尽情哭泣。也许是陈声容的友善抚慰了她的心灵，也许是母爱的力量让她找到了依靠，女孩突然使劲拉着陈声容的胳膊往担架上拽，嘴里轻柔喊着："妈妈，妈妈……"

那时的海地余震不断，断水断电，给队员们生活上带来很多困难，超过40℃的高温更是不断煎熬着队员们。由于每天长时间在烈日下暴晒，陈声容的衣服上面结满了一层又一层的盐渍，她的颈部长了严重的湿疹，再加上晒伤，衣领一碰到就疼痛难忍。晚上睡觉更是一种折磨，她们睡的床就是一个帆布兜，只有一人宽，人睡上去直往下陷，早上起来腰酸背痛。后来她和队员们拆开装载物资的木箱,把木板架在帆布上当床板。出征时为保证必备物资的装载,陈声容把个人物品减到了极限,连护肤品都没有带。防暴警察送的一面小镜子是她最珍贵的"宝贝",每天通过它看着自己逐渐变黑、蜕皮的脸庞,蓬松、枯黄的头发,虽然形象走了样,但她依然"阳光灿烂"。赴海地救援的15天里,她们先后参与诊治病人600余名,最多的一天诊治了近120人。她们的出色表现充分展示了中国的大国形象和舍小为大、机智勇敢的救护风范,受到国际社会、海地政府和海地民众广泛称赞。

需要置前
竭诚奉献
2010年6月,陈声容被医院选入巡回医疗队,深入海岛为基层官兵服务。临行前,为了更好地服务海岛官兵,她夜以继日编写了图文并茂的优生优育指导手册。7天时间里她克服晕车晕船的痛苦,完成了13次海上航行,足迹遍布12座岛屿、19个基层单位、6个哨所,发放近千册优生优育指导手册,为海岛官兵及家属提供了优生优育宣传指导及妇科体检服务。临走前她还留下了手机号,以便回院后随时接受海岛官兵及家属们的咨询。7月初,她再次随队走进山区,为基层官兵服务,圆满完成各项巡诊任务,受到守岛官兵和山区官兵的肯定与赞扬。

在多次跟随医院专家医疗队到部队巡诊中,陈声容发现不孕不育困扰着许多家庭。为此,她向医院党委提出参与生殖医学中心的筹建。面对这一全新领域,她翻遍了专业书籍,到国内外20多家生殖中心参观进修。在经历了7次失败后,2012年11月23日,第一例试管婴儿终于移植成功。至2017年,她所在团队完成了1500多对军人夫妇的治疗,受孕成功率高达70%,走在了全国全军前列。

2020年,一场突如其来的疫情打破了本应祥和的春节气氛。大年初一,陈声容接到了医院护理部发出的通知,停止所有人员休假立刻返回南京待命,职业的使命感告诉她应该去支援武汉。但此次驰援武汉医院提出了明确要求:护理人员必须45岁以下才能参加,年近六旬的陈声容显然不符合条件,但她培养的护士们个个积极请战,令她动容。"护士长,我是单身无牵无挂,让我去!""护士长,虽然我家孩子小,但家里老人们说让我放心去,家里有他们照顾,让我去吧!""护士长,我们全家都积极支持我去,让我去吧!"最后医院在各科室抽调了近100名护士前往武汉驰援。在她们前往武汉的70多个日子里陈声容始终牵挂着她们,几乎每天都会给她们发信息,尤其是在最初的日子里,不少护士心理压力很大,整夜无法入睡,陈声容就通过语音电话帮助她们舒缓心情,进行心理减压。在科室里,为了确保医务人员和前来就诊的病人零感染,她带领护理团队制订疫情期间的工作流程和制度并严格落实。为了方便不孕病人,陈声容加大了微信咨询的力度,让治疗周期里的病人都能够在无法前往医院的情况下,通过微信群及时答疑解惑,受到病人们的广泛好评。

陈声容总是用自己的爱恪守着南丁格尔誓言:终身纯洁,忠于职守,尽力提高护理之标准……

(张利兵 王丽娜)

参考文献

高铭华,伍玲.爱,可以如此深沉与美丽:记第 43 届南丁格尔奖章获得者、南京军区南京总医院妇产科护士长陈声容 [J]. 当代护士(上旬刊),2012(4):8–10.

陈荣秀

用一生去爱肿瘤病人

> 护理的责任就是要关怀、
> 照顾病人，对病人有耐心。
>
> ——陈荣秀

2011年5月12日，红十字国际委员会授予天津市肿瘤医院护理质控中心主任陈荣秀第43届国际南丁格尔奖。当年的8月26日，在北京人民大会堂举办的颁奖典礼上，时任中共中央总书记、国家主席、中央军委主席、中国红十字会名誉会长胡锦涛为陈荣秀颁发奖章。天津护理人又赢得一枚南丁格尔奖章。

陈荣秀（1944— ），女，天津人。

1944年10月出生。

1964年，毕业于天津市护士学校（现天津医学高等专科学校）。

1964年，毕业后在天津市立人民医院（现天津市肿瘤医院）肿瘤科从事护理工作；后历任护士长和护理部主任等职；2008—2019年，任天津市卫生局（现天津市卫生健康委员会）护理质量控制中心主任。

2004年，当选中华护理学会第二十四届理事会理事；2001—2018年，当选天津市护理学会第六届、第七届和第八届理事会副理事长；历任中华护理学会肿瘤专业委员会副主任委员、中国康复医学会康复护理专业委员会委员、天津市康复医学会理事、中国康复医学会康复护理专业委员会委员等；兼任《中华护理杂志》《天津护理》《中国护理管理》等杂志编委。

在《中华护理杂志》《天津护理》《中国医院管理》等期刊发表《肿瘤药物安全操作台研制及临床应用》《关于护理部主任质量查房模式的探讨》《化疗治疗护理及进展》等多篇论文；1983年，建立国内第一个"乳腺康复室"；20世纪90年代，建立国内第一个"肿瘤病人临终关怀病房"；"乳腺癌术后系列康复治疗方法设计和临床应用研究"（排名第二）荣获天津医科大学科技进步二等奖和中华护理学会科技成果二等奖；研制了中国第一台化疗防护操作台，设立国内第一个化疗防护操作室；2001年9月19日，成立了全国第一个造口关怀协会；主编《肿瘤疾病社区护理与自我管理》《肿瘤护理学》等多部专著。

2011年，荣获第43届国际南丁格尔奖；2018年2月，当选"中国好医生、中国好护士"月度人物。

不解之缘 责任使然

1880年，天津法租界的大道上建起了中国第一所官办西医医院。1924年医院新大楼落成之际，为了纪念创建人马根济医病救人的功绩，医院更名为马大夫纪念医院。20年后，医院附近的一户人家添了个千金，闺名陈荣秀。

三五岁时，陈荣秀常好奇地望向对面楼的窗口，隐约看见一张张床和时而走动的白衣身影。父母告诉她那是医院，是打针吃药的地方。上了学，班里有一位同学是医院院长的女儿，放学后同学带着她去医院玩时常路过病房。宽大的病房总是那么整洁，靠窗的两侧各是一长溜的病床，从床上时而传来些许的呻吟声，三五个头戴白帽身着白衣的阿姨就像"天使"般穿梭在病床间。"我也要像她们那样为病人解除痛苦！"一个"白衣天使"梦在她的心里扎下了根。

时光荏苒，马大夫纪念医院已更名为天津市立人民医院，新中国第一家肿瘤科在此创设并不断壮大，陈荣秀的"白衣天使"梦也发了芽。中学毕业后，她选择继续就读天津护士学校。20岁这年，她终于穿上了属于自己的白衣，机缘巧合，她被分配到了梦开始的地方。走在医院门口的台阶上，每一步都那么熟悉，少年时的场景在脑海重现；每一步又那么陌生，她将在此开启她的事业征程。

每天陈荣秀早早地来到肿瘤科，套上白色护士服，穿上白色帆布鞋，戴上洁白的燕尾帽，神采奕奕地走进病房。她就如一抹晨光照进了病房，一看见她，大伙的心情都立刻灿烂了几分。病人们都喜欢她，有事也都喜欢叫她，她"来者不拒"，就像一只欢快的小鸟在科室里忙前忙后。

可有一天，这位年轻的护士突地蒙了。这天中午陈荣秀一个人在病房值班，突然听见"哇"的一声，她赶紧上前查看。只见床上地上好多呕吐物，她不由得直犯恶心，下意识就扭过头。难闻的气味在病房里弥散开来，真想跑出病房吸几大口新鲜空气。苦练技术、细心、耐心，她从没掉过链子，可这自然的生理反应,实在是忍不了呀!做护士太难了,她头一回犯了愁。

胃里还在翻腾,突然脑中警铃大作:术后呕吐可不是小事,必须尽快观察处理。她上前一边轻声询问病人有没有其他不适,一边检测血压和脉搏。病人生命体征平稳,她暂时放下心来。她麻利地换了床单被套,把地面擦了又擦,床单位整洁了,难闻的气味没了,病人安心休息了。她想只要病人好好的,管它呕吐物还是排泄物,没什么大不了。

粉红丝带情系病患　　肿瘤科一线工作十几载,常规护理工作陈荣秀早已得心应手。但肿瘤病人的悲喜愁乐无时无刻不牵动着她的心,最让她挂怀的是乳腺癌病人。

为了保命,乳腺癌病人常不得不接受乳腺癌根治术,乳腺、胸肌还有淋巴组织统统被"清理"一遍。手术后清醒过来的女病人们还没来得及庆幸"死里逃生",就不得不面对大变样的身体。胸前蜿蜒的伤口稍微动一动就扯得生疼,手臂因为淋巴水肿总像有什么堵住似的肿胀难受,病房里时常愁云笼罩。

怎么办?三分医疗,七分护理。乳腺癌术后病人急需更科学有效的康复措施。下班后陈荣秀带着同事们查阅资料、请教专家、琢磨对策,建立又推翻,修改又修改,一套为乳腺癌术后病人量身打造的康复训练操终于出炉。

作为全国知名的肿瘤医院,科室病房本就十分紧张,但为了病人更长远的利益,陈荣秀特地将一间向阳的敞亮病房设为专用康复室,还分派了一名护士专门负责管理。早上,阳光透过窗户倾洒在宽敞的康复室里,欢快的音乐声在房间里回荡,一走入康复室心情就不由得舒爽了几分。在分管护士的带领下,大家随着音乐节拍做起了伸展运动。一天又一天,伤口慢慢愈合,水肿渐渐消退,手臂抬得越来越高,病房里的笑声也越来越多。

衣服遮住了瘢痕却掩不住身形的显著改变,女性自尊遭受了沉重的打击,她们担心路人的眼光,更担心在丈夫的心里失去了分量。同为女人,陈荣秀读懂了乳腺癌术后病人心里的这份彷徨。她想,我们的护理还应该再多做一些,要想办法帮助家属理解病人的这份担心,要帮助病人感受到来自家人的浓浓情意。

记得有一位病人最初入院时衣着得体,言谈举止间透着一份成熟女性的自信,可手术后她像变了个人,时常随意套着一件宽大的男士汗衫坐在床上低头不语。陈荣秀悄悄地请来了病人的爱人,希望和他一起想个好办法。交谈中病人的爱人提到结婚纪念日快到了,陈荣秀灵光一现:对女人来说,尤其是乳腺癌术后的女病人,这个纪念日的意义可不一般。陈荣秀买来了鲜花,安排病人的爱人带着孩子、手捧鲜花出现在病人的面前,病人含泪而笑,浓浓的爱意把她心里的阴霾一驱而散。

一年又一年,陈荣秀和她的护理团队们守护了一个又一个乳腺癌病人。

护好"口袋" 共渡难关

在天津市肿瘤医院腹部肿瘤科的病房里,有一类特殊的癌症病人。为了避免癌症病魔的吞噬,他们不得不做了肿瘤切除术,但他们的身上多了一个人工排泄口,他们就是大家口中的"造口人"。

最为寻常的吃喝拉撒,对于造口病人却全都成了大难题。随身一个"口袋",排泄物时不时涌出来,身上突然就鼓起了一块,还散发着不可言说的气味,让人倍感难堪。有的病人不敢吃、不敢喝,有的病人觉得自己就是个脏兮兮的"废人",有的病人还因此不敢外出见人。陈荣秀时常提醒自己,也常叮嘱她的科室护士们,一定要帮助造口病人护理好这个"口袋",让他们重获直面生活的勇气。

病房里有一个年轻的女病人刚做了造口术,查房时陈荣秀特地多上了几分心。姑娘看上去情绪不高,低着头闷声不吭,手里把弄着一根红丝带。她把手里的红丝带打了一个死结,用力拉了拉,然后又打了一个死结。陈荣秀的心里咯噔一下,这姑娘很可能起了轻生的念头。

她一趟又一趟地往姑娘身边跑,为姑娘一次次查看造口,用略带欣喜的语气轻声说,"年轻就是好,恢复得很不错呢……"她替姑娘一次次更换"口袋",边换边轻声地说几点诀窍加几句鼓励,"大家一开始都是手忙脚乱的,可没过多久,一个个做得比我们都好呢……"她帮姑娘一次次清理排泄物,把口袋清洗得干干净净,没有一丝异味。一日两次的"扩肛"她都先轻声交代一句,"我先伸个小手指,你要是不舒服,就和我说……"她小指缓缓地探入一点,停一会再探入一点,造口扩张了,挛缩减少了。进餐的时候她又出现在姑娘的身边:"别怕,放心吃,一切有我呢……""慢慢吃,多嚼一嚼,营养吸收好了,恢复就更快了……"

陈荣秀的眼里从来没有一丝嫌弃,只有浓浓的关心。姑娘的心慢慢地解了冻,脸上的冰霜也慢慢地融化了。终于有一天,姑娘抬起了眼,略带犹豫地说想自己动手试一试。陈荣秀一直悬着的心终于松了松,她手把手一点一点地教,姑娘的每一个进步她都开心地夸赞:"不错不错!""更好了!""下一次会更好……"

日复一日这位年轻的"造口人"已经开始习惯了身上的这个新"口袋",更换的手法也越来越娴熟。临出院时她再也忍不住感激之情,抱着陈荣秀泣不成声:"没有您,我早就不想活了! 谢谢您!"

陈荣秀用她的爱心,陪伴着一个又一个造口病人度过他们人生中最艰难的一段旅程。她时常牵挂着院外的"造口人",觉得还能再为他们做些什么。2001年9月19日,在她的努力下,天津市肿瘤医院成立了全国第一个造口关怀协会。院内院外的"造口人"都有了一个属于自己的家园,造口病人在医护人员的保驾护航下,继续扬帆远航。

临终关怀
来生再见

"有生者必有死,有始者必有终,自然之道也。"然而,面对死亡时人们总是忍不住不舍与悲戚。对晚期癌症病人,病痛的折磨是那样不眠不休,死亡的威胁是那样步步紧逼,生存的渴望是那样望眼欲穿。这是肿瘤科的常态,也是肿瘤科护理人员面对的最大难题。

20岁,一毕业就在肿瘤科摸爬滚打的陈荣秀,一路用爱心披荆斩棘,她坚信一切困难都抵不过一颗爱心、一片温情。

一位被晚期癌痛折磨得痛苦不堪的老人慕名而来,看着这位孤身一人蹒跚走来的老人,陈荣秀眼里不由得起了一层水雾。她读懂了老人的孤单和无助,读懂了老人的坚强和倔强。如女儿迎接来家看望的父亲般,她快步走上前接过老人手中的行李,搀扶着老人走到病床慢慢躺下。

老人不大说话,查房时总是一副拒人于千里之外的样子。当疼痛袭来时老人总是蜷缩着身体轻声哼哼,痛得厉害时,从病房里传出了老人的哭腔:"作孽啊,老天爷啊,让我快点死吧……"一声声凄凉无力的吴音,却如重锤一记记敲在了陈荣秀的心头。

听着老人的口音,陈荣秀想起了苏州评弹,她跑了好几家店买来经典的苏州评弹曲目。她在老人的床头柜上摆上了录音机,按下了播放键,软糯轻柔的弹唱声一响起,老人的身板就挺了挺,眼里闪起了光芒,哭声也轻了、少了,陈荣秀默默地舒了口气。

到了饭点,陈荣秀特地跑到老人那,给老人摆好餐盒,轻声问一问喜欢吃什么、不喜欢吃什么,再看一看老人的进餐情况。看到老人吃得不多,她想如果是苏州口味,老人的胃口肯定能好一些。她托人买来了软糯香甜的苏州糕点给老人送去:"阿叔,倷好!"陈荣秀一边用新学的苏州话和老人打着招呼,一边递上了糕点。老人的眼里泛起了泪光,拿了一块,细细品咂家乡的味道。陈荣秀用她女儿般的温情捂热了老人的心,老人开始称呼她"荣秀",每天都要见一见他的荣秀囡囡。

离去的前几天,老人感觉自己时日不多了,对荣秀囡囡说出了最后的心愿,他想洗个澡、换身衣服,希望能干干净净地离开。他的荣秀囡囡二话没说满口答应。陈荣秀帮老人用温水细细地擦洗,给老人套上他最喜欢的一身衣服。看着陈荣秀额头的汗水,老人轻轻地抚着她的手,眼里满是感激。是这个荣秀囡囡,在他人生的最后时刻陪伴着他,照顾着他,为他缓解了痛苦,为他驱散了孤独。当晚,老人陷入了昏迷,几天后老人拉着陈荣秀的手安详地离开了这个世界。

几年后,陈荣秀在病区里设置了一个特殊的病房,这个病房墙壁上涂上了暖暖的温馨色调,窗边种着生意盎然的花草,舒缓的音乐充溢着整个病房。这个病房就是临终病人温暖的家,有一群好囡囡陪伴着临终病人安宁地走过最后的人生旅程。

(吴志霞)

参考文献

[1] 陈荣秀. 我在乎你的痛苦 [J]. 中国医院院长,2011(22):136–137.

[2] 崔怀志. 天使之本色术业有专攻:记第四十三届南丁格尔奖章获得者陈荣秀 [J]. 中国护理管理,2011,11(11):93–95.

[3] 秋冷. 只有用一生去爱别人,才会得到别人的爱:记第43届南丁格尔奖章获得者陈荣秀 [J]. 当代护士(上旬刊),2012(05):9–11.

赵生秀

青藏高原的"提灯女神"

我深爱护理这个让我魂牵
梦绕的事业,我深爱青海
这片生我养我的土地,我
一生的使命就是在平凡中
让"燃烧自己,照料别人"
的精神发扬光大。

——赵生秀

2011 年 5 月 12 日,红十字国际委员会授予青海省人民医院副院长赵生秀第 43 届国际南丁格尔奖。当年的 8 月 26 日,在北京人民大会堂举办的颁奖典礼上,时任中共中央总书记、国家主席、中央军委主席、中国红十字会名誉会长胡锦涛为赵生秀颁发奖章。赵生秀为青海护理人再次摘取一枚南丁格尔奖章。

赵生秀(1958—),女,青海人,中共党员,主任护师,教授。

1958 年 6 月出生。

1980 年,毕业于青海省卫生学校(现青海卫生职业技术学院)。

1980 年,毕业后分配在青海省人民医院从事护理工作;1985 年,任护士长;1992 年,任护理部副主任;1999 年,任医务科副科长;2001 年,任护理部主任,同年 10 月,任副院长分管护理工作。

现任青海省红十字会党组成员和副会长、青海省护理学会理事长、青海省护理质控中心主任、青海省临床检验中心主任等职;兼任中华护理学会常务理事、中国医院协会护理管理专委会第二届副主任委员、中国生命关怀协会人文护理专业委员会副主任委员、国家卫生健康委基础护理操作技能培训项目专家组常委、中国南丁格尔志愿护理服务总队副理事长、西部护理联盟副主席、青海省肿瘤防治联盟肿瘤护理专委会主任委员等;当选中国妇女第十二次全国代表大会代表;捐献"第 43 届国际南丁格尔奖"和"青海学者"个人奖金共计 100 多万元成立"生秀护理关爱基金"。

在《青海医药杂志》《高原医学杂志》《护士进修杂志》等期刊发表《论心

理护理在老年病康复过程中的主导作用》《复方天棘胶囊对高原红细胞增多症患者和高原健康人血气影响的研究》《高原前列腺摘除围手术期的护理》等多篇专业论文；主持完成科研项目多项；荣获青海省科技进步二等奖、三等奖；"青藏高原灾害护理现状调查分析"荣获第六届中华护理学会科技三等奖；"急性高原病护理标准的建立"达到国际先进水平；主编和参编《青海省临床护理文书书写规范》《内科护理学》《高原健康》等专业书籍。

中华全国总工会授予全国五一劳动奖章；青海省人民政府授予全省先进工作者；青海省委、省政府和省军区授予全省拥军优属模范个人；青海省卫生厅授予先进工作者、优秀党员等荣誉称号；青海省妇女联合会授予三八红旗手；荣获青海省"高端创新人才千人计划"杰出人才、青海省优秀专家等荣誉称号；荣获中国科学技术协会优秀科技工作者称号；2011 年 5 月，荣获第 43 届国际南丁格尔奖章；2017 年 8 月，荣获白求恩奖章；同年 11 月，当选"中国好医生、中国好护士"月度人物；2018 年 9 月，当选首届青海学者。

青海相依 理想相伴

青海，坐落于中国西北部，雄踞世界屋脊青藏高原的东北部，拥有广袤的面积和苍茫的高原，海拔高、缺氧重、气压低、寒冷干燥，空气稀薄是这个地区的特点。正是这片特殊的高原和艰苦的环境，磨砺着青海儿女的意志和品质，也培养了医务人员的毅力和坚韧，他们从容应对每一次挑战，用自己的努力和智慧谱写着生命的壮丽乐章。

赵生秀，正是这样一位出生于青海本地的医务工作者，她自幼与这片土地紧密相连，在高原的日出和日落中成长，青海的气候和地理条件让她感受到生命的力量和脆弱。这也激发了她对护理事业的热爱与奉献精神，她深知这片土地上的人们需要她的关怀和帮助，因此，她投身到护理工作中，默默地奉献着自己的力量。

1980 年 12 月，赵生秀顺利毕业于青海卫校，迈入了护理工作的旅程。她怀揣着满腔的热忱和对医护事业的向往，踏上了这条平凡而崇高的道路。南丁格尔精神，是赵生秀心中永不熄灭的火焰。"甘于奉献、尊重科学、钻研学术、勇于创新"激励着赵生秀在平凡的护理岗位上，默默地奉献着自己，付出着那些看似平凡却意义非凡的努力。她的双手，像一双柔软而坚定的翅膀，守护着每一个生命的希望。她的心灵，像一盏温暖的灯塔，照亮着病患的黑暗。

初入职场的她，会因害怕扎不上针而胆怯，但胆怯的背后就是无止境地苦练基本功,在模型人教具上练,在家人胳膊上练,在自己身上练,直至可以做到又快又准、又轻又好地穿刺。"努力只够及格,拼命才够优秀",一次练习中,她竟然把四岁儿子反锁在值班室给忘了,等想起来跑回值班室时,看见孩子因上不了卫生间小脸憋得通红,满脸都是委屈和泪水。看到这一幕,她顿时感到心疼又内疚。是啊,做一个临床医务工作者不仅自己要付出巨大的努力,更是常常愧对家庭和子女。不过她的努力得到了回报,经过不断地练习,她终于做到了"一针见血"的硬功夫。在医院开展的护理技术比武中,她也因此荣获了"技术能手"称号。当听到病人说:"小赵护士,你的手真轻,打得真好!"赵生秀心里格外幸福,并暗暗下决心:我不但要继续苦练基本功,而且还要向新的目标挺进。

为了锻炼自己的临床业务能力,赵生秀选择医院最忙最累的急诊科工作,病人病情复杂,她就守在病人身旁细心观察病情变化,分析、记录诊疗过程,不断锻炼自己的临床思维能力;病理、生理不好懂,她就边请教专家,边自学,硬生生啃下一本本厚厚的医学书籍,在最短的时间里成长为一名急诊科的得力干将。

赵生秀以坚韧和智慧直面一次次挑战,达成一个个目标。经过5年的磨砺,她已成为医院最年轻的护士长。新的角色给她注入了不懈的动力,同时也让她压力倍增。她深知在这个新的角色中,将面临更多的责任和挑战。

晋升为护士长后的赵生秀更加忙碌,她总是来得最早走得最晚。每当有同事请假,她毫不犹豫地挺身而出,无条件地顶替上岗。有时候,她刚刚完成自己的班次,又继续接替别人,经常会几十个小时连轴转。有一次在替班后,她安排完科室工作正准备下班,此时电话铃声突然响起。原来急诊科接收了一批食物中毒的病人,迫切需要额外的人手支援。赵生秀立刻带领着科室的一名护士,急忙奔向急诊室,投身于紧急的抢救之中。输液、测体征、洗胃、气管插管……她们为尽力救治每一个病人不知疲倦地忙碌着,直到深夜。

从业多年,赵生秀在不同的科室和岗位上默默奉献,勤勉耕耘,繁忙琐碎的护理工作并没有让她觉得疲累,相反,随着时间的推移,她对护理事业的热爱更加深沉。她坦言:"或许是喜欢被需要的感觉吧。"赵生秀总是愿意给予病患关怀和温暖,每当病人转危为安,康复出院都是她最开心和激动的时刻。

**卓越领导
倾心护理**　　　在护理职业生涯中,赵生秀始终以独特的热情和高度的责任心,不断提高医疗质量,为病人提供最佳的医护服务,并在工作中展现出了卓越的才能和领导力。1992年，赵生秀被任命为省医院护理部副主任。1999年，经过民主推荐、测评，赵生秀由护理部调往医务科，任医务科副科长。无论职位如何变迁，她心中始终怀揣着对护理事业的深深情感。2001年6月，青海省人民医院实行人事制度改革，当时医院推荐赵生秀竞聘医务科科长。但那一刻，赵生秀毫不犹豫在竞聘岗位一栏里郑重地填写了"护理部"三个字。因为她已经没有办法割舍下倾注了半生心血的护理事业。最后，赵生秀经过民主测评和述职答辩，以综合分数第一的成绩被聘为护理部主任，同年10月她被任命为副院长分管护理工作，也成为了青海省唯一一位护理出身的主管护理工作的副院长。每一次晋升和职位调动都是对赵生秀才能和热情的认可，也是她在护理领域不可磨灭的烙印。

多年的临床经验使赵生秀对护理工作有了更深的思考和理解。她渴望让高原人民享受到高质量的护理服务。她深知仅仅依靠敬业和奉献是不够的，要改变护理管理水平的落后，只有一个办法，那就是改革创新。

赵生秀以特有的胆识和魄力对护理管理进行了系列改革，以使护理服务有章可循。1996年青海省人民医院护理管理制度仅有三章共47条。对于管理制度的不完善，赵生秀潜心研究，反复调研，在全省率先建立起护理管理三级体系，对护理工作的各项规章制度进行了四次全面的修订和完善，形成了符合实际操作、针对性强的整体护理工作制度。赵生秀注重科学理念，积极推行现代护理。在"整体护理"模式传入中国时，她率先学习并接受这一新理念。1997年，她以极具前瞻性的发展战略眼光在全省率先开展以病人为中心的整体护理，成为青海省整体护理模式传播的第一人。她要求护士们不仅要具备高超的技术水平，更重要的是要关注病人所处的环境、心理状态，将身心护理融入实际操作中，从而更好地为病人服务。2010年，赵生秀在全省率先开展"优质护理服务"，得到国家卫生部的嘉奖。她没有止步于此，不断丰富拓展学科内涵：开展了一专科一特色、一病一规和医护一体化分病种、小组式专科护理等，提供优质、个性、专业的护理服务，病人满意度显著提升。通过这一系列举措，赵生秀建立了高原护理的新标准，树立了高原优质护理服务的典范。

为了不断提高护理人员素质，赵生秀致力于建立高原特色护理人才培养体系。她以国际化视野推进团队建设，通过"战略线、专业线、梯队线三线合一，国内重锤、国外开拓二路并进"，全面提升护理人员综合素养。2002年，青海省人民医院护士中专以上学历占82.4%；无本科学历。为改变护士学历层次偏低的现状,赵生秀对全院护理人员学历提出硬性规定,并设计了分年级护士手册,成为护士们阶梯式教育的必备工具,使医院护士的学历层次和受教育水平有大幅提升。到 2023 年,医院护士本科学历提升至 92.05%,其中硕士 12 人。2002年起建立护理学术周平台,21 年不间断,至今已成为医院的特色品牌活动并推广至全省各大医院,成为护理人员学术交流的重要平台。2005 年开始,她带领护理部在全省率先开展岗位大练兵活动。经过六年不间断的训练,医院连续五年获得全省医护岗位技能竞赛第一名的优异成绩;2008 年荣获"全国卫生系统护士岗位技能竞赛"铜奖。她与北京协和医院建立"护理人才轮训"模式,从2008 年至今在北京协和医院进修轮训人员 691 名。设立精英培养项目,至今选送临床护理精英共 200 余名赴美国、法国、德国、英国、爱尔兰、新加坡等国家知名医院学习。2021 年建立硕士点。在她的带领下,省人民医院护理团队先后获得"全国三八红旗集体""全国巾帼文明岗""全国五一巾帼标兵岗""全国优质护理服务先进集体"等荣誉称号,打造出一支被誉为"高原协和"的优秀护理团队。

为提升护理人员专业能力,从 2005 年起,赵生秀就开始培养专科护士,全省第一位危重症专科护士、第一位国际认证的伤口造口治疗师、第一位呼吸治疗师……470 名专科人才的培养、11 个专科护理门诊的建立,为病人提供了专业化护理服务如复杂疑难伤口造口、PICC 置入及维护、呼吸功能训练、老年认知障碍病人等慢性疾病的规范管理和专业化护理,深受病人及家属好评。作为全省护理学会理事长,始终心系基层护理,时刻关注基层护理人员的成长进步,克服身体病痛,不顾高寒缺氧,往返于各州县指导培训,授业解惑,帮扶带教。为了能培养更多更好"带不走的医疗队",她积极开展专科规范化管理,促进全省护理专业化发展,2012 年率先在省内建立省级专科护士培训基地,建立了"青海省护理教育培训中心"、11 个省级专科护士培训基地、5 个京外专科护士临床实践基地,培养专科护士 1 159 名,为守护各族群众健康发挥了重要作用。

2001 年始,赵生秀率先在省内开展护理"三新"工作,填补了省内护理领域空白。她主持护理三新 50 余项,科研立项 20 余项,科研成果 9 项,主、参编专著 6 部。主持课题荣获第六届中华护理学会科技三等奖和青海省科学技术进步二等奖以及荣获中国医院协会科技创新二等奖。一枝独秀不是春,百花齐放春满园。在赵生秀看来,仅仅是自己进步还远远不够,她积极争取政策项目倾斜,不断鼓励临床护理人员从事科研,护理队伍科研创新积极性空前高涨,医院护理"三新"、科研逐年增多,学科水平显著提升。近五年,护理课题立项数量比"十二五"期间增加了244.4%,获批中华护理学会课题6项,省科技厅课题3项,省卫健委重点课题3项,省卫健委指导性课题21项,院级课题25项。护理专利每年获批20余项,并实现专利转化零的突破,这一重大进展让护理人员的智慧和创新成果得以转化为适用于临床需求的实用产品,更好造福群众和社会。护理科研创新成果首次获得中华护理学会科技奖三等奖、青海省科技进步二等奖,荣获中华护理学会质量改善专案"提灯奖"13项……这些成果和奖励在青海省护理学科发展史上具有划时代的意义。

高原之灯 希望之光

赵生秀从事护理工作43年,她以的非凡的执着和毅力致力于高原病人的护理及省护理质量和护理水平的提高,在推动青海省护理学科发展上作出了巨大的贡献。她自执笔撰写了《青海省护理常规》《青海省护理文书书写规范》等作为全省护理工作指南性书籍,对于规范全省护理工作,发挥了重要作用。在她的倡导下青海省护理学会成立了多个专业委员会,在全省范围内开展专业授课和技术指导工作,取得显著效果,促进了青海省护理事业的发展。在她历任青海省护理学会秘书长、理事长期间每年都要举办面向省内边远、贫困地区护理人员的继续教育项目,为青海省各级医院培养护理骨干及管理人员。2013年起,她组织护理专家下基层开展帮扶活动,有力解决基层医疗资源匮乏、护理水平有限的问题。她立足高原实际,不断探索护理的前沿知识,逐渐形成具有高原特色的护理学科体系,推动了护理界广泛认同的学术理念的形成,激发起更多高原护理工作者的科研热情,为学科发展提供了原动力,使青海虽位于祖国西部边缘地区,但护理学科的发展却可以与经济发达地区并驾齐驱。鉴于赵生秀多年来在弘扬南丁格尔精神和推动青海省护理学科建设发展方面作出了卓越的贡献,2018年青海省卫生健康委在青海省人民医院建立了"南丁格尔奖专家工作室",为其学术交流、科研工作、人才培养、创新服务提供良好条件。

灾情管控 勇毅攀高

赵生秀常常说"医者仁心、护者仁爱,成为医务工作者,就要勇于担当,在国家和人民最需要我们的时候,随时准备奉献自己"。2003年"非典"疫情突发,赵生秀带领医护人员仅用一天时间将医院旁边的宾馆变成了有40张床位的"规范的隔离病房",并迅速建立规范防护流程,确保防控工作有序进行。2009 年,青海省海南州发生肺鼠疫疫情,赵生秀精准指导一线医护人员规范防护,面对烈性传染病,做到了零感染。医疗队所表现出来的敬业精神和高超的技术,得到上级领导及专家的好评,有一位老院长竖起了大拇指深情地说"赵院长,您带出来的护士果真是一流的!"

2010 年玉树发生 7.1 级强烈地震,赵生秀接到上级的命令后,毅然投身于抢救工作之中。她以敏锐的洞察力、果断的决策力有条不紊地组织伤员接诊、开展救援,她一方面密切关注最新的新闻动态,一方面立即启动大型突发事件护理应急预案,在短短 7 个小时内建好拥有 150 张床位的抗震救灾病区。同时,她还在医院迅速成立"灾区伤员救治护理专家组",制订了《省医院灾区危重伤员护理标准》,编印了《灾后心理问题健康教育手册》。在抗震救灾中每天坚持工作近 20 个小时,她不顾自己严重静脉曲张,忍着疼痛,有时疲惫到头晕目眩,但"燃烧自己,照亮别人"一直在引领激励着赵生秀。她每天都要深入病房,及时了解伤员情况,并亲自为伤员进行个人指导,同时号召懂藏语的医学生充当志愿者进行翻译与生活帮助,根据少数民族同胞的习惯进行饮食调整;为每一位伤员购买舒适的家居服及洗漱用品;为孩子们购买书籍和画板,抚平她们幼小心灵,她费尽周折,为地震时母子失散的孩子找到了"妈妈";她深入病房,细心发现"尼姑"伤员久日不言不语,她守护身边悉心照料,用自己实际行动深深打动了这位伤员,最终打开心扉,拉住赵生秀的双手久久不愿放下……地震期间治疗、收住院、转院的伤员共计 3 296 人次,各类手术近千例,危重抢救 812人次,由于治疗及时,特别是护理规范、到位,地震伤员伤情迅速好转,创造了零感染、零死亡的高原救治奇迹,伤员治愈率达 100%。

2020 年初新型冠状病毒感染疫情突发,赵生秀以高度的职业敏锐性判断出这次重大突发公共卫生事件非同寻常。原本可以在家休春假的她第一时间赶到医院,一边号召护理部做好春节期间应急工作预案,一边向医院建议立即启动应急程序,统筹安排人员,制定预检分诊流程,设置留观病房,部署院感防护措施,及时有效筑起了坚强的防控战线。武汉疫情告急,百名护士奔赴"战场",她第一时间带着百余份的防护流程奔赴机场,在飞机下为医护人员现场讲解防护要点,她放心不下武汉战场上的"战士",每天都会远程指导工作流程,不仅提升了队员们自身科学防护水平,还将青海省人民医院的优质护理特色带给了武汉新洲区人民。她主动请缨担任"青海省新冠肺炎防控救治能力培训基地"

组长,构建三级防护培训管理体系,采用线上+线下、"二对一、点对点"护理技能培训和实战练兵相结合的方式,培训人员 2 200 余人次,得到国务院新型冠状病毒感染防控工作第 28 指导组和中组部赴青博士团专家的高度认可。

疫情防控期间的她根本闲不下来,制定防控"清单";编撰防控护理管理手册、新闻媒体工作人员防护手册;启用 1M2C3S 管理模式科学实施核酸采样;在防护服供应紧张的情况下,亲自设计裁剪,为一线医护人员设计防护服、防护鞋套;为核酸采集的医护人员捐助了"爱心采集马甲";通过视频连线,对支援湖北医疗队员进行工作生活指导;引导眼科护理人员自制裂隙灯防护罩;指导护理人员开发护目镜防雾方法并迅速得到了应用和推广,在网络上全国同行关注并转发量 10 万余人次;相继推出《白衣天使抗疫漫画册》和 14 部原创疫情防控锦囊妙计科普视频,互联网和新媒体等平台传播量高、影响力大,受益面广,减少了群众恐慌,增强了防控信心,为全省有效防控新型冠状病毒感染夯实了基础。在人民群众危急时刻,她向医院党委提出申请,要求带队去武汉和医务同仁们共同抗击疫情! 赵生秀说:"我是老党员,党培养了我理应起带头作用,我是老医务工作者,医院培养了我理应做好专业指导。我经历了多次疫情和灾害,有丰富的经验,理应和大家分享,传承南丁格尔精神。现医院抗疫工作已告一段落了,今天我正式向院党委提出申请,带队去武汉和我的同仁们共同抗击疫情,不忘初心、牢记使命,不负重托,救死扶伤,为国为民尽自己的绵薄之力,不论生死,不计报酬和名利! "

为提高基层医务人员的防控能力,她主动赴玉树、海西等地开展疫情防控及优质护理专题讲座,提高了基层疫情常态化防控水平。共产党员在赵生秀眼中,不仅仅是一种称号,更多的是一种责任和使命担当!

**志愿服务
科普四方**　　甘于奉献,服务群众是赵生秀所追求的人生情怀,赵生秀深知科普教育对社会公众身心健康重要意义,尤其是在高原少数民族地区,掌握健康知识就等于挽救了家庭,提高了经济收入。赵生秀果断决策,组织成立青海省护理学会南丁格尔志愿护理服务队,扎实有效地为高原人民提供志愿科普活动,通过"科普五进"——进学校、进社区、进家庭、进公共场所、进医院,系统化进行科普服务,聚焦重点人群,立足群众所需,她带领护理人员将科普的脚步从城市迈向了牧区,健康知识从病人普及到了全民,科普的队伍从护理发展到了医护联合,科普的方式从线下延伸到线上,有效带动了群众参与科普的积极性,也展示出高原护理工作者卓越的专业素养和无私的奉献精神。

赵生秀积极践行和推动安宁疗护,曾有一位家属放不下心中的牵挂,想尽一切办法让家中的高龄病人维持生命,她知道后,和家属积极沟通,并亲自为老人实施护理,陪伴老人安详地走过生命最后的时光;她对年轻护士讲授和示范"尸体护理",她对大家说"我们只有足够专业才能更好地服务病人,安宁疗护理念的推广也是我们志愿护理中一项重要的内容。"

赵生秀身体力行,亲自到海拔4 000多米玉树、果洛等地为少数民族人群进行科普教育,帮助基层医疗机构建立系统化科普教育组织架构,促进基层医务人员能力提升。为充分发挥护理人员专业效能,赵生秀通过扩大护理志愿服务团队全面推进高原护理人员实施科普教育,不断提升区域公众健康意识和能力,组织全省22家医疗机构加入中国南丁格尔志愿者护理服务总队,鼓励志愿护理服务队践行南丁格尔奉献精神,积极开展主题鲜明、服务优质的护理志愿服务,打造具有高原特色的护理志愿服务品牌。护理志愿服务工作7 900余人次,累计2.3万多小时,受益群众10万余人次。全国优秀志愿者、中国护士志愿精神魅力奖是对她奉献情怀的最好褒奖。

大爱无疆 情怀满溢　赵生秀关注儿童社会福利事业,自20世纪80年代接触孤残儿童工作后,赵生秀就将爱心奉献给了孤残儿童和弱势群体;1998年西宁福利院建院之初,赵生秀就带着儿子来到福利院做义工,为孩子们捐款,仅仅个人捐款就达三万余元……并将无臂的孩子带回家中,感受着家庭的温暖。在赵生秀的影响下,每年新护士入岗后,都会来福利院为孤残儿童献爱心。据不完全统计,从2006年起有明确数字及募捐记录起,医院共有约2 327人参与福利院献爱心活动。在赵生秀的带领和倡导下,护理志愿者积极响应募捐,累计捐款金额达到790 648元,这也增强了青年护理人员的社会责任感和职业归属感。这条不成文的规定,至今25年从未间断,这份爱,就像是一艘行驶在时间长河的大船,激流勇进、扬帆远航;这种爱,不会因为岁月更迭而流逝,只会随着岁月积淀更加历久弥新!

赵生秀还利用各种机会为弱势人群争取利益,无论是贫困山区白血病患儿、肾衰大学生、还是她身边有困难的职工都牵动着她的心,在给予他们物质帮助的同时,她还从精神上鼓励,心灵上抚慰。她创新妇女工作方式,为女职工减压助力，解决工作生活上的困难，为使"宝宝"们健康成长，解决哺乳妈妈后顾之忧，赵生秀精心设计"母汁爱"小屋；为帮助"特殊疾病"职工得到最好的救治，她想尽办法联系到国内顶尖的医院。记得，有一位护理人员突发车祸，家属更是不知所措，赵生秀一边动员大家捐款救助，一边联系国内顶尖康复医院实施早期康复，当这位护理人员最终可以站起来的时候，第一件想要做的事情就是拥抱这个在生命里冰点时刻给她温暖和关爱的"贴心人"。

她还资助贫困护理人员继续教育，关爱老职工、关心新同事，每一家的困难和每一位护士的优缺点她都了若指掌，她是大家的"生秀姐"，是护士的"主心骨"，是年轻人的"引路人"，赵生秀以情暖人，以德服人，以质朴的感情感动人，以高尚的人格感召人，她以南丁格尔精神为指引，以渊博的学识、深厚的理论、高尚的医德赢得了医护同仁的尊敬和无数病人的赞誉。她捐出获得南丁格尔奖时的全部奖金，捐出青海学者个人补助100万余，建立了"生秀基金"，用于护理人才培养。

近年，赵生秀还组织举办红十字人体器官捐献志愿服务培训班，聚焦于传递正确的信息和价值观，努力消除公众对于器官捐献的误解和担忧，增强了社会的认知和支持，使得人体器官捐献事业迈出了关键的一步，实现青海省人体器官移植捐献工作"零的突破"。

党的好儿女
无愧于使命

2021年7月，在中国共产党成立100周年之际，赵生秀荣获全国优秀共产党员的称号。"永远做党的好儿女，忠诚于党，忠诚于人民，时时刻刻按《中国共产党章程》检视自己、要求自己，时时刻刻以伟大的抗疫精神鼓励和鞭策自己，争作一名党信得过、人民信得过、同事朋友信得过、病人信得过的新时代合格党员，为党的事业奋斗终身。"赵生秀动情地说。为大力弘扬崇高的职业精神，激励全省医疗卫生党员新时代的新作为，让榜样之光照亮人们为民服务的初心，赵生秀在省垣各家医疗单位讲授专题党课十余场，受益人群4 000余人。她不顾身体不适来到海拔4 000多米的玉树，以《如何做新时代合格党员》为题，分享身边故事和学习感悟，赵生秀教授用扎实深厚的理论、真实诚恳的情感、朴实生动的语言为全省医疗卫生系统党员干部讲述了吴天一院士、杨正平主任、尼玛国医大师等身边榜样的感人事迹，令所有听众收获感动，备受鼓舞。

"新时代赋予我们的使命，做无愧于新时代的共产党员。"赵生秀号召医务工作者不断学习、坚守救死扶伤的仁心大爱，坚持精益求精的职业追求，深层次理解党的二十大精神，精学业务、践行初心！

赵生秀 2011 年 5 月，被中华全国总工会授予全国五一劳动奖章；2011 年 9 月，荣获第 43 届国际南丁格尔奖章；2014 年 12 月，荣获中国科学技术协会优秀科技工作者称号，2017 年 8 月，荣获白求恩奖章；同年 11 月，荣获中央文明办和国家卫生健康委联合主办的"中国好医生、中国好护士"月度人物称号；2018 年 9 月，入选首届青海学者。2021 年 3 月，被全国妇联授予全国巾帼建功标兵荣誉称号。2021 年 5 月 31 日，中共中央组织部公示为"全国优秀共产党员"表彰对象。赵生秀年过花甲却关心医院的进步和发展，她依然竭尽心力履行一位老党员、老领导的职责，被医院聘为"终身名誉院长"。

奉献穿越平凡，在赵生秀身上彰显着高原地区医务工作者开拓、创新、自信的精神风貌，她对工作、事业的执着与热情带动着身边的每一个人，她把敬业爱岗的时代正能量传递给了每一个人。在护理领域中，赵生秀一直秉持着追求真理和勇于探索的精神，敢于拼搏、甘于坚守，领跑出高原护理发展的"加速度"，推动了高原护理向前发展。她犹如高原中的"提灯女神"，用自己的行动点燃了高原护理领域的希望之光，以撒播真理和仁爱的执着，彰显了一个护理学者的博大情怀。

（黄维肖）

参考文献

[1] 冷秋 . 青藏高原的"提灯女神"：记第 43 届南丁格尔奖章获得者、青海省人民医院副院长赵生秀 [J]. 当代护士（上旬刊），2012（08）：7–9.

[2] 青海省人社厅专技处 . "青海学者"先进事迹展播：赵生秀 [EB/OL].（2018–11–02）[2023–06–03].https://mp.weixin.qq.com/s/HhwIN6owAfQS2ouOn6I_FA.

[3] 青海卫生与健康 . 坚守护理事业的医者楷模：记全国优秀共产党员赵生秀 [EB/OL].（2021–07–21）[2023–07–13].https://mp.weixin.qq.com/s/EtJL09GM3wX92fmxxNY7Qg.

姜小鹰

守护百姓健康的"白衣铁人"

选择了护理就选择了奉献，我愿意终身做一名"提灯者"，守护百姓的健康。

——姜小鹰

2011 年 5 月 12 日，红十字国际委员会授予福建医科大学护理学院院长姜小鹰第 43 届国际南丁格尔奖。当年的 8 月 26 日，在北京人民大会堂举办的颁奖典礼上，时任中共中央总书记、国家主席、中央军委主席、中国红十字会名誉会长胡锦涛为姜小鹰颁发奖章。继 1993 年，福建护理人再得一枚南丁格尔奖章。

姜小鹰(1953—)，女，江苏阜宁人，中共党员，教授。

1953 年 3 月出生。

1975—1977 年，在福建省宁德地区医院护士学校学习；1984—1987 年，就读于上海医科大学护理学院（现复旦大学护理学院）；2000 年，毕业于上海第二军医大学（现海军军医大学）护理学专业，取得本科学历。

1977 年 9 月，在福建医科大学附属协和医院任手术室护士；1988 年，调入福建医科大学从事护理学专业教学，历任护理系主任、护理学院院长等职务；任博士生导师。

兼任中华护理学会第二十二届和第二十三届理事、第二十四届至二十七届常务理事、第二十五届和第二十六届副理事长、护理教育专业委员会主任委员；兼任全国高等护理教育学会第一届至第三届副理事长、全国高等学校护理学本科教材评审委员会委员和顾问、全国高等学校护理学医学成人（继续）教育教材评审委员；兼任教育部高等学校护理学专业教学指导委员会第一届和第二届副主任委员、教育部护理学专业认证工作委员会副主任委员；兼任国家科技奖励专家库评审专家、原卫生部科研项目审评专家库专家；兼任福建省护理学会第五届至第七届理事长、福建省护理教育专业委员会主任委员、福建省科学技术协会第四届至第六届常委；兼任《中华护理杂志》编委、副总编和杂志社社长；兼任《中华护理教育杂志》《中国实用护理杂志》等杂志副总编；兼任《国际护理学杂志》《中国护理管理杂志》《现代护理杂志》《护理研究》《福建医科大学学报》等杂志编委。

在《中华护理杂志》《中国实用护理杂志》《中华护理教育》等期刊发表《从在职护士心态调查谈提高高护自考成效的对策》《原发性骨质疏松症社区护理干预模式的研究》《〈护理美学〉教学改革设计与实施》等专业论文；获国家授权专利1项；主持教育部、省厅级科研项目多项；获国家教学成果奖二等奖多项；获全国护理科技进步奖二等奖多项；获福建省护理科技进步奖一等奖、二等奖和三等奖多项；获福建省教学成果奖特等奖、一等奖多项；主编《护理美学》《护理管理理论与实践》《护理伦理学》《家庭护理指导》等规划教材和专业书籍多部；国家级护理学特色专业、国家级护理学实验教学中心、国家级护理学人才培养创新区、国家级"人文护理"教学团队、国家级虚拟仿真实验教学项目、国家级"护理管理学"精品课程、国家级"护士人文修养"精品视频公开课、国家级"护理管理学"精品资源共享课等教育部系列教改项目和成果的负责人；全国"黄大年教学团队"带头人。

荣获福建省优秀教师、优秀人才、杰出人民教师、巾帼建功标兵、五一劳动奖章、精神文明先进个人等荣誉称号；2001年，教育部授予全国高等教育自学考试先进工作者称号，2004年，荣获第三届福建省优秀科技工作者称号；2005年，荣获第三届全国优秀科技工作者荣誉称号；2006年，荣获国务院政府特殊津贴专家；2007年，荣获福建省第三届高等学校教学名师奖；2011年，荣获2011年福建年度人物；2011年5月，荣获第43届国际南丁格尔奖；2012年，中华全国妇女联合会授予全国三八红旗手、全国妇女创先争优先进个人荣誉称号，荣获践行福建精神特别荣誉奖和全国教书育人十大楷模。

立志从医减痛苦
克服困难当自强

1953年3月的一天，姜小鹰出生在一个军人家庭，一家人其乐融融，可是"文化大革命"时期，她不得不跟随父亲到了一个偏远的贫困山区。姜小鹰从小体弱多病，更是饱受肾炎疾病的折磨，经历了疾病痛苦的姜小鹰小小年纪便立志要成为一名医生，希望能帮助和自己一样患病的人解除病痛。她同那个年代的人一样"上山下乡"，在偏僻的山村里，也目睹了广大农民缺医少药的痛苦，这更加坚定了她从医的决心。

通过不懈努力，她终于接到了宁德地区医院护士学校的录取通知书，她如饥似渴地开始学习专业护理知识，毕业后分配到了福建医科大学附属协和医院，成为一名手术室护士。手术台一站经常就是十多个小时，但是姜小鹰从不抱怨，尽职尽责地完成每次手术任务。有一次，一位病人在手术时突然出现心搏骤停，抢救后依然昏迷。面对这一情况，姜小鹰主动留下来监护病人，她每15分钟就给病人测1次血压、脉搏和呼吸，及时输入药物，在经过三天三夜的抢救与护理后，病人终于得救了。姜小鹰喜出望外，因为没有比看到病人康复出院更令人欣慰的事了，她说："医护人员多付出一分努力，病人的生命就多了一分保障。"这次经历使姜小鹰体会到了护士救人于危难中的职业自豪感，并萌发了要从事护理科学研究的想法。

1984年，我国恢复高等护理教育，姜小鹰以福建省第一名的成绩考入上海医科大学护理专业学习。毕业后在医院护理部从事护理管理工作，由于工作需要，学校要调她到大学承担教学及管理工作。虽然不舍得离开临床护理工作，但是福建省高等护理教育刚刚起步，师资力量严重匮乏，姜小鹰最终接过了开拓福建省高等护理教育完整体系的重任，她带领着几位教师克服重重困难，从制订护理教育发展规划和护理专业教师培养目标做起，全身心地投入到护理教育工作中，开启了她一生辉煌的护理教学生涯。

责任驱使求完美
投身教育创辉煌

护理是个古老的行业，从人的出生、成长到死亡都离不开护理，但有很长一段历史时期，公众对护理工作存在偏见，认为护士就是打针发药，护士不需要这么高的教育层次。然而，十几年的临床护理实践让姜小鹰始终坚定不移地认为，护士应具备更多的科学知识才能适应社会的需求。她认为，教育是专业发展的基石，要促进我国护理专业的进步与发展，改变护理专业被歧视和专业发展缓慢的现状，就必须把提高护理教育层次作为起点，需要发展高等护理专业教育。

为了改变护理专业发展缓慢的现状，姜小鹰几乎把所有属于自己的时间都"掏空"了，"忙"成为她的工作常态。每天工作近20个小时，几乎都是到凌晨才休息，甚至通宵加班。工作忙时，姜小鹰常常带病坚持，甚至高烧患了肺炎都不休息。每次出差,她带得最多的是学生论文,一路上都在见缝插针地批阅修改。

"姜院长是真正的完美主义者,对工作上的任何事情,都要求自己做到尽善尽美。院长常说'细节决定成败',这些年来,她都是这样披星戴月地忙工作,我们都说她简直就是'白衣铁人'。"护理学院的老师说。学院的各种工作,包括国家级教学示范实验室验收、申报国家精品课程等,姜小鹰对各个环节的每一个细节都抠得很严,每一条数据、每一份材料都要亲自核实。有一次她从下午2点工作到次日早上6点,休息半小时后又连续上了8节课。但姜小鹰觉得只要秉着一颗责任心,就有做不完的事,即使年过花甲,她依旧忙碌。一周的日程排得满满的,一天工作十五六个小时是常事。她说:"这种激情既源于责任感,也源于工作本身带给我的快乐。"

姜小鹰刚开始踏入福建医科大学从事护理教育工作时,福建省甚至全国的高等护理教育都是一片待开发的"处女地"。几十年来,她凭着"铁人"的干劲,带领团队创建了福建省高等护理教育的完整体系,形成了完整的专科、本科、硕士、博士等层次结构,引领福建省的高等护理教育走在了全国前列。她对教学方法和手段进行大胆改革与创新,带动"内科护理学""外科护理学"等省级精品课程建设;编写出版教材及专著;创新发展了护理学基础、专科护理、人文护理3个实验教学模块,为国内医学院校护理专业实验教学起到示范作用。

心中最爱是学生
心中最恋是课堂

"天上老鹰,地上小鹰,我叫姜小鹰。"每年的开学仪式上,姜小鹰总是这样幽默地介绍自己,同学们也通过这样的方式认识了自己的院长。之前,新生了解到的是她身上的各种"光环","她的谦和,立刻拉近了我们之间的距离。"学生感慨道。

学生是姜小鹰心中的最爱。"课堂上,姜院长总是认真严谨地进行每一项护理操作示范。有时,我们操作不熟练,挫败感增加,心情也变得烦躁。姜院长总是不厌其烦地一遍又一遍指导和示范,一定要确保我们合格操作。""她把每一个学生都当作自己的儿女,尽心尽责地关心我们。"她的学生说,"每一年新生入学,姜小鹰都到学生宿舍看望学生,反复叮嘱辅导员要了解学生的家庭情况,如果学生有困难要及时上报学院,尽最大力量给予帮助。"

学生们也把这位慈祥的老师当作自己的亲人。无论是生活、学习中的困难,还是心理上的困扰,同学们会不由自主地求助于她。姜小鹰不管自己多忙、多累,总是毫不犹豫地为学生排忧解难。

"护士人文修养"这门课程,虽然已入选国家级精品视频公开课,但姜教授的每一次授课还是那么认真、热忱。而这份爱,是从长达几十年的光阴里不断孕育出来的。身为院长的姜小鹰一直是学院上课量最多的老师之一,身为博士生导师的她,不但坚持为本科生上课,还经常为学校成人教育的同学授课。因为课堂是姜小鹰教授最眷恋的地方。她任教的护理管理学、护理学导论、护理美学及护理教育学等多门课程都深受学生欢迎。"姜教授的课生动有趣,专业理论知识与临床实践并重,经常启发我们如何去分析和解决问题。"

她是同事眼中的"白衣铁人",她是学生心中的"院长妈妈"。姜小鹰说:"我曾不想当护士,最终当了个好护士;我曾不想当老师,最终当了个合格的老师。我有过多次可以改行离开护理以及护理教育岗位的机会,但最终我挺住了,因为南丁格尔精神始终激励着我,我始终以护理为荣。"

职业价值心中立
言传身教育英才

20 世纪 80 年代末 90 年代初,护理教育改革不断推进,大力发展高等护理教育,对护理人员提出了新的技能要求,但护理教育理念的转换,社会对高级护理人才的认可面临主要困难。面对这一现象,姜小鹰焦急地思考着。

这里面有临床人员使用不合理的问题,有院校教育与临床护理脱节的问题,有护理管理文化中宽容度不够的问题,有医疗卫生行业中的专业偏见问题,最主要的是我们护理职业价值观教育还没有到位。深刻地思索之后,姜小鹰认为,要让学生热爱护理事业,首先教师必须热爱护理事业。古人云:"己所不欲,勿施于人。"在姜小鹰的主持下,福建医科大学护理学院建立了"双师型"教师队伍,对临床教师进行严格的选拔,并制订了集体备课、教学观摩等制度,强调教师在日常工作中注重言传身教,让学生从老师身上看到职业的希望和价值,给学生以正面的引导和鼓励,坚定学生从事护理工作的信念。

姜小鹰常说:"如果我们培养的高素质人才都不愿意从事临床工作,那我们的教育就是失败的。护理教育,不仅要传授技术,更要传承仁德仁心,帮助学生树立正确的职业价值观。"她带领同学们创建了福建医科大学护理学院"台江老年公寓"青年志愿者服务队,至今已有二十多年;她牵头成立了福建省护理学会社区科普志愿者服务团,带领志愿者到福州各个社区开展志愿服务,并与社区卫生服务站紧密联系,建立完善了福州市多所社区的居民健康档案。2012年5月,她用政府和学校奖励的40万元,又募集资金共70万元,设立了福建省"小鹰"护理基金,用于支持鼓励更多的青年人投身于临床护理、护理教学和护理志愿服务。

她严格遴选实习基地,保证学生实习的良好职业文化环境。一些男护生对自身专业的发展充满困惑,姜小鹰对他们循循善诱,并专门召开了"男护生座谈会"。从2003年开始,已有300多名福建医科大学护理学院毕业的男护士至今都坚守在临床一线,他们在ICU、急诊室、手术室等重要岗位工作,有的已担任基层医院的护理部副主任。她培养的护士已遍布省内外各级医疗机构,省内几乎所有医院的护理主管都曾是她的学生。她也被同行公认为国内护理学科和护理教育中最有影响力的学科带头人之一,在开创和促进高等护理教育事业发展方面作出了突出贡献。姜小鹰感慨地说:"学生没有接触临床前如同一张白纸,进行说教式的职业价值观教育很容易,我们却往往忽略了在实习期间老师对学生的引导。实习期间带教老师的言传身教非常重要,老师的一举一动、一言一行都可能对学生择业产生巨大的影响,实习期才是奠定护士一生职业价值观的最关键时期,好的教师必须首先是一名好护士。"

姜小鹰说:"作为一名护理教育工作者,要严格要求自己,抓住每一个机会,不断完善自我;同时,积极将正能量传递给身边的每一个人,用自身的成长诠释'南丁格尔'精神。"

外美内秀是"天使"
科学人文共发展

"选择护理就选择了奉献,做护理工作,一定要将心比心。"姜小鹰这样阐述护理伦理学的核心理念。护理病人要"以病人为中心",从病人的实际需求出发。成为一名优秀的护士,除了探索如何在护理的科研、技术上创新,更重要的是坚持人文理念,坚守岗位,默默奉献。而只有热爱护理这一行,才会全心投入工作之中,才能做出骄人业绩,才会体现职业价值,成为一名好护士。

"护理不是冷冰冰的技术操作,人文关怀才是护理的基础,培养高素质的护理人才是未来的发展方向。""护理人员应该具备以人为本的人文精神,不仅关注病人的伤口、病痛,还要关注病痛带来的心理感受,以及对家庭、社会的影响。如有必要,就要进行适当的预先干预。"她如此说,也是这样做的。她的学生评价道:"姜老师身体力行,向我们诠释了护理人员的人文关怀,这种关怀不仅是对病人身体上的护理,更是对病人心灵的抚慰,使他们保持积极、乐观的心态。"姜小鹰说:"人文精神是护理发展的动力和灵魂,科学求真,人文求善,科学与人文的融合使人全面发展,使社会和谐发展。"

"护理人员要给予护理对象美的感受,这种美不仅仅是举止的端庄,更是心灵的秀美。把学生培养成为外美内秀的学者型'白衣天使',是我最大的愿望。"姜小鹰说。

(王瑞 吕冬梅)

参考文献

[1]. 我校姜小鹰教授负责的研究项目荣获中华护理学会科技奖一等奖 [J]. 福建医科大学学报(社会科学版),2015,16(04):64.

[2] 曹作华. 全国主流媒体踊跃报道姜小鹰副理事长先进事迹 [J]. 中华护理杂志,2014,49(07):897.

[3] 郑良.愿终身做一名"提灯者":记南丁格尔奖章获得者、福建医科大学教授姜小鹰[J].中华护理教育,2014,11(06):404.

[4] 南丁格尔奖章获得者姜小鹰莅临岳阳职业技术学院讲学 [J]. 岳阳职业技术学院学报,2013,28(04):127.

[5] 护士楷模学者风范:中华护理学会副理事长、福建省护理学会理事长姜小鹰教授事迹 [J]. 护理研究,2011,25(31):2827.

[6] 张立新. 为临床服务是教育之本:访第 43 届南丁格尔奖章获得者姜小鹰 [J]. 中国护理管理,2011,11(10):18–19.

索玉梅

踏遍青海山山水水的阳光"天使"

> 我虽然不能在抗震救灾一
> 线抢救群众，但在后方医
> 院，我要为救治这些父老
> 乡亲尽最大的力量！
>
> ——索玉梅

2011 年 5 月 12 日，红十字国际委员会授予解放军第四医院医务处副主任索玉梅第 43 届国际南丁格尔奖。当年的 8 月 26 日，在北京人民大会堂举办的颁奖典礼上，时任中共中央总书记、国家主席、中央军委主席、中国红十字会名誉会长胡锦涛为索玉梅颁发奖章。我军护理人再获一枚南丁格尔奖章。

索玉梅(1952—)，女，青海玉树人，中共党员，副主任护师。

1952 年出生。

1970 年，毕业于中国人民解放军兰州军区卫生学校(现已与其他院校组建为陆军军医大学)，取得大专学历。

1969 年，入伍后成为兰州军区的一名文艺兵；1973 年，在兰州中国人民解放军第四医院高原医疗队从事护理工作；历任护士长、护理部主任、医务处副主任等职。

在《高原医学杂志》《中国危重病急救医学》《中华老年医学杂志》等期刊合作发表《高原肺心病急性发作期 286 例临床特点分析》《高原肺源性心脏病呼吸衰竭患者呼吸化学感受器通气反应的研究》《高原地区老年慢性肺心病患者夜间睡眠减氧饱和的观察》等学术论文；参与"高原地区慢性肺心病和重症哮喘救治的系列研究""高原地区慢性阻塞性肺疾病和慢性肺心病临床的临床与实验研究"等科研项目。

荣获抗震救灾优秀共产党员、兰州军区双秀奖、巾帼建功先进个人等荣誉称号；2011 年 5 月，荣获第 43 届国际南丁格尔奖。

弃艺从医
重拾初心

16岁那年,索玉梅应征入伍,成为青海省军区的一名文艺兵。用自己的轻歌曼舞给日复一日紧张训练的士兵们带去难得的轻松愉悦,是她深切热爱着的工作和职责。这样的生活没有维持太久,一年后青海省军区宣传队解散了,因为工作需要,索玉梅被分配至第四医院,在兰州军区高等医学专科学校学习。可是让一位潜心歌舞的文艺工作者转投医学护理领域,先前的所有经历和经验就都无法提供帮助。初来乍到的索玉梅非常不适应,她告诉自己应当做好自己的本职工作,专心练习护理技能,但实际上却总是愣神幻想到自己在舞台上的意气风发。

日子一天天过去,索玉梅的护理水平却不见长进,学校的老师也看出了她的心不在焉,私底下叫住她谈话:"老师知道你之前是文艺兵,也大概了解你的抵触情绪从何而来。可能在你看来推针换药没有唱歌跳舞有意思,其实可以换个角度看看,人生有很多种精彩,无论是鼓舞军心还是救死扶伤,都能给人带去幸福。老师知道你不是不愿为别人付出,所以希望你能早点想明白,把护理这条路好好走下去。"

老师的一席话,让索玉梅意识到,自己入伍时的初心不正是建设祖国、守护群众吗?放弃成为一名"南丁格尔",会有多少被困在病痛中的病人因此得不到解救?这一刻开始,她涣散的理想再次凝聚了起来,真正走上了这条象征着仁爱、道义和奉献的护理之路。

勇闯禁区
奉献热血

结束了在兰州军区高等医学专科学校的学习,索玉梅成为高原医疗队的一员。青海高原平均海拔超过3 500米,条件极其艰苦,在这样的恶劣条件下坚持作业,队员们自身的生命安全也无法得到保障。医疗队不仅是和生命赛跑,更是完成着一场场与冷酷大自然的惊险博弈。本着无私奉献的决心,哪怕身体长期超负荷工作,索玉梅也没有表露一丝退却的想法。高原医疗队的每一次"出征",从来不会少了她的身影,攀高山、越雪岭、进毡房、下牧场,她的足迹踏遍了青海的山山水水,她的名字在当地群众中口口相传。

有一次,高原医疗队来到海拔4 000多米、高寒、缺氧的唐古拉地区,一位藏族姑娘发生上消化道大出血,生命垂危,需要大量输血,医疗队请求在场的群众献血。但血液是"生命禁区"里比黄金还要珍贵的珍宝,当时群众也不了解医学常识,认为献血就是危及生命的灾难,在场几十人铁青着焦急的脸,却无一人敢主动献血。

索玉梅心急如焚，她知道每一分钟的拖延，就意味着一份希望的破灭。"现在要一个站出来的人，血型不重要，重要的是做表率给大家看，让他们知道抽血不危险，带动他们的勇气。"一念及此，她毅然把胳膊伸到医生面前，用尽力气大喊："不能再拖了，抽我的血！"众目睽睽之下，鲜红的血液汩汩流成一袋，陌生人的挺身而出也让胆小善良的老乡们涨红了脸，他们纷纷撸起袖管争抢着："抽我的！抽我的！"就这样，医疗队以最快速度成功开展了抢救活动，年轻的姑娘幸运地被救了回来。

热爱护理
温暖孤寂

不仅在高原医疗队中表现卓越，医院中的索玉梅同样会尽自己最大的努力服务病人。40 年来，索玉梅护理和参加抢救的重危病人多达 700 多人次，护理过的普通病人不计其数。

一位因患休克型肺炎住院的病人，同时还患有严重的癫痫，由于在家里长期卧床，护理不当，病人全身长满了压疮，有的已溃烂流脓，病人大小便失禁，粪便腥臭难闻。其他病人因忍受不了刺鼻的气味提出换病房的要求。索玉梅接管了这位病人的护理工作后，一面向其他病人做说服工作，一面反复地为该病人洗澡、理发、剪指甲、换衣服，天天坚持给压疮溃烂部位换药、做物理治疗。就这样，病房内的臭味被一扫而空。出院时，病人向她表达了郑重的感谢："最艰难的时候，那股臭味真的让我自己几乎窒息，家里人都不怎么敢靠近我，那时候活得都不像个人了。还好您不嫌弃我，不断鼓励我，让我看到了自己康复的可能。谢谢您，索护士！"

还有一位老人患心脏病多年，生活不能自理。由于身体状况差，老人心情极度烦躁，谁都不敢靠近她，家人来陪床也是战战兢兢。索玉梅不管老人脾气多差，只管做好日常护理工作，定期为老人翻身、梳洗、晒被褥、洗衣服，设法减轻她的痛苦。刚刚接触老人的时候，她也常常受到老人的呵斥，可她总是一声不吭，手上的活也不停下。也许是发现刁难没有意义，也许是被无怨无悔的付出感动，老人开始用平和的语气和索玉梅交流了，而索玉梅也不计前嫌热情地回应老人。老人在临终前说："索护士待我比亲女儿还孝顺。"人终将逝去，有幸的是在生命的最后，老人在索玉梅的开导下和这个世界达成了久违的和解。

忍痛援救 守岗救灾

2010年4月14日早晨,7.1级地震将早春的玉树瞬间拉至严冬。作为离玉树最近的部队医院,索玉梅所在的第四医院迅即展开救治工作,兵分两路。一组由39名医护人员、8台车组成的高原医疗队,紧急开赴800多公里外的玉树;包括索玉梅在内的另一组则守好医院严阵以待,做好救治后送伤员的准备。

玉树是索玉梅的家乡,她的亲人就在玉树……非比寻常的牵挂,只能深深地埋在紧张忙碌的准备工作中。震中情况怎么样?伤亡如何?会有多少人转送到西宁?在灾情不明的情况下,只能充分做好准备工作……一批又一批的伤员送到了医院,其中重伤员有170位。地震当天中午,正在西宁抢救伤员的索玉梅惊闻家中4位亲人——姐姐、表弟、外甥女和刚刚几个月大的侄孙女在地震中遇难,58岁的她几乎难以站立。院长劝索玉梅回去好好休息一下,她摇头拒绝了,忍着失去亲人的巨大哀痛,依然坚守在自己的岗位上。她嘶哑的回答几乎泣血:"我虽然不能在抗震救灾一线抢救群众,但在后方医院,我要为救治这些父老乡亲尽最大的力量!"此后的10天里,这位58岁的军人干活不比任何一个年轻人少。"10天来,她中午没休息过一分钟,夜里12点多了照样能看到她忙碌的身影,真怕她累倒了。"跟索玉梅一起工作的护士心疼地说。

震区的伤员一批批地运下来,索玉梅没日没夜地奔波在手术室和病房。4月16日,一批玉树灾区伤员被运送到医院,一位头部受伤的孕妇转运到医院后沉默焦虑,全身抽搐,头痛发热。得知她家中有4位至亲在地震中遇难后,索玉梅俯下身子不停地与她拉家常,减轻了她内心的悲痛。4月17日凌晨,孕妇顺利生下一名男婴。

4月24日上午,在地震发生10天后,索玉梅终于回到了日思夜想的玉树结古镇。看到瓦砾遍地、面目全非的家乡,索玉梅心都碎了。进了家门,58岁的索玉梅与姊妹们未语泪先流,劫后重逢的亲人们相拥痛哭。和亲人短暂相聚后,索玉梅便匆匆赶到兰州军区高原医疗队报到,投入到紧张的工作中。

在收治病人的帐篷里,索玉梅一个一个地了解伤病员情况,耐心询问他们的病情,叮嘱他们注意事项。一位藏族小伙儿的家在地震中几乎完全被毁,3位亲人不幸遇难,在连续参加抢险救灾过程中小伙子病倒了。索玉梅走到病床前,倒了一杯热水,轻轻抚摸着小伙子的头说:"孩子,一切灾难都会过去的。你是男子汉,一定要坚强!"望着像母亲一样慈祥的索玉梅,小伙子眼里噙满了泪花。

地震发生以后，索玉梅先后参与了 50 多位震区转运伤员的救治工作。为了救人，她曾连续两天两夜没有合眼。58 岁的她，不顾身体抱恙、灾区条件艰苦，和年轻护士一样，每天背着 50 多斤的药箱，走过家乡的村村户户，进帐房、上寺庙，为灾区伤员送医送药、输液、当翻译，在玉树灾区坚守了两个多月。

倾听心声 引向阳光

突如其来的玉树地震夺去了灾区群众的家园和亲人，绝大部分的伤病员悲观厌世，情绪极不稳定，不愿接受治疗。索玉梅把手机号码留在医院 170 多名重伤员所在的护士站里。伤病员们心里难受的时候，总愿意找这个满口康巴乡音的解放军倾诉。因为索玉梅不仅仅是一位护士，她更是一位把自己毕生的精力和心思都花在病人身上，把温暖和希望带给身边每一个人的"白衣天使"，所以人们愿意找她倾诉。

索玉梅在护理伤员时发现，许多伤病员不同程度出现情绪失常、悲伤过度、连做噩梦等症状。她及时向医院建议成立心理辅导站，把心理疏导和身体疗伤结合起来，帮助伤病员全面恢复身心健康。医院领导采纳了索玉梅的建议，开通了心理咨询热线，抽调 13 名具有心理专业知识、懂藏语的医护人员，成立了流动心理服务小分队，随时深入病房对伤病员进行心理测试、心理疏导和心理干预。索玉梅的积极主动为地震中的伤员带来了希望，促使他们的身体与心理恢复健康。

回忆起痛失亲人后依然坚强助人的经历，索玉梅依然沉重而肃穆："人在灾难面前是很渺小的，有些人没有反抗的机会就被带走生命，而活着的人遭受的是更长久的痛苦。同样是失去了亲人，我作为医务人员，比平常人见过更多的生离死别，理应更早想开，走出阴影，成为丧亲者们的开导者。直至如今，我依然怀念我逝去的家人，但这份伤感早已不再影响我的生活了。我时常告诉病人和身边的人，诀别的悲痛在心里藏好，生活的希望到未来寻找。"

（钟天毅 沈旭慧）

参考文献

晓冷 . 用自己的行为践行"南丁格尔精神"的军中之花 : 记第 43 届南丁格尔奖章获得者、解放军第四医院副主任护师索玉梅 [J]. 当代护士（上旬刊），2012（09）：7-8.

第**44**届

国际南丁格尔奖章
获得者 （2013 年）

王克荣

为艾滋病病人撑起爱的天空

> 我虽为病人付出了很多，
> 但我得到的更多。
>
> ——王克荣

2013 年 5 月 12 日，红十字国际委员会授予首都医科大学附属北京地坛医院红丝带之家办公室主任、副主任护师王克荣第 44 届国际南丁格尔奖。当年的 8 月 24 日，在北京人民大会堂举办的颁奖典礼上，中共中央总书记、国家主席、中央军委主席习近平为王克荣颁发奖章。这是北京护理人荣获的第十枚南丁格尔奖章，也是北京地坛医院护理人再次摘取此奖项。

王克荣（1963— ），河北唐山人，中共党员，副主任护师。

1963 年 7 月出生。

1984 年，毕业于北京护士学校。

1984 年，在北京第一传染病医院（现首都医科大学附属北京地坛医院）从事护理工作；1997 年，在收治艾滋病病人的病房工作；历任护士长、红丝带之家办公室主任等职。

兼任北京红丝带之家副会长、中国性病艾滋病防治协会副秘书长、北京性病艾滋病防治协会常务理事等；2012 年，当选中国共产党第十八次全国代表大会代表。

在《中华护理杂志》《中华流行病学杂志》《中国艾滋病性病》等期刊发表《艾滋病的抗病毒药物治疗及护理》《中国中部地区某村有偿献血人员家庭内艾滋病病毒感染状况分析》《北京市感染 HIV 的流动人群的需求状况》等专业论文。

2005 年，英国贝利马丁基金会授予艾滋病防治工作国际最高奖——贝利·马丁奖；2010 年，荣获全国先进工作者荣誉称号；同年 10 月，荣登中央文明办主办的中国好人榜；2013 年，荣获第 44 届国际南丁格尔奖；2015 年，中共中央、国务院授予全国先进工作者荣誉称号;2019 年,中华全国妇女联合会授予 2018 年度全国三八红旗手标兵;同年 2 月,当选"中国好医生、中国好护士"月度人物称号。

作别梦想 蜕变新生

受家庭教育的影响,年少的王克荣崇拜医护人员的无私奉献,向往中药罐中的氤氲气息。早慧的她已提前规划好了自己的未来:考入护士学校,毕业后在中医医院从事护理工作。21 岁那年,王克荣从北京护士学校毕业了。生活毫无偏移地循着规划进行着,如果没有作出那个无奈的抉择,她的人生与现实会是大相径庭的两幅光景。

从北京护士学校毕业时,班里有两个去传染病医院的分配名额,当时的人们对传染病避之不及,几名同学坚决不愿意去,最后班主任找到了班里的团支部书记——王克荣。班上合适的学生都不愿意去,就更没有理由让王克荣这个中医院的代培生接受了。这看似毫无道理的请求,让志向坚定的王克荣第一次迟疑了。她此时纠结的是:去,为梦想所营造的一切努力破灭,多年所学的本领也再无用武之地;不去,无视传染病医院的急迫需求,这还是她追寻的奉献精神吗? 她心乱如麻,告诉班主任自己需要时间考虑。思量再三,她终于决定顾全班级荣誉与医疗事业的大局,将舍弃梦想的委屈掩盖起来,主动联系班主任表示服从分配。

来到北京地坛医院报到后,王克荣表现出加倍的勤勉,在 35 年里与传染病护理工作结下了不解之缘。

逆流中的倔强 绝望中的光亮

1997 年,她被调到收治艾滋病病人的感染病房,从事艾滋病等传染病的护理工作。她先后多次赶赴附近乡村,和农民建立了深厚的友谊,在王克荣的努力下,患病的村民得到及时救治。

刚投入这项事业时,王克荣充满紧张与忐忑,每次进病房都要全副武装,与病人接触后也会反复洗手清洁。后来,一位病人的故事让她改变了想法。病人是一间工厂的车间负责人,有一天车间突然发生了爆炸,他毅然逆行冲进火场,关闭了可能会引起大爆炸的阀门,自己却被严重烧伤,可能是在输血时感染了HIV。王克荣深深被感动了,从那一刻起,她总想要多为艾滋病病人做些什么。

1999 年 1 月,北京地坛医院成立了北京第一家以关怀艾滋病病人为主的组织——红丝带之家。不顾同事的劝说、家人的反对,她作出了一个胆大无比的决定——主动申请加入红丝带之家。凭借真心诚意的关怀,王克荣成功地让艾滋病病人们感受到来自医护的温暖，赢得了他们的一致认可。

一边出色完成病房的日常工作，一边维护红丝带之家的运营，组织活动、招募志愿者、培训同伴教育员、亲自为新确诊的病人提供咨询……王克荣的生活被双倍的工作所填满，疲惫而充实着。2001年底，王克荣出任红丝带之家护士长，原本就不充裕的时间更是被挤压殆尽，回家吃顿饭，经常菜还没出锅，便被红丝带之家病人的一通电话叫走。一次，她利用难得的闲暇时间陪家人看电视聊天，这才想起自己已经太久没有陪伴女儿了。她问自己："女儿的成长不会停下等待自己，红丝带的工作是不是可以先放一放？"这时一位病人的咨询电话打来，她苦笑着把刚才的念头打消了："我不在，女儿还有其他家人、老师和同学；这些病人不一样，他们渴望我带去的光明。"

付诸真心 收获衷情

2005年，红丝带之家在北京市民政局注册，成为全市第一家正式注册的艾滋病病人关怀组织，王克荣成为该组织的专职护士长。工作内容包括咨询、教育、活动等方面，主要是心理支持。后来医院设置了专职秘书，作为志愿者专门负责感染者热线。医院给予的重视、组织人员的扩充，让她更明白自己担负的责任也越来越重了。

2002年，有人两次来北京找红丝带之家，说当地隔三差五有村民因为艾滋病死去，让医生们一定去看看。经过核实，王克荣立即向卫生部报告，组织队伍赶往当地，在当地一个艾滋病高发村建立了医疗点。这支由医生、护士、检验员组成的医疗队为全村村民进行了一轮疾病筛查，重点是为了发现通过抗病毒药物治疗可以缓解病情的病人。刚到的几天，医疗队每天都要接待200多位村民，遇到行动困难的病人还要上门看诊，到了晚上，医疗队的几个人累得精疲力竭。因为害怕患病被别人知道，刚开始有些村民有抵触情绪，医生提出的治疗方案也不听，王克荣和几位同伴只能一遍一遍劝说得嗓音嘶哑，磨到对方听话为止。经过医疗队员的不懈努力，村民们逐渐了解了艾滋病预防的相关知识，也开始积极配合工作。周五下完班赶赴医疗点，周一赶回医院上班，一年间，王克荣前前后后去到这个村14次。那一整年村里因艾滋病死亡的人数低于之前一个月内死亡的人数。

提灯指路 照亮深渊

不幸的遭遇、受人歧视的孤独以及生理上的痛苦，使得艾滋病病人异常脆弱，一部分病人产生一死了之的消极想法。

多年的关怀工作中，王克荣凭借敏锐的洞察力与循循善诱的开导能力，打消了多位病人轻生的念头，将他们从深渊中拯救出来。

2006年，一位病人被确诊为艾滋病，他无比平静的态度引起了王克荣的注意。思前想后，王克荣给小伙子发了一条短信，病人回道："我挺好的。"两天后，王克荣又给病人打电话，病人挂断了电话，王克荣再打时却打不通。王克荣感到不妙，于是拼命给他发短信，这次病人终于回复了："我在河边呢。""你千万别做傻事，人的生命只有一次，想想你的父母！"病人犹豫再三，向王克荣哭诉了原委。再过22天，这个小伙子就要当新郎了，喜帖都发出去了。这一切该如何收场呢？百般劝阻无效的情况下，王克荣使用了缓兵之计："小伙子，真想死也不差这一两天吧。这周末我们要去巡诊，跟着我去看看吧。"当他看到很多艾滋病病人生存环境和身体状况比自己差多了，但是仍然笑着迎接每一天的日常生活，他的双眼不知不觉被眼泪打湿，好几天一声不吭。王克荣看在眼里，也不多作劝说，只是让他帮着完成工作。

在回来的火车上，小伙子对王克荣说："王姐，我不想死了，我觉得自己还有用。"在王克荣的建议下，小伙子把自己感染HIV的事如实告诉了未婚妻，并得到了她的谅解，两人如期举行了婚礼。如今，两人生下的孩子健康成长。

完善护理模式 心系病患群体

2002年，王克荣被选派到英国进修。回国后她将所在医院的艾滋病门诊护理模式进行了调整，形成了一套适应中国国情的"生理支持监测－心理情感支持－社区关怀管理"的艾滋病门诊护理模式。她先后撰写了多篇关于艾滋病护理方面的文章，积极参与中国协和医科大学（现北京协和医学院）在艾滋病方面开展的相关课题的研究。从事传染病护理工作35年，王克荣护理过的霍乱、乙肝、出血热、艾滋病等传染病病人数以万计。她的手机里存储了1 000多个艾滋病病人的电话号码，24小时开机，随时解答、解决他们遇到的各种问题；她的电话成了艾滋病病人的求助热线，她被喻为"艾滋病病人的知心大姐"。

在红丝带之家，王克荣和她的团队为来访的4 800余名门诊病人提供了心理支持、关爱及服务，积极为病人解决个人困难。对40余名新感染病人采取了危机干预的处理措施；对280余名出院病人传授艾滋病相关知识，提供病人邮寄药品、购买物品等关怀支持服务；自发为50余名贫困艾滋病病人捐钱捐物；开办了30余期感染者及家属亲友培训班，培训感染者及亲友600余人次。

关怀接力 善意传递

红丝带之家帮助的艾滋病病人的数目不断增长，王克荣渐渐感受到仅凭一己之力是远远不够的。自 2001 年成为专职护士长后，王克荣一直着手于志愿者的招募和培训，发展了两万余名常驻志愿者。一位志愿者说："我们这个红丝带之家，还真就像个家嘞，王护士长就像这个家里的大家长，我们管她叫姐，年纪小些的就叫王阿姨，病人们也这么叫。"

日常生活中，王克荣视病人如常人的态度也无形间拉近了两者间的距离。一次活动中，一位病人指着自己的饭盒说："护士长，我不吃肉"。王克荣听了，随手就把他饭盒里的肉夹过来吃了。病人惊呆了："王姐，我家里人都不敢这样！"王克荣认真回答道："和艾滋病打交道这么多年，我早就不怕了。总有一天，所有人都会明白艾滋病没什么好怕的。"后来，这位病人一直视王克荣为姐姐，把她当作亲人。

虽然病毒会传染，但人的善良会传递，王克荣数十年如一日的坚持打动了许许多多认识她的人，先前不愿让她接触艾滋病病人的丈夫和女儿也一改反对态度，加入志愿者的行列当中。她的丈夫被艾滋病病人称作"姐夫"，他曾开车把一位来到红丝带之家不愿走的病人送到密云，并帮病人找到了工作，还有病人为感谢王克荣要请她吃饭，推脱不过去，"姐夫"就主动买单。女儿更是经过培训的准志愿者，温馨的红丝带之家常有她的身影。王克荣感慨道："对于家人，我一直是有所亏欠的。所幸他们包容我、支持我。现在一家人以这种特殊的方式相互陪伴，是我最幸福的收获。"

（钟天毅 倪西强）

参考文献

[1] 第 44 届南丁格尔奖章颁奖大会在北京举行 [J]. 护理管理杂志, 2013, 13 (09): 631.

[2] 郭强, 白莹. 红丝带天使: 记北京地坛医院红丝带之家护士长王克荣 [J]. 中国职工教育, 2015 (12): 44.

[3] 王克荣. 立志做个"爱心天使"[J]. 中国卫生人才, 2022 (05): 50-54.

[4] 董广红. 为艾滋病人撑起爱的天空: 记北京地坛医院感染中心护士长 北京红丝带之家办公室主任王克荣 [J]. 工会博览, 2010 (05): 17-19.

[5] 王克荣, 白莹. 让艾滋病人感受零歧视 [J]. 工会博览, 2015 (05): 6-7.

[6] 罗娟, 杨登峰. 全国劳模倾情讲述 15 年防艾路程王克荣: 惟愿他们坦然生活 [J]. 当代劳模, 2012 (09): 26-34.

王海文

从陆地到海洋 她的爱无疆界

> 什么是幸福？我把战士记在心里，战士把我记在心里，这就是幸福。
>
> ——王海文

2013 年 5 月 12 日，红十字国际委员会授予中国人民解放军四一三医院（现中国人民解放军东部战区海军医院）麻醉科护士长王海文第 44 届国际南丁格尔奖。当年的 8 月 24 日，在北京人民大会堂举办的颁奖典礼上，中共中央总书记、国家主席、中央军委主席习近平为王海文颁发奖章。我军护理人再获一枚南丁格尔奖章。

王海文（1968— ），女，浙江宁波人，共产党员，副主任护师。

1968 年出生。

1986—1989 年，就读于南京海军医学高等专科学校。

1989 年，毕业后在中国人民解放军第四一三医院（现解放军东部战区海军医院）从事护理工作；历任妇产科、门诊部、传染科和麻醉科等科室护士以及麻醉科护士长等职。

兼任舟山市红十字南丁格尔志愿服务队总队长；先后当选全国妇女代表大会代表、浙江省人民代表大会代表等。

在《海军医学杂志》《解放军护理杂志》等期刊发表《远航编队救护所护理工作探讨》《舰艇长远航中一例结核性胸膜炎患者的护理》《甲状腺次全切除术一例围手术期护理体会》等学术论文。

荣立三等功 1 次；荣获全军巾帼建功先进个人、浙江骄傲——最美浙江人、舟山市十大魅力人物等称号；2013 年 5 月，荣获第 44 届国际南丁格尔奖；2014 年 2 月，荣登中央文明办主办的中国好人榜；同年 4 月，荣立二等功；2016 年 3 月，中华全国妇女联合会授予全国三八红旗手荣誉称号。

海燕的两个梦想

王海文出生于海军世家，父亲是一名海军军舰操纵干部。谈起王海文的从军之路，父亲充满骄傲地说："我是一名老海军，与大海相伴已30多年，孩子可能是受我影响，特别向往军营生活。"王海文在家中排行老么，但家人并没有因此而溺爱她。父亲若是出海了，她和姐姐们便是母亲最可靠的助手。而父亲归来时，便是孩子们最幸福的时刻。每当父亲回家，王海文便会和姐姐们围绕在父亲身旁，让他讲大海的故事。听着父亲军中的点点滴滴，随着父亲一同背诵高尔基的《海燕》，广阔的大海总让王海文心驰神往，她梦想着有一天能穿上"海军蓝"走进舰艇，驰骋在大海的世界里。

1986年王海文参加了全军招生考试，她以优异的成绩进入南京海军医学高等专科学校。"这场考试对我而言就是部队里的高考，千难万险必须迎难而上。虽然压力巨大，但对大海的憧憬一直吸引着我，这也是前进的动力。"

海燕的梦想从来都是蓝色的。1989年，从卫校毕业的王海文放弃去大城市工作的机会，踏入了这个蓝色的世界——舟山，成为解放军第四一三医院的一名军人护士。对她而言，这个普通的职业却有着无限的荣耀："当我开始工作的那一天，我感到无比欣喜，因为我竟然同时实现了我小时候的两个梦想——成为一名军人和一名护士！"

海岛的健康卫士

"燃烧自己，照亮他人，履行救死扶伤、防病治病的人道主义是护士的天职，把真诚的爱心无私奉献给每一位病人……"1989年，位于舟山的解放军第四一三医院，年轻的王海文穿着洁白的护士服，手捧着蜡烛，庄严地面对着南丁格尔的塑像，宣誓承诺。那一年，她年仅21岁。从此，普通的女护士王海文将"南丁格尔之灯"带到了中国的海岛上，为众多病人带来了温暖和希望。

舟山群岛由上千个大小岛屿组成，被称为"千岛之城"。入院第一年，王海文就加入"千岛巡诊队"。三十多年来，她乘小艇、搭渔船深入56个海岛、120多个哨所和70多个村庄，为岛上的官兵和老百姓巡诊送药。对于很多远离大陆、就医不便的海岛渔民来说，王海文就是他们的"健康使者"。尽管她一直生活在海边，对于大海并不陌生，但大海的变幻莫测有时也会让经历过无数战斗的王海文措手不及。曾经一次前往嵊泗岛的途中，她遭遇了一场热带气旋，小船在汹涌的海浪中摇摆不定，宛如一片失重的叶子。即便是一向不晕船的王海文也吐得胃痉挛，但是一下船，她便振作起来，与巡诊队的其他医务人员一同为当地官兵和渔民分发药品，检查身体。"岛上的医疗资源太有限了，我们每次前往都尽可能为他们提供更多的医疗服务。"王海文说。

有一次，一位年轻的战士患上顽固性便秘，听说要当着女同志的面插管，这位不足 20 岁的小战士连连摇头拒绝。"孩子，你可以把我当作你的妈妈，别紧张。"看着王护士长和蔼可亲的笑容，小战士放松下来，慢慢爬上治疗台。治疗后，看到已是满头大汗的护士长，小战士红着脸不知说什么好。康复后，这位小战士悄悄塞给王海文一张纸条，上面写着"谢谢您，王妈妈！"这个简单而温暖的举动，让王海文感到无比欣慰，她深知自己的付出是值得的，因为她不仅治愈了病患的身体，更为他们带去了心灵的舒适和温暖。

在从事护理工作多年的经历中，王海文深感自己所做的一切都十分平凡。她认为护理是一项基础而细致的工作，没有什么惊天动地的壮举。然而，她最大的收获却是战士们和老百姓对她的信任与依赖。王海文笑着说："每当我想到这一点，我感到非常欣慰。"日常生活中，王海文最头疼的事情就是买菜。她总是在付款时悄悄将钱塞到不引人注目的地方，然后走出 10 米开外，再对菜农说一声"钱放在……"迅速离开。这是因为许多菜农曾是她的病人，他们总是不愿意收她的菜钱。这种深深的情谊和信任让王海文感到欣慰，同时也让她更加坚定地执着于她的护理事业。对她来说，每一次细小的付出都是为了回报那些信任和支持她的人们。几十年来，王海文的身影跨越了最偏远的海岛和高山上的哨所，漂浮在大海中的军舰和风浪中的渔船。她的脚下沾满了无数的泥土，心中沉淀了浓厚的真情。她曾冒着倾盆大雨，登上位于祖国最东端的观通站，为即将退伍的老兵们提供体检服务。作为舟山红十字会流动医院的护士长，王海文和爱心医疗队的 8 名医护人员换乘了 5 次车船，用了 6 个小时，登上了条件艰苦的东极岛，为岛上的 200 余名官兵和近百位老人提供医疗服务。在过去的几十年中，王海文深入海岛、哨所和村庄，进行巡诊和药物救助超过 3 000 次，累计航程达到了 10 万公里。"什么是幸福？我把战士记在心里，战士把我记在心里，这就是幸福。"王海文说。

远洋的白衣战士

2009 年 10 月，海军东海舰队首次参加亚丁湾和索马里海域护航任务，需要组建医疗组提供远洋医疗保障。当时传闻航程艰险，还有海盗出没，一些年轻的护士因此感到胆怯。

然而,年长的王海文毅然决然地请缨并率先递交了申请书。在她的鼓励下,又有3位女护士加入了这个光荣的行列。

初秋的清晨,天已微凉。王海文轻手轻脚走到儿子房间,低头吻了一下尚在熟睡的13岁的儿子,心中充满着无尽的不舍和愧疚,因为接下来的176天,她将执行亚丁湾护航任务。丈夫开车送王海文去医院,车子驶离后,王海文心中涌起一种复杂的情感,她既坚定地承担起自己的责任,又忍不住思念家人的温暖。她知道这段时间的离别不会轻松,但作为一名护士,她要履行自己的使命,无论面对怎样的困难和艰辛。

亚丁湾海域护航任务开始后,王海文经历了许多艰辛。恰逢热带气旋,船只颠簸不已,桌上的矿泉水瓶、笔记本等物品都滑落到地上。王海文躺在不到90厘米宽的板床上,不时起身呕吐,先是吐食物,后来只能吐胆汁。就这样,煎熬了两天两夜热带气旋才过去。随后王海文顾不得休整,立即投入工作中。

晕船反应和摇摆的舱室使静脉穿刺变得更加困难。一次夜间航行,一名发烧的战士被送往医务室输液,但值班护士小谢尝试穿刺了5次也没有成功,只好叫醒已经熟睡的王海文。这件事之后,护士小谢有了心理阴影,再也不敢给战士们扎针了。王海文便逼着小谢在她手背上练习,小谢看着自己给护士长留下的一串针眼,内心感到愧疚,不禁泪流满面。她还带着小谢在不到3平方米的小房间里训练各种旋转动作,以提高适应晕船的能力。一周下来,小谢在摇摆船舱里的静脉穿刺水平明显提高,重拾了勇气和信心。

在王海文看来,思念家人是比晕船更大的挑战。在离家的前几天,她每天都会流几次泪,因为她知道即将面临的分别将是一段漫长而艰难的旅程。上船那天,王海文坚决不让丈夫和儿子送行,因为她怕自己无法忍受离别的痛苦。船上没有手机信号,船上所有的人都在等待每周一次打卫星电话的机会。"有一次给儿子打电话,他在电话里一本正经地说:'妈妈我考试得了97分,是班里最高分。天气越来越冷了,你要注意保暖啊!'其实那时我们航行的海域天气已经很热,那一刻我真是百感交集。"王海文骄傲又愧疚地说。

结束了176天的护航任务后,王海文发现儿子变瘦了,但却长高了,连声音也变得沉稳。回来的那一天,王海文捧着在船上叠的999只千纸鹤,带着泪水来到母亲的病床前。因为护航期间,她母亲冠心病复发住院了。6个月不见,病床上的母亲又苍老了许多……

异国的和谐使者

护航归来的 3 个多月后，王海文又接到一项更艰巨的任务，她被选中随"和平方舟号"医院船赴亚丁湾、吉布提、肯尼亚、坦桑尼亚、塞舌尔和孟加拉国执行"和谐使命"医疗巡回服务任务。尽管休整的时间很短，但拥有丰富海上护理经验的王海文毫不犹豫地表示愿意前往。

2010 年 8 月，王海文再次踏上艰苦的航程，这次任务将持续 88 天。王海文说，走出国门后的最大感受就是个人的表现与国家、军队的形象直接关联。"当我们让'在黑暗中生活了 30 年的非洲老人'重见光明的那一刻，他发自肺腑的感谢，不仅是对我们个人的感谢，也是对我们的国家、我们的军队的感谢。"为了在异国的病人面前展现美好的微笑，王海文随身带一面小镜子，一有空闲就对着镜子练习微笑，这样的微笑真能产生奇妙的化学反应。在坦桑尼亚巡诊时，王海文遇到一位出生时就感染艾滋病的小男孩，他的性格十分孤僻，一下子看到那么多异国的陌生面孔，小男孩慌张不安，一直哭闹不停，连自己的母亲都不让抱了。但当满面笑容的王海文出现时，这个孩子竟然主动抱住了她。王海文抱起这个孩子，在他脖子上挂了一个小中国结，轻轻地吻了他的脸颊，还对他做了鬼脸。小男孩情绪很快得到安抚，直接破涕为笑，周围的人都为之惊讶。事后，很多人向她讨教秘诀，王海文笑着说："大概是我把他当成自己的孩子了……"

在肯尼亚，一位疟疾病人出现了剧烈的呕吐和腹泻，病床上到处都是排泄物，因为害怕被传染，病人的家属不敢靠近。王海文见状，毫不犹豫为病人擦拭身体，更换床单，家人看到她的举动后，立刻过来握住王海文的手，表达着深深的感激之情。虽然语言不通，但这位来自中国的军人已经深深地打动了他们。除了护理疟疾病人，王海文还遇到过一位患有巨大脂肪瘤的艾滋病病人。这位病人对中国军医抱有极大信任，不远千里从肯尼亚赶到坦桑尼亚。看到这位胡须蓬松、卫生状况不佳的病人，王海文马上打来水，给他洗头洗脸、剪指甲、刮胡子。通过翻译向病人解释病情，并为他进行血液检查和其他各项检查。面对中国的"白衣天使"，这位病人不断竖起大拇指说："Chinese，very good！"

在执行任务期间，王海文为孟加拉国老太太进行中医推拿，给坦桑尼亚孤儿清洗包扎化脓的伤口，在坦桑尼亚用母爱温暖艾滋病儿童……在茫茫大海、异国他乡，王海文在海上工作近 300 天，为当地群众进行健康体检、疾病护理、手术配合和急危重症的抢救。她用自己的行动践行着"人道、博爱、奉献"的红十字精神,把中国人民的友好与仁爱播撒到异国。

时代的先锋战士

只要医院有出海执勤保障任务,作为党员的王海文怀揣坚定信念,总是毫不犹豫地第一个递上请战书,唯恐错失每一次守护海疆的机会。有一次,东海舰队同时派多艘潜艇和水面作战舰艇进行远海训练,需要中国人民解放军第四一三医院派一支10人医疗小分队为舰队提供健康保障。考虑到王海文刚执行亚丁湾护航回来不久,抽调保障此次任务的人选中没有她。然而,当她得知情况后,立即给院长打电话:"院长,此次医疗保障任务时间长、物资装备多、标准要求高,作为骨干人员,为什么不安排我参加?"在请战书中,王海文这样写道:"我属于党,属于人民,属于大海,我愿意和可敬的官兵一起战斗,共同为海军走向深蓝贡献力量!"不断地恳求之下,王海文的请求终得院领导允许。在海上执行医疗保障任务期间,王海文不仅要负责管理上百种物资器械保障工作,还要耐心为官兵提供心理疏导等服务。与王海文并肩作战的队员感慨道,王海文几乎每天都是最早起床,最晚睡觉的人,眼睛常常因过度疲倦而微微肿胀,手指也磨得越来越粗糙,这已成为她生活中的常态。几十年来,王海文用忠诚和执着捍卫着军队护士的荣誉,历经千辛万苦,坚韧不拔。

2003年,"非典"疫情给全国各地的医疗系统带来了巨大的压力和挑战。在这个时刻,中国人民解放军第四一三医院接到上级命令,要求成立发热门诊来应对疫情。在这困难的时刻,护士长王海文毅然站了出来,自愿担任发热门诊的护士长,带领7名护士投入到抗击疫情的任务中。尽管四一三医院并非传染病医院,但他们需要在最短的时间内按照传染病收治标准展开工作,面临着重重困难。然而,王海文没有退缩,她和她领导的团队连续奋战,努力整理病房,设计方案,将一个普通病区改造成符合收治发热病人要求的隔离病区。自从组建临时病区以来,王海文连续两个月没有回家,全身心地投入到工作中。在这期间,她的儿子给她打来电话,表达了对她的思念和希望她能回家的愿望。儿子唱了一支儿歌给她听,听到儿子恳切的请求,王海文不禁流下了眼泪,但她仍然放心不下病区和病人。她耐心地安慰了儿子,然后又投入到工作中去⋯⋯

由于工作需要,王海文先后在医院多个科室工作过,无论调到哪里,无论在哪个岗位,她都兢兢业业,勇往直前。她所在单位先后被评为"全军优质护理示范医院""全军优质护理示范病区"等。"朝前走,不后退,如果你切实感到这样的生活是你的天职,因为这完全是造福他人的事业。"王海文始终铭记着当年美国著名慈善家塞缪尔对南丁格尔说的这段话,她相信生命不息,造福不止!

温暖的 海文姐姐

"海文姐姐"给海岛战士邮寄药品和化验单,给内向腼腆的官兵介绍对象,为吵架的夫妻平息争端,帮无法回家尽孝的士兵看望父母,为即将远航的父亲照顾妻小……"她像一块磁铁,能把大家吸引到一起",与王海文共事了15年的同事如此评价。同行的外科主任说:"海文姐像一股暖流,在原本已变得冷漠、敌对的人群间缓缓流动,温暖人心。"护士们说:"跟海文姐在一起,我们心里特踏实,在海上漂泊的那种失落感也渐渐消散了。"炊事班长说:"长时间没靠岸,加上繁重的任务压力,我们情绪得不到释放,每天都想找茬吵架,但海文姐每天带着医疗小组的成员来帮厨,让我无法发火,反而觉得辛苦和疲惫都变得有价值了。"

王海文用自己的言行感染着身边的人,她成了大家的"海文姐姐"。"只有坐在同一条板凳上才能缩短人与人之间的距离",这是王海文对待基层官兵最最朴素的观点。这样温暖的海文姐姐,将暖意传递给别人的同时,凝聚了一颗颗人心,带出一个个优秀的团队。

在广阔的海洋上,王海文克服高温、高湿、高盐等恶劣的环境条件。她每天进行巡诊工作,为战士提供心理疏导服务,详细记录各种条件下官兵晕船反应的数据和心理变化,为研究远海执行任务官兵心理、生理健康积累了第一手宝贵资料。先后撰写了《远航编队救护所护理工作探讨》《"和谐使命-2010"医院船手术室护理工作探讨》《舰艇长远航中一例结核性胸膜炎患者的护理》《护航编队首批成建制女舰员月经失调的原因及护理对策》等20余篇护理学术文章。这些学术成果丰富了我国在远航护理、远洋救护和医院船管理等领域的经验,推动了我国远航卫生事业的发展。

航海的 指路明灯

作为一名医护工作者,王海文一直保持着对护理工作的那份初心和热情。当被问及她的动力是什么时,她回答说:"如果我不从事护士工作,我将一无所有。"

岁月如梭,她历经三十余年的职业生涯,涉足不同领域。最初在妇产科工作,她心潮澎湃,亲眼见证婴儿们诞生的那一刻,美好之情无以言表;后来,她调至麻醉科,凝望着那些术前各种功能异常,术后却能恢复如常,跟她对话的奇妙片段，一种职业的成就感如泉涌般涌上心头。

之所以坚守，是源自内心的呼唤。"我常常想起南丁格尔的灯，那位身形纤弱的女子提着一盏小小的油灯，在黑暗中散发着微弱的光，轻步穿过沉睡的病榻，这盏灯，点亮了我前行的路……"王海文在这盏灯的指引下，一路走来，沿途所至除了抚平军民的忧患，还留下血浓于水的温情。

一顶别致的燕尾帽，一身干净的白衣，一抹清澈的微笑，一颗"天使"般的心灵，这就是王海文。她始终秉承"至精、至诚、至爱、至和"的职业操守，用实际行动诠释了南丁格尔精神的真谛。无论是在最偏远的海岛上，还是在高山哨所中，无论是在大海上的军舰，还是在波涛中的渔船，都留下了王海文的身影。她情系大海、踏浪冲锋，"白衣天使"的慎独之爱洒遍海内外，深印在每一位被她温暖、守护过的病人心中。

如今，王海文和一代又一代护理工作者接过南丁格尔手中的那盏明灯，继续坚毅前行。

（黄维肖　王丽娜）

参考文献

[1] 方立华,谭依娜.从陆地到海洋,她的爱无疆界:记第 44 届南丁格尔奖获得者、解放军第 413 医院麻醉科护士长王海文 [J].解放军健康,2013(06):6-7.

[2] 严杰,郭振民.士兵突击:记第四十四届南丁格尔奖获得者王海文 [J].今日浙江,2013(21):42-43.

第44届

国际南丁格尔奖章
获得者 （2013年）

成翼娟

最自豪的是为群众解除疾苦

> 南丁格尔不只是精神，更
> 是旗帜，把旗帜举得更高。
>
> ——成翼娟

2013年5月12日，红十字国际委员会授予四川大学华西医院护理部主任成翼娟第44届国际南丁格尔奖。当年的8月24日，在北京人民大会堂举办的颁奖典礼上，中共中央总书记、国家主席、中央军委主席习近平为成翼娟颁发奖章。继1985年、2003年和2009年，四川护理人再获一枚南丁格尔奖章。

成翼娟(1949—)，女，四川绵阳人，主任护师。

1949年4月出生。

1966—1968年，就读于四川省绵阳卫生学校(现四川中医药高等专科学校)。

1968—1983年，在四川省绵阳市平武县水晶区黄羊公社医院从事护理工作；1983—2011年，在四川大学华西医院工作，历任华西医院护理部主任、华西临床医学院护理系副主任、华西护理学院副院长和院长等职务；2011年，任四川大学华西医院医院管理研究所特聘专家；任四川大学华西护理学院硕士生导师。

历任中华护理学会第二十三届至二十五届常务理事、第二十五届护理行政管理专委会副主委、第二十五届和二十六届灾害护理专委会副主任委员；四川省护理学会第七届和第八届理事长及护理行政管理专委会主任委员、四川省医院评审委员会护理评审委员；成都市护理学会内科专委会主任委员；中国南丁格尔志愿护理服务总队副理事长，《中国护理管理》《护理学杂志》《中国实用护理杂志》等杂志编委；2020年2月，入选国家健康科普专家库第一批成员名单。

在《中国医院管理》《中国护理管理》《护士进修杂志》等期刊发表《医院综合目标管理责任制中的护理管理》《华西医院管理模式对护理专业发展的影响》《在深化医院改革中促进整体护理发展》等多篇学术论文；主持的教学课题"本科护理人才培养模式构建与实践"获 2000 年四川省政府优秀教学成果二等奖；主持的科研项目分别获中华护理学会科技奖、四川省科技进步奖等多项；主编《护理管理学》《急诊护理常规》《华西医院管理实务》《整体护理理论基础与实践》《整体护理实践》等教材及专著，参编《灾害护理学》《消毒供应中心护理手册》等教材及专著；四川省学术技术带头人；四川省卫生厅学术技术带头人。

2005 年，中华全国妇女联合会授予全国巾帼建功标兵；荣获四川省卫生厅、四川省民政厅联合表彰抗震救灾先进个人；2012 年，中国科学技术协会授予全国第五届优秀科技工作者；2013 年 5 月，荣获第 44 届国际南丁格尔奖；2018 年 7 月，当选"中国好医生、中国好护士"月度人物。

扎根基层讲奉献
青春无悔写春秋

1949 年 4 月，随着一声嘹亮的啼哭，成翼娟降临到了人世间，她的父亲是原华西协合大学（现四川大学华西临床医学院）博士毕业的外科医生，母亲是仁济高级护校毕业的护士，父母均是四川省绵阳市中心医院的技术权威和主要缔造者。医学世家出身的她，从小就耳濡目染，夜里常常听到父亲去参加紧急会诊或手术。正是父母的言传身教，使她懂得"生命至上"和"大爱无疆"是医者基本的素质。因此她从小就立下志愿，长大了也要当一名医生，救死扶伤，为医学事业奉献终身。但因父亲被视为"反动学术权威"，她失去了上大学的机会。1968 年卫校毕业后，她被分配到四川省绵阳山区最偏远的平武县水晶区黄羊公社医院。黄羊公社距离县城 135 里，境内山岭绵延，峰峦重叠，是羌族和藏族少数民族聚居地。虽未能如愿当一名医生，但父亲语重心长地告诉她，哪里有人哪里就需要医生，护士同样是医者。她毫无怨言地来到黄羊公社医院，开始了她的护士职业生涯，而且这一干就是 15 载。"我从医工作的头 15 年是在最边远、最基层的公社医院，那段日子，生活很苦，也很累，但在缺医少药的边远山区为群众解除疾病之忧，却又是我最为自豪的。"成翼娟这样说道。

黄羊公社医院设施简陋，条件很差。刚到医院，首先面对的是生活问题，吃的是粗糙难咽的苞谷面，住的是仅能放下一张小床的土屋，但这些都没有难倒怀揣治病救人梦想的城里姑娘成翼娟。在公社医院里,她既是"医生",又是"护士",还是"护理员"。那时,公社的村民生孩子从来都是自己家里人接生,根本没有消毒的概念,所以当时新生儿感染发生率很高。一个寒冷的冬天傍晚,刚到黄羊公社医院不久的成翼娟,因一位产妇难产被老乡请去接生,她立即背上简陋的只有碘酒、酒精和两副空针的出诊箱,高一脚低一脚地跟在老乡后面走在泥泞的山路,不知道走了多久,终于来到产妇家。昏暗的房间里,产妇在低声呻吟着,成翼娟仔细检查了产妇宫口开大的程度,又检查了胎位,并安慰产妇不要紧张。从来没有接生经验的她在昏暗的煤油灯下,煮沸消毒剪刀、镊子,用科学的接生方法保证了母子平安。同时,她第一次把消毒的概念带给村民,积极宣传科学的生产知识,使当地原本居高不下的产褥感染、新生儿破伤风发生率明显降低直至为零。1971 年,麻疹在当地流行,麻疹并发症严重威胁着孩子的生命。她凭借自己掌握的护理知识进行早期诊断,治疗生病的患儿,并告诉大家做好预防和控制措施,使麻疹得到了及时防控,有效减少了麻疹患儿并发症的发生,降低了死亡率。

在公社医院里,她发药、打针、做手术、兼会计、当医生、做护士……内外妇儿无不涉猎。只要病人需要,她稚嫩的双肩挎着出诊箱趟急滩,爬高山;只要病人需要,她背负着吃奶的女儿也要前行。她的足迹几乎遍布公社的每一个生产队,她的足迹遍布黄羊沟的山山水水,穿过了当地最危险的原始森林。她把"白衣天使"的爱留给了山区,留给了梦想起步的地方,当她调离黄羊公社的时候,当地老百姓用背篼背上她的全部家当,送了一程又一程。连续 15 年的山区医院生活,让她更能理解偏远山区病人的艰辛,更能站在病人的角度,去关心体恤病人。如今成翼娟回到黄羊乡,当地的老乡仍然认识她,对她非常热情。

四次参与地震救援 竭力呵护伤员生命

在近 50 年的护理生涯中,成翼娟先后 4 次参与地震医学救援:1976 年四川松潘平武地震、2008 年四川汶川地震、2010 年青海玉树地震、2013 年四川芦山地震,其中 2 次令她刻骨铭心。1976 年 8 月 16 日,四川松潘平武发生 7.2 级地震,她每天背着出诊箱巡诊,给地震伤员送医送药。那时,医疗卫生条件较差,边远山区缺医少药,出行交通是大问题。她出诊经常需要过溜索,但她没有退缩,一次次选择了勇敢地滑过溜索,望着深不可测的河谷,听着湍急奔腾的江水声,心中只有"救死扶伤"的信念。地震发生后,她的父母委托奔赴重灾区的绵阳专区医疗队找到她时,她已经在当地负责急救的水晶医院参与伤员救治数天。她断然拒绝了接她回城的要求,只是委托医疗队把她年幼的女儿带回去。她继续坚守一线,和其他医务人员一道负责灾区巡诊,送医送药上门。地震造成山区小道严重受损,要去一户人家常常会走上大半天。

2008年5月12日,汶川发生8.0级特大地震,交通中断、通信中断、道路中断,造成大量人员伤亡。此时已是华西医院护理部主任的她,正在北京参加护士节活动,她的心里只有一个念头:赶快回医院救人! 5月13日,几经波折回到成都后她拖着行李直接奔赴医院,立刻投入到紧张的救援工作中。相比32年前的"一腔热血",这次她已具备专业的灾害救护知识。此后,她持续奋战数十个日夜,每天只休息两三个小时。她说:"我不能离开医院,这样才能在需要的时候第一时间找到我。只有在这里,我的心里才踏实。"汶川地震中,华西医院承担着大量危重伤员的救治任务,共收治了2 800多名危重伤员。成翼娟从强化护理管理职能着手,有力支持了医院抗震救灾工作高效有序进行,为保证护理质量、降低病人伤残率与死亡率作出了突出贡献。

汶川地震发生时,四川省阿坝藏族羌族自治州理县一位村民已怀孕7个月,在逃生的过程中受伤,5月21日被转往四川大学华西医院骨科抢救,病人第5、6颈椎骨折,压迫脊髓造成高位截瘫同时合并肺部感染,行气管切开术后转入ICU病房治疗。由于病情危重,她的丈夫想放弃孩子,但病人却舍不得这个小生命。成翼娟带领ICU护理团队和营养师一道,制订治疗方案和营养方案,一有时间就去看望鼓励病人。7月11日,病人分娩时成翼娟一直守护在床旁鼓励安慰她。孩子一落地,成翼娟赶紧双手接住,吸出孩子口鼻分泌物,包好婴儿包被,抱给他坚强的母亲看。

一位在废墟中度过20岁生日的病人被送到华西医院ICU病房,当时她的伤情十分严重。成翼娟特地到ICU病房看望她,当时医生正在给她做血管彩超,成翼娟轻轻地抬起病人肿胀的腿,感同身受,真希望血管没有受到影响,腿可以保住。时间一分一秒地过去,成翼娟就这样一直抬着这位年轻姑娘的腿,完全忘记了手臂的酸痛,更忘记了自己二十几个小时不眠不休的疲劳……后来病人发生多器官功能衰竭,华西医院的医护人员一次次把她从死神手里抢回来,最后成功保全了双腿。成翼娟至今记忆犹新,当时病人肿胀的腿令所有的医护人员心情沉重,一条腿关系到一个伤者余生的生活质量啊!

2019年10月1日,庆祝中华人民共和国成立70周年大会在北京天安门广场隆重举行。成翼娟身着护士服，头戴燕尾帽，佩戴南丁格尔奖章，代表华西医院，代表四川大学，更是代表当年参与汶川地震救治的医护团队站上了"众志成城"主题彩车。与共和国同龄的她，怀着满腔的自豪，激动地写下："作为新中国同龄人，我经历了祖国 70 年波澜壮阔的复兴之路。感恩新中国，感恩新时代，永葆初心，继续阔步向前！"站在成翼娟身旁的，是当年被从废墟中救出后躺在临时担架上向救援人员敬礼的"敬礼娃娃"郎铮。在她看来，郎铮的敬礼，不仅仅是感谢当时现场参与救援的人员，更是向所有救援人员及参与灾后重建工作人员的感谢和致敬。

三赴西藏援助指导
助力当地护理发展

四川与西藏山水相连，自古以来有着天然的亲近之情，但由于西藏平均海拔超过 3 000 米，空气含氧量仅为平原的 70% 左右，普通人进藏后常常发生高原反应。1998 年 5 月，成翼娟随卫生部援藏项目工作队第一次进藏。作为西藏首届护理管理人员培训的四位老师之一，五天的课程她负责讲授两天。刚到自治区医院二楼的病房，成翼娟就因缺氧身体摇晃了几下，好在她及时扶住了墙没有倒下。最后半天课快结束的时候，她嘴唇发紫，缺氧十分严重，但她没说半句难受的话。因为严重的高原反应，下课时她的耳朵已经听不到声音了，但她仍然坚持讲完了那堂课。培训结束后她和三位老师把讲课酬劳全部捐给了自治区护理学会，作为护理人才培养基金。

2008 年 1 月，年近花甲的成翼娟再次来到西藏，对西藏自治区人民医院的一个澳大利亚国际援助项目进行评估。在拉萨工作的十天里即使随时吸氧，她也仍感不适。但她仍然每天坚持到病房，访谈病人、医务人员，观察护士每天工作流程和质量，全方位评估后完成了一份高质量的西藏自治区人民医院护理人员培训项目评估书，帮助医院顺利获得了澳大利亚政府国际援助项目的资助。

2011 年 6 月，成翼娟应邀第三次奔赴雪域高原西藏军区总医院。到达当天，顾不上旅途劳累和高原反应，她立即投入到工作中。她急当地护理人员之所急，有求必应、有问必答、有难必帮，制订帮带计划，为西藏军区总医院的护理人员进行优质护理服务的专题讲座，将优质护理服务的创新理念传授给全体护士们，使听课者受益匪浅。讲座之余她到病房查房，逐一看望重症病人，了解护理状况，她和蔼可亲的面庞，满含真情的问候，使住院的藏族病人深受感动，也感染着在场的所有护理人员。

开创特色培训体系
推动护理学科发展

一花独放不是春，百花齐放春满园。成翼娟从最基层的公社医院一步一步成长为华西医院护理部主任。40余年的身体力行让她深知：护理学科要发展，人才是根本。因此，她十分重视护理人才的培养工作。她联合北京协和医院的护理部，改革了以往多年"大锅烩"的培训模式，制订出分层次培训计划，鼓励护士进行在职继续教育，形成了具有协和特色的在职护士继续教育培训体系。目前，华西医院全院大专及以上学历护士已达91%以上，远远高于国内平均水平。

在多次出国交流访问过程中，成翼娟目睹了美国专科护理的发展，她认为这将是未来护理发展的趋势，也是护士自身发展的广阔平台。2006年，她首先在华西医院院内培养了ICU专科护士，随后又在伤口造口、糖尿病教育、康复护理、PICC等12个专业培养多名专科护士。通过有序的专科管理，取得了令国内外同行称赞不已的成绩。同时，还有3个专业成为中华护理学会专科护士培养认证基地，12个专业成为四川省护理学会专科护士培养认证基地，为全省输送了大批专科护士。她担任护理部主任期间，每年都热心接待来自全国各兄弟单位参观学习的护理人员，并将自己总结的经验毫不保留地传授给大家。同时，她还利用宝贵的业余时间到全国各地做学术讲座，分享临床护理工作的经验及新理念。特别是到一些偏远、艰苦的地区讲学，她更是觉得有一种义不容辞的责任，总是尽可能地在有限时间内为同行们带去更多的知识。

回归基层发挥余热
不懈奔波发展护理

2011年3月，因年龄原因成翼娟离开了四川大学华西医院护理部主任岗位。有15年基层工作经验的成翼娟深知基层医疗技术的差距，她说："自己有了更多的时间去为基层医疗服务工作做贡献。"2011年6月，四川省组织专家服务团赴边远老区作技术支持。作为专家团成员，成翼娟用自己的知识服务于老区，用自己的技术服务于老区，用自己的热诚服务于老区，她连续在巴中、南江、通江作三场讲座，座无虚席。2012年，她提议四川省护理学会走进基层举办护理学术会，按基层所需去办讲座。在她的推动和带领下，2012年6月"走进攀西优质护理服务专题讲座"在凉山彝族州西昌市举办。为节约费用她带头不乘飞机坐火车，她提议专家义务讲学，让更多的护理同仁不出家门就能听到高质量的专家讲学，使更多的基层护理人员受益。2015年，在成翼娟的奔走下组建了"中国西部护理联盟"。

同时,成翼娟加入了中国南丁格尔志愿护理服务总队,负责四川、新疆、西藏、重庆的志愿服务工作。几年来,她负责的区域已经成立分队 60 支,支队 249 支,组织策划了多种形式的志愿服务活动。他们到过天山南北、雪域高原、巴蜀大地,走进社区、乡村,走进学校、基层,开展义诊和健康宣教,把健康知识送到老百姓身边。通过教学查房和专题培训帮助基层护理人员提高护理工作水平。2018 年起,国家卫生健康委员会组织"中国好医生、中国好护士"走基层活动,作为 2018 年 7 月月度人物,成翼娟受邀去过贵州遵义、甘肃会宁等地参加活动。

成翼娟 50 余年的职业生涯让我们看到一部浓缩的中国护理界的"大爱春秋",而这正是中国护理界对南丁格尔事业的继承发扬和对南丁格尔精神的中国版注解。

(张利兵)

参考文献

[1] 姜浩,黄洁,廖志林,等.四十四年不变情,铸就天使一生爱:记第 44 届南丁格尔奖章获得者、原四川大学华西医院护理部主任成翼娟 [J]. 当代护士(上旬刊),2013(12):8-9.

[2] 张立新.专业与爱心,是天使的双翼:访第 44 届南丁格尔奖获奖者成翼娟 [J]. 中国护理管理,2014,14(1):27-28.

邹德凤

民众的超级义工

> 医院就像我的家，病人就像是我的亲人，我一天也不想离开他们。
>
> ——邹德凤

2013 年 5 月 12 日，红十字国际委员会授予南昌大学第四附属医院医疗服务部主任邹德凤第 44 届国际南丁格尔奖。当年的 8 月 24 日，在北京人民大会堂举办的颁奖典礼上，中共中央总书记、国家主席、中央军委主席习近平为邹德凤颁发奖章。这是江西护理人赢得的第二枚南丁格尔奖章。

邹德凤（1956— ），女，江西南昌人，中共党员，主任护师。

1956 年 7 月出生。

1972 年，毕业于北京医学院（现北京大学医学部），取得中专学历；2008 年，毕业于北京中医药大学远程教育，取得本科学历。

1972 年，在南昌铁路中心医院（现南昌大学第四附属医院）从事护理工作；1992 年，任南昌铁路中心医院社区卫生服务中心护士长；2009 年退休后，医院聘请为医疗服务部主任。

先后兼任江西省红十字会志愿捐献者之友会长、中国人体器官捐献志愿服务总队常务副队长、江西省红十字会志愿服务中心副秘书长和副会长；2002 年，倡导成立江西省红十字志愿护理服务中心南大四附院志愿服务小组；创建公益组织——江西省邹德凤公益发展中心，任中心主任。

在《实用临床医学》《中华护理教育》等期刊发表《社区居民健康教育需求的调查分析》《本科护生社区护理两阶段实践教学的效果》等多篇学术论文；主持或参与"抚触在社区临终关怀的研究"等科研课题多项；参编多本专业书籍。

多次被评为江西省优秀红十字志愿者；2008 年，被江西省红十字会评为抗震救灾先进个人;2012年,荣获全国十大杰出红十字志愿者称号;2013年,荣获第44届国际南丁格尔奖,荣登江西省文明办首期江西好人榜;2014年,荣获全国三八红旗手、全国首批优秀五星级志愿者、全国医德楷模、全国首届文明家庭、全国百姓学习之星、全国百城最美公益人物、江西省三八红旗手标兵等荣誉称号;2015年,被全国妇联邀请参加纪念抗战胜利70周年阅兵观礼。

热爱护理 坚守初心

家风"忠、爱、孝、德、奉、勤"这六个字影响了邹德凤一辈子,忠于党、爱人民、孝顺父母、有品德、懂奉献、勤劳,虽然简简单单,但是它的意义却和南丁格尔精神的内涵不谋而合。正是在这种正能量的影响下,从幼时起邹德凤便受到雷锋的榜样熏陶,在学雷锋活动的影响下,邹德凤在心中默默埋下全心全意为人民服务的种子。从考入卫校的那一天起,她便认真学习专业知识,规划好自己的每一天,把自己全身心投入护理事业,做好每一件小事。护理工作不是简单地给病人打针吃药,这是门专业技术,很有技术含量。护理工作要对病人负责,邹德凤严格要求自己,对待每一门课程都十分认真。1972年,毕业后的邹德凤成为南昌铁路中心医院的一名护士,南丁格尔精神始终铭记在她的心中。正是因为热爱,邹德凤对待护理始终保持着无限的精力,在护校的扎实基础使邹德凤在工作以后被同事、病人高度认可,这也让她能够坚定地在护理这条道路上大步向前走。

点滴小事 普洒爱心

刚刚参加工作不久的邹德凤很快就有了个绰号——"累不死的小丫头"。1974年,南昌铁路局沿线十多个站段发生了一场规模较大的疟疾疫情,邹德凤主动请缨,投身到抗疟工作中,每天早上六点多钟就背着沉重的大药箱乘火车奔赴各站段,为患病职工发放药品、提供治疗,每天晚上八九点钟才能回到家,就这样整整坚持了一年半时间,最终彻底消灭了疫情。一年半时间,行程两万公里,胶鞋穿烂六双,人瘦了十多斤。"累不死的小丫头"这一绰号就是这样不胫而走。

邹德凤对病人好更是远近闻名。1987年,邹德凤正值夜班,一位年过七旬的老人,因突发"脑出血"被抬入手术室。当时老人已陷入昏迷状态,身上都是呕吐物,大小便失禁,天亮时因病情过重抢救无效死亡。当时,老人身边只有处于极度悲伤之中的老伴,看着老人无声地躺在病床上,邹德凤对自己说:"去世的人也是有尊严的。"于是她开始为老人擦身、擦脸、整理遗容,每一项都认真地完成。事后,老人的女儿专程来到医院感谢她,回到单位后,逢人就说:"铁路医院有一个南丁格尔式的'爱心天使'。"

超级义工
薪火相传

自2002年,邹德凤成为江西省红十字志愿护理服务中心的一名红十字志愿者,迄今已整整20年。20年来,她的足迹走遍了南昌铁路住宅区每一条街、每一条巷、每一栋楼、每一条楼道。

2009年,一名男青年感染了HIV,他担心被人知道后影响自己生活,不愿来医院治疗。邹德凤知道以后,毅然决定当一回特殊的志愿者,上门为病人提供医疗服务。在她的精心治疗下,原本骨瘦如柴的男青年健康状态大为好转。经常有同事问邹德凤:"难道你不怕?万一你被传染上了怎么办?"邹德凤坚定地摇了摇头。她说:"我们国家这么大,总会有一些困难和危险的事需要人去做,我已经50多岁了,我愿意去做这样的事!"

邹德凤无私奉献的人格魅力感召了许多社会爱心人士投身志愿服务,成立了江西省邹德凤公益发展中心。她的丈夫和女儿也跟着她的脚步,加入了志愿者行列,寒暑假时女儿就跟着她进社区当义工,每年女儿还和她一起无偿献血两次。"我们这个团队,最早的时候,只有我一个人,后来一个一个地加入,再后来几个几个地加入,到现在则经常是一群一群地加入。"她欣慰地说。截至2015年底,邹德凤志愿服务团成员达10 000多人,服务范围达20个社区,服务人口达20万人,累计为90多万人次提供过志愿服务,成为江西省红十字会志愿服务团队中发展速度最快、年龄跨度最大、辐射面最广、活力最强的团队。

自从成为红十字志愿者以来,邹德凤累计做义工时长超出红十字志愿者最高奖项"终生志愿者"的标准整整20倍("终生志愿者"的标准是3 000小时),成为江西省数一数二的"超级义工"。她为她所热爱的事业,献出了她所能献出的一切,就是这样,她觉得依然不够。2007年7月,她决定捐献遗体,郑重地在江西省红十字会的《遗体捐献登记表》上完成了签署。在短短5年内,先后有300多人循着邹德凤的足迹慨然要求死后捐赠遗体,在江西省红十字会志愿捐献者之友发展史上创造了又一个纪录。这位"超级义工"以自己的言行影响了年轻一代,打造出一支仁爱之师,让向善的事业薪火相传,实现了一个又一个的"不可能"。

实干摸索
模式创新

在长期的护理实践中,她把目光聚焦在国内医疗领域的薄弱环节——社区医疗服务上,在江西省首创了社区护理模式、社区居家老年护理服务模式、临终关怀模式及化解医患纠纷模式等一系列卓有成效的创新医疗模式,被公认为江西省社区医疗服务的先行者。即使是理论,邹德凤也总是从实干中摸索出来,她的《抚触在社区临终关怀的研究》就是由数十件感人的故事凝成的。1993年,一位身患胰腺癌的女职工由于子女不在身边,内心极度恐惧。邹德凤得知后,伸出了温暖的手,反复抚慰开导她,病人从抚触中感受到了温情,最后安详地离开了人世。从此以后,邹德凤先后来到了100多位临终者的身边,陪伴他们走完了人生的最后一程。其中一位百岁老人大便排不出,她就戴上手套为老人抠肛排便;老人得了压疮,她就每天两次帮老人擦洗、按摩;老人不肯吃饭,她就亲自喂饭,最后实在吃不下饭,她就用鼻饲法喂饭,尽可能延长老人的生命。百岁老人故去后,她的儿子在感谢信中写道:"邹老师做的这一切,我们这些做子孙的都做不到!"

她在社区医疗服务上的有益探索引起了省内外同行的高度关注,南昌大学医学院、宁波社区卫生服务中心等省内外30多家单位前来学习,南昌、赣州等十余个市县的医疗单位也对此进行了推广学习。

社会赞誉
当之无愧

她是"累不死的小丫头",投身于抗疟工作,行程两万公里,胶鞋穿烂六双,人瘦了十多斤;她是"铁路爱心天使",主动为故去的老人擦拭呕吐物、粪便等秽物,整理遗容;她是"江西社区医疗服务先行者",在江西首创了社区护理模式、社区居家老年护理服务模式、临终关怀模式及化解医患纠纷模式等一系列卓有成效的创新医疗模式;她是"超级义工",带领团队开展长期临终关怀、护理社区老人、开展义诊、投身遗体器官捐献、服务流动人口、关爱留守儿童和妇女,捐助贫困学子200多位,为4万多名流动居民提供一站式服务……

2013年8月24日上午,在北京人民大会堂举行了第44届国际南丁格尔奖章颁奖大会,中共中央总书记、国家主席、中央军委主席习近平出席大会为邹德凤颁发奖章。在鲜花和掌声的背后,是数十年如一日的付出。40多年当中,邹德凤没有休过工休假,没有休过探亲假,甚至连产假都没休几天。她说:"医院就像我的家,病人就像是我的亲人,我一天也不想离开他们。"在很多孤寡老人眼里,她不是亲人,胜似亲人。

生命不止 志愿不止

邹德凤在获得南丁格尔奖后曾发表这样一段感言："这给我带来了无上的荣耀，同时也带给我压力和责任。我会以南丁格尔奖作为起点，未来为更多的人服务，将志愿服务事业一直做到生命终止。"

一件平常的事因为坚持就会成就不凡，邹德凤用平凡的行为在平凡的岗位坚持不懈地做着平凡的事情，成就了"四大非凡"：爱心非凡的她在危急时刻总是冲在第一线，用平凡的双手，非凡的爱心，超凡的勇气做着大家眼中最辛苦的工作；成果非凡的她在江西首个创建了社区护理模式，对于大多数邹德凤服务过的老人来说，邹德凤是他们感情的寄托，是他们通向美好生活的桥梁；奉献非凡的她"超长待机"，哪里有需要哪里就会留下她的足迹；影响力非凡的她用自己的行为感染社会，她的团队用最短的时间发展成为江西省辐射范围最广的志愿服务组织。

一个人的生命也许是有限的，但她的南丁格尔精神可以一直延续下去。邹德凤恰似一只凤鸟，披着华彩祥衣，领着一群追随者，在天地间将人道、博爱和奉献的南丁格尔精神，翩跹成一段段绚丽的舞蹈。她以自己的奉献精神影响年轻一代，让向善的事业一代又一代传承下去。"桐花万里丹山路，雏凤清于老凤声。"邹德凤的这一梦想定能成真。

世界上最美的风景就是拥有一颗善良感恩的心，散发着向上的磁场和魅力，邹德凤记事本里的这句话亦是她最真的写照。

（裴彩利）

参考文献

郑琳.邹德凤楷模精神对高职护生职业素质影响[J].中外企业家,2015(33):166.

林崇绥

全情投入，塑造护理艺术

护理工作应不分国籍、地
点及信仰，都要去救！

——林崇绥

2013 年 5 月 12 日，红十字国际委员会授予临时香港护理专科学院院长林崇绥第 44 届国际南丁格尔奖。当年的 8 月 24 日，在北京人民大会堂举办的颁奖典礼上，中共中央总书记、国家主席、中央军委主席习近平为林崇绥颁发奖章。继 2005 年，香港护理人再获一枚南丁格尔奖章。

林崇绥（1948— ），中国香港人。

1948 年出生。

1969 年，毕业于香港伊利沙伯医院护士学校；在英国皇家护理学院进修，取得护理管理资格；在英国赫尔大学进修，取得工商管理硕士学位；2000 年，取得澳大利亚拉筹伯大学的荣誉护理学博士学位；2004 年，哈佛大学工商管理学院进修管理及领导学。

1994 年起，任香港医院管理局总护理行政经理；2011 年 10 月起，任临时香港护理专科学院（2015 年 8 月更名为香港护理专科学院）院长。先后兼任中华护理学会第二十六届理事会科研工作委员会副主任委员及广东省护理教育中心高级顾问；香港公开大学和香港东华学院董事局成员；澳大利亚皇家护理学院院士、香港医务行政学院院士及香港护理专科学院院士；2001 年，任香港特别行政区安老事务委员会长期服务委员会委员及劳工福利局长者护理技能提升先导计划督导委员会主席；2013 年，香港公开大学荣誉大学院士。

2013 年，荣获第 44 届国际南丁格尔奖。

一墙之隔的观望
一生秉持的信念

1948 年，林崇绥出生于香港，中学时，她就读于伊利沙伯医院旁的拔萃女书院。也许是书院生活乏善可陈，一有闲暇林崇绥便倚在窗边"望住"（粤语，意为盯着）医院的大门，以一个旁观者的视角凝视着进出医院的人们。轮椅上惬意的老人、面沉如水的年轻人、抬着担架的护工、一脸倦容的医生……伊利沙伯医院的过往人流都逃不过她的眼睛。

日子一长，林崇绥慢慢地对病人产生了共情感，而这种日常的"消遣"在她的心中，也从新奇的娱乐转变成了沉重的负担：他得了什么病？他在想什么呢？要是能有人为他分担一些压力，哪怕只有一点……正是在这时，她萌生了做护士、做"南丁格尔"的念头。1965 年参与了会考后，刚刚拥有了明确目标和美好愿望的林崇绥，毅然决定投身医护行业。

孤勇病患的痛苦
心存悲悯的"天使"

几年中林崇绥不负韶光，掌握了扎实的护理技能，刚入行时，她满心认为只要有过硬的技术就一定可以让病人满意，减轻他们的痛苦。

有一次，林崇绥在哼歌时正巧被一名白血病病人听到，病人便问："你懂得唱诗歌吗？可以明天唱给我听这首歌吗？"说着，便递给林崇绥一本诗歌。林崇绥只是随性哼唱，生怕自己达不到病人的期待，却也只好硬着头皮答应，回家后疯狂地练习。第二天她坐在病人床边唱给病人听，苦练总算没有白费，病人听完了整首诗歌，向她表达了诚挚的感谢。

这位给林崇绥留下了深刻印象的病人不久后便过世了，林崇绥得知后伤心了许久。正是这位病人的小小愿望让林崇绥明白，单有护理技术是远远不够的，护士的工作不仅仅局限于身体护理，病人的身、心都需要被照顾到。"要使护理成为艺术，我们要像一个画家或雕塑家，全情投入不问付出，对病人心存悲悯。"对于自己的工作，她是这样理解的。

直面残酷的战争
抚平伤口的"天使"

虽然与医护行业结缘于伊利沙伯医院，但是真正成为护士后，林崇绥发现自己其实在乎的是病人们的痛苦。她的抱负并不拘泥于医院内，每当国际上有战事传来，她都会响应征召奔赴前线提供医疗支援。

林崇绥曾先后数次奔赴战场，在弥漫着硝烟的战火中照护伤员。其中最令人印象深刻的是印度与巴基斯坦的冲突。1971年，印巴战争打响，前线传来医务人员的征召声。彼时，林崇绥刚刚从事护理行业不久，周围很多同事以能力尚浅或是担心安全为由不愿前去，只有她不顾家人朋友的劝阻，不带一丝惧色地向领导提交了申请。就这样，她与一群来自不同国家的医护人员同行，自愿去前线救援伤者。在前往达卡的船上，不少医务人员晕船，林崇绥便担负起了照顾同行伙伴的任务，这让她对将要到来的高强度救援工作产生了一丝忐忑。

刚抵达前线救护点时，惨烈的情形给了林崇绥极大的冲击：哀嚎声响彻周边，双方交火时枪炮轰鸣，救护点仿佛置身于战场中心一般；伤员死者不计其数，血腥的画面一股脑向她脑海中涌去，冲击着她的理智。经过短暂的适应，林崇绥马上平稳了心境、坚定了目光，即便战火纷飞、满目疮痍，她依然跟同伴一起争分夺秒、废寝忘食地救助着伤员，无限压缩着休息时间，只为能从生死线上多挽救回一名伤员的性命。

救援队时常能从战场上搜救回不同阵营的伤兵，有人提出建议，希望明确立场，放弃救护他国伤员，以将救护资源腾给自己一方。林崇绥为这番道理感到愤怒，不顾自己资历浅、地位低，红着眼眶据理力争道："打仗的是印巴两国，不是我们！医生护士还应该选择救谁不救谁吗？"她的反驳获得了大家的支持。此事之后，不再有人提出区别对待伤员了，不论国籍、不论地域、不论信仰、不论立场，只要能救，救援队就一定会全力去救。

没有硝烟的战场
驱散绝望的"天使"

对于稍微年长的香港医护人员来说，2003年的"非典"疫情是令人印象深刻的。林崇绥亦不例外，"哪怕是战火纷飞的前线，我也只是觉得累，不觉得那么难，但'非典'不一样，我们担心的不仅是病人，还有与病毒作斗争的医护人员。"疫情防控期间林崇绥第一时间协助成立医管局指挥中心，统筹护理人员支援隔离病房和深切治疗部的工作。她心中也有恐慌，但是作为医管局的领导，她不能也没有丝毫的退缩。

林崇绥坚持工作在一线，有人建议她"坐镇"在办公室里，她只当作一句笑谈："我是不是护士，到前线去不是做我应该做的吗？"有一次林崇绥到病房视察时，正巧碰上年轻的护士因为害怕向护士长哭诉，她也体会过这种无助的感觉，当即上前去安慰，渐渐地年轻护士停止了哭泣，可她的声音却哽咽了。

即便诸多小心还是有部分医护人员受感染了，病人不断涌入，人手严重不足。林崇绥只好逐家医院打电话问："有没有护士愿意来帮忙？"她一面招聘新护士，一面动员大学四年级的学生参加抗疫，分担普通病房的工作。在这段艰难的日子里，她把沉重的压力扛在肩上，不肯放弃，充当前线人员有力的后盾，行使着神圣的职责。

专业发展的推动
功泽百年的"天使"

林崇绥一直推动护理专业领域上的进步，自 1994 年担任医管局首任护理行政经理后，她就致力于促进护理工作与社区接轨，不断改进护理服务，进一步关怀社区居民。

多年的护理教育实践让林崇绥认识到，护士除临床经验外，理论素养也很重要，通过提升学历，可以应对突发的病情变化。于是，她大力推动和支持护理学专业本科和研究生教育发展。20 世纪 90 年代，香港医院管理局提交报告至卫生署，逐步在大学开办护理学位课程；她希望让香港护士拥有专业资格认证，能独当一面而非"医生助手"。为此，她推动成立专科学院，培训专科护士，以提高护理人员的技术及学术水平，提供高质量护理服务于病人。

林崇绥认为不同专科领域的护士需要具备差异化的能力，例如：感染控制领域的护士需具备敏锐的侦查能力，懂得发问，追踪病人去向，发现病源所在；同时能够采取科学的措施避免病人家属、医护人员感染"非典"。感染期间危重病人是由重症监护专科护士照顾，ICU 护士通过密切观察病人的心跳、呼吸、药物反应、补液水平等，有效地控制了病情。

为培养护士的科研能力，激发护士的科研热情，林崇绥主张对积极开展护理研究的护士予以表彰。在她的推动下，有关婴儿夭折产妇的身心护理、早产儿与母亲早期接触的相关课题研究取得了一定成果。

林崇绥还积极为专科护士争取应有的权利和地位。如今，香港的专科护士可以开设护士诊所。为了让专科护士的技能造福更多病人，林崇绥在更大范围内推广专科护士教育和培养，她积极推动与广东省的合作，帮助广东省培养了多个专科的专科护士，促进了广东省高学历、高职称和高年资护理人才的合理配置与有效使用。

效南丁格尔
践行于时时刻刻

尽管卸下了诸多职务，如今的林崇绥依然关注着她为之奋斗了一生的香港护理行业发展。当谈及生命中最敬佩的人时，林崇绥还是和年少时一样以南丁格尔为榜样，"这个奖章每年都有人得，加起来数不清了。南丁格尔还是只有一个。"她无时无刻不在学习并践行南丁格尔精神。

南丁格尔曾说过："我将用我的行动，来维护我的职业的神圣。"毫无疑问，林崇绥做到了这点。

南丁格尔曾说过："我们要有胸襟，懂得珍惜，尊重他人的识见，并向伟人学习。我们要勇于批评，敢于抒发己见，为人类福祉而奋斗。"说起这句，林崇绥摆了摆手，谦虚地推辞："还在努力。"

南丁格尔曾说过："护理是一种艺术。"而林崇绥就如同一名艺术家，她把护理当作一种艺术，时刻对病人胸怀悲悯并全情投入、不问付出。同时她又把专科护理做成了一种艺术，让专科护士乘风破浪，破茧成蝶，成就自己独有的光彩。

(钟天毅 曹梅娟)

参考文献

中国新闻网. 香港第二个获南丁格尔奖 林崇绥：对病人存悲悯心 [EB/OL]. (2013-09-01)[2023-06-07].https://www.chinanews.com.cn/ga/2013/09-01/5230350.shtml.

蔡红霞

倾注仁心，大爱拨亮盏盏心灯

> 我再没其他奢望。不嫌弃，不放弃，他们的梦，永远是我的梦。
>
> ——蔡红霞

2013年5月12日，红十字国际委员会授予中国人民解放军第二六一医院（现中国人民解放军联勤保障部队第九八四医院）精神病科总护士长蔡红霞第44届国际南丁格尔奖。当年的8月24日，在北京人民大会堂举办的颁奖典礼上，中共中央总书记、国家主席、中央军委主席习近平为蔡红霞颁发奖章。我军护理人再获一枚南丁格尔奖章。

蔡红霞（1965—），女，江苏淮阴人，中共党员，副主任护师。

1965年10月出生。

1980—1982年，就读于空军军医学校（现吉林医药学院），取得中专学历；1992—1994年，就读于空军医学高等专科学校（原空军军医学校，现吉林医药学院）高护班；2000—2003年，就读于中国人民解放军第四军医大学（现又称解放军空军军医大学）护理专业，取得本科学历。

1980年9月，入伍；1982年7月，空军军医学校毕业后分配到空军四六八医院精神病科；1985年9月，入党；1988年，任精神病科护士长；2007年，调至中国人民解放军第二六一医院（现中国人民解放军联勤保障部队第九八四医院），任精神病科总护士长。

2013年和2018年，当选中华人民共和国第十二、十三届全国人民代表大会代表。

在《现代中西医结合杂志》《护理管理杂志》《护理研究》等期刊发表《乙醇所致精神障碍患者的护理》《联合护理查房对精神病合并躯体疾病患者护理质量的影响》《综合护理干预对精神分裂症病人工娱治疗依从性的影响》等多

篇学术论文,《恶性综合征相关致病因素及护理》一文在第七届全军精神病学术会议上荣获优秀论文奖;《抑郁症护理流程效果观察研究》荣获军队医疗成果三等奖;主编和参编多部专著;主编全军首部精神疾病护理学专著《现代精神疾病护理学》;编写的《精神病科护理管理规定和护士岗位工作流程》成为医院精神病科护理工作的基本规章制度;2007年,创建全军首个精神病专科医院工娱治疗中心。

1987年,荣立三等功;1989年,被评为全军模范护士,并荣立二等功;1990年,被评为全军先进妇女个人;1991年,被评为全军学雷锋先进个人;同年3月,荣立一等功;2013年5月,荣获第44届国际南丁格尔奖;2014年,再次荣立一等功;2016年,在中央电视台主办的"2016寻找最美医生"公益活动中当选最美医生;2017年,当选第六届首都健康十大卫士;2018年4月,当选"中国好医生、中国好护士"月度人物;2021年6月,中共中央授予全国优秀共产党员荣誉称号。

芳华少女 异度空间

15岁的蔡红霞揣着绿色军营梦,从洪泽湖畔来到了离家近两千公里的空军军医学校。两年后她毕业了,和六名战友一同被分配到了空军四六八医院。

空军四六八医院三面环山一面临河,这个山沟沟里的空军医院远离尘嚣,是个安心养病的好地方。但在英勇无畏的空军官兵心里,这可是一个真心不想沾边的地方,因为这里主要负责的是精神病和传染病的治疗。

十七八岁的年轻人,来到山沟沟里工作,说一点不失望,那是假的。尤其是被分配到了精神病科,令人心生退意。谁都知道,"金眼科,银外科,挨打受气精神科",瘦小的蔡红霞对此更是意外。

她默默地跟着护士长走向精神病病区,一道冰凉而结实的大铁门横亘在前,护士长掏出钥匙打开了门,她们穿过后,门在身后哐当一声上了锁。心里"咯噔"了一下,她像进入了另一个世界。在这个世界里,阳光都好像黯淡了许多。

又打开一道铁门后,她们走进了病房。好像更阴冷了三分,她挺了挺腰,赶紧往护士长身边靠了靠。一个病人从身边缓缓走过,她小心翼翼地抬眼看去,身着病号服的男病人,身体僵直,步行缓慢,目光呆滞,浑身散发着拒人千里之外的凉意。她赶紧收回目光,真想赶快出去啊。她不由得看向窗外,窗上的铁栅栏遮挡了她的视线。一扇扇铁门,一扇扇铁窗,病房里的她,感觉自己和一群冷漠的人一起被禁锢在一个大铁笼子里,压抑、冰冷、害怕笼罩着她。

离开这里？念头刚冒出来，旋即就被蔡红霞按下。两年的部队生涯，她早已将服从命令视为自己的"天职"。她不能不服从命令，她不能做逃兵。别看蔡红霞个头小，她却有股迎难而上的倔强劲，别人能干，我也一定行。就这样，蔡红霞留在了这里。

几年后，连蔡红霞自己都没有想到，在她和战友们的共同努力下，当初让她害怕的病人却成了她最割舍不下的亲人；当初阴冷的精神病房，却成了温馨欢乐的精神康复家园。一次次调离精神病科的机会摆在她的面前，她一次又一次回绝了。她这一留，就是一辈子。

瘦小身板 一力承受

看着蔡红霞那瘦小的身板，精神病科的战友们都觉得，她坚持不了多久。没过多久，他们就知道太小瞧这位战友了。这个瘦弱的小身板一头扎在了临床第一线，日复一日，默默承受着点点滴滴。

在精神病病房，小到吃饭穿衣，细到卫生保洁，日常的生活照护全都压在了护士们的肩上。其他护理工作蔡红霞都不在话下，可有一样对她来说实属不易，那就是看似简单寻常地打热水。

病房里的生活热水，全靠当值护士一桶一桶地往病房提。男护士力气大，来回一趟就能提上满满两大桶。轮到蔡红霞当值可就太难了。一手提一桶，她实在是搞不定，只能半桶半桶地来。开门又关门，来来回回折腾一趟，只能拎一桶水。有时不得不半路歇一歇，再继续跑下一趟。好在她是一个苦中作乐的乐天派，她安慰自己，这也是锻炼的好机会，练就一副好身板，那可是得益一辈子的好事呢。

精神病科室，要问排在第一位的是什么，每一位护士都会告诉你那就是安全问题。精神疾病病人在幻听和妄想等精神症状的影响下，失去了对自己及对周边人的判断能力，自伤或伤害他人的风险都大大提高。丧失自知力的病人们，时常将朝夕相处、悉心照护他们的护士们，当作了要伤害他们的"坏蛋"。精神科护士需要保护好每一位病人的生命安全，还要做好喜提"委屈奖"的准备。

这几天，蔡红霞一直记挂着一位最近病情反复的病人。这位病人昨晚还喝了洗衣服水，这更让她忧心。一大早，赶在病人吃早餐前，她就赶到病房。果然，这位病人坐在餐桌前，面前摆着热乎乎的饭菜，可他就是不愿意吃。"早呀，哎呀！真香啊！"蔡红霞快步走过去，打着招呼，拿起勺子舀了一口递了过去。病人一看是蔡红霞，顿了顿，张了口。"人是铁、饭是钢，早饭要吃饱，对吧！"一边轻声劝，一边低头喂。看着病人配合进食，吃饭时吞咽也都顺畅，蔡红霞略微松了口气。

忽地，一股巨大的力量冷不丁地从身后扑来，"砰"的一声，蔡红霞被按在了饭桌上，腹部生疼。没等她反应过来，又一只大手胡乱抓起她的头发，生拉硬拽，拉着她的脑袋一次又一次往桌上碰去。"咚，咚，咚"，一下又一下，震得她头晕眼花。她使出全身气力奋力挣扎，可全是徒劳。男病人被病魔所控制，把她当成了要谋害他的"大坏蛋"，他要毫不留情地"抗击"。同事们听到了响动，迅速赶来施以援手，三四个男同志一起上，方才制住了男病人。

蔡红霞昏昏沉沉瘫软在地，头发被揪掉了几绺，额头上一片青紫，还有个明晃晃的大包。扶起她，同志们都心疼得直流泪。检查后发现蔡红霞被打成了脑震荡。大伙都替她觉得委屈，可蔡红霞倒没觉得，毕竟他们生了病，毕竟这么多年科里的护士们谁身上又没留下印记呢？领导派科里同事轮流带着水果、罐头看望她，蔡红霞就更不安了。她想着自己躺在家里休息没上班干活，同事们忙着科里的事已经够累了，还天天惦记着她照顾着她，太亏欠领导和同事们了。

没两天，头晕好点了，蔡红霞就顶着头上的大包上班去了。打她的病人看见她，满脸愧疚，扑通一声就跪了下来，口里一句又一句重复着"对不起，打错人了……"蔡红霞赶紧扶起他，安慰道："不怪你，不怪你。你好好吃药，我一开心，头上的大包就立马缩回去了！"

一年又一年，类似的"委屈奖"蔡红霞是拿了一次又一次，一位病人一脚踹在她肚子上，一位病人吐了她一脸的口水……她总是说："不能和他们计较。他们生了病，他们的痛苦比我们多……"

仁心壮胆 敢尝百草

一日复一日，瘦弱的蔡红霞用坚强扛下了所有。工作6年后，她出色的专业表现征服了同一个"战壕"的战友，也征服了医院的领导，她被任命为护士长。精神病科的日常工作，蔡红霞早已熟稔在心，但她越来越不满足于已经取得的成绩。她觉得精神病护理还有太多的不足，有一大堆问题还有待解答。

有一位四十来岁的女病人，近期情绪非常不稳定，极不配合治疗，总是变着法地藏药吐药。蔡红霞还观察到，这位女病人白天时不时就会摔上一跤。她把病历仔仔细细地翻阅了一遍，想从中寻找答案。她发现病人日常服用的药物里有氯硝西泮片,猜测病人的情况很可能与药物有关,可能是药物引发的不良反应,让女病人走路不稳,导致病人想方设法地拒绝服药,但如何确定到底是不是药物不良反应? 如果是其他科室直接问病人就好了,可精神病科,你要是指望精神病病人告诉你,那可是白费力气。因为精神活动方面的异常状况,他们往往没法与我们正常交流,更没法把自己的病情说清楚;如果又有幻听或妄想等症状,他们可能坚信自己正在遭遇谋害,他们才不愿意把自己的真实感受告诉你呢。蔡红霞试着找女病人聊一聊,果然女病人要么不吭声,要么就情绪爆发大吵大闹一通。她与科室里经验丰富的医生护士们探讨,大家觉得她的推测很有道理,但并不能确定。她又去查阅医院的图书馆,精神病专科书籍她逐本翻了个遍,也没找到什么可用的资料。

找不到答案,怎么办? 怎样才能帮助病人? 百般无奈之下,蔡红霞突然心生一"计"。她自己服下了一颗氯硝西泮片,一整天头都是昏昏沉沉的,腿脚发软、浑身无力,还差点摔了一跤。头是昏沉沉的,可她的心里却好似明镜,她用自己的亲身体验赢得了第一手资料。知道了问题在哪,那就好办了。她建议医生把氯硝西泮片的服药时间调整到了晚上临睡前,第二天早上她又提前来到病房陪伴病人,仔细观察病人的一举一动,在她上下台阶的时候帮忙搀扶一把。女病人不摔跤了,不良情绪也得到了控制,治疗也能配合了。亲身体验加上实践检验,蔡红霞归纳整理出了宝贵的护理经验。她向科室护士们细细讲述服药后的体验,反复叮嘱这类药物的护理要点。

"尝到了甜头"的蔡红霞又多次以身试药。大家对她真是既敬佩又疼惜。古有神农尝百草,今有红霞试百药。几年后,蔡红霞把积累的经验一一写进了全军首部精神疾病护理学专著——《现代精神疾病护理学》。她的经验分享给了所有精神科护理人员,成了大家共同的知识财富,造福了成千上万的病人。

点亮心灯
照亮归途

"每一个生命,都值得珍惜和尊重。"临床工作的三十余载,蔡红霞把她的爱毫无保留地输注给了一个又一个精神病病人。很多时候,她给予病人的爱,比病人的骨肉至亲还要浓郁几分。

1995年的大年三十,科里收治了一名精神异常的流浪儿。孩子缩在一旁,眼神呆呆的,一句话不说,全身上下黑乎乎、臭烘烘,乱蓬蓬的头发上爬着密密麻麻的虱子。一般人早就嫌弃得恨不得离得越远越好。没有得到良好照护的精神疾病病人，精神科护士们是见惯了，可看着那满头的虱子心里或多或少还是有点抵触。精神科摸爬滚打十余载，此时的蔡红霞满脑子转的却是："看样子不得不给孩子剃个光头了，剃个光头孩子会不会不乐意啊？大冷的天剃个光头也有点冷呀，得想个办法……"

第二天，蔡红霞步行上街去了。她要给孩子买顶漂亮帽子，既可以保暖又能让孩子显得精神喜庆。大年初一，家家户户都沉浸在过年喜庆的氛围中，好多店都"关门大吉"。还不会骑自行车的她，走了一家又一家，逛了半天终于买到了一顶。身上背着包，包里装着帽子，蔡红霞快步向医院走去，希望给孩子早一点戴上帽子。若不是精神疾病的折磨，这孩子今天也正蹦跳着去给长辈们拜年，和小伙伴们放鞭炮欢闹呢。想到这里，她叹息了一声，希望孩子能感受这份新年礼物的温暖，快快好起来。

对小病人，蔡红霞就像妈妈，用她那充满爱意的眼睛和细腻呵护的双手守护着他们。对成年病人，蔡红霞操心的事就更多了。"病去如抽丝"，专科疗护帮助病人控制精神症状不是一时半会就能做到的事情。但更难的其实还在后头，那就是出院后回归家庭和社会。

一位女病人，疾病又一次复发了，再一次住进了科室里。多次住院，和科室护士们都是老相识了。经过几周的药物治疗，病人症状明显缓解了。看着病历上多项指标越来越好，蔡红霞不由得替病人高兴。她走进病房说："恢复得不错，我们配合得挺好，还要一起继续努力哦……"可女病人抬都没抬眼，斜靠着床头，耷拉着脑袋没说话。"怎么了，有心事？愿意和我说说吗？"蔡红霞靠近床头轻声说。"等好了，能出院了，可是出院了，又能干嘛呢？"原来如此，病人正为出院后的生活担忧呢。

临床工作十几载，蔡红霞深知精神疾病病人社会功能康复的不易。更何况，社会上有些人一听说精神疾病就立马戴上"有色眼镜"冷眼相待。不过，2007年开始，蔡红霞和同事们已经创办了全军首家工娱治疗中心，手工、陶艺、书法、绘画、舞蹈，丰富多彩。"走，我带你去我们工娱治疗中心看看去。你看看想学点什么，我们先学，学好手艺走遍天下。"说完，她就带着病人现场去看看，毕竟眼见为实。

看着其他病友做的手工作品，摸摸这个看看那个，笑容一点点在女病人的脸上绽放，她也想试一试。一天一天，她制作出来的作品越来越灵活生动。大家都说不错："摆个摊价格合适的话，肯定生意兴隆。"出院后，女病人在大家的鼓励下真的开起了小作坊。她还把得意之作都拍了照,带回医院给蔡红霞看,她要和大家分享她的成功喜悦。

蔡红霞对病人的爱就像一簇永不熄灭的火苗,为病人点亮了心灯,照亮了归途。

(吴志霞)

参考文献

[1] 全文华. 身边的"提灯女神":记解放军第 261 医院南丁格尔奖章获得者蔡红霞 [J]. 当代护士(上旬刊),2013(11):4-9.

[2] 凌寒,王均波. 用心温暖特殊病人的"提灯女神":记解放军第二六一医院精神病科总护士长蔡红霞 [J]. 中国当代医药,2015,22(29):1-3.

[3] 刘志学,王均波. 以爱与承受,陪伴病人走出生命沼泽:访全国人大代表、解放军第二六一医院精神病科总护士长蔡红霞 [J]. 中国医药导报,2017,14(11):1-3.

[4] 郭之东,张博. 用爱心仁心点亮盏盏心灯:访"首都十大健康卫士"解放军第 261 医院精神病科护士长蔡红霞 [J]. 首都食品与医药,2017,24(21):47-50.

王新华

扎根"传染世界"的美丽"天使"

> 我是军人，服从命令是天职！我是医者，救死扶伤是责任！
>
> ——王新华

2015 年 5 月 12 日，红十字国际委员会授予解放军第三〇二医院（现中国人民解放军总医院第五医学中心）妇产科护士长王新华第 45 届国际南丁格尔奖。当年的 9 月 15 日，在北京人民大会堂举办的颁奖典礼上，时任中共中央政治局委员、国家副主席、中国红十字会名誉会长李源潮为王新华颁发奖章。我军护理人再添一枚南丁格尔奖章。

王新华（1972— ），女，北京人，中共党员，副主任护师。

1972 年 6 月出生。

1988 年 9 月—1991 年 7 月，就读于中国人民解放军总后勤部医学专科学校（现中国人民解放军北京医学高等专科学校）。

1991 年，毕业后在中国人民解放军第三〇二医院中西医结合肝病科从事护理工作；1999 年，转到小儿肝病科；2010 年，任妇产科护士长。

先后在《解放军护理杂志》《解放军医院管理杂志》《中华现代护理杂志》《中华全科医学》《护理管理杂志》等期刊发表《灾区部队官兵虫咬性皮炎的发病原因及护理对策》《埃博拉出血热重症患者的护理》《埃博拉出血热疫情防控及医院感染应对》《宫缩乏力致自娩者产后出血的预防与护理进展》《计划生育手术患者的心理问题分析及护理干预措施研究》《"和平方舟"号医院船传染病患者救护特点及组织与管理》等学术论文。

荣立三等功 2 次；2007 年，被评为首届首都十大白衣天使；2008 年，中华全国妇女联合会授予全国巾帼建功标兵荣誉称号；2014 年，解放军四总部授予全军爱军精武标兵荣誉称号、解放军总后勤部表彰为优秀共产党员；2015 年 5 月，荣获第 45 届国际南丁格尔奖;2017 年 11 月,被评为第六届全国道德模范(全国诚实守信模范);2018 年 12 月,当选"中国好医生、中国好护士"月度人物;2019 年,中宣部和国家卫生健康委员会授予最美医生。

缘系护理的北京姑娘

1972 年 6 月,天气越发热了,知了叫得欢畅,太阳下了山,却没把暑气带走,皇城根下,红墙绿瓦,富有历史古韵和文化底蕴的大院里合住着好几家人,某天饭后,胡同里有人来送喜蛋,不一会儿连隔壁胡同的人都来贺喜了。原来是王家夫妇刚刚喜得千金——一个大眼睛的女娃娃。一家人希望国家建设越来越好,便给这个新生命取名王新华。

和所有北京胡同妞一样,有时在外玩了一天,身上磕了碰了,王新华从不放心上,爸爸妈妈也从不娇惯,这也在潜移默化中培养了王新华迎难而上、坚忍不拔的品质和拼劲。但是,如果是小伙伴受了伤,哪怕是蹭破了皮,王新华都第一时间跑过去关心,再三确认并无大碍,并且善意提醒玩要时要小心后,才放心继续游戏。所以,无论年龄大小,身边的玩伴都喜欢叫她"新华姐姐"。

有一次,家人带王新华去医院打针,小新华嘴上虽说不怕,但心里还是有点害怕。这时她看见迎面走来一位面带笑容,身穿白衣,头戴燕尾帽的姐姐,姐姐弯下腰,摸摸王新华的麻花辫,拍拍她的小肩膀,轻声细语地告诉她打针过程,鼓励她要勇敢。王新华点点头,胆子也大了,竟觉得打针跟蚊子叮了一样,一点儿不疼。回家的路上,王新华好奇地问妈妈姐姐的职业,妈妈告诉她那叫作护士。从此,王新华对护士无比崇拜,每每见到,都目不转睛地看好久,一直盼望着自己快快长大,有朝一日,也能穿上护士服为病人带来温暖。当正值青春期的少年们对于前路感到迷茫,只懂听从家长安排时,王新华已拿定主意,填报护理专业。

业精于勤的博爱妈妈

1991 年,刚刚毕业的王新华,来到全军唯一的传染病医院——解放军第三〇二医院。面对各类感染性疾病和传染病病人,为了尽快适应角色,王新华每天起早贪黑地学习新知识、新技术。功夫不负有心人,她很快熟练掌握了各种护理技术,成为医院护理队伍的佼佼者。

8 年后,临床经验日益丰富的王新华被调入小儿肝病科。患儿的"一哭二闹三折腾"是静脉穿刺的最大"拦路虎",为了提高成功率,减轻患儿痛苦,她严格要求自己,反复练习扎针,体会针感。遇到难题,尤其是对那些凝血功能差、采血难、不能通过股静脉及颈外静脉取血的患儿,她大胆创新,采用头皮针在手足浅表静脉加压的方法留取血标本,解决了肝炎患儿护理工作中的一大难题。有了这项技术创新成果,至今都未遇到能难倒她的"小困难户"。

作为医务工作者,王新华深知肝脏穿刺活检对于诊治的重要意义;作为母亲,她理解患儿都是父母的心肝宝贝。为配合手术的完成,王新华总结出"术前解除患儿及家长的思想包袱,耐心细致做疏导、解释工作;术中讲趣味故事以分散患儿的注意力;术后细心观察、精心护理"等一整套行之有效的方法,并在小儿肝病科进行了推广。

"王妈妈,我期末考试两门得了 100 分!"电话那头"乡下儿子"稚嫩的童音向"北京妈妈"王新华传达着喜讯。

时间倒回 2006 年,这年,主管护师王新华接收了一位从安徽农村来的传染病患儿,当时患儿四肢全部肿胀化脓,创口向外流出散发着恶臭的脓血。

"患儿都是娘的心头肉,我要像呵护自己孩子一样,精心对待每一位患儿。"王新华说。她耐心地为患儿清洗脓血、喂药敷药,不畏传染,不怕脏累。在王新华的细心呵护下,患儿恢复如初。康复出院后,患儿和王新华约定好,"娘儿俩"要经常打电话增进感情。

王新华坦言,在青少年肝病诊疗与研究中心当了 10 年的护士,最高兴的是成了几百个"儿女"的"妈妈",最欣慰的是看见孩子们战胜病魔康复回家。

播撒大爱的知心大姐

2010 年,解放军第三○二医院成立妇产科,王新华被推荐为妇产科护士长。凭借勤奋好学的韧劲儿,肯下苦功的狠劲儿,从儿科护理到妇产科护理、从普通护士到护理管理者、从专业"门外汉"到"业内精",王新华只用了短短 3 个月。

传染病医院妇产中心收容合并乙肝、丙肝、性病等多达 30 余种传染病病人,为了确保医护人员安全,王新华制订了一整套严格的消毒隔离制度,强化防护意识,杜绝交叉感染。同时,她在全院叫响"思想感情尽全心,医疗服务尽全责,救治生命尽全力,呵护健康尽全职"的口号,带领队伍对每一位病人进行优质、高效、贴心的服务。数年来,这个中心收治病人万余名,一面面锦旗、一封封感谢信都是对王新华和她的团队的肯定和认可。

在妇产中心，王新华发现很多病人因身患传染病，心情低沉、急躁、焦虑。"感人心者，莫先乎情。"心细如发的王新华说，"人心都是肉长的，你尊重人家，人家才会尊重你，你对人家好，人家才会信任你。"她始终坚持追求一种"感染护理"理念：在她这里，坚决要让传染病病人远离"病毒感染"，深受"真情感染"。

一位乙肝病人结婚多年，因害怕传染给下一代而不敢要孩子，公婆非让儿子和她离婚，恩爱的小两口到医院妇产中心求医，渴望孕育出健康宝宝。王新华对病人说："不要有思想包袱，现在的医疗技术完全可以让你拥有一个健康的宝宝。"住院后，王新华一边讲解成功案例，一边为病人公婆做思想工作。

一年后，该病人顺利产下7斤重的健康宝宝。出院时，她特地抱着孩子前来道谢："要不是您，我们这个家早就散了。得了传染病我是不幸的，但来到三〇二医院，遇上您这位护士长，我又是幸运的。"

多年来，王新华与近千位"问题产妇"成为好朋友，这些产妇习惯叫王新华为"知心大姐"。

精忠报国的女中豪杰

"我儿子和你儿子差不多大，他也在焦急地等我回家，我们共同努力战胜病魔，争取早日看到自己的儿子。"王新华轻声安慰着刚刚脱离危险的年轻女病人。

2003年"非典"疫情肆虐，面对这样传染性极强的疾病，王新华没有退缩。一位年轻的女重症病人，持续高烧，血容量不足造成血管萎缩，隔着手套根本无法感觉到血管。看着病人危重之时嘴里还呼唤着儿子的姓名，王新华毫不犹豫地摘掉手套，握住病人的手，仔细寻找血管，她屏住呼吸一针下去，抗病毒药物缓缓输入病人体内，病人从生死边缘被拉了回来。强大的内心，敬业的态度，精湛的技术，专业的手法，让在场的所有人钦佩不已。还有一位女病人，在出院时，紧紧拉住她的手，感慨万千："这个春天对于我们来说是黯淡的，但你的微笑是最美的风景。"

与"非典"激战106个日夜，经她亲手护理的30多位重症"非典"病人，无一例死亡，最终全部康复出院。

军人生来为打仗、打胜仗，王新华一直都这样认为。

2008年5月12日，四川汶川发生地震。时间就是生命，王新华跟随医疗队紧急驰援，奔赴灾区，全力救治灾区群众。在那些日子里，她顶着酷暑，冒着余震频发的危险,忍受着水土不服,以英勇顽强的战斗作风和敢于担当的战斗精神,与队友一起为13万救灾部队中的8万官兵提供健康保障,确保了"大灾之后无大疫"。

人民军医为人民。王新华不但积极为救灾官兵健康保驾护航,还深入十多个村庄为百姓群众送医送药,巡诊查体。

当时,瘦弱的王新华坚持背着十几公斤重的消毒药水和急救药品行走在大山深处、废墟丛中。有一天,她在清都山巡诊时,发现一位80多岁在地震中受伤的老人,瘫痪在床,尾骨处已出现压疮。王新华就地取材,用旧棉布和棉絮缝了一个棉垫,垫在老人身下。以后每次巡诊,王新华都去给老人翻身、敷药。端午节那天,王新华又来到老人家中,给老人洗完澡后,把她推出门晒太阳,当王新华开始按摩老人瘫痪的右腿时,老人的眼睛湿润了,紧紧握着王新华的手,嘴里念叨着:"真是位好姑娘呀!"

2009年,甲型流感疫情肆虐全球,在疫情暴发最严重之际,王新华毅然冲到第一线,一干就是3个月。每天她重复着同样的工作:测量体温、抽血输液、留取标本、消毒,为病人宣讲疾病知识,安抚病人情绪。在她精心护理下20多位甲型流感病人最终全部康复出院,这为医院在甲型流感防控任务中实现"工作人员零感染、来院病人零漏诊、确诊病人零死亡、疑似病人早诊断"的目标作出突出贡献。

跨越国界的医者模范

王新华对病人的爱,不分国界。

2011年3月,王新华奔赴印度尼西亚万鸦老,执行东盟地区论坛救灾演练医疗救助行动任务。演练中,王新华在高温潮湿、蚊虫肆虐的恶劣环境中,参与了多国协作国际救援的组织演练、流程展开、卫勤保障等项目,还与意大利、新加坡、法国和印尼医疗队互相观摩交流、切磋技术,建立了友谊。

作为全队唯一的护理队员,王新华以极大的爱心、耐心和责任心,为印度尼西亚群众进行护理服务,针对当地医疗条件落后的实际情况,积极开展卫生宣传和健康教育,受到当地群众的赞扬,为国家和军队树立了良好形象。

由于长年超负荷工作,王新华积劳成疾。2013年8月,王新华被确诊为早期宫颈癌,做了子宫全切和盆腔淋巴结清扫术。术后刚刚3个月,她就主动要求随和平方舟号医院船赴菲律宾,参加强台风"海燕"灾后医疗救助行动。当时,她的丈夫心疼地责备："你不要命了！""我是军人，服从命令是我的天职，救死扶伤是我的责任！"王新华坚定地说。

几天后，王新华的身影出现在和平方舟上。前来医院船就诊的儿童很多，医院船接诊的第一位婴儿患有严重新生儿黄疸，出生仅 7 天，儿科工作经验丰富的王新华给这新生儿静脉注射"一针见血"，在场的医护人员都竖起大拇指连连称赞，新生儿得到了及时救治。此后，她包揽了船上所有患儿抽血输液的活儿。

不负重托的中国军人

2014 年年初，埃博拉病毒肆虐非洲，短短几个月就夺去了数千人的生命，防控形势十分严峻。9 月 6 日，解放军第三〇二医院紧急抽组中国首批援助塞拉利昂医疗队，执行防疫防治任务。面对这次严重、复杂、致死率极高的疫情，王新华当即递交了请战书。

而此时，王新华年过古稀的母亲住进了医院，准备接受心脏手术。看着女儿再次一身军装义无反顾地随医疗队踏上异国他乡的土地，老妈妈热泪盈眶。老人心里知道，不管前方有多少艰难险阻，生性倔强的女儿都会挺起胸膛站排头。

到达塞拉利昂后，王新华顾不上休整，立即赶赴中塞友好医院实地查看。不久前，该院有一位病人死于埃博拉病毒感染，医务人员纷纷辞职，医院被迫关闭，此时已经空无一人。

"如何尽快将这所荒废的综合医院改建为留观和收治埃博拉病毒感染病人的专科医院，让医护人员在安全的环境下踏实工作？"

王新华凭借抗击"非典"、防控甲型流感等重大疫情处置的成功经验，按照传染病消毒隔离、医院感染控制要求，仅用了一周，就把医院改造成了留观中心，也创造了同类医疗队的速度和质量之最。落成当天，塞拉利昂总统在现场连连称赞说："中国医疗队创造了一个奇迹。"

10 月 1 日，医疗队正式接诊。面对致死率高达 50% ～ 90% 的埃博拉出血热疫情，为确保万无一失，王新华逐一检查队员们的隔离装备。当两辆救护车拉着 7 名病人飞驰而来时，她第一个冲上前去，直面生死。每天顶着高温工作，置身潮湿空气中，大汗淋漓，密不透气的防护服粘在身上，双脚浸在雨靴中，都是家常便饭。

一名 9 岁的女孩刚刚失去了相依为命的母亲，自己又感染了病毒，成为"埃博拉孤儿"。丧母的悲痛和病毒的侵袭击垮了她幼小的身体和脆弱的心灵，失去了任何活下去的盼头,生命岌岌可危。"只要有一线希望,我们就要尽百分之百的努力!"女孩成了王新华和队友们关注的重点。每天查房时,王新华都会给她带去饼干、糖果、香肠、中国结等小礼物;每次发药、送饭时,王新华都温柔地喂到她嘴里,看她乖乖咽下再走;每天晚上,王新华都给她讲睡前故事,抚慰她直到睡着。在她的精心护理下,女孩慢慢走出失去母亲的阴霾,身体也逐渐恢复了健康,稚嫩的小脸上也有了久违的笑容,还会主动拥抱王新华和其他照顾自己的叔叔阿姨。女孩悄悄向王新华的队友打听,知道了王新华来自遥远的中国,于是,她努力学会了"中国"二字,她开心地用笔写下"中国"二字,送给了"新华妈妈"!

初冬时分,与埃博拉病毒战斗了 60 个日夜后,我军首支援塞医疗队 30 名队员踏上了祖国的热土,再一次向世界展示中国军人、中国护士精湛的技术、过硬的作风和良好的形象。

燃烧自己的平常人生

面对一次又一次的急难险重任务,王新华总是舍弃小我,冲在第一线。

说起妈妈,儿子充满了无奈:"妈妈总是很忙,经常说走就走,而且一走就是好多天……"

提及妻子,丈夫很心疼:"她柔弱的外表下,有一颗坚韧的心。工作中的任何细节,做不好决不放弃……"

生活中的王新华,最喜欢听那首《中国护士之歌》——"柔情的双手 / 迎接生命的希望 / 温馨的话语 / 呼唤健康在起航 / 中国护士 / 大爱无疆 / 用生命守护生命 / 让真情地久天长……"这歌声,正是她美丽人生的生动诠释!

(王奕霖)

参考文献

[1] 黄显斌,洪建国."南丁格尔"奖章背后的王新华:记第 45 届南丁格尔奖章获得者,解放军第 302 医院妇产科护士长王新华 [J]. 中华灾害救援医学,2015,3(11):661.

[2] 卢文娟.专业与坚守,一名传染病护士的爱心演绎:访第 45 届南丁格尔奖获得者王新华 [J]. 中国护理管理,2015,15(12):1426-1428.

[3] 李保军,洪建国.你的微笑是最美的风景:记第 45 届南丁格尔奖章获得者、302 医院妇产科护士长王新华 [J]. 人人健康,2015(24):41-43.

[4] 王丽,罗辉,洪建国,等.白衣天使的无疆大爱:记第 45 届南丁格尔奖章获得者、解放军第 302 医院妇产科护士长王新华 [J]. 中国医药导报,2015(30):1-3.

邢彩霞

用坚守和爱心托举草原生命的太阳

> 个人的成功不算成功,而团队的成功则是成功的根本。
>
> ——邢彩霞

2015 年 5 月 12 日,红十字国际委员会授予内蒙古自治区人民医院护理部副主任邢彩霞第 45 届国际南丁格尔奖。当年的 9 月 15 日,在北京人民大会堂举办的颁奖典礼上,时任中共中央政治局委员、国家副主席、中国红十字会名誉会长李源潮为邢彩霞颁发奖章。这是内蒙古护理人赢得的首枚南丁格尔奖章。

邢彩霞(1958—),女,内蒙古呼和浩特人,主任护师。

1958 年出生。

1977—1980 年,就读于内蒙古自治区医院附属卫生学校(现内蒙古医科大学护理学院)。

1980 年,毕业后在内蒙古自治区医院(现内蒙古自治区人民医院)手术室从事护理工作;1994 年,任手术室护士长;2000 年,抽调至护理部参与开展护理改革;2003 年,任护理部副主任;2008 年 5 月,主动请缨汶川地震救援,任内蒙古第一支紧急救援医疗队副队长;2014 年,被聘为内蒙古医科大学硕士生导师。

兼任中华护理学会理事和护理行政管理专家库成员;兼任内蒙古自治区护理学会理事、行政管理专业委员会副主任委员和手术室护理专业委员会主任委员;任《护理管理杂志》《中国护理管理》《护理学报》《内蒙古医学杂志》《护士进修杂志》等杂志编委。

在《护士进修杂志》《实用护理杂志》《内蒙古医学杂志》等期刊发表《优化术前操作流程在降低围手术期非计划性拔管发生率中的应用》《164 例剖宫产新生儿窒息急救护理》《内蒙古地区医院 - 社区 - 家庭慢病康复护理效果评

价体系的构建》等多篇专业论文;发明实用性新型专利多项;主持内蒙古自治区及医院课题多项;两次获内蒙古自治区医学会科学技术二等奖;参编护理专著多部。

荣获中华医学会人文医学荣誉奖、内蒙古自治区三八红旗手、内蒙古自治区抗击"非典"先进个人、原卫生厅抗震救灾先进个人等荣誉称号;2015年5月,荣获第45届国际南丁格尔奖;同年,带领的护理团队荣获内蒙古自治区草原英才团队。

年少立志 热爱护理

1958年,邢彩霞出生在呼和浩特市托克托县一个普通的农村家庭,家里兄弟姐妹多,她排行老大,艰苦的环境造就了她坚韧不拔的性格。她的弟弟小时候经常生病,多次被医生从死亡线上抢救回来,使得身为家中长女的她与父母一同受尽了煎熬。她立志长大要穿上白大褂,为像弟弟一样的农牧民朋友解除病痛,健康生活!

"1977年恢复高考后,父亲希望我学会计,而母亲又希望我当老师,可我第一志愿报了卫校。"极有主见的邢彩霞对自己的选择从来没有后悔过。1980年,她毕业于内蒙古自治区医院附属卫校,分配到内蒙古自治区医院手术室工作。手术室工作强度高,十分辛苦,她经常在手术台一站就是五六个小时甚至十多个小时,性格坚强、责任心极强的她却从不叫一声苦。她深知,作为一名救死扶伤的"白衣天使",不仅要有热情的服务,更要有精湛的护理技能和业务能力。从走上护理岗位的那天起,她就不断提高自身专业素养。

她始终把医院当成家,总会提前把第二天手术的准备工作做好,总会在遇到问题时虚心向他人请教,总会认真总结每次手术的经验。当时,医院的医疗设备和手术条件有限,除协助医生手术、照料病人外,清洗医疗用具等一系列琐碎杂活都得护士亲力亲为。她夜班、白班连轴转,有时候一天要上16个小时班。但她把一切都安排得井井有条,并一有空闲时间,就翻出自费订阅的《中华护理杂志》《护士进修杂志》《中国实用护理杂志》《国外医学护理学分册》反复阅读,认真学习,汲取营养。功夫不负有心人,几年下来,她逐渐成长为手术室里最优秀的护士。她认为:要成为一名好护士,先得喜欢、热爱这个工作,才能干好它;还得有扎实的基本功,要掌握多方面的知识,深刻理解临床护理;良好的心态也很重要,要有充分的耐心,视病人为亲人,愁眉苦脸的可不行,有多大烦恼,在病人面前也要面带微笑。

传授技术
守卫草原

邢彩霞所在的内蒙古医院,是全区最大的"三级甲等"综合性医院,承担着扶持全区医疗卫生事业发展的重任。

1992年8月的一天,邢彩霞刚刚跟台完成1例手术护理,医务科科长已在办公室等候,"小邢啊,辛苦你一趟,咱们一家旗县医院遇到了一件很麻烦的事情,想让你去帮助解决。"她二话不说立即出发,经过1个多小时的路途颠簸,直奔旗县医院手术室。原来该院近几个月几乎每例手术后病人都会发生切口感染事件,先后邀请了3名三甲医院的手术室护士长,均没有解决问题。有人推荐说内蒙古医院手术室有个邢彩霞护士,业务能力很强,尤其是在平时特别喜欢学习钻研,好多疑难问题都难不倒她。

她顾不得疲惫,认真查看手术室及手术过程的每个细节。她发现存在两个问题:一是手术缝线被浸泡在消毒液中,二是灭菌后的敷料没有烘干。她针对发现的问题立即提出整改措施。解决问题后天色已晚,她心里惦记着自己第二天还有手术,顾不得吃饭连夜赶回呼和浩特市。后来,这家旗县医院再没有出现过术后感染事件。从此,工作极其认真细致的邢彩霞名声大振。也就在那时,有个信念深深地刻在邢彩霞心里:农村牧区医务人员的业务培训迫在眉睫,如果有机会,一定要将自己的经验和技术传授给他们。

1994年,邢彩霞被任命为手术室护士长,工作更加忙碌了。除了手术室的护理工作外,她把心思放在培养年轻护士身上。2003年竞聘为医院护理部副主任,担负起指导提升全区医疗护理工作水平的重任。内蒙古医院和其他医院开展了医院联盟工作,自治区149家旗县医院成为内蒙古医院的定点帮扶单位。作为护理部副主任的她,通过对口帮扶指导,举办联盟医院护理部主任培训班、护士长培训班、护理技能比武等活动,使基层医院的护理水平有了显著的提高。多年来,邢彩霞的足迹踏遍了自治区12个盟市,遍布了数不清的苏木(乡镇、街道)及嘎查(村、社区)。截至2015年,她亲自培训过的基层护理人员有1 024人,遍布内蒙古大草原深处,成为基层医院闪亮的护理"种子"。

深入一线
抗击"非典"

越是在艰险的时候越能考验一个人的意志和胆识,无论遇到什么危险,她总是冲锋在前。2003年3月,"非典"疫情暴发,呼和浩特市成为疫情重灾区,内蒙古医院承担起省级医院抗击"非典"的重任。在谈"非"色变的日子里,恐惧、焦虑在医护人员中悄悄蔓延。邢彩霞说:"不管这种病有多大的传染性,只要病人来了,我先上！"她带头穿起密不透风的防护服,深入临床一线,组织人员梯队,查看隔离病房改建,指导消毒隔离……连续几天没日没夜地工作,原本身体强健的她累倒了,体温骤升到38.6℃！她立刻前往离家最近的医院做了肺部CT,确定没有传染并征得领导同意后,又投入到紧张的工作中。那段日子,白天她一心扑在工作上,晚上就在家中输液,没有耽误一天的工作。

全力以赴控制疫情的过程中医院接到卫生厅紧急通知:马上筹建"非典"救治中心！邢彩霞临危受命,肩负起筹建"非典"救治中心护理团队的重任。2003年6月10日,当最后6名"非典"病人面带笑容走出"非典"中心,忙碌了近2个月的邢彩霞终于松了一口气。在大家的共同努力下,"非典"中心实现了全体医护人员零感染、病人零死亡和100%治愈率的高目标。

与"非典"奋战的两个多月里,也是邢彩霞的独生女儿面临高考的时候,身为呼和浩特市卫生防疫站防疫科主任的丈夫担任着重要的流调任务,无法分身。根据当时政策,夫妻双方一方在"非典"前线的,另一方可以选择不上前线。但邢彩霞却没有这样做,她将女儿送到妹妹家,又拜托弟弟把老母亲从老家接过来帮忙,她毅然投入抗击"非典"的工作中。直到女儿高考结束,她都没有见到女儿一面。"非典"过后,她被授予"抗击非典先进个人"称号。2008年,她被邀参与制订卫生部及世界卫生组织联合举办的"2008年亚太地区卫生突发事件及灾害护理策略性规划"工作。

抗震救灾
无私奉献　　2008年5月12日,四川省汶川县发生8.0级特大地震。灾情就是命令,50岁的邢彩霞再次主动请缨上前线救治伤员,并担任副队长。在内蒙古卫生厅组织派出的11支医疗队伍护理人员中,她是职务最高,也是年龄最大的。

5月14日,内蒙古医疗队携带救灾药品和物资赶赴四川。邢彩霞带领队员在北川县搭建了救护站。她克服饥饿、潮湿等困难四处寻访伤员。5月22日深夜12点半左右,医疗队在北川县陈家坝乡小湖村成功抢救了一名两岁半的患儿。当时患儿呼吸困难,精神恍惚,专家们确诊其为"急性咽喉炎"。时间就是生命！邢彩霞借着手电筒昏暗的光线,在颤颤巍巍的余震中,迅速在孩子微细的血管上穿刺静脉留置针,建立起一条生命"通道",成功把一条稚嫩的生命救了回来。余震不断的汶川大地,山体滑坡时有发生,堰塞湖随时会溃堤决口,危在旦夕,她全然不顾危险,忙碌地奔波在灾区山寨间,为驻地武警官兵、北川中学 147 名灾区转移群众送医送药。

十几天的时间，邢彩霞带领的内蒙古医院医疗队共救治伤员 130 多人，为 600 多村民送医送药，占内蒙古赴四川 11 个医疗队总救治人数的 1/3 以上，创下了工作量之"最"。内蒙古医院医疗队被授予全国抗震救灾工人先锋号、自治区抗震救灾先进集体，护理团队荣获全国巾帼建功先进集体。邢彩霞被授予全区抗震救灾先进个人、三八红旗手、三八红旗手标兵、内蒙古自治区医院抗震救灾英雄等称号。

这一次，奔赴前线的邢彩霞并没有告知父母，当父母得知她赴灾区的消息时，她已顺利返回，80 多岁的老父亲满脸担忧，心疼落泪。从此，每天读报、看电视成了二老的生活习惯。一旦知道哪里有突发事件，就迅速给邢彩霞打电话，问问她是不是又"冲"上去了。

**真诚服务
开拓创新**　　　　1980 年当护士，到 1994 年任手术室护士长，到 2003 年聘任为护理部副主任，再到 2009 年主持护理部工作，邢彩霞以草原马兰花般不服输的韧劲和卓越的睿智，开创了内蒙古医院多项第一。

2010 年，邢彩霞所在医院被定为卫生部、卫生厅优质护理服务示范工程重点联系医院，她不负众望，凭借多年的护理管理经验，带领全体护理人员积极探索和开展优质护理服务：做到接待热心，护理细心，解释耐心，服务贴心，将关爱病人的理念贯穿护理服务全过程。在她的带动下，医院于 2011 年开始申报护理科研课题，填补了该院护理领域科研立项的空白。

2014 年 10 月，一位来自牧区的"额布格"（蒙古语，老爷爷的意思）说着不太流利的普通话前来内蒙古医院就诊，正在加班的邢彩霞一边扶着老人坐下，一边心里琢磨着：该怎么解决与牧民朋友沟通难的问题？说办就办，不到 1 个月的时间，医院办起了"蒙语角"，多名医护人员积极报名参加。这一举动不仅方便了牧民朋友就医，还让一些来自蒙古国的病人搭上了"便利车"。

2015 年，邢彩霞倡导创办了 PICC、糖尿病健康教育、伤口造口护理专科门诊，成为内蒙古自治区首家独立的护理门诊，该门诊还聘请了北京协和医院护理部主任为客座教授。该门诊的设立，改变了"医生坐诊"的传统，体现了护理工作者在医护过程中的价值，解决了人们在疾病防治与病后护理等方面遇到的问题。

舍己为人
忠于职守

工作中,她一丝不苟,临危不乱挽救生命;生活中,她对同事热心关怀,是大家最信任依赖的邢大姐;对家人,她却心存愧疚。

有一次,一位宫外孕大出血病人通过绿色通道来到内蒙古医院,当时很多护士都慌了神儿,不知道该怎么办时,邢彩霞迅速建立静脉通道,拿起电话通知血库备血,等医生赶来时,前期急救已经完成,最终保住了病人的生命。

还有一次,一位护士的母亲病重,她需要带母亲去北京救治,邢彩霞主动把自己一年的假期换给了她,还嘱咐她不要担心工作。用护士们的话说:"好事儿我们想不起邢老师,但是烦恼时第一个想到要去找她说,跟她说完,我们总能想开很多。"

她获得病人的由衷热爱,博得同事的真诚认可,使得草原激情喝彩!但对于家人,她感觉亏欠得太多。只要有休息时间,她都会陪在家人身边。邢彩霞的丈夫说:"她工作忙,已经习惯了她的加班加点,给她更多的理解和支持是对她最大的关爱。"她的女儿说:"妈妈是我的榜样,虽然陪我少,但是最称职的母亲,我和爸爸支持她。"

她就像是草原人民的南丁格尔,舍己为人,忠于职守,在自己的岗位上默默耕耘,不图回报,她是草原儿女的骄傲,也是草原儿女的榜样,她让草原吉祥的太阳更加灿烂辉煌!

(张利兵)

参考文献

[1] 田旭东.护理战线的执着守望者:记述南丁格尔奖获得者邢彩霞的故事 [J].实践(思想理论版),2016(03):47-49.

[2] 邢彩霞:草原人民的南丁格尔 [J].内蒙古宣传思想文化工作,2017(07):46-48.

杜丽群

生命裂隙中的绝地阳光

> 病人是脆弱的，艾滋病病人的脆弱更为突出，我们需要救治的不单单是他们生理上的疾病，更多的是他们脆弱的灵魂，那种对生命敬畏、对生活热爱的灵魂。
>
> ——杜丽群

2015 年 5 月 12 日，红十字国际委员会授予广西壮族自治区南宁市第四人民医院艾滋病科护士长杜丽群第 45 届国际南丁格尔奖。当年的 9 月 15 日，在北京人民大会堂举办的颁奖典礼上，时任中共中央政治局委员、国家副主席、中国红十字会名誉会长李源潮为杜丽群颁发奖章。这是广西护理人赢得的首枚南丁格尔奖章。

杜丽群(1965—)，女，广西南宁人，中共党员，副主任护师。

1965 年 5 月出生。

1984 年 7 月，毕业于广西壮族自治区南宁地区卫生学校；2001—2003 年，在广西壮族自治区卫生干部管理学院函授大专学习；2012—2016 年，在中央广播电视大学广西南宁分校行政管理专业学习，取得本科学历。

1984—1985 年，任广西壮族自治区南宁市第四人民医院结核科见习护士；1985—1992 年，先后任结核科、肿瘤科和肝科护士；1992—2007 年，先后任肝科、结核科和艾滋病科主管护师、病区副护士长和护士长；2007 年 12 月起，任艾滋病科护士长。

当选中国共产党第十九次全国代表大会代表、中国人民政治协商会议第十三届和第十四届全国委员会委员、中国妇女第十一次和第十二次全国代表大会代表、广西壮族自治区第十二届人民代表大会代表、中国共产党广西壮族自治区第十一次代表大会代表、广西壮族自治区妇女第十三次代表大会代表、中国共产党南宁市第十二次代表大会代表、南宁市妇女第十四次代表大会代表等；当选中国红十字会理事、中华护理学会第二十七届理事会常务理事、广西壮族自治区妇女联合会执委、广西红十字会第九届理事会理事、南宁市妇女联合会兼职副主席等。

在《医学文选》《现代医药卫生》《中国医刊》等期刊发表《结核病健康教育现状》《艾滋病病人营养不良的原因分析及护理》《艾滋病患者服药依从性教育效果研究》等学术论文；参与"艾滋病抗病毒服药依从性管理模式的研究"等多项科研项目；主编或参编《常见护理职业危害与防护》《传染病护理学》等教材。

2012年，荣获白求恩奖章；2013年，中华全国总工会授予全国五一劳动奖章；2014年，中华全国妇女联合会授予全国三八红旗手荣誉称号，荣获全国民族团结进步模范个人；2015年5月，荣获第45届国际南丁格尔奖；同年，荣获全国先进工作者；2016年，荣获全国优秀共产党员，中宣部、国家卫生健康委授予最美医生；2018年，中华全国妇女联合会授予全国三八红旗手标兵荣誉称号；2019年9月，中央宣传部、中央组织部等联合授予最美奋斗者荣誉称号。

迎难而上 敢于担当

有人问："你到传染病医院工作不怕吗？""不怕，是真的不怕。"杜丽群说。

在卫校读书时，班主任付幼兰老师每周都会抽出时间给她讲人情世故，讲如何应对工作生活中可能遇到的种种困难和问题。幸运的是，在杜丽群实习的时候，付老师又回到附属医院上班而且担任传染科的护士长。在当时，谁也不愿意留在传染科工作，而付老师却不一样，她每天总抽时间去跟病人聊天、嘘寒问暖，病人见到付老师，脸上的阴霾也随之消失，有说有笑。付老师的一言一行给杜丽群留下了深刻的印象，也给予了她不怕的勇气和决心。

20世纪80年代起，艾滋病令大部分人闻之色变。在医院艾滋病科刚刚成立时，很多人包括医务人员都对艾滋病有着深深的恐惧，人们对艾滋病病人心怀偏见，不少人因为害怕想方设法调离医院，更不用说进入艾滋病科了。在这个还未成立就面临夭折的时刻，杜丽群却决定留下来"好好做一些事情"，决定担任起艾滋病科护士长。她放着效益最高的结核病科护士长不做，却要来接这个"烫手山芋"，许多人都无法理解，是什么让她如此勇敢和坚决？杜丽群却笑着回答："艾滋病病人是特殊的病人，我们要救治的不仅是他们生理上的疾病，更多的是他们心理上的问题，如果我们每个人都排斥他们，没人愿意为他们服务，那他们对这个世界不是更绝望了吗？"就这样，杜丽群当起艾滋病护理战线上的"排头兵"。

科室成立之初,杜丽群全身心地投入到艾滋病科的筹划建设当中,从病区的区域划分、物品准备、人员培训,到制订和实施工作计划、护理常规、落实消毒隔离制度,每一项都亲力亲为,在杜丽群的影响和感召之下,越来越多的护士加入这个新的科室,同她一起并肩作战。她们用心呵护着每一位艾滋病病人,为他们提供优质的人文护理服务,营造出一个和谐温馨的绿色港湾。

既是"天使" 亦是"战士"

"在护理艾滋病病人时,护士们所面临的困难和压力是常人无法想象的。"由于大部分艾滋病病人几乎都失去了免疫能力,病人往往合并多种感染、腹泻、咳嗽、呕吐,病情危重,排泄物时常会不受控制地流出,这给护理工作增添了很多负担。

2005年7月的一天,一位合并重症皮肤病的艾滋病病人,全身冒出大量的水疱,一碰就会破裂、渗液、溃烂,皮肤都粘在床单上,散发出阵阵的恶臭,看到这种情形,年轻的护士们都不敢上前护理。杜丽群却二话没说,亲自给病人进行护理,一阵阵恶臭熏得实在受不了,就到卫生间吐上一会儿,回来再接着护理。为了让病人保持干爽,杜丽群每天都要为他更换两次床单,因为病人的皮肤都粘在床单上,为减少疼痛,杜丽群只能一厘米一厘米地为他翻身,每一次操作就是一个多小时。换完床单后,还要给病人的伤口进行清洗,从头到脚每一寸皮肤都不放过。经过十多天的护理,奇迹出现了,这个连亲人都要放弃的人竟然救过来了。"谢谢你救了我一命,我这辈子都不会忘记的。"病人苏醒后对杜丽群说的第一句话让她觉得十分欣慰。她说:"其实在那种情况下,作为护士长的我要不上去,护士们就更加不敢去了。面对可怕的疾病是很难,但我们不能放弃他们,也不能让他们放弃自己,只要坚持,就会有奇迹。作为医务工作者,就应尽最大的努力,挽回每一位病人的生命。"杜丽群这样说,也这样去做。

"我们的杜大姐人特别好,在别人都歧视我们的时候,唯有她给我们阳光般的温暖和活下去的勇气,对我们来说,她就是我们的'天使'"。很多病友都把杜丽群当作亲人和知心朋友,当作他们的"守护神"。杜丽群却总是说:"在艾滋病科,我们每天从事的既是护理工作,又是一场场战斗,不仅要面对着各种职业暴露的风险,还要面临着狂躁病人发作时带来的人身威胁,我们其实更像是战场上作战的战士。"艾滋病病人心理承受着巨大的压力,有时候会做出许多过激的行为,病人由于情绪失控而威胁恐吓护士的事情常有发生。

2009年的一天，一名医生在巡视病房的时候，不小心激怒了一位病人。这位病人挥舞着一把水果刀对医护人员进行恐吓，在病房里大声吼叫："我的病情一天比一天严重，这病到底还能不能治？"他的突然举动顿时让整个病房乱作一团，医护人员们纷纷躲开，不少年轻的护士甚至被吓得哇哇直哭，在别人纷纷逃离的时候，杜丽群又一次迅速地赶到了病房。在稳定自己的情绪后，她径直走到病人面前，首先帮他把医疗设备安置好，然后和颜悦色地问他有什么需求，这一举动让躲在一旁的同事们纷纷为她捏了一把冷汗。或许是看到了熟悉的杜护士长，病人紧张的情绪开始缓和下来。在了解情况之后，杜丽群一边耐心地跟病人讲解治疗的过程，鼓励他坚持治疗，一边帮他处理疼痛难忍的伤口，让他不要放弃希望。病人的情绪逐渐平稳下来，他那举着水果刀的手也慢慢地落了下来。"对艾滋病病人我们不应歧视，其实他们内心并不想伤害人，他们只是得了特殊疾病的普通人，人们应该给予他们更多的包容和关爱。"她总是不厌其烦地告诉护士们："对待病人要像对待亲人一样，你关心他们、尊敬他们，他们就不会伤害你。"杜丽群身先示范，带领科里的护士们用自己的行动赢得了病人的尊重。

尊重生命
身体力行

对于艾滋病病人来说，最令他们感到可怕的不是死亡，而是来自他人和社会的歧视，由于艾滋病的特殊性，社会上仍有一些人存在"恐艾"心理，艾滋病病人普遍敏感、多疑、自卑。杜丽群深深地明白这一点，她说："病人是脆弱的，艾滋病病人的脆弱更为突出，我们需要救治的不单单是他们生理上的疾病，更多的是他们脆弱的灵魂，那种对生命敬畏、对生活热爱的灵魂。"她时常提醒护士要将心比心，把每一个病人当作自家人，用尊重的态度、奉献的精神去精心照顾病人。

有一名女孩，当她第一次得知自己染上艾滋病时，恐惧、绝望、无助涌上心头。"我当时真的不想活了，但又舍不得家人，那时候真是心如死灰。"女孩回忆说。她好几次想从楼上跳下去结束自己的生命，但每次都被杜丽群给"拦"了回来。"小妹妹，你千万不要放弃自己，你的病情不是最严重的，经过治疗后还可以像正常人一样生活。"每当看到女孩情绪不稳定的时候，杜丽群就会不厌其烦地劝说她，她慈祥的笑容和坚定的信心让女孩吃下一颗"定心丸"。在闲暇的时候，杜丽群还常为女孩按摩早已失去知觉的双脚，这些都让女孩十分感动。女孩的病情终于渐趋稳定，而她那颗本已枯萎的心也再次焕发了生机。类似的事情经常在艾滋病房上演，而杜丽群就是这样冷静、耐心地劝导，嘘寒问暖，真诚地帮助每一位病人，帮助他们消除心理障碍，让许多病人心中重新燃起生命的希望之光。

"社会上依然存在'谈艾色变'现象，只要家里有人患艾滋病，就有可能发生拒绝接纳、妻离子散的悲剧，甚至有被家人拒绝接回家中静养的案例。如何让大家掌握艾滋病防护知识、消除人们对艾滋病病人的歧视和偏见，一直是我思考的问题。"杜丽群决心要身体力行来告诉人们艾滋病可防可控。

2005年，杜丽群作为医院"第一个敢吃螃蟹的人"，接受广西红丝带志愿者服务中心的邀请，与30多名HIV感染者出海游泳，并跟他们共进晚餐。杜丽群说："这种近距离地接触确实给HIV感染者很大的鼓舞，出发时大家都很拘谨，HIV感染者不爱说话、不愿跟人接触，但是在游泳的过程中我们主动跟他们聊天互动，吃饭的时候大家坐在一起气氛就很融洽了。我们的关心和尊重对HIV感染者来说有时比药还重要。"从那以后，杜丽群坚持参与红丝带志愿者服务中心组织的志愿服务活动，与病人一同吃饭烧烤、一起唱歌跳舞，带给病人很多的温暖，也带动科室医护人员成为志愿者，每月定期举办志愿服务活动，为HIV感染者和家属释疑解惑，让一份份纯净的爱心、一股股纯和的暖流注入这些曾经被人"冷处理"的群体之中。不少HIV感染者也加入志愿队伍，从最初的绝望、迷茫、失落，到后来重新回归社会，尽力帮助他人。

**志愿宣传
无私无怨**　　对于艾滋病病人来说，只有家人的关爱和帮扶才是病人最好的依靠。为了提高全社会对艾滋病的关注，让更多群众了解艾滋病防治工作，2005年以来，杜丽群多次参加了广西红十字会、南宁市红十字会等单位为艾滋病病人举办的家庭关怀等教育讲座。在她的坚持下，艾滋病防治宣传的义诊活动走进村落、走进基层、走进工地、走进学校，在她的影响下，医院很多年轻人也加入防艾宣传服务活动，于是，"杜丽群志愿服务队"应运而生。

服务队先后深入农村、社区、学校开展志愿服务活动150余次。杜丽群还牵头创建了由艾滋病病人和医护人员组成的"慈爱天使"交流群，为出院病人提供交流和咨询的平台。同时，她还利用工作闲暇开通微博，定期举行在线微访谈，利用微博传播防艾抗艾正能量。

"我现在被许多广西人熟知，有了一定的社会影响力，那我就要承担更多的社会责任。"自 2006 年医院成为国家级艾滋病临床治疗培训基地之后,杜丽群就开始为各个市、县二级以上医院培训专业人员,为来自区内外的学员授课。2012 年以来,杜丽群又多次到广西各大高校和社区进行艾滋病等传染病的科普宣传讲座,为普通百姓讲解相关专业知识,号召大众加强对艾滋病的预防并消除对病患的歧视。

杜丽群说:"不仅要在临床上做好本职工作,还要起到一个传帮带的作用,给年轻护士做好榜样,影响更多人去关爱人民群众的健康,用'心灯'照亮每一个需要帮助的生命。"面对杜丽群,有位作家曾感慨:"每个人都有每个人的职业,我们的职业决定了我们成不了治疗艾滋病的医生,也成不了治疗艾滋病的护士,但我们可以成为像杜丽群这样的好人,我们可以像杜丽群那样尊重所有的生命,因为尊重生命是文明社会最根本的标志。"

创新钻研 惠及众人

艾滋病护理是一个存在职业暴露风险的特殊岗位,如何在完成护理工作的同时保障医护人员的安全,这一直是传染病学科最为关心的问题。艾滋病科成立之后,杜丽群发现,由于收治的艾滋病病人很多为吸毒人员,他们身上的静脉血管几乎堵塞,护士给这些病人抽血、输液时要不停地尝试,既增加了护士职业暴露的风险,对病人来说也是一种折磨。

杜丽群发现对输液病人采用深静脉输液留置针能有效降低护士职业暴露风险,她想到了颈部深静脉穿刺,想为艾滋病病人打通这条"生命通道",但颈部深静脉穿刺操作存在很大的风险:人的颈静脉与动脉相差 0.5 厘米左右,穿刺时稍不注意就有可能刺穿动脉,甚至引发不可想象的后果。基于颈静脉穿刺术的复杂性,在一般情况下,这一工作都是由麻醉师来进行,但如果每一次输液都要靠麻醉师,人手有限且难以及时到位。杜丽群决心迎难而上! 2005 年,她主动向医院的麻醉师学习颈部深静脉穿刺技术。多次跟班学习之后,杜丽群便尝试着在麻醉师的指导下进行穿刺,胆大心细的她顺利完成了第一次操作。"第一次穿刺成功给了我信心和勇气,很快就掌握了要领。"杜丽群"一针见血"的本领极大地鼓舞了科室护士,她把技术手把手传授给大家,后来,副护士长谢彩英、护士黄翠英等均已掌握了颈部深静脉穿刺术,为更多的病人提供服务。这一技术不仅有效降低了护士们职业暴露的风险,也使病人免于经受每天穿刺的痛苦,大大提高了工作效率。

为生命站岗
给病人尊严

"我认为每一个生命都值得尊重。"每当看到艾滋病病人因为自己的照顾而减轻了病痛，不再被折磨时，杜丽群都感到无比欣慰，"病人的满意是我最大的心愿。"这是她从一而终的目标，并为之而奋斗。即使面对的是有传染风险的艾滋病病人，她也像蜡烛一样去照亮每一位病人，给身处绝望与黑暗的他们带去温暖与希望。杜丽群说："我们可以通过自己的言行给病人带来积极正面的影响，这使我明白了自己肩上的责任和这份工作的意义。"

杜丽群说："艾滋病没有原罪，艾滋病病人也不是罪人。艾滋病固然可怕，但只要我们心中有爱，一切都不再可怕！"在这个生命"禁区"，杜丽群用正能量不断传递人间真情，践行着"为生命站岗"的承诺。

（王瑞、吕冬梅）

参考文献

[1] 姜天骄. 全国政协委员杜丽群：牢牢树立人民至上理念 [N]. 经济日报，2020-05-29(010).

[2] "好护士"杜丽群给生命以尊严 [J]. 中国卫生人才，2018（05）：74-77.

[3] 刘峥. 杜丽群："抗艾"一线的白衣天使 [J]. 当代广西，2017（20）：44.

[4] 王芳. 杜丽群：用"心灯"照亮每一个患者 [J]. 中国报道，2017（10）：32-33.

[5] 李国君，邓卉，欧祖文，等. 守护生命的"绝地天使"：记广西南宁市第四人民医院艾滋病科大科护士长杜丽群 [J]. 人事天地，2017（07）：45-48.

[6] 本刊编辑部. 坚守生命高地的抗艾天使 [J]. 当代广西，2016（16）：49.

[7] 张瑶. 杜丽群　日子会流逝，仁心不会 [J]. 中国民族，2016（02）：24-25.

[8] 钟春云. 杜丽群：为艾滋病患传递正能量 [J]. 当代广西，2013（09）：34-35.

[9] 牛犇. 杜丽群用心呵护艾滋病患 [J]. 中国卫生人才，2013（02）：28.

[10] 董宁. 艾滋病人的守护神：记南宁市第四人民医院感染科护士长杜丽群 [J]. 当代护士（上旬刊），2012（08）：10-12.

宋静

柿城人民的骄傲 为爱坚守的"天使"

我们做不了伟大的事，但我们可以用伟大的爱来做富有温度的事！奉献比索取更快乐！

——宋静

2015 年 5 月 12 日，红十字国际委员会授予河南省商丘市柿城县人民医院护理部主任宋静第 45 届国际南丁格尔奖。当年的 9 月 15 日，在北京人民大会堂举办的颁奖典礼上，时任中共中央政治局委员、国家副主席、中国红十字会名誉会长李源潮为宋静颁发奖章。继 1991 年、1997 年，河南护理人再一次赢得南丁格尔奖章。

宋静（1963— ），女，河南柿城人，主任护师，教授。

1963 年 12 月出生。

1978—1981 年，就读于河南省商丘地区卫生学校（现商丘医学高等专科学校）。1998 年 6 月，毕业于河南医科大学护理专业。

1981 年，毕业后在河南省商丘市柿城县人民医院从事护理工作；历任副护士长、护士长、护理部副主任等职；现任医院护理部主任、河南中医药大学护理学院兼职教授和硕士生导师。

兼任河南省普通高等学校教学指导委员会委员、河南省医院协会第一届护理管理分会常务委员、河南省护理学会护理教育专科分会第五届委员会委员、河南省卒中学会基层卫生与健康管理分会第一届委员；兼任商丘市护理学会理事会副理事长、商丘市医疗事故鉴定专家成员库成员、商丘市妇女联合会副主席等；当选中华人民共和国第十三届全国人民代表大会代表、中国妇女第十二次全国代表大会代表、中国共产党河南省第十次代表大会代表、中国共产党商丘市第四届党代表、商丘市第五届人民代表大会代表等。

在《河南医药信息》《中国现代药物应用》《河南医学研究》等期刊发表《门

诊糖尿病患者的健康教育》《HIV 职业暴露预防服药影响因素的分析》《时间护理理论指导高血压患者用药的降压效果分析》等多篇学术论文；编写《常见中医护理技术操作指南》《护士长手册》《护理人员规范化培训手册》《疾病护理常规手册》《护理技术操作规范手册》等多部专业书籍。

荣获河南省优秀共产党员、艾滋病医疗救治先进工作者、三八红旗手、五一劳动奖章等荣誉称号；荣获商丘市第四届道德模范、百佳护士、特殊贡献奖、优秀护理部主任等称号；荣获柘城县技术能手、十佳医护工作者、十大女杰、抗击"非典"先进工作者等称号；2015 年 5 月，荣获第 45 届国际南丁格尔奖；同年，中华全国妇女联合会授予全国三八红旗手荣誉称号；2016 年，中华全国总工会授予全国五一劳动奖章；2018 年 1 月，当选"中国好医生、中国好护士"月度人物。

挚爱护理 真情服务

很小的时候，因父亲在外教书，常年不在家，宋静经常陪伴体弱多病的母亲去医院看病，那时她就对身穿白大褂治病救人的医生们充满了崇敬，小小心灵埋下了要从医治病的种子。1978 年，她毫不犹豫地报考了商丘地区卫校护理专业。从此，她便与护理结下了不解之缘。

1981 年，18 岁的宋静从商丘卫校毕业，怀着对"白衣天使"的美好向往，来到柘城县人民医院工作。她戴上了燕尾帽，穿上了白大褂，像一只轻盈的小燕子穿梭于病区，开始了忙碌的工作。慢慢地，宋静体会到了护理工作的辛劳与不易，但她很快乐，当护士实现了她的心愿。每天，她都在病房忙碌，给病人输液、吸氧、观察病情，为有需求的病人洗头、理发、剪指甲，推着行动不便的病人去做检查，给半夜溘然逝去的病人穿寿衣，又陪同家属送逝者到太平间……在她眼中，工作从来不分职责内外，看到有活儿就会去干，要是等护士长吩咐，脸都羞红了。

"当年值夜班，经常会停电，我也学着像南丁格尔一样，手持蜡烛，无声地去查看病房，从病人身边轻轻走过，一个眼神会给病人带来鼓励，一个安抚会给病人带来满足，护理工作虽然平凡，却给无数的病人带来了生的希望。"她说。1984 年 4 月的一天，宋静刚调到内科病房不久，在巡视病人时，细心的她发现一位病人突然出现心跳呼吸骤停，病情十分危急！她迅速作出正确判断，果断采取相应急救措施。大约 40 分钟后，终于把病人从死亡线上拉了回来。病人痊愈出院时，执意送给她一面大红锦旗，上写着"救命恩人"四个烫金大字。

攻坚克难　　20世纪90年代，个别地区发生艾滋病的局部暴发流行。
温暖病人　当人们谈"艾"色变，唯恐避之不及的时候，1999年12月，宋
　　　　　　　静第一个响应政府号召，主动要求到困难最多、阻力最大、任
务最重的村庄开展艾滋病筛查宣教和帮扶救治工作。

　　那时正值数九寒冬，因为车辆不足，有时只能骑自行车下乡，宋静和同事们
带着干粮，背上药箱就出发了。20多公里的乡间小路，她没走多远，手指就冻
得伸不开了。然而，普查工作的难度远远超出了她的想象。村民们堵住路口拒
绝她们进村，拒绝她们入户，更拒绝抽血，拒绝服药。有些同事犹豫了，但面对
这些身受艾滋病折磨、生活困难的艾滋病病人，宋静更加坚定了帮扶救治的信
念。她说："老百姓不理解，正说明普查工作的必要性。"她带领同事们走村入户，
与村民一起劳动宣传，苦口婆心地给村民们讲解普查工作的重要性，向群众普
及艾滋病防治知识。

　　一连3个多月，宋静一次又一次走村入户，用爱心和耐心温暖感化村民，尽
其所能帮助他们，教育他们珍爱生命，树立信心，重新燃起生命的希望。初春时
节，宋静再次来到田间地头宣传，一名村民在干活儿时不小心手被划破了，血流
不止。宋静看到后，来不及进行自我防护，便毫不犹豫地给这名村民包扎止血，
村民的血止住了，但宋静的手上也沾上了那名村民的血，40多岁的大男人，当
时感动得哽咽了。精诚所至，金石为开。村民们从对立到理解，从信任到配合，
血样终于采集齐全，宋静和她的同事们终于露出了欣慰的笑容。

　　在此后5年的时间里，宋静先后参加了7次普查救治，深入4个乡镇38个
行政村，抽血筛查3000余人次，监测服药效果抽血1000余份，发放艾滋病宣
传册数千份，确诊HIV阳性人员1000余例。她还多次到看守所为正在羁押
的艾滋病病人做治疗。在她的关心帮助下，一个个艾滋病病人增强了战胜疾病
的信心，重新扬起了生命的风帆。宋静也成为艾滋病病人心目中的"美丽天使"，
光荣获得河南省艾滋病救治先进工作者称号。

防控"非典"　　2003年春天，一场突如其来的"非典"疫情肆虐着中
深入疫线　华大地，一场没有硝烟的特殊战斗打响了。危难关头，宋
　　　　　　　静主动请缨到抗击"非典"的第一线，勇敢地战斗在发热门
诊的最前沿。进入发热门诊、留观室要身穿4层防护服，脚穿胶鞋，还要戴口罩、
手套和护目镜，工作一会儿就会全身湿透，一天下来要付出比平时多几倍的工

作量。工作中,她总是把危险留给自己,把安全让给别人。有一天上午上班,有位留观病人的体温达到39℃,呼吸困难并伴有咳嗽,宋静不畏传染的风险,立即给病人吸氧,组织有关专家会诊,直到下午才从留观室出来。同事说:"你看宋主任跟病人离那么近,人家都不怕,我们还怕什么!"她笑着对大家说:"'非典'并不可怕。只要我们严格规范、严格操作、严格防护,我们就一定能远离'非典',战胜'非典'!"

规培人才模式创新　　宋静担任护理部主任后,管理着一支800多人的护理队伍,任务十分繁重,她高度重视护理人才的培养和技能培训。每年她都要制订出切实可行的护理培训计划和人才培养实施方案,构建护理人才培养库,动态管理,规范培养。依照计划认真落实,规范进行护士岗前培训和护理教学查房,天天有提问,月月有讲座,月月有考核,年年有两次理论考试和两次技能比赛,培训轮岗分层级进行,实现了护士全员培养学分制。日常工作中她还充分利用床边提问、教学查房、讲座等多种形式,对全院护理人员进行分层级培训,并邀请省内外护理专家来院讲学,多措并举打造了一支素质一流,作风优良的护理团队。

护理是一项平凡而又烦琐,辛苦而又劳累的工作,许多人纷纷跳槽。家人和朋友也曾多次劝她调换一个清闲的工作岗位,她也曾经有过调进县委从事行政工作和转行做病理医生的机会,但她都放弃了,依然固守着这份平凡和质朴,始终在病人最需要的地方默默地奉献着自己。她在日记中这样写道:"心中有磐石,脚底定生根。护理我所爱,病人我所亲,守望在柘医,春色满杏林!"

多年来,她抓质量、重安全。她创新护理质量管理,建立了护理质量管理组织架构,实行了三级护理质量管理措施,健全了护理质量管理委员会、护理质控小组、护理文书管理小组、压疮管理小组、静脉治疗管理小组等,并大胆改革用人模式,实行了护士长目标管理责任制、护士长竞聘上岗制、全面护理绩效管理制、护士分层级管理制等,对重点科室护士实行双向选择竞聘上岗制,为各科室建立健全了疾病护理常规、各项护理工作制度及流程和护理应急预案等。她经常带领护理部质控组人员有计划地进行三级质控,深入临床一线,查看每一项制度的落实情况,认真督导考核,发现护理问题,分析原因,提出整改措施,并跟踪落实整改情况,从而有效实现了护理质量的持续提升,护理服务水平的不断提高,确保了病人的护理安全。

关怀贫困
拳拳爱心

作为基层护理工作者,宋静深深体会到"奉献比索取更快乐"的真正含义。她不仅关心病人,还心系群众:坚持下乡送医送药,给敬老院老人做义诊,照顾孤寡老人,关心留守儿童……她用一片大爱仁心的情怀温暖着千家万户,把爱心送到困难群体身边,践行一名共产党员全心全意为人民服务的宗旨。

宋静居住的城关镇毛庄村,有位 80 多岁的老太太瘫痪在床,老人与 70 多岁的有智力障碍弟弟一起居住,生活十分困难。10 多年来,宋静只要一有空就骑着自行车去给两位老人送医送药送吃喝,帮助照顾生活。有人问她为什么要这么做,她说:"俩老人是看着我长大的,现在他们老了,生活有了困难,我能帮一把就帮一把,等我们老的时候,也需要别人的帮助,这就是爱心传递!"

2007 年,柘城县开展的关爱留守儿童送温暖活动中,得知陈青集镇的两位孩子因父母外出打工长期无人照料,宋静就主动与他们建立了帮扶关系,成为孩子的代理妈妈。每月,她都要到孩子的学校,给他们送去学习用品和衣物,直到他们小学毕业。如今,宋静还会时不时给他们打电话嘘寒问暖。两位孩子感动地说:"尽管我们的爸妈不在身边,但身边有个很亲的宋妈妈。"宋静如此用心照顾别人家的孩子,但是对自己的孩子宋静却说"亏欠了孩子很多"。孩子出生后不久,宋静经常把孩子托付给亲戚邻居照看,孩子上幼儿园后竟常常忘了接孩子,到了上小学,孩子就开始自己照顾自己。

为了更好地服务社会,2016 年 4 月,柘城县人民医院成立了中国南丁格尔志愿护理服务总队柘城县人民医院分队,也是河南省医疗机构中第一支中国南丁格尔志愿护理服务分队。在宋静的号召下,服务分队现在已经发展了 600 多名志愿者,共 8 个志愿服务小组。哪里的群众有需要,志愿者们就走到哪里,就把温暖送到哪里。

爱岗敬业讲奉献
忘我工作映初心

40 余年的护理岁月中,她的心中始终装着工作、想着病人,任劳任怨。1988 年 10 月,新婚刚两个月,她的丈夫患上了肿瘤,需要住院手术治疗。一边是需要护理的病人,一边是新婚不久的丈夫,她硬是没请一天假。白天,她跟往常一样拼命地工作;晚上,她顾不上休息,守候在丈夫的病床前。幸运的是,丈夫的肿瘤是良性的,手术后很快就痊愈了。

1990 年冬天的一个夜晚,外面下起了鹅毛大雪,家中生病发烧的女儿正盼望着妈妈的归来。交完班的宋静匆匆走出病房，正准备往家里赶。这时，接连送来两个病情危重的急诊病人。尽管牵挂孩子，但她还是返回病房，立即投入抢救病人的战斗中。直到第二天黎明才抢救完病人，而她的女儿却高烧成肺炎住进了医院。此后的一段时间，女儿反复问自己到底是不是妈妈亲生的，因为小孩子不明白，为什么自己有病时妈妈不在身边？为什么放学时妈妈总不来接？每每听到这些话，宋静的心里就一阵酸楚。让她倍感欣慰的是，随着女儿的长大，越来越理解她的工作，与女儿聊起以前的事情，女儿总会骄傲地说："妈妈为什么你们都那么忙，我还是这么优秀呢？"

"宋静就是这样的人，她深爱着护理这个职业，爱病人胜过爱自己，爱病人胜过爱家人。"同事们这样评价她。她早已把南丁格尔精神深深融入生命的基因血脉里，熔铸在无比挚爱的护理事业中。她说："护理工作虽然非常平凡，却一样能体现自己的人生价值，实现事业成功的梦想。现在，我更加热爱这份工作，愿意一辈子坚守在护理岗位上，为人民的健康幸福奉献我的一切！"

（张利兵）

参考文献

王平,李旭兵.让南丁格尔精神代代相传:记第45届南丁格尔奖章获得者宋静[N].河南日报,2015-09-18(4).

赵庆华

让爱如蒲公英般播散

我们一直都在践行南丁格尔精神，传承大爱、尊重生命，在技术上精益求精。今后，我也将继续坚持自己的信念，继续用满满热忱对待护理事业。

——赵庆华

2015 年 5 月 12 日，红十字国际委员会授予重庆医科大学附属第一医院护理部副主任赵庆华第 45 届国际南丁格尔奖。当年的 9 月 15 日，在北京人民大会堂举办的颁奖典礼上，时任中共中央政治局委员、国家副主席、中国红十字会名誉会长李源潮为赵庆华颁发奖章。这是重庆护理人首次赢得南丁格尔奖章。

赵庆华(1963—)，女，四川蓬安人，中共党员，主任护师，教授。

1963 年 9 月出生。

1979—1982 年，就读于重庆医学院护士学校（现重庆医科大学护理学院）；1997—2000 年，就读于重庆医科大学临床医学专业；先后在美国密西根州立大学护理学院和荷兰鹿特丹港市伊拉斯姆斯大学进修。

1982 年，毕业后在重庆医科大学附属第一医院从事护理工作；历任护士长、护理部副主任等职。

先后兼任中华护理学会第二十六届常务理事、重症护理专业委员会副主任委员、护理教育专业委员会副主任委员等；兼任重庆市护理学会副会长和秘书长、重庆市护理学会心血管护理专业委员会主任委员、重庆市医院协会护理管理专委会主任委员等；《中国护理管理》《护理学杂志》和《护理教育与实践》等杂志编委；2017 年，当选中国共产党第十九次全国代表大会代表。

在《中华护理杂志》《中国行为医学科学》《中华现代护理杂志》等期刊发表《起搏器术后远期并发症的处理》《高血压患者遵医行为的研究》《基于"互联网＋"的"点－线－面－体"专科护理生态圈构建》等多篇学术论文；主持"重

庆市护理人员职业暴露调查研究""冠心病介入治疗后健康促进及生存质量的研究"等课题多项;获省部级科研及教学成果多项;主编和参编《护理管理学》《内科护理学》等专著和教材多部。

2009年,中华全国妇女联合会授予全国巾帼建功标兵;2013年,当选中国医院协会第一届医院护理管理先进个人;2015年5月,荣获第45届国际南丁格尔奖;同年,荣获重庆市五一劳动奖章、重庆市三八红旗手标兵等荣誉称号,当选首届全国优秀护理部主任、感动重庆十大人物;2016年,中华全国妇女联合会授予全国三八红旗手,被评为重庆市优秀共产党员;2017年11月,当选"中国好医生、中国好护士"月度人物。

结缘医护
热爱坚守

1963年,赵庆华出生于四川蓬安的一个普通农户家庭,母亲是一位农民,父亲则是石油部门的一名汽车修理工。温馨的家庭生活给小庆华的童年带来了温暖,母亲的热心肠是小庆华久久不能忘怀的,父亲的温和脾气对她的影响也特别深。除了一对慈爱的父母,小庆华还有一位特别疼爱她的外婆。她时常在外婆的臂弯里嬉闹,偶尔跟外婆要耍小性子,而外婆总是用宠溺的眼光看着她,用小零食哄她开心,用那双温暖有力的大手为她遮挡外面的风风雨雨。

一家人的小日子本可以一直这样平平淡淡、其乐融融地过下去。可是,天不遂人愿,1969年,在小庆华6岁时,一直疼爱她的外婆在哄她午睡时突然倒下,这一倒就再也没有醒来。当时,单纯的小庆华还以为外婆只是睡着了,她拉着外婆那双一直温暖她的大手,把头深深埋进她的手心里,希望外婆能像从前那样哄她、逗她。可外婆紧闭着双眼,没有一点反应。她一直摇呀摇呀,直到外婆的手越来越冷,外婆还是没有醒来。眼泪像断了线的珍珠不断落下,她终于忍不住失声恸哭。后来外婆的床空了,慈爱的脸庞不见了,那份幸福也再没出现过。

纵然生老病死是自然规律,而救死扶伤却永无止境。那时的小庆华就在心底默默许下心愿:长大以后一定要当一名救死扶伤的"白衣天使"!一定要救助更多像外婆一样的人!一颗医护的小小种子就这样在她的心底萌了芽。

为了坚持这份梦想,她努力学习,门门成绩争取第一。1979年,赵庆华初中毕业,她以全校第一的成绩考入重庆医学院护士学校。1982年,赵庆华以全校第一甚至每科第一的优秀成绩毕业并进入重庆医科大学附属第一医院工作。

19岁的赵庆华终于如愿以偿地戴上了她心仪已久的燕尾帽,开启了她的护理征途。

赵庆华深深地爱上了护士这个职业,即使后来有多次改行的机会,她都一一拒绝了。曾有一些有影响力的人惊叹于她的能力和人品,希望她能从事经济或者其他看起来更为体面的工作,但她无法离开爱护她、培育她的团队,况且还有什么能比救死扶伤更为重要的呢?

爱人如己
倾其所能

南丁格尔曾说过"护士要有一颗同情心和一双愿意工作的手"。为了做好护士这个职业,赵庆华几乎倾尽所有。

1991年,赵庆华在心血管内科遇到一位罹患胃平滑肌肉瘤合并冠心病的女性老年病人,需要使用表柔比星实施化疗。可是这种药的副作用很大,对心脏和血管皆有毒副作用,病人的血管细得像小蚯蚓一样,若是没有严密的监护水平和高超的穿刺技术,实在难以下手,护理任务十分艰难。事情来得如此突然,那时候,赵庆华已有身孕,正沉浸在做"准妈妈"的喜悦之中。可是,当她看着在垂暮中飘摇的老人,外婆那双温暖的大手顿时浮现在眼前,往昔的种种和心中对职业的坚守让她不能对此袖手旁观。于是,她毅然站出来承担起这位婆婆8个月的化疗护理。婆婆的血管条件非常差,静脉穿刺十分困难,为保证穿刺成功,减少婆婆的痛苦,她就脱掉防护手套,时常一蹲就是半个多小时。在一次护理过程中,赵庆华突然感觉腹部剧痛难忍——她不幸流产了,这是长期接触化疗药物和过度劳累的结果。那个小生命只在她腹中存在了4个月,就在她照顾病人之际遗憾地离去了。作为一个母亲,她不止一次地幻想自己腹中孩子的样貌,不止一次地为即将到来的孩子做准备,可这些美好的想法和愿望全部化为了泡影。然而,再多的自责也无法挽回这个未曾谋面的孩子,除了难过,她也无计可施。

在她病休之后,那位婆婆死活不肯配合治疗。婆婆多次强调:"我要等小赵回来,我就相信她!"听说了这件事情后,赵庆华着急了:"婆婆的病情危重到这个程度,怎么能等!"可她又为失去孩子而深深痛苦。经过一番思想斗争,她想起了宠爱她的外婆,想起了她那未曾出世的孩子,想起了她寒窗苦读的每一个夜晚,想起了她选择护理的初心。她决定要坚持自己的理想,重回工作岗位,她要坚持下去!于是,流产后的第四天,赵庆华不顾家人的重重阻挠,带着丈夫的殷殷嘱托和同事的关心安慰,拖着虚弱的身体,强忍住悲伤,再一次投入到工作中,帮助婆婆治疗!

这一坚持就是 8 个月,在她的努力之下,婆婆最终顺利完成化疗。可幸运之神却未如此眷顾赵庆华,由于过度辛劳,她永远失去了做母亲的资格。

传承大爱
润物无声

赵庆华的爱就好像这句诗:随风潜入夜,润物细无声。她像一阵春风,吹遍了祖国的大江南北。当不管哪里遇到重大自然灾害或突发公共卫生事件时,总能看到她临危不惧冲锋在前的身影。这就是古人常说的大爱无疆。

2008 年汶川大地震发生后,赵庆华主动请缨前往灾区支援。在进行医疗服务的过程中,一位北川男孩引起了赵庆华的注意:他只有 17 岁,由于严重的震后心理创伤,身体状况不容乐观。他始终不肯接受治疗,喂到他嘴里的药经常吐出来,也不肯吃饭,面临着多器官衰竭的风险。赵庆华眼睁睁地看着这个好不容易从地震废墟堆里刨出来的孩子日渐消瘦,精神萎靡,甚至有生命危险,她和同事们深感焦虑,寝食难安。

照顾孩子的时候,毫无头绪的赵庆华试着问道:"孩子,你有没有去过重庆?有没有吃过重庆好吃的东西?"她并不奢望孩子能有所回应,但仍旧自说自话道:"你看,重庆有很多好吃的,比如……""火锅!"突如其来的回答,让赵庆华瞪大了双眼,在这短短两个字中她看到了希望。后来赵庆华得知,这场灾难夺走了男孩多位亲人的生命,其中也包括他的妈妈。孩子出院之前,赵庆华带着他去吃了一顿火锅。火锅的热气在徐徐上升,烟雾氤氲之间,男孩略带忐忑地问道:"赵阿姨,我的妈妈也是一名护士。我可不可以……叫您一声妈妈?"赵庆华的心猛然一颤,像是被什么东西突然电到了一样。失去生育能力的她忍不住地想,若是自己的孩子能够有幸来到这个世上,现在也该同他一般年纪了。

她一把将男孩搂入怀中,言语间止不住地颤抖:"孩子啊,我愿意做你的妈妈!"赵庆华心想,她与男孩的相遇或许是天意,或许是上天不愿看到她为孩子的事而怀疑自己最初的选择。男孩的出现弥补了赵庆华没有孩子的遗憾,这件事也让她彻底解开了当年的心结:失去孩子,失去生育能力或许是她个人永远的不幸,可万千护理人的努力付出却为更多遭受不幸的人送去幸运。

几年后,男孩已成为一名军人。他对赵庆华作出了最真挚的承诺:赵妈妈,你们守护健康,我们守护你们!

"我失去了孩子,却听到了最真诚的呼唤,这是一个爱的循环,也是我热爱护理工作的动力所在。"赵庆华秉持着这样的信念,一直勇敢冲锋在"非典"、地震、甲型流感疫情等突发事件救援的第一线。她牵头组建了重庆红十字会护士志愿者队伍,救治和帮助更多需要照护的人。

赵庆华对病人的爱就像春风化雨润物无声,悄悄地融进每一位病人的心房。她用温暖的双手,真诚的内心,温柔的语调把圣洁的光亮洒向冰冷的病房,成为病人心中的"提灯女神"。赵庆华用她的实际行动告诉我们,这个世界上真的有"天使"。

漫漫征途 从未停歇

"路漫漫其修远兮,吾将上下而求索"。在护理事业的漫漫征途中,赵庆华为之倾注了全部心血,用爱书写生命的感动,用奉献点燃生命的希望。

一个人的力量终究有限,为了提升整个护理团队的操作能力,造福更多的病人,赵庆华在接手重庆医科大学附属第一医院护理部的工作之后,首次提出了"五心"护理理念,即接待热心、治疗细心、护理精心、解释耐心、征求意见虚心。

"只要把病治好就行了,搞这些玩意儿干啥?""人手本来就少,这不是给大家增加负担吗?""对病人这么用心,还不见得他们领情呢。"各种不绝于耳的质疑声并没有让赵庆华气馁,她力排众议,在梳理护理服务流程的同时,还多次报请医院党委召开动员会,积极组织开展优质护理演讲比赛、"五心"护理经验交流会、全院护士岗位竞赛等活动,让大家充分理解并传播了"五心"护理的内涵和意义。

"重医附一院现在是一个有着近3 000名护士的大团队,加强护士素质教育和培养,丰富护理服务的内涵,是我一直在思考的问题。"赵庆华说。尽管已经取得了很大发展,但赵庆华并没有止步于此。2012年,她开始在全院推广"品管圈"管理。

可是,什么是"品管圈"呢? "品管圈"就是为解决工作岗位的问题,由性质相关或相近的人自发组成小组,以期最大化地提高工作效率的工作圈。经过赵庆华等人的不懈努力,现在,"品管圈"及PDCA持续质量改进已经成为重医附一院的工作常态。

在长时间的临床实践中,赵庆华还凝练出"始于病人需求、终于病人满意、超越病人期望,源于护士同心、聚于护士同德、乐于护士同感"的护理文化。

在赵庆华的带领下，重医附一院护理部秉持着"五心"护理理念，不仅取得了"卫生部全国护士岗位技能竞赛"金奖的优秀成绩，还获得了"国家临床重点专科"专科护理项目资助、全国首批"优质护理服务考核优秀单位"等荣誉称号。

2015 年，手捧教材的赵庆华，站在重医附一院远程教学中心的电教讲台上，通过影像传输，声情并茂地向来自偏远基层医疗单位的护士们讲授临床护理技术、护理理论、护理管理等知识。2016 年，赵庆华不负众望，当选了重庆市护理学会第四届理事会会长，在护士职业规划、护理质量提升、护理学科发展等方面继续引领重庆市护理事业不断砥砺前行。

倾情奉献
让爱绽放　　　从结缘医护到漫漫征途，赵庆华完成了自己的成长；从爱人如己到传承大爱，赵庆华实现了自己的升华。生命是一场永无止境的旅行，而爱就是其中最美的风景。舍小爱成大爱，抗灾情做科研，赵庆华把自己个人爱的花朵绽放到社会、国家中去，收获了更多爱的善果，最大程度实现了爱的价值。

赵庆华让爱如蒲公英般飘满了祖国大地，落地绽放。

（叶苗苗　曹梅娟）

参考文献

[1]喻芳.人世间最美的风景：记"2018 最美医生"获奖者赵庆华 [J].当代党员,2019(11)：50-52.

[2] 许幼飞,谭诗赏."我喜欢看到患者展露笑颜"：记"全国岗位学雷锋标兵"赵庆华 [J].当代党员,2018(08)：53-55.

[3] 王慧文.南丁格尔奖章获得者赵庆华：护士应在内心倾听自己能为患者做什么 [EB/OL].(2017-05-11).http://www.rmzxb.com.cn/c/2017-05-11/1529584.shtml.

[4]肖子琦.第45 届南丁格尔奖获得者赵庆华回渝：将继续传承大爱尊重生命(组图)[EB/OL].(2015-09-15).http://news.163.com/15/0915/22/B3JAG04D00014AEE.html.

[5] 钟旖.重庆首个南丁格尔奖章获得者赵庆华：护理需要责任心(图)[EB/OL].(2015-09-16).http://www.chinanews.com/sh/2015/09-16/7526998.shtml.

[6] 肖子琦.赵庆华：重庆首位南丁格尔奖获得者签署遗体器官捐献志愿书 [EB/OL].(2016-03-11).https://society.huanqiu.com/article/9CaKrnJUtvW.

第**46**届

国际南丁格尔奖章
获得者 （2017 年）

李秀华

我愿做护理事业的"提灯人"

无私无畏才能心胸坦荡，
自强自信才能砥砺前行，
淡泊名利才能没有负担，
坚持不懈才能看到结果。

——李秀华

2017 年 5 月 12 日,红十字国际委员会授予中华护理学会第 26 届理事长、中日友好医院护理部名誉主任李秀华第 46 届国际南丁格尔奖。当年的 7 月 21 日,在北京人民大会堂举办的颁奖典礼上,时任中共中央政治局委员、国家副主席、中国红十字会名誉会长李源潮为李秀华颁发奖章。这一年,北京护理人再次赢得一枚南丁格尔奖章。

李秀华(1954—),女,中共党员,主任护师、二级教授。

1954 年 11 月出生。

1973 年,毕业于北京市第二医院专科学校;1985 年,毕业于北京市宣武红旗业余大学;1996—2002 年,于日本东邦大学医学部攻读在职研究生,2022 年取得健康保健学博士学位。

1973 年,在首都医科大学宣武医院从事护理工作,曾任神经外科护士长;1984 年,调入中日友好医院;2002 年,任护理部主任;兼任日本东邦大学护理系客座教授;退休后,被聘为护理部名誉主任。

当选中国人民政治协商会议第十一届至第十三届全国委员会委员;兼任中华护理学会第二十三届外事工作委员会主任委员、第二十四届副理事长、第二十五届和第二十六届理事长、第二十七届名誉理事长;2008 年汶川地震后,筹建灾害护理专业委员会,开展救援医学护理师资培训;2008—2013 年,与国际护士会多轮会谈,中华护理学会重返国际护理舞台;呼吁为护士立法,推进《护士条例》的颁发;推动中华护理学会于 2014 创办全国第一本英文期刊《International Journal of Nursing Sciences》。

在《中国护理管理》《中华护理杂志》等期刊发表《SARS防治医院护理管理指南》《临床路径在我院产科的应用研究》《医务人员手与医院环境物体表面分离多重耐药菌的同源性分析》等多篇具有影响力学术论文;承担"我国今后5年优先发展的护理专科领域""我国护士队伍建设发展规划(2010—2020)"等课题,为原卫生部制定《中国护理事业发展规划(2005—2010)》提供了重要依据;主持"2010—2020年医药卫生人才发展规划'护士队伍建设研究'""医院护士人力配置""国家临床重点专科建设项目——临床护理专业"等国家级课题多项;"非典"期间组织编写《SARS防治专病医院护理管理》《SARS临床护理——临床路径》;主编《护士临床"三基"实践指南》《中华护理学会百年史话》《灾害护理学》《外科护理学高级教程》《内科护理学高级教程》等书籍。

2003年,中华全国妇女联合会授予全国三八红旗手荣誉称号;2017年5月,荣获第46届国际南丁格尔奖。

非学无以广才
非志无以成学

1954年的冬天,李秀华出生了,当时处于中华人民共和国成立初期,各方面条件都很艰苦,但李秀华对知识的渴求从未中断,"我非常爱学习,老是觉得没学完,老是觉得学不够,就一直在当学生。"机缘巧合之下,李秀华一路从中专生、小护士到留学博士,从未停止学习。对知识的渴望驱使李秀华把所有业余时间都用到学习上,她几乎看遍了所有护理专业书籍,也自学了英语、日语。当时,李秀华良好的外语水平受到了诸多知名外企的青睐,纷纷向她发出邀请。高额的薪资、轻松的环境,面对如此优厚的条件,李秀华没有接受,护理界前辈吕式瑗先生这样说道:"护理界非常需要像李秀华这样的人才。"就这样,李秀华留在了护理界,这一留,至今已是40余年。

君子藏器于身
伯乐识之而动

1973年,李秀华中专毕业,成为首都医科大学宣武医院的一名护士。知识是永远的财富,而幸福就是积累财富的过程。只要学习,李秀华就觉得特别充实,她一边工作,一边自学,学外语、读夜大。1985年,她终于从北京市宣武红旗业余大学毕业了,彼时她已被调入中日友好医院。由于良好的外语水平,李秀华从第一届中日护理学术交流会中就开始担任同声翻译等工作,当翻译的经历既成就了李秀华的职业素养,也使她结识了她的伯乐——日本东邦大学医学部著名微生物学家五岛瑳智子教授，同时也成为她的恩师。

　　"好风凭借力"，李秀华开始了她的"海外求学路"，1996 年，她考进了日本东邦大学微生物教研室。到日本的第二年，她开始随恩师沿着现代护理先驱的足迹，从南丁格尔出生地意大利佛罗伦萨到土耳其，最终抵达伦敦，走遍了南丁格尔生活、工作的地方，完成了修学之旅。这段经历令李秀华印象深刻，她感慨："一种强烈的责任感和使命感笼罩着我，护理就是担负起增进健康、预防疾病、减轻病痛、保护生命的使命。就是在那时，我更加认定自己选择护理道路是正确的。"

"拼命三郎"不畏难
学以致用强护理

　　"一到驻地就要帮灾民挖井。女同志怎么了？我一样跳进深坑挖井！""那会儿都坐船、蹚水去治病，3 个月照顾了几千人。"谈起那次救灾，李秀华语气间有着掩饰不住的自豪感。那时，李秀华刚刚参加工作不久，作为医疗救援队副队长的她被派往河南省驻马店参加特大洪涝灾害的救援，救援工作对于一个初入社会的小姑娘来说无疑是艰难的，但是李秀华从不退缩和畏惧。之后，医院又派她去北京的远郊怀柔山区支援。当时的怀柔山区非常落后，没有电、没有交通工具，有时为了看一个病人，要走两三个小时的山路，但是李秀华从不抱怨，她良好的护理技术和负责的态度让她与村民们建立了深厚的感情。支援结束后，李秀华回到首都医科大学宣武医院担任神经外科护士长，当她看到那些年轻的病人或失去语言能力或失去行动能力时心痛不已，于是她开始致力于为神经系统损伤的病人"量身定制"护理计划。不管在哪里，李秀华的心总在病人那里，劲儿也总使在病人身上。

　　2002 年，对李秀华来说是意义非凡的一年。那一年，是李秀华从首都医科大学宣武医院调入中日友好医院的第十三年；那一年，她顺利完成学业，博士毕业；那一年，更是她被聘任为中日友好医院护理部主任的一年。然而一上任，她就面临了难题：全国各大医院实行减员增效，如何保证护理质量？ 如何提高病人满意度？ 李秀华学以致用，在保障护士权益的基础上，率先实行护理岗位管理，在护理部开始推行三级质量管理，同时狠抓基础护理工作，这一系列的改革使病人满意度升至 94.4%。留学的经历让她认识到"护理无国界"，她开始重视国内外护理学术交流，在她的努力下，中日友好医院和日本、美国、新加坡、芬兰等国均开展了护理人员交流学习培训项目，为医院护理团队培养了一批优秀的护理人才。正是这些日积月累的历练，才让李秀华和她的护理团队在 2003 年经受住了"非典"的考验！

抗战"非典"第一线
身先士卒作表率

2003 年"非典"疫情肆虐，中日友好医院临危受命成为"非典"专病医院。李秀华作为全院护士的指挥官，率先垂范，亲临最前线。"当时不知道什么时候才能出来，不知道"非典"什么时候结束，所以就想把自己先弄利索。"为做好长期的作战准备，也为了更容易穿戴防护服，她在第一时间将自己的头发剪短到极致，这一"断发明志"的壮举引发了全院护士争相模仿。就这样，大家顶着后来被称为"非典"头的寸头，签字并郑重宣誓："誓死抗击'非典'，为国家和人民而战。哪里有病人，哪里就有我。"

"当时不知道传染途径，民间风传打电话都能传染，我们怎么会不怕？但是我们只能往前冲，这是护士的天职。"作为一名领导，李秀华无疑是优秀的。闷热的天气和厚重的防护服，很快会让人全身湿透且憋闷缺氧，而李秀华在如此艰难的环境下仍在坚持着，即使因为患有高血压而突发眩晕，她也始终坚守在最前线。她认为，身为领导，她要立好榜样，不能因她而动摇。这期间，李秀华平均一天工作 17 个小时，持续了近 3 个月。她提出了"注重危重病人的基础护理工作，提高基础护理质量，降低死亡率"的口号，而且身先士卒，亲自指导护士给病情危重病人做生活护理，她还推行了护理部主任查房制度，平均每 2 ～ 3 天前往一线查房一次，指导护理工作。为鼓励病人和护士，李秀华不顾感染危险，一有时间就到一线进行慰问，她不止一次走遍所有病区，看望每一名病人，为他们送去鲜花和慰问信。重症监护室的危重病人，她更是隔天就去看望一次，鼓励他们坚强地活下去。"哪里有'非典'病人，哪里就能找到李秀华。"抗击"非典"期间，李秀华为避免自己不幸牺牲后护理团队可能走弯路，组织团队及时总结"非典"病人临床护理实践经验，并在不到 1 个月时间里编写出版了"非典"护理专著，为国内外"非典"护理提供了宝贵经验。

在医护人员的共同努力下，住院的"非典"病人死亡率大大下降，中日友好医院作为"非典"专病医院以来，也没有一位医务人员新发感染。她带领的这支队伍令她感到自豪。

灾害护理先行者
星星之火燃大地

如何以一己之力,在平凡的工作岗位上为护士们、为医院、为护理事业效力,这是李秀华始终在思考的一个问题。2007 年 11 月,李秀华当选为中华护理学会理事长,不久后她就面临巨大的考验——汶川大地震。地震发生后,李秀华和她的团队成员第一时间亲临灾区,带领中华护理学会迅速开展"受灾地区护理援助项目",及时为四川灾区培训了 2 000 多名基层护理骨干。她带领的中华护理学会团队因在抗震救灾中的出色表现荣获中国科协评选的"抗震救灾先进集体奖"。

在灾区的所见所闻让李秀华意识到,灾害护理、灾后康复技术是我国护理的短板。汶川地震后,她立即筹备成立了中华护理学会灾害护理专业委员会,与我国香港医院管理局建立了中长期的"灾后康复护理课程援助项目",并申请到了世界卫生组织"针对护理人员的灾害医学教育培训"项目,开展救援医学护理师资培训,点燃了我国灾害护理学培训的"星星之火"!此后,她还组织出版了国内灾害护理学教材,建立了灾害护理专家库,在全国范围内组织灾害护理培训和研讨会,专门设立灾害护理科研课题并给予资金资助,促成了中华护理学会灾害护理专业委员会加入世界灾害护理学会,使中国的灾害护理从小到大,从应急到主动有序。

路漫漫兮上下求索
里程碑兮跨越发展

中华护理学会不是国际护士会会员,这是几代中国护理人的遗憾!即使忙于抗震救灾工作,她也没有忘记中华护理学会重登国际护理舞台的目标。李秀华首先以个人名义给时任国际护士会主席的南裕子博士写信,表达了希望重新加入国际护士会的愿望。2008 年南裕子博士首访中国,正式拉开了中华护理学会重返国际护士会的序幕。在外交部、中国科协等多方帮助下,经过多次高层会晤,数不清的书信往来,2013 年 4 月 8 日,中国护理在与国际护士会中断联系 66 年之后终于再次加入,在场的护理人都情不自禁地欢呼起来,甚至流下了激动的泪水。接过国际护士会会旗,李秀华分外激动,这是"中华几代护理人的梦想"得以实现的美好时刻!

2017 年,是中华护理学会加入国际护士会的第四年,也是李秀华担任第二十六届中华护理学会理事长的最后一年,更是中国护理发展史上的一个重要里程碑!在巴塞罗那召开的国际护士会大会上,中华护理学会获得了第二届国际护士会创新奖,在国际大会上以"创新发展,包容共享"为主题介绍了中国护理经验,在世界护理舞台上发出了中国护理的最强音。这标志着中国护理已进入全球化跨越式发展的新阶段!

护理事业"掌门人"
"红十字"的践行者

都说能力越大责任越大,毫无疑问,李秀华是一位责任心很强的优秀"掌门人",正如吕式瑗先生说的:"护理界非常需要像李秀华这样的人才。"她为中国护理事业的发展作出了巨大贡献。在把中国护理推向世界的征程中,她肩负振兴中国护理事业的神圣使命,一次又一次赢得了世界的认同。她推荐我国优秀护理专家在国际组织任职,逐步强化了中国护理在国际上的话语权,让中国护理走出国门,走向世界!

2017 年 7 月 21 日上午在人民大会堂,在第 46 届国际南丁格尔奖章颁奖大会上,李秀华很感慨:"我感谢中国红十字会及红十字国际委员会授予我的荣誉,我将把荣誉归于中国护理人,把感恩送给曾经培养、帮助过我的领导以及和我同甘共苦、并肩工作过的团队!把祝福送给我的家人,我愿意把大爱及生命献给伟大的护理事业,我由衷地向为护理事业奉献一生甚至献出宝贵生命的无数无名英雄们致敬!让红十字精神永放光芒!"

今天,李秀华仍继续奋斗在护理的第一线,为培养更多的优秀护理人才而努力着。她始终秉承"人道、博爱、奉献"的红十字精神,把自己最好的岁月献给了中国护理事业。虽已是花甲之年,但她仍然在沿着南丁格尔的足迹前进,称赞她是中国护理事业的"掌门人"当之无愧!

用生命呵护生命
用精神鼓舞精神

四十余年的护理生涯,李秀华面临无数次艰巨的挑战,她从未退缩,从未停歇,正如她在 2017 年的国际护士节上的发言:"我从事护理工作 43 年,护理生涯历练了我的人生,使我变得更加坚强、勇敢、自信。当面临大灾大难、生死考验的时候,我和我的团队能够挺身而出,用自己的生命呵护人民的生命,诠释南丁格尔无私奉献的精神。"

面对"非典"的"断发明志"、夜以继日;面对汶川地震的当机立断、亲临一线……无数的护理工作细节无不体现了李秀华始终把病人生命放在第一位的态度。她胸怀护理事业,几十年如一日地奋斗在护理工作中,尽情地让她的生命价值在中国护理事业发展中熠熠生辉！我们为有李秀华这样的护理事业带头人感到骄傲，更为她坚持不懈、奋勇向前的精神所鼓舞！

（裴彩利　张秀伟）

参考文献

[1] 黄贤华. 好花知时节: 中华护理学会理事长李秀华访谈 [J]. 当代护士 (综合版), 2008 (04): 4-6.

[2] 李宗浩. 医学救援事业之辉煌: 祝贺李秀华等六位中国护理专家荣获第 46 届南丁格尔奖章 [J]. 中国急救复苏与灾害医学杂志, 2017, 12 (08): 707.

[3] 卢文娟, 张立新. 让中国护理走上国际舞台: 访中华护理学会理事长李秀华 [J]. 中国护理管理, 2013, 13 (03): 20-21.

[4] 王丽, 詹洪春. 我国护理事业的"掌门人": 访全国政协委员、中华护理学会理事长、中日友好医院护理部主任李秀华 [J]. 中国医药导报, 2011, 8 (10): 1-2.

[5] 赵瑾, 曹作华. 不忘初心砥砺前行: 记第 46 届南丁格尔奖章获得者李秀华理事长 [J]. 中华护理杂志, 2017, 52 (8): 1023-1024.

第**46**届

国际南丁格尔奖章
获得者（2017 年）

杨丽

初心永驻 玉兰花开

> 护理工作是为生命保驾护航的，平凡而又伟大。我选择了这一行，就愿意为此付出一辈子。
>
> ——杨丽

2017 年 5 月 12 日，红十字国际委员会授予中国人民解放军总医院南楼临床部（现中国人民解放军总医院第二医学中心）护理部副主任杨丽第 46 届国际南丁格尔奖。当年的 7 月 21 日，在北京人民大会堂举办的颁奖典礼上，时任中共中央政治局委员、国家副主席、中国红十字会名誉会长李源潮为杨丽颁发奖章。继 2013 年，我军护理人再次赢得南丁格尔奖章。至今，中国人民解放军总医院先后有多位护理人荣获南丁格尔奖章。

杨丽（1962— ），女，广东湛江人，中共党员，副主任护师。

1962 年 7 月出生。

1982 年，毕业于中国人民解放军第一军医大学（现南方医科大学）。

1979 年，入伍；1982 年，军校毕业后在第一军医大学第一附属医院（对外称南方医院，现南方医科大学南方医院）惠侨科从事护理工作；后任护士长、总护士长等职；2005 年，调入中国人民解放军总医院南楼临床部（现中国人民解放军总医院第二医学中心）；后任总护士长、护理部副主任等职务。

当选第九届全国人民代表大会代表、中国共产党第十六次全国代表大会代表；兼任北京护理学会康复专业委员会副主任委员、北京健康管理协会护理分会副主任委员。

在《护理学报》《护理管理杂志》等期刊发表《加强薄弱环节管理　提高老年患者护理质量》《健康教育对预防出院后老年患者跌倒的效果评价》《老年男性体检者院外跌倒危险因素分析及护理》等多篇学术论文；主编多部专业书籍。

荣立一等功 1 次；荣立三等功 4 次；荣获全军优秀护士 2 次；荣获全军优秀

共产党员、全军保健先进个人、模范护士长（二级英模）、学雷锋先进个人和助人为乐先进个人等荣誉称号；1995 年，解放军总后勤部授予十大杰出青年，中央军委授予"模范医疗惠侨科"荣誉称号；1998 年，荣获全军模范护士荣誉称号；2015 年 11 月，人力资源社会保障部、国家卫生计生委等七部门联合授予埃博拉出血热疫情防控先进个人；2017 年 5 月，荣获第 46 届国际南丁格尔奖。

一盏灯
点燃另一盏灯

1978 年，16 岁的杨丽还是湛江四中的一名高中生。一天在翻阅课外读物时，偶然读到克里米亚战争里"提灯女神"的故事。这位英国贵族小姐不顾世俗、摒弃荣华，只身投入护理事业，以人道、博爱、奉献的精神为民众服务的故事深深震撼了杨丽的心灵。顷刻间，杨丽觉得南丁格尔手中那盏昏暗的油灯不仅照亮了克里米亚的战场，同时也点燃了她心中的一团炽火。就这样，一盏灯点燃了另一盏灯，杨丽萌发了要弘扬南丁格尔精神，献身医疗护理事业的念头，立志当一名救死扶伤的"白衣天使"。那年高考，她不顾老师和亲友的劝阻，在第一、第二、第三志愿里毅然填上"第一军医大学护校"，并以优异的成绩跨进学校大门，从此开始了她的护理生涯。

铁肩担道义
海外赢赞誉

"你是一朵云／那么雪白／飘进病房／带来片片圣洁／我与病魔抗争／不再徘徊／你是一缕风／那么温馨／吹进床前／浮动绵绵深情／我终于摆脱死神纠缠／走向新生……"

这是一封来自异国他乡的信件，书信里的小诗跨越千里飘落到杨丽的办公桌上，简洁而优美的文字，倾注着一名异国病人对杨丽的无限感激之情。1982 年，刚满 20 岁的杨丽从军校毕业后被分到南方医院惠侨科工作。惠侨科是改革开放后全国第一个开办的涉外医疗中心，专门收治港澳同胞、海外华侨和国际友人等病人。从到惠侨科工作的那天起，杨丽就下定决心为病患提供最优质的护理服务。杨丽常说，护士的价值在于爱和奉献，九分九不行，非十分不可。

一位对个人卫生要求极高的印度尼西亚病人，每天需更衣多次，洗澡不接受盆浴，杨丽就用水一瓢一瓢给她浇淋洗浴。在病人术后需绝对卧床的日子里，由于不能刷牙，杨丽在她就餐后用盐水棉球给她清理口腔。大小便后，杨丽也按照病人的要求用消毒水为其清理干净。在整整 4 个多月的时间里没有休过一天假，始终如一地照顾病人。病人痊愈出院时，坚持将两样礼物带回作为纪念,一样是中国国旗,这代表了她对中国的感激和对中国人民的喜爱。另一样是杨丽的军装照片,这是出于对杨丽的信任和感恩。离别时,女病人抱着杨丽哭着说:"我生命的一半是印尼,一半是中国。"

2012年,杨丽担任南楼临床部总护士长期间患突发性聋,因为工作繁忙没时间住院治疗,她就在办公室一边工作一边输液。一天夜里,正在输液时,呼机突然响起,字幕显示:3床病人需要紧急抢救!当天杨丽并不值班,还输着液,但她毫不犹豫地拔出针头,迅速赶到病房。当时病人已经休克,病情十分危急,杨丽立即从值班护士手中接过静脉穿刺针头,准确无误地进行股静脉穿刺,按照医嘱立即给药,成功地为病人争取到了宝贵的时间。

还有一次,科里收治了一名脑梗死致偏瘫的老年病人,大小便失禁,全身多处压疮,散发着难闻的腐臭味,老人痛苦不已。看到病人如此受折磨,杨丽带着护士们一遍遍为病人仔细清理创面,直至伤口完全清洁为止。为了转移病人注意力、减少换药的疼痛,杨丽一边和病人聊天拉家常,一边弯腰操作。每天为病人换药的过程需要花费两个小时,这样高强度的护理工作导致她的腰椎间盘突出症加重,腰痛难忍。然而,她仍然坚持了1个多月,最终换来了病人伤口的愈合。

正是这种无微不至的服务,杨丽赢得了各级领导的赞誉和海外人士的高度信任,树立了中国军队"白衣天使"的美好形象。解放军总医院院长任国荃对其称赞道:"数十载暑去寒来,她把人生最美好的时光献给了军队医疗护理事业,用默默无闻的实际行动,彰显了军中'白衣天使'的赤胆忠心。"

看似无情却有情

"我的技术和能力是党和军队培养的,只要组织需要我,任何情况下都要始终做到把党和人民的利益举过头顶。"

2015年1月3日,是杨丽永生难忘的日子。这一天,她接到了赴利比里亚参与抗击埃博拉病毒的光荣任务。可是这一天,还传来了父亲突然病故的噩耗。杨丽原本想利用元旦假期回老家湛江探望年过八旬的父亲和多年瘫痪卧床的母亲,但因工作需要,一直未能如愿,心中留有许多遗憾。现在,她面临着一个艰难的选择,究竟应该回家尽孝,还是履行国家使命?当晚,杨丽怀着悲痛的心情,匆匆回到老家,送父亲最后一程。1月5日,奔赴成都参加援助利比里亚集训的时间到了,面对"军令如山"的号令和"忠孝不能两全"的困境,杨丽没等处理完父亲后事,就毅然决然地踏上了抗击埃博拉病毒的征程。临行前,因脑出血瘫痪卧床多年的母亲用颤抖的手紧紧地拉住杨丽。望着母亲憔悴的面容和祈求的眼神,杨丽的心碎了,再次触动埋在她心底多年的"愧疚"。

那是 1992 年初,杨丽接到一个特殊任务,在执行任务期间母亲的眼睛患葡萄膜炎,直到任务结束她才顾得上母亲眼疾需要治疗的事情。但是,医生遗憾地告诉她,母亲右眼已完全失明,左眼的视力也只能保持两三年,杨丽当时就流下了愧疚的眼泪。没过几天,母亲对杨丽说:"在我左眼还能看见东西的时候,我想到北京去看看,特别是想看看天安门。"从未请过假的杨丽,破例休了几天假,带母亲"北上",凌晨四点下了车就直奔天安门广场。当五星红旗在晨风中冉冉升起的时候,母女二人的脸上流下了激动的泪水。

虽然这是杨丽心底难以弥补的愧疚,但她心中始终坚持着一个信念:当兵就要上战场,一名时代的军人应当奔赴救护最前沿。因此,她毫不犹豫踏上了前往利比里亚抗击埃博拉病毒的征程。杨丽参加的是第二批援利医疗队,共有 154 名队员。当时,她已经 53 岁,是护理队员中年龄最大的。长时间的飞行和高强度的封闭训练使他们疲惫不堪,到达利比里亚疫区后,大家出现了头晕、呕吐等现象,杨丽的不适更为明显,但她顾不上这些,立即投入到紧张的工作中。利比里亚正值旱季,气温超过 40℃,蚊虫颇多,疟疾、霍乱肆虐,加上埃博拉病毒传染性极强,稍有不慎便可能被感染。为做好个人防护,他们每天都要喷洒消毒液,而高浓度的消毒液刺激喉咙引起咳嗽和流泪,非常难以忍受。进入病房工作,要戴厚实的 N95 口罩,穿戴三层密不透风的防护服等,11 件防护用品、36 道穿脱程序,熟练穿脱也要 40 分钟。工作期间他们不能喝水和上厕所,体能消耗巨大,身体常处于虚脱和缺氧状态。每次换班下来都大汗淋漓,口罩、手套和防护靴都能倒出水来。可以说每进一次病房就是一次生死考验,而杨丽凭借着坚定的信仰和坚强的毅力一次次通过考验,实现了一次次自我超越。

"没关系,让我来!"这是杨丽最常说的话。在抗击埃博拉病毒的 60 多天里,她带领值班护士进入病房直面埃博拉病毒感染的病人,与护士们一起为病人提供治疗、护理和心理疏导。她每天风雨无阻,像钟表准确报时一样按时巡视每个病区的每位病人,对工作极其负责。她对自己十分苛刻,她给其他同志都适当安排轮休,却没有给自己放一天假,"我想利用这有限的时间,为非洲人民多做一些事情。"

除此之外,2003 年"非典"疫情肆虐,南方医院传染科收治一位传染性极高的确诊病人,身为总护士长的杨丽没有丝毫畏惧,主动请缨投身抗击"非典"的战斗中。在此期间,她和团队共救治 150 多名"非典"病人。杨丽还多次参加上级机关医院组织的高级专家医疗队,前往边疆、高原和海岛,无论条件多么艰苦,只要组织需要,她总是毫不犹豫地坚决服从。

不为利诱 矢志不渝

杨丽的亲戚在香港开了一家诊所,并多次邀请她前往共同经营。1987 年,杨丽被公派到香港学习,曾去参观了姨夫的诊所,发现那里设施非常好,生意也很红火,杨丽在给予一些有见地的意见后返回了广州。然而,姨父并没有放弃,不断给杨丽打电话,表妹也从香港来信,希望能有机会向表姐学习。12 年过去了,杨丽一直没有改变主意。1997 年,姨父姨妈动员杨丽的母亲一起前往广州向她提出最后"通牒"。然而,最终的结果是,姨父姨妈无奈地说了句"真是白疼了你十几年",叹着气回了香港。

曾经,广州市一家大医院想聘请杨丽担任护理部主任,并向她提供了优厚的条件,包括住房和丰厚的月薪,还承诺将她的父母从湛江调到广州。然而,杨丽不为所动,她说:"我的技术与能力是军队十几年一点一点培养出来的,如果现在为了这些利益就离开,我做不到。"2004 年,第一军医大学整体移交地方管理。父母知道这个消息很高兴,因为到地方工作,就有时间多陪他们了。然而,组织上考虑安排杨丽到解放军总医院工作。面对父母的期望和组织的需要,她一度陷入两难境地。最终,她还是选择留在部队,继续为军民服务。

技艺超群 创新无限

打针是护士的基本功。当年,杨丽刚到惠侨楼时,为了能够精准地进行静脉穿刺,曾在兔子和自己身上苦练了 1 个多月,终于掌握了高超的穿刺技巧。为了提高自己的护理水平,她相继考入高级护理大专和护理学本科班学习,顺利获得毕业文凭。

在护理实践中,杨丽善于发现问题并积极创新。有一次,她照料一位晚期肠癌病人,病人手术后发生肠瘘,血管穿刺难度大,进食也十分艰难。传统的穿刺和进食方式,不仅给病人带来极大痛苦,而且效果不佳。杨丽经过做动物实验和反复查阅文献,创新一种新的静脉穿刺方式,并探索出一条新的营养输注途径。这种创新不仅减轻了病人痛苦,还确保了营养的正常供给。杨丽积极探索护理新方法,在护理学术杂志上发表了《晚期癌症病人的心理分级及护理》

《老年男性体检者院外跌倒危险因素分析及护理》《健康教育对预防出院后老年患者跌倒的效果评价》《老年鼻饲患者胃 – 食管反流预防护理进展》《加强薄弱环节管理 提高老年患者护理质量》等 20 多篇论文。

　　杨丽通过自己的模范行动,带出了一支医德高尚、技术精湛的护理队伍。护理组在医院护理十项技能比赛中,次次名列前茅,年年受到表扬,8 次荣立三等功,并被总后授予三八红旗集体称号,她自己先后两次被评为全军优秀护士。1990 年,医院在全国首创了护理责任制,提出了由"以疾病为中心"向"以病人为中心"转变的新观念。杨丽和她带领的护理组将影响健康与疾病的各种社会环境和心理因素,纳入护理的业务范围中,把病人的病理、心理和护理有机地融在一起,护理水平和效率得到大大提高。

初心永驻 护航健康

　　"喊破嗓子,不如做出样子。要想成为一名优秀的管理者,就必须内强素质、外树形象。只有这样,才能带出一支善打硬仗、能打胜仗的战斗团队。"

　　1990 年以来,杨丽先后担任护士长、总护士长、护理部副主任。职务的提升并未使她与临床一线疏远。相反,她更加投入军队护理事业,倾注了更多的心血。"作为军队的老典型,杨丽的事迹有口皆碑,尽管荣誉累累,但她始终保持低调,不炫耀功绩。"解放军总医院护理部主任皮红英如此评价她。在护士们的心里,杨丽永远是和蔼可亲、谦虚无私、充满阳光的知心大姐。她时刻与护士心连心,经常在病区出现。杨丽从不责备护士,也不对护士长发号施令,而是以温和的方式传递意见,以理性和充分的依据指出问题,使人们由衷地信服,不免产生一种做不好工作"不好意思"和"对不住她"的"愧疚感"。"她每次向我们传授技能都是非常的细心和规范,都会让我们感受到温暖的爱和追求卓越的严格要求。"护士们由衷地说。无论工作多忙多累,只要护士有问题找她,她都会面带笑容地问候和倾听。大家深深地被杨丽的精神和关爱所感动,却不知怎样表达对她的敬意和感谢。对此,杨丽曾多次表示:"感谢大家的支持与喜爱,只要我们都把工作干好,就是彼此相送的最好礼物。"平日里,每当谈起她的荣誉时,杨丽总是说:"组织给了我这么多荣誉,无论工作做得多好也无法报答党的恩情。"

　　2009 年,医院的南楼国际医学中心开始筹建,由于杨丽曾在涉外医院工作过,组织决定让她兼任该中心护理主任。找她谈话时,她欣然接受并表示:"组织安排我在哪里都是信任，能够承担更多的工作对我来说就是重用。"起步总是最艰难的，在4个多月的奋战中，时间紧迫、任务繁重、困难重重，但这丝毫没有动摇杨丽的信心，她像磁铁一样把大家紧紧地团结在一起，带领大家从零开始。筹建任务完成了，但可惜的是，杨丽却累病了。突发性聋加重没有得到及时治疗，导致她左耳不幸失去了听力。

天道酬勤。多年来，杨丽以勤奋、踏实、尽责的工作态度，培养了一支朝气蓬勃、素质过硬的保健护理团队，使病人满意率100%，成为军地医疗卫生战线上名副其实的先锋队。

投身护理事业，奉献与拼搏是她生命的本色；面对重大抉择，国家与集体是她坚定的选择。杨丽犹如军中一朵盛开的白玉兰，美得高雅，美得朴实，溢满纯洁与芬芳。当杨丽站在南丁格尔奖章颁奖台上时，激动之情涌动在她心头，然而更深沉的是那沉甸甸的责任感。因为她深知，荣誉只是过往，未来的道路依然充满着艰巨的挑战。杨丽坚定地宣称："护理工作是为生命保驾护航的，平凡而又伟大。我选择了这一行，就愿意为此付出一辈子。"

（黄维肖）

参考文献

[1] 李宗浩. 医学救援事业之辉煌：祝贺李秀华等六位中国护理专家荣获第46届南丁格尔奖章 [J]. 中国急救复苏与灾害医学杂志，2017，12(8)：707.

[2] 健康大视野编辑部. 我国6名护理工作者获颁第46届南丁格尔奖章 [J]. 健康大视野，2017(14)：8.

[3] 第46届南丁格尔奖章颁奖大会在京举行 [J]. 中国护理管理，2017，17(8)：1.

第46届

国际南丁格尔奖章
获得者 （2017 年）

杨辉

三十八载护理路 心系行业促发展

> 八小时内做工作，八小时
> 外干事业。
>
> ——杨辉

2017 年 5 月 12 日,红十字国际委员会授予山西医科大学第一医院副院长、护理部主任杨辉第 46 届国际南丁格尔奖。当年的 7 月 21 日,在北京人民大会堂举办的颁奖典礼上,时任中共中央政治局委员、国家副主席、中国红十字会名誉会长李源潮为杨辉颁发奖章。杨辉为山西护理人赢得第一枚南丁格尔奖章。

杨辉(1960—),女,山西人,中共党员,主任护师。

1960 年 9 月出生。

1978—1980 年,就读于山西省晋东南医学专科学校(现长治医学院);1991 年,毕业于山西医科大学汾阳高级护校(现山西医科大学汾阳学院),取得大专学历;1998 年,毕业于山西省长治医学院护理系,取得本科学历;2004 年,毕业于山西医科大学少儿卫生与妇幼保健学专业,取得硕士研究生学历;2005 年、2006 年和 2014 年,先后三次在美国乔治梅森大学人类与健康护理学院访问学习。

1980 年,毕业后在山西医学院第一附属医院(现山西医科大学第一医院)从事护理工作;1992 年,任五官科副护士长;1995 年,任护理部副主任;2001 年,任山西医科大学护理学院护理系主任;2001 年,任医院护理部主任,硕士生导师;2011 年起,任医院副院长;2016 年,任博士生导师;2018 年,任护理学院院长;现任山西医科大学第一医院副院长兼护理部主任、山西医科大学护理学院院长、博士生导师。

为原卫生部医院评审骨干专家、原卫生部科教司护理科研项目专家库专家、山西省新世纪学术技术带头人 333 人才工程学术带头人、山西省跨世纪护理学科带头人；2012 年，当选山西省护理学会理事长和中华护理学会常务理事。

在《山西医药杂志》《护理研究》《中华护理杂志》等期刊发表《上纵隔脓肿颈侧径路持续负压引流定时冲洗术的护理》《临床路径在 SARS 病人护理中的应用》《20 例煤矿透水事故被困 192h 患者的心理支持与营养护理》等多篇学术论文；主持科研立项多项；获山西省科技进步二等奖和三等奖多项；主持的"上纵隔脓肿颈侧径路持续负压引流定时冲洗术的护理"研究项目获省科技进步二等奖；主编和参编《当代护士的语言与技巧》《临床护理告知程序》等教材和著作多部。

多次荣获山西省三八红旗手、山西省五一劳动奖章、山西省十佳中青年优秀科技工作者、山西省劳动模范、山西省优秀科技工作者等荣誉称号；2006 年、2009 年，中华全国妇女联合会授予全国三八红旗手荣誉称号；2013 年，中国医院协会评为第一届医院护理管理先进个人；2017 年 5 月，荣获第 46 届国际南丁格尔奖；同年 9 月，当选"中国好医生、中国好护士"月度人物。

耳濡目染 逐梦而追

1960 年 9 月，在一个护理之家，迎来了一位可爱的小女孩，她就是杨辉。母亲是一名护士，父亲是一位药师，在她的印象里，父母身着白大褂、头戴白帽子的工作情形令她引以为豪，对医护工作的向往更是油然而生。她清楚地记得，小时候半夜醒来，床的另一半总是空着的，无数次她在黑暗中找不到妈妈。父亲告诉杨辉说，妈妈是名护士，医院里急诊的病人需要她。有一次，父亲专程在夜里带着杨辉到医院找妈妈，她亲眼看到母亲在为一名重症术后患儿做护理，汗水湿透了母亲的衣领。母亲一边轻声安慰患儿，一边用熟练的手法处理着伤口。令她印象深刻的是，母亲看着那个孩子的眼神，就像平时看着自己的样子，杨辉深深体会到了"护理是爱人如己的工作"。

空闲时，母亲在床头一遍遍地跟杨辉讲述南丁格尔的故事，"时刻心系那些苦难的人群"的故事感动着杨辉小小的心灵，这位异国他乡的"提灯者"的形象深深地刻在杨辉的心里，而当看到急诊室的母亲时，她恍然意识到眼前这位充满专业能力和爱心的护士长——自己的母亲，不就是她心中的"南丁格尔"吗！耳濡目染下杨辉树立了一个坚定的信念，长大后要成为一名像母亲一样的白衣卫士，以人类的大爱，来践行"终身纯洁，忠贞职守，务谋病者之福利"这句南丁格尔誓言。

"我要当一名护士／穿梭在病房之间／奔波在抢救现场／所有的病人／都是我的乡亲／都是我的爹娘",这首热情洋溢的小诗装点了杨辉童年的梦想,也成了她一生对医护工作的执着追求。

钟情梦想
孜孜不倦

1977年,杨辉毅然报考了当地的护理中专院校。1978年,杨辉怀揣着一张护校的录取通知书,更怀揣着一颗钟情于护理的爱心,正式踏上了实现梦想的征程。在学校里,杨辉刻苦学习之余积极参加学校的活动,她担任班长,担任学生会主席,不放过任何可以提升自己能力的机会,她表现优异,力求完美,沟通组织才能得到了充分的锻炼。

20岁那年,杨辉从护校毕业,正式成为一名护士。一个夏天,杨辉眼睁睁地看着一个气管异物的孩子在她怀里停止了呼吸,当时她深深感受到:"做护士光有爱心还远远不够。"她想起母亲常常引用南丁格尔的话对她说:"护理不是牺牲,护理并不浪漫,作为一名护士,一生都要不断学习。"于是她在做好工作的同时,利用业余时间不断地学习充电,为了她心中崇高的信念,杨辉在护理专业方面不断学习和深造,1991年取得了山西医科大学汾阳高级护校的大专毕业证书;1998年顺利在长治医学院护理系本科毕业;2004年于山西医科大学少儿卫生与妇幼保健学专业研究生毕业。

一生学习,一生奉献,杨辉,她人如其名,让生命洒满阳光。

临危受命
舍我其谁

2003年春天,"非典"疫情暴发,山西也不幸成为重灾区,山西医科大学第一医院被山西省政府确定为首个收治"非典"病人的定点医院。当若干医务人员选择离职的时候,选择逃避的时候,时任护理部主任的杨辉责无旁贷地站在了抗击疫情的第一线。没有经验可供借鉴,且越来越多的发热病人被收治、被隔离,远离亲人的病人既承受着身体的伤痛,同时还得承受被隔离的孤独,以及对于病情未知的恐惧。杨辉带领护士们不分昼夜,除了给病人做治疗外,还得承担起平时由保洁人员和护工负责的事情,例如:喂水喂食、搬氧气、擦楼梯、清理便溺、场所消毒等,更重要的是他们还需要对病人进行心理疏导和精神减压,可谓负重前行。

"非典"的冷酷无情,医护人员的感染也在所难免。护士们有的睡不着觉,有的甚至忍不住失声痛哭,褪去沉重的隔离服,他们是父母疼爱的孩子,是记挂孩子的父母,是血肉之躯,又怎能不害怕!杨辉也一样,可是肩上的责任让她必须选择坚强。

如何维护护士们的士气?如何更好地避免其他医护人员被感染?她独揽下临终"非典"病人的终末消毒和尸体料理工作,她一丝不苟地为死者擦身、更衣、化妆,做好最后的整容,她说:"即使在病人生命的最后一刻,护士也有责任让他们走得有尊严。"长时间超负荷的工作,使她的生理达到了极限;一整天下来,手酸得连筷子都握不住,脚肿了连鞋子都脱不下来,还是同事们用剪刀帮她剪开才脱了下来;由于罩着密不透风的塑料鞋套,她右脚的大拇趾患了严重的甲沟炎;持续的消毒剂刺激,使她的皮肤严重过敏,声音嘶哑,大把大把的头发落下……但只要在病区,她就没有疲倦的表情,没有畏惧的神色,因为她是大家的精神支柱,是坐镇前线的指挥官。

从1989年大同阳高县6.1级地震到2003年"非典"、2008年汶川地震……每次灾难中杨辉都义无反顾地冲到第一线,她提出增加护理时长、关注病人的心理应激,将病人一次次从生死线上夺回,她带领护士们日夜守候在病人身旁,创造了无数生的奇迹,让人们见证了护理的力量。南丁格尔曾说:"护士是最接近伤患的人,最能感受到人的痛苦。"杨辉深感不已。一场场灾难中,她,就是病人的一线希望。

沧海横流英雄本色

"不获全胜,决不收兵!"2020年,在抗击新型冠状病毒感染疫情的山西援鄂医疗队出征仪式前,杨辉坚定地宣誓。

她虽已年近60岁,可是面对疫情,却仍然毫不犹豫地再次主动请缨前往武汉,她要到最困难、最需要医护人员的地方去。"党和国家培养了我,在这个严峻时刻,我理应挺身而出,必须奔赴'战场'。我也有责任身先士卒,义无反顾,站在山西护理队伍的最前面!""疫情面前只有责任,没有年龄!"进驻武汉大学中南医院后,除了尽快制订核查各项制度细则外,作为山西援鄂前方指挥部副总指挥,大到防护物资的调配,小到鞋套的穿脱,杨辉都要逐一落实。"抗疫一线就是战场,既要打胜仗,还要把每一名'战士'安全带回家。"她既要心系病人,也要心系每一位医护工作者。在武汉一线,许多医护人员是杨辉的学生,老师的驰援也让抗疫一线的年轻医护人员增添了几分底气。

在重症隔离病房里年龄最大的有90岁,最小的只有13岁,没有家属,没有亲人。此时此刻，"护理显得更为重要，医护人员就是要用生命去守护生命。"在新型冠状病毒感染病人的治疗过程中，与医生的诊断治疗相比，护理环节同样重要，甚至直接决定着病人能否康复。杨辉说："护理的专业化不仅仅体现在技能上，更重要的是要有情感、有爱。你只有把病人当亲人，用真情去陪伴，用爱去温暖、呵护生命，生命的奇迹才可能发生。"面对每一位病人，杨辉和她的团队用真情用爱去对待，去照顾。3月11日，山西医疗队负责的中南医院最后一名病人康复出院，杨辉再次递交了请战书："希望继续留在武汉，为全国取得阶段性的胜利再做贡献，大家都不想闲下来，全部签了请战书，请求继续战斗！"3月16日，杨辉带领团队继续转战雷神山医院，展开了新一轮的救治工作。

身先示范，杨辉用自己的实际行动为广大护理人树立了榜样。她带领自己的博士、硕士研究生战斗在抗疫最前线，用自己科学的管理、精湛的技术和舍身忘我、无私奉献的博大情怀践行着"爱心仁术"的护理文化，用她精湛的技术和超越技术的责任与爱感动着身边的每一个人，她是当代的南丁格尔，是这个时代的英雄。

**投身公益
博爱济世**
　　"护理是值得我奉献一生的使命。"杨辉是这样说的，也是这样做的。晋东南地区是我国消化道肿瘤高发地，为探究竟杨辉多次往返调研。一年冬天，杨辉到太原往南400多公里的垣曲县，大雪封山，等了一天才能进山，但乡间小道窄峭湿滑，只容一人侧身通过，一旁便是深沟，杨辉几乎手脚并用地走访了20余户家庭。她发现不健康的饮食习惯是消化道肿瘤高发的重要原因，且观念落后，大多重治轻防。随后她多次带人前往当地普及健康生活方式。在此之后，1992年开始，她积极投身于"光明扶贫行动"，先后下乡60余次，义诊、义务讲学上百次，全力致力于改变农村落后的健康观念。她不厌其烦地向病人家属传授如何擦背、灌药等护理方法，劝导村民摒弃封建迷信的思想。从1996年起每年的护士节和主要的节假日，杨辉都组织"关注生命、呵护健康"的大型义诊，进行卫生知识宣传、护理咨询、康复指导及义务医疗护理服务，并使每位到场者都接受急救技术的培训。2002年，杨辉组织成立"山医大一院社区医疗卫生护理服务小组"，建立社区档案，为广大人民群众提供健康教育和指导康复训练。这为后来国家开展医院社区对口健康服务指导奠定了良好的基础。

　　在杨辉的倡导下，还成立了护士爱心慈善基金会、天使协会、男护士协会这些爱心组织，不断用真情传递着温暖。

大爱无痕，大道忘我。杨辉用勤奋和智慧践行着南丁格尔精神，用挚诚和无畏书写着护理的华章。

集腋成裘 创新管理 20世纪90年代，病人在对医院费用情况有疑问就会找护士，从心底里抵触护士，抵触治疗。怎样让病人明明白白地花钱，减少疑虑和误解呢？杨辉看在眼里急在心里。1995年，作为当时护理部副主任的杨辉首先提出"一日清单"制度，每天每科室将病人当天的花费情况进行列表说明，病人拿着费用清单可以随时核查费用明细，让病人清楚每一笔开支。该制度推出后不久，医院的护患纠纷明显减少，病人对待护士的态度也得到改善，在经过不断规范、细化及多年实践后，"一日清单"制度已经作为医院管理的重要规程在全国推广。

在护理管理中，杨辉还率先在全省开展了6S管理，推行护士长日查房制度、护士长周六日和节假日查房制度，以PDCA的方式进行督导，全程控制24小时护理质量。医院率先在国内成立"病人安全"联盟，通过开展品管圈工作，使人人参与质量管理，结合大家提出的有效建议，提高护理服务水平。

在实践管理中，杨辉发现虽然护理专业在不断发展壮大，但是护士对专业的理解却存在偏差，大部分护士把打针、发药、完成医嘱当成了主业，而忽略了照顾病人也是自己的职责范围。2010年，卫生部在全国推行优质护理，以此为契机，杨辉和自己在美国学习时的老师吴袁剑云博士进行探究，与省内众多护理专家探讨，提出了"一病一优"的针对性护理原则，要求护理工作首先要对病人情况进行评估，并根据评估结果提供个性化的专科护理、饮食调理、心理疏导、出院随访等服务，让每一位病人都得到最全面、最需要的护理。

在长期的临床实践中，杨辉反复探索、修改，将每一个病种的护理过程进行制度规范，心内科、呼吸科、妇产科……从无到有，从一到百，将208个病种实现护理规范，这期间凝聚了杨辉大量心血！与此同时，杨辉开始了另一项创新之举。她将中医理论引入护理，提出"辨证施护，绿色治疗"的理念，通过中医药配合临床减少抗生素的应用，降低药物的毒副作用，她还将八纲辨证应用在护士平日的工作中，运用八种颜色代表八种证候，由此开展经络按摩、拔罐、泡脚、情志护理、饮食调护等工作，获批"中医护理"国家重点专科培育项目，成为当时仅有两家获此殊荣的医院之一。

"8小时干工作,8小时外做事业",杨辉用实际行动践行着她的座右铭。南丁格尔说:"这个世界不缺一流的医生,但缺少一流的护士。"在杨辉的精心培育管理下,一流的护士越来越多。"人可以一生无医,但不能一时无护。"在杨辉眼里,护理是经营、修补、建造、维持生命的工作,而只要有生命的地方就需要护理,尽己所能成为一流的护士,提供一流的护理。

**栉风沐雨
精进不懈**　　当44岁的杨辉获得硕士学位时,她百感交集,从赤脚医生到进入学校进行系统的护理中专专业学习,从临床护理工作者到再进入学校学习大学课程,一路走来,求学之路的艰辛也许只有她自己明白,她深知专业学习对护理工作的重要性。

早在100多年前,南丁格尔就提出"缺乏护理知识的看护是虐待"。一个人一旦患病,特别是患慢性病后就需要用一生去呵护。杨辉说:"如果不把护理工作和健康教育延伸到社区和家庭,对个人、家庭、国家都将是极其沉重的负担,健康中国,绝不是治疗中国。"

2012年,杨辉牵头山西省与日本埼玉县立大学合作开展国际合作课题"中国脑卒中高龄患者出院后延续护理项目的开发和效果探讨";2013年,主持山西省国际科技合作项目"中日合作脑卒中住院患者出院协调延续护理体系的建立与效果评价";2015年,申报国家公益性行业科研专项项目"'医院－社区－家庭'三级联动机制脑卒中患者延续护理模式的构建与实践",成立"延续护理部",探索构建适合我国国情及基层护理需要的"HCH"(医院－社区－家庭)三级联动延续护理实用模式。特别是以美国爱荷华大学研制的《护理结局分类》为基础,重新确立脑卒中病人延续护理评价工具的研究,护理诊断(NANDA-I)、护理措施分类(NIC)、护理结局分类(NOC)的"NNN联动",以国际护理标准化语言推动我国护理新一轮的变革,将她个人的护理教学科研推上一个新的顶峰。

**用心护理
超越技术**　　在杨辉的案头总摆放着一本《南丁格尔与近代护理》,爱不释卷。她从中感悟最深的是:护理不是给病人恩惠,而是本身的职责;护理不是"行护"而是"心护"。

不是什么人都适合做护士,除了心智的成熟,还必须具备一定的能力,而"技术＋情感＋爱＝护理",这才是她对护理内涵的理解。杨辉认为:优质的照护是建立在情感之上的，人不是机器，只掌握熟练的技术而不注入情感，不能成为一名优秀的护士。"护理病人一定要超越技术，它是一个全面管理的问题。"责任才是人文关怀的第一要素，强烈的责任心必不可少。

"夫享天下之利者，任天下之患，居天下之乐者，同天下之忧。"南丁格尔曾说："护士是最接近伤患的人，最能感受到人的痛苦。"心系病人，用爱心、仁心与责任诠释对生命的敬畏。

播撒必有收获，因为护理的努力，世人终将蒙福！

（王瑞　吕冬梅）

参考文献

[1] 李婷婷. 三十八载护理路，心系行业促发展：访第 46 届南丁格尔奖获得者杨辉 [J]. 中国护理管理，2018，18（04）：574–575.

[2] 郭潇雅. 杨辉：我心中的南丁格尔 [J]. 中国医院院长，2018（06）：68–69.

[3] 李婷婷. 创新护理人才培养模式打造新时代护理队伍：访山西医科大学第一医院副院长杨辉 [J]. 中国护理管理，2018，18（02）：167–169.

第**46**届

国际南丁格尔奖章
获得者（2017年）

杨惠云

"阳光天使"点亮病人康复之路

> 只有牢记自己是"护理天使"，才能做出"天使"该做的事儿。
>
> ——杨惠云

2017年5月12日,红十字国际委员会授予西安交通大学第二附属医院护理部主任杨惠云第46届国际南丁格尔奖。当年的7月21日,在北京人民大会堂举办的颁奖典礼上,时任中共中央政治局委员、国家副主席、中国红十字会名誉会长李源潮为杨惠云颁发奖章。这是陕西护理人赢得的首枚南丁格尔奖章。

杨惠云(1963—),女,陕西咸阳人,主任护师,硕士生导师。

1963年11月出生。

1979—1982年,就读于西安医科大学附设卫生学校(现西安交通大学医学院附设卫生学校);1986年,在日本神户大学短期进修;1991—1994年,通过陕西省护理专业自学考试,取得大专学历;2001—2004年,就读于西安交通大学网络学院,取得本科学历;2011—2013年,就读于武汉大学软件学院,取得研究生学历。

1982年7月,在西安医科大学附属二院(现西安交通大学第二附属医院)从事护理工作;2011年,任护理部主任;2020年2月,任医院支援湖北国家医疗队副队长。

兼任中华护理学会理事;陕西省护理学会副理事长、陕西省护理质控中心副主任、医院等级评审评审员、陕西省性学会护理专业主任委员等;组建"阳光天使"志愿者服务队;兼任《中华护理杂志》《中国护理管理杂志》《护理学杂志》《护理研究》《中西医结合护理》等杂志编委;2020年,陕西省新型冠状病毒感染肺炎省级医疗救治专家组成员。

在《护理学杂志》《解放军护理杂志》《中国护理管理》等期刊发表《应用

糖皮质激素病人健康知识调查及对策》《瓶外加压提高静脉输液速度的研究》《护理岗位、分层及绩效管理体系的构建》等学术论文多篇;主持国家及省级科研课题多项;主编多部专业著作及教材。

多次荣获陕西省优秀护士和慈善志愿服务先进个人等荣誉称号;2017年5月,荣获第46届国际南丁格尔奖;2018年1月,当选"中国好医生、中国好护士"月度人物;2020年2月28日,荣登一线抗疫农工党援鄂医务工作者英雄榜;2020年4月,荣登一线医务人员抗疫巾帼先锋榜;2020年6月,荣获陕西省三八红旗手荣誉称号;2020年8月19日,中宣部和国家卫生健康委联合授予最美医生称号;2020年9月,中华全国妇女联合会、国家卫生健康委、中央军委政治工作部授予抗击新冠肺炎疫情全国三八红旗手荣誉称号;2021年,在中央统战部和各民主党派中央、全国工商联联合开展的"各民主党派、工商联、无党派人士为全面建成小康社会作贡献"评选表彰活动中当选先进个人。

践行"天使"誓言 助力病人康复

1982年7月,杨惠云从西安医科大学附设卫校毕业,来到西安交通大学第二附属医院工作。她说:"喜欢这身圣洁的衣服,它时时提醒我不能忘记当初的誓言,不敢懈怠,要爱病人如自己,用爱心、耐心、责任心助病人早日康复。"30多年来,她始终视病人如亲人,在生活上关心照料病人,在精神上鼓励抚慰病人,是病人康复路上的"左膀右臂"。

刚参加工作不久,杨惠云所在的病区收治了一位不到20岁患有急性淋巴细胞白血病的小伙子。因为一时无法接受患病事实,小伙子情绪特别低落,总是控制不住地对别人发脾气,护士们都不愿意去护理他。得知这一情况后,年纪轻轻的杨惠云主动请缨给这位"坏脾气"的小伙子做护理。当她微笑着把药递给病人时,看起来文质彬彬的小伙子突然狂躁起来,掀翻了她手上的药杯,并破口大骂。但杨惠云并没有因此离去,而是耐心劝说病人,让他体谅父母筹集医药费的苦心。话音未落,小伙子扬手就是一拳,还嚷嚷着让她滚出去。他打得极重,杨惠云猝不及防,差点摔倒在地。可她并没有气馁,而是耐心地从病人发火原因入手进行劝慰,小伙子渐渐平静了下来。这之后,杨惠云多次与小伙子谈心,潜移默化地给他进行科普宣教,耐心帮病人解开心结使他配合治疗,直至疾病治愈。出院后不久,小伙子主动联系到杨惠云,激动地告诉她自己已经光荣入伍了。

在心血管科工作时，杨惠云的夜班从来都是一眼不合，"有些心血管病人病情变化快，我们认真观察及时发现，病人就会得到及时抢救，为他们赢得生命的时间。"对于便秘的心血管病人，用手去给病人掏粪便也是经常的事。她从没觉得有多脏，只要能为病人解除痛苦就觉得很欣慰。她常说："只有牢记自己是'护理天使'，才能做出'天使'该做的事儿。"担任护理部主任后，为了使全院护士树立"尊重病人，敬畏生命"的职业理念，全院长期开展"天使梦，健康行"活动，相继开展了护士就医体验换位思考等系列活动，受到了院方和病人的一致好评。

汇聚爱心力量 温暖困难群众

20世纪90年代，有一位来自农村的病人，为了省钱，每天只吃冷馒头和咸菜。杨惠云看到这个情况后，毫不犹豫将自己的饭票给了病人，还把自己刚发的工资硬塞到了病人手里。"我也来自农村，看见病人这样我心里也难受，能帮一点是一点。"说起这件事，她总是轻描淡写。当走上管理岗位，成为护士长后，每每遇到病人因贫困不得不放弃治疗时，她都会想各种办法鼓励、支持病人，时而自掏腰包为病人付钱，经常主动了解各种政策，为病人争取多方补助，向科室申请护理费和治疗费减免。

从事护理工作时间长了，知道的社会疾苦也多了。这些年来，杨惠云一直在问自己，还能为那些需要帮助的人做些什么，能否号召身边的同事一起加入救助队伍帮助更多的人？为此，杨惠云加入了陕西省慈善协会志愿者服务队。2012年国际护士节，在杨惠云的倡议下医院建立了"一元关爱"护理爱心基金，护士每人每月拿出一元钱，用于帮扶社区及周边地区的孤寡老人、残疾人、特困护士等特殊群体。爱流涌动下，众多医生也纷纷要求加入。目前，她们用募集到的爱心款长期救助辖区两名孤寡老人和一名贫困大学生，还为一位遭遇车祸的护士专项捐款5.5万余元，为两位身患重病的护士分别专项捐款16万元和3万元。为解决病人挂号、出入院不熟悉流程等问题，2013年，杨惠云又倡导医院组建了"阳光天使"志愿者服务队，每天在门诊大厅出入院窗口、手术室接送病人窗口、门诊挂号处等人群聚集的场所为病人及家属提供服务。如今，身兼数职的杨惠云虽然每日公务繁忙，但仍不忘初心，时刻惦记那些需要帮助的人，能出钱时出钱，能出力时出力，只为温暖那些需要温暖的心灵。她说："我有个理想，那就是退休以后带一群退休的护士建立一座老人护理院！"

勇于探索创新
推行优质护理

从 1989 年开始，杨惠云开始担任病区护士长。作为一名年轻的护士长，她胆大心细、富有创造力。在 20 世纪 80 年代护士极为紧缺的情况下，她带领护理团队克服困难，率先在医院引入责任制护理和整体化护理实践，并以点带面，逐步带动内科所有病区进行改革。她坚持以人为本，积极完善科室各种工作制度，不断引入新的管理模式，优化护理流程，使科室工作日益规范化，病人就诊体验空前良好。她所带领的护士团队，连续多年在医院护理综合目标考评名列第一，科室多位护士被评为全国省级综合医院优秀护士、校级青年文明号。

2010 年，卫生部推行"优质护理服务示范工程"，杨惠云再次带领团队克服困难，通过改变排班和工作模式率先实施优质护理服务，赢得同行和病人的赞誉。2011 年，杨惠云担任护理部主任，肩上的担子也更重了。在面临推广"优质护理服务示范工程"和建设国家临床重点专科护理项目时，她经过反复推理、论证，提出了护理岗位管理、分层使用和绩效考核等管理办法，推出了"医护全程诊疗模式""健康教育互动模式"和临床护理路径。在推行护理改革之初，几乎所有的护士长都摆出各种各样的理由敷衍，使得工作难以继续开展。这时，她便改变策略，小范围选择试点病房对新模式进行试运行。同时，她深入临床一线给护士长进行讲解、指导，和护士长一起分析问题，寻找解决办法并不断总结经验，不断细化管理办法的运行制度和实施的指导意见。

通过一年多的努力，新的管理办法逐渐被护士、医生和病人认可，护士工作积极性高涨，不少科室主任主动要求成为试点病房，试点病房之一的消化内科被评为"全国第一批优质护理示范病房"。现在，医院所有病房均已开始推行新的管理模式和护理工作模式。这以后，杨惠云更忙了，许多医院都争相请她指导护理工作，她从未拒绝过："天下医患一家亲，只要对病人好，我再忙再累都没问题。"为了更好地传播新理念，她还组建了护理讲师团，利用休息时间义务到兄弟医院进行指导，促进陕西全省护理工作的发展与进步。

凝心聚力谋发展
一片丹心育新人

在有限的条件下，如何保持护士队伍稳定，尽可能留住每位护士，也是考验病房护士长、医院护理部主任的课题之一。无论在护士长岗位上还是担任护理部主任，杨惠云都善于体察同事疾苦，并以身作则，言传身教，使大家都认真负责地投入工作，有效提高了护理质量，并保持了护士队伍的稳定。

有一次，她注意到刚来病房工作的小吴护士心事重重，仔细询问后得知小吴是家中的独女，当天家里父母过生日希望孩子能按时回家团圆，但是小吴看大家上班都很辛苦，不好意思提出调班。得知情况后，杨惠云说："你的班儿我替你，你赶紧回家看望老人。"这使小吴深受感动，主动给父母解释护理工作的特殊性，此后，父母非常支持女儿的工作。

担任护理部主任以来，她非常重视护士远期职业规划与发展，开展了多项活动，加强护士在教学、业务技能及专科护理等方面的培养。不仅在医院建立了陕西省第一个专科护士培训基地——"陕西省 ICU 专科护士培训基地"，还相继建立了陕西省"血管通道技术培训基地"等 8 个专科护士培训基地，以及"西北地区 UNA PICC 资质认证培训中心"，为区域培养 2 000 余名专科护士。多年来，为医院培养了 12 名西安交通大学护理系兼职教师、6 名延安大学护理系兼职教师、100 余名 PICC 专科护士及 150 余名其他专科护士。当遇到有护士想辞职时，她总是耐心地询问原因，并帮她们分析离职利弊。在杨惠云的劝说下，不少护士最终选择了坚守。因为护理部主任是满满的正能量，医院 90%以上的护士收获了满满的职业责任感，离职率也从 2010 年的 4.2% 降至 2016 年的 0.5%。

迎难而上克时间
无私奉献绽光辉

当灾难来临及特殊流行病暴发时刻，杨惠云总是临危不惧，哪里有急需帮助的病患她就在哪里。

2008 年 5 月 12 日，四川汶川发生特大地震，西安震感强烈。当时，杨惠云正在医院大礼堂准备护士节庆祝活动，她还没有来得及反应，已被同事带出了大礼堂。当她意识到是地震了，便迅速转身向病房、向病人跑去。抵达病房楼下时，别人都是往楼下跑，只有她向楼上跑，有人一把抓住她说"地震了，你还往楼上跑！快逃命吧！"她甚至没回复好心人的提醒，用最快的速度回到病房，随即有序地组织转移病人。最后病房里剩下病情危重不能转移的病人，她选择留在病房陪伴他们，并逐个安抚焦虑不安的病人，查看每位病人的病情。当丈夫在病床旁找到她时，她只是简单地说："你去接女儿回家，照顾好你们自己，我这几天暂时住医院了。"说完又继续投入到工作中。之后，她作为医院第二批抗震救灾人员奔赴灾区进行救援。

2010 年 4 月 14 日凌晨，青海省玉树发生地震。当第一批伤员在 4 月 16 日的凌晨抵达咸阳机场时，杨惠云早已闻讯赶到医院，开展迎接伤员的准备工作。协调、整理、准备病房，接收、转运病人，哪里有需要哪里就有她的身影。经过一夜的忙碌，安排好最后一名伤员已经是第二天早晨，一夜没休息的她又立即投入到新一天的工作中。那段时间，杨惠云上班时间忙于病房的工作，下班后则成了一名默默无闻的编外志愿者，到骨科病房为伤员打饭、喂饭、洗脸、洗脚。

2020年2月8日，西安交通大学第二附属医院援湖北医疗队出征武汉抗击新型冠状病毒感染疫情，这支130人的医疗队，护理人员有100名。杨惠云是这支医疗队里年龄最大的"战士"，她担任副队长，负责管理护理工作。抵达武汉不到24小时，杨惠云和同事就投身战"疫"一线，接管了武汉华中科技大学附属同济医院中法新城院区的重症病房，为确保病人护理救治工作的高效落实，她亲自带队为病人排忧解难。"燃烧自己，照亮病人。"在武汉战"疫"的最前沿，杨惠云用爱的丝线，缝合病人身心的创伤，为病人送去了家人般的温暖，被病人称为"提灯女神"。同时，她时时关心队员的生活起居、工作流程、行动路线以及身心健康情况，被医疗队的队员们亲切地称为"杨妈妈"。"穿着三层防护服不吃不喝工作五六个小时，最怕他们在不易察觉的角落晕倒或者上火感冒。"而她自己却穿着闷热的防护服超时工作，每天坚持守候直至最后一位队员平安返回住地，队员都说杨惠云就像"定海神针"，"有她在，我们就安心。"

（张利兵）

参考文献

[1] 刘华. 杨惠云：重塑南丁格尔精神：访西安交通大学第二附属医院护理部主任杨惠云 [J]. 中国数字医学，2017，12（7）：119.

[2] 车喜韵，王妮. 用天使般的爱做患者的"提灯女神"：记陕西首位南丁格尔奖获得者、西安交大二附院护理部主任杨惠云 [N]. 陕西日报，2017-05-22（15）.

[3] 王超，王妮. 大爱济患的"提灯女神"：记陕西首位南丁格尔奖获得者、西安交大二附院护理部主任杨惠云 [N]. 西安日报，2017-05-23（5）.

殷艳玲

让护理之光永伴生命

> 医院里的工作是我的分内之事，换个人也能做好，没有什么可称道的。相比于社会，医院中能提供的医疗援助远远不够，所以工作以外，我对自己也有更高的要求。
>
> ——殷艳玲

2017 年 5 月 12 日，红十字国际委员会授予吉林大学第二医院副院长兼护理部主任殷艳玲第 46 届国际南丁格尔奖。当年的 7 月 21 日，在北京人民大会堂举办的颁奖典礼上，时任中共中央政治局委员、国家副主席、中国红十字会名誉会长李源潮为殷艳玲颁发奖章。继 2009 年，吉林护理人再次荣获南丁格尔奖章。

殷艳玲(1964—)，吉林榆树市人，中共党员，主任护师。

1964 年 11 月出生。

1985 年，毕业于吉林省白求恩医科大学附设卫生学校；2008 年 12 月，毕业于吉林大学公共卫生学院公共卫生专业，取得硕士研究生学历。

1985 年，在白求恩医科大学第二临床学院（现吉林大学第二医院）妇产科从事护理工作；2000 年，任妇产科护士长；后任护理部主任、副院长、硕士生导师等职。

先后兼任中华护理学会理事和医院感染管理专业委员会副主任委员等；中国医院品管圈联盟护理专业委员会副主任委员等；吉林省预防医学会医院感染专业委员会主任委员、吉林省医院感染质量控制中心主任、吉林省护理学会副理事长和感染分会主任委员、吉林省护理质控中心副主任等；长春市护理学会副理事长等；兼任《中华护理杂志》《中国护理管理杂志》《中华现代护理杂志》《护理研究》《国际护理学杂志》等杂志编委。

在《护理研究》等期刊发表《互动式亲情沐浴的探讨》《家庭跟进服务对脑卒中偏瘫病人生活质量的影响》《网格一体化护理管理模式的应用效果》等学

术论文多篇;主持并参与国家级、省级科研课题多项;获得省级科研成果奖多项;主编并参编教材多部;创建"互动式亲情沐浴模式"、"CARE"排班模式、"网格一体化护理管理模式"等护理模式。

2005年,中华全国妇女联合会授予全国巾帼建功标兵;2013年,被中国医院协会评为第一届医院护理管理先进个人;2015年,被评为首届全国优秀护理部主任;2017年5月,荣获第46届国际南丁格尔奖;同年,荣获全国女科技工作者社会服务奖;2019年,荣获吉林省劳动模范。

宁让身受苦
不让脸受热

殷艳玲5岁那年,病魔无情地夺去了父亲的生命,留下母亲带着她们姐弟9人艰难度日。失去了唯一的劳动力,母亲只能亲自下田干活,以养活这一大家子。辛苦的劳作和让人喘不过气来的生活重压,让殷艳玲眼看着母亲的脊背一天天地弯了下去。然而命运并没有因为这家人拼命的生活而眷顾他们,家里人依然吃不饱饭。一天,母亲从田里回来时,殷艳玲饿极了,她偷偷来到母亲身边,提议向邻居亲戚们借些粮食以减轻家里的负担。母亲听罢却叹着气告诉她:"村里人知道咱们家困难,多多少少都接济过咱们。以前的恩情还没偿还,我怎么好意思再开口去借啊?我曾经教过你们'宁让身受苦,不让脸受热',吃苦咬咬牙就过去了,丢脸是一辈子的事,明白吗?"

父亲的早逝是殷艳玲心中永远的痛,正因如此,她从小立志成为一名救死扶伤的医务工作者,帮助更多的人免受亲人死别之痛。而身处贫穷却仍守住尊严的母亲则给予了她优秀的品格,50多年里,"宁让身受苦,不让脸受热"这句话深深印在了殷艳玲的脑海中,引导她成为一个坚强耐苦、自尊自强的女强人。

全情接引新生命
全心守护亲子情

十几年过去,当年稚嫩的小女孩不断在自己的人生道路上寻找奋斗的方向。从成为白求恩第二医院的一名妇产科护士的那一天起,殷艳玲就对生命充满着敬畏和珍惜,并且深受白求恩精神熏陶和启迪,认为要算得上继承白求恩的崇高品格,必须要有博爱之心,有钻研之志,有坚韧之毅,有奉献之情。当一个体重仅800克的早产儿被医务人员从死亡线上救回的那一刻,殷艳玲强烈感受到,为了生命的神圣与美好能延续下去,无论付出什么都是值得的。也正是从那一刻起,她的护理职业生涯扬帆起航了,在之后的20余年里,殷艳玲坚守在妇产科阵地上，与一声声健康嘹亮的婴儿啼哭结下了不解之缘。

之后，她开始担任医院妇产科护士长，身上的担子又重了几分。没日没夜地工作，毫无怨言地付出，无数危重婴儿的生命被她从死亡线上抢回，然而，即便如此，换来的却并不总是感谢和理解。面对家长的误解，殷艳玲没有抱怨，没有气恼，她不再只是埋头苦干，而是开始尝试创新。她大胆提出创建集沐浴、抚触、游泳于一体的"亲子乐园"，并带领产科护理团队首创了互动式亲情沐浴模式。这种开放式护理服务，既能避免家长的误解，又能让医护人员手把手地教会每个家庭如何护理。这一模式很快得到全国产科界的响应，迄今，仅白求恩第二医院就有近 10 万人次新生儿从中受益。

舍身忘我护平安
亲力亲为创奇迹

1999 年 3 月 29 日，一位重度妊娠高血压孕妇住进产科病区，由于她的病情非常严重，双目已近失明，随时有发生抽搐的可能。一天查房时，殷艳玲发现孕妇出现子痫抽搐前兆，正咬紧牙关强忍痛苦，但她一时间又找不出能充当牙垫的物品，危急关头，她当机立断，毫不犹豫地将拇指缠上毛巾，送到孕妇口中。一秒、两秒……一分钟的抽搐过后，孕妇陷入酣睡，殷艳玲的拇指却已是血迹斑斑。1 个月后，病人剖宫产产下一名男婴，体重仅仅 1 900 克，殷艳玲再次投入到日夜陪伴的护理照顾中，而这一陪，就长达 35 天。

2000 年 6 月 6 日，一例三胞胎的降生令产妇和家人又喜又急，喜的是一下子得了两儿一女，急的是三个宝宝早产，体重分别只有 2 450 克、2 050 克和 2 450 克，呼吸微弱，且不会吮吸。如果喂养和护理不到位，孩子随时都会出现生命危险。因此当护士们主动向殷艳玲申请照顾早产的宝宝们，那时已是妇产科护士长的她不用亲自出马，但她思考再三后还是决定由她亲自来照顾。就这样，她每天都坚持亲自把三胞胎分别抱在怀里，小心翼翼地用滴管一滴一滴地喂奶，一次次不顾自己胳膊酸痛抬不起来，仍然坚持护理。三个宝宝终于迎来了生命奇迹，5 天后"小不点儿们"可以用小勺喂奶了，12 天后"小不点儿们"可以吸吮奶嘴了。当三胞胎顺利出院时，殷艳玲累得直不起腰。

无惧凶险赴一线
事必躬亲镇灾情

2003 年，"非典"疫情暴发，白求恩第二医院安排殷艳玲为几百名将赴抗疫一线的医务人员提供紧急培训。为确保培训效果，殷艳玲多次去传染病医院实地学习,回院后日夜不停地设计模拟工作路线及流程,手把手地教会每个人如何穿脱隔离衣和防护服,如何进行空气消毒和物体表面消杀,不论是包裹封闭运送尸体,还是小到一张纸质资料如何传出,将抗疫一线可能遭遇的问题考虑得面面俱到。当时的老院长语重心长地对她说:"我知道你主动请缨就是想争取首批上一线,但你记住,盲目勇敢并不是对病患负责,如果我们自己感染了,本就紧缺的医务资源会遭受更大的损失,所以只有先确保医务人员健康,才能挽救更多的百姓生命!"牢记老领导教诲,60多个日日夜夜,面临病毒时时刻刻的伺机侵袭,殷艳玲和同事们在挽救百姓生命的同时,也实现了全院抗疫一线的医务人员零感染!

2008年,汶川特大地震期间,殷艳玲在频繁的余震中到一线看望先期被紧急派往四川华西医院参与救援的同事们。白天,她穿梭于病床间给重伤员做心理疏导,给小伤员送新书包和教科书,为他们抚平心灵的伤痛。深夜,她寸步不离地陪伴在队员身边。队员们都对她充满着感激之情,但殷艳玲却不这么想,她心里一直为没能第一时间参与救援感到惭愧。当时,发着高烧仍坚守岗位的同事晓丽对殷艳玲说:"主任,因为有您站在我们身后,我们才有足够的勇气和信心在余震中救死扶伤,不害怕,不退缩!"殷艳玲感动之余感到有些诧异,笑着问道:"在震后最危险、情况最危急的时候我还在咱们自己医院里呢,怎么和你们在一起啊?"晓丽一脸认真地解释说:"救灾的时候发生过很多紧急情况,我们在想解决方案的时候,总是记起您教给我们的应对措施,并用它们顺利渡过难关。我们能救治这么多伤员,您的指导功不可没啊。"

一生大爱
终觅归宿

2016年8月,作为对国家精准扶贫号召的响亮回应,在扶贫点——通榆县新发乡联合村迎来了以殷艳玲和本院领导班子成员为首的扶贫医疗队与红马甲志愿者,他们在联合村开展送医送药捐资助学及志愿服务活动,殷艳玲将7名乡村医生组织起来,在最短的时间内手把手传授了他们在紧急状态下如何快速有效实施心肺复苏、快速转运等急救知识。不仅如此,作为妇婴保健专家的她,还向当地村民传授母婴护理技能,普及育儿知识,当地村民无不为此称道。

为了建立公众自救互救、急救系统院前急救和医院急救三环节紧密相扣的生命急救链,更大程度上保障市民的生命安全,2017年1月至今,殷艳玲利用所有能利用的时间,带领护理同仁积极投身于社区公众现场施救培训。他们的身影出现在军营、车队、小区、学校,为部队官兵、乡村医生,乃至公交车司机和出租车司机、小区保安、家庭保姆培训自救互救技能,教会他们如何判定呼吸心搏骤停,如何在急救车到达前正确高效实施心肺复苏,为抢救赢得宝贵时间。为保证培训效果,她亲临每一次培训现场,她都手把手传授每一个步骤,迄今已培训各类非医务人员累计 26 815 人次。

一个人的力量是有限的,集体的力量是无限的。2017 年 7 月,殷艳玲荣获红十字国际委员会授予的第 46 届国际南丁格尔奖章,载誉归来后,殷艳玲积极争取,成立了吉林省首支南丁格尔志愿护理服务分队暨中国南丁格尔志愿护理服务总队第 236 支分队,现在队伍里已经有 571 名志愿者。志愿护理服务分队陆续开展的活动有糖尿病知识宣传普及、义诊、早产儿义诊等。今后,殷艳玲将会带领这支队伍继续普及院前急救知识与技能,通过急救生存链将更多的生命从死神的手中拉回。这是一支爱的火种,南丁格尔精神将因此薪火相传,使受益人越来越多,更好服务基层和弱势群体,为健康中国助力。

创新护理模式
只为病患满意

殷艳玲及其团队在护理模式领域的创新一直走在行业前沿。除首创互动式亲情沐浴手法以外,在 2010 年卫生部开展优质护理示范工程活动中,殷艳玲和她的团队本着"始于主动服务,寓于用心服务,终于满意服务"的护理理念,探索出"CARE"排班模式,为病人提供了全程连续、责任分层的优质护理服务,这一模式在全省推广应用。2013 年,殷艳玲又将"网格化"引进护理管理,首次在临床推行"网格一体化护理管理模式"。几年来,医院护理团队也取得了令人瞩目的成绩:全国五一巾帼标兵岗、全国卫生系统护理岗位技术大赛银奖和团体第三名、全国品管圈大赛一等奖一次和二等奖两次……

工作以外
生命以内

作为护理部主任,在一次神经外科查房过程中,失去了生活自理能力的脑卒中病人无法表达、不能翻身,更不能行走的痛苦和家人的无奈被她目睹,于是,她萌生出了帮助脑卒中病人这一群体的想法。此后的很多年间,殷艳玲带领她的护理团队不放过一点业余时间,走进长春市大大小小的社区和家庭,致力于帮助失去生活自理能力的脑卒中病人重拾生活的信心。在他们的帮助下,不少病人表示自己的生活质量提高了,家庭和社会负担也减少了。每到一户病人家里,小到科学护理知识,大到康复训练方法，殷艳玲都手把手地教授，甚至会根据病人的需求，自己学习设计改善厨房和卫生间的功能结构。经过殷艳玲及她的团队的悉心帮助，很多病人从卧床不起恢复到可以行走，甚至能够自己到菜市场买菜。至今，殷艳玲已走访脑卒中病人380余人，累计家庭服务1000余小时。

作为一名红十字会志愿者的殷艳玲，对于志愿服务也是义不容辞。2010年至今，殷艳玲每年都会到敬老院慰问老人，陪老人们聊聊家常，为他们梳洗、擦身，通俗易懂地讲解健康知识，为他们送去爱心与温暖。殷艳玲还多次带领护理团队走进社区，为社区居民进行高血压和高血糖的筛查，还开展高血压、糖尿病预防保健及家庭护理知识宣教，有效提升了社区居民防病治病的意识。不仅如此，殷艳玲还多次走访慰问长春市孤儿院，将衣物、食物送到孤儿手中，一次，她遇到了一位患病需要手术但无力负担手术费用的孩子，殷艳玲号召全院医护人员为孩子募捐7万多元。多年来她走进敬老院和孤儿院累计800多小时，受益人群达2,200余人，真正做到了大爱无疆，服务公众。

"医院里的工作是我的分内之事，随便换个人也能做好，没有什么可称道的。相比于社会，医院中能提供的医疗援助远远不够，所以工作以外，我对自己也有更高的要求。"殷艳玲说道。一直以来，她默默地奉献着青春并将全部的爱倾注其中。她在工作中凭着高尚的人格魅力，丰富的专业理论，过硬的技术本领和超前的管理意识，感染着身边的每一个人，受到了领导和同事们的广泛赞誉。南丁格尔的信仰，白求恩的精神，支撑着殷艳玲不断突破自我。

（钟天毅　曹梅娟）

参考文献

[1] 第46届南丁格尔奖章颁奖大会在京举行 [J]. 中国护理管理，2017（8）：1.

[2] 白求恩第二医院. 用爱丈量梦想：殷艳玲同志在第四十六届南丁格尔奖章颁奖大会上的发言辞 [N/OL]. 吉大新闻，2017–07–22.https://news.jlu.edu.cn/info/1021/44831.htm.

游建平

为草当作兰 为木当作松

第46届

国际南丁格尔奖章
获得者 （2017 年）

疫区需要我，我就去疫区，科研需要我，我就把临床转化为论文，我的护理事业正开启新的篇章。

——游建平

2017 年 5 月 12 日，红十字国际委员会授予第三军医大学第一附属医院（现中国人民解放军陆军军医大学第一附属医院）传染科护士长游建平第46 届国际南丁格尔奖。当年的 7 月 21 日，在北京人民大会堂举办的颁奖典礼上，时任中共中央政治局委员、国家副主席、中国红十字会名誉会长李源潮为游建平颁发奖章。

游建平(1974—)，女，重庆人，中共党员，主任护师。

1974 年出生。

1989—1992 年，就读于中国人民解放军第三军医大学护校（现陆军军医大学护理系）。

1989 年，入伍；1992 年，在第三军医大学第一附属医院 ICU 病房从事护理工作；2001 年，任传染科护士长；2020 年 2 月，驰援武汉，任湖北武汉市泰康同济医院感控科主任，现任感染病科护士长。

兼任中华护理学会传染病护理专业委员会委员、中国医学救援协会护理救援分会理事等；重庆市护理学会理事、传染病专业委员会主任委员、重庆市护理学会消化肝病专业委员会副主任委员等；《中国消毒学杂志》《护理研究（英文版）》等杂志编委。

在《解放军医院管理杂志》《中国医院管理》《护理研究》等期刊发表《发热门诊应对新发感染病应急演练流程》《埃博拉诊疗中心外籍聘用人员岗前培训的实践与思考》《援利比里亚医疗队护理工作的组织与建立》等学术论文；实用新型专利多项；主持和参与科研项目多项；参与的"医院感染监控与预防及其

关键技术的研究"获中华预防医学会科学技术奖一等奖;获军队医疗成果奖三等奖 1 项、中华护理学会科技奖三等奖 2 项;主编和参编多部专业书籍。

荣立三等功 3 次;2009 年,卫生部、中华全国妇女联合会、总后勤部卫生部授予全国卫生系统护理专业巾帼建功标兵荣誉称号;2013 年 3 月,中华全国妇女联合会授予全国巾帼建功标兵;2015 年 11 月,人力资源社会保障部、国家卫生计生委等七部门联合授予埃博拉出血热疫情防控先进个人;2017 年 5 月,荣获第 46 届国际南丁格尔奖;2019 年 3 月,中华全国妇女联合会授予全国三八红旗手荣誉称号。

渗透心灵的红色基因

1974 年,游建平出生在重庆的一个军人家庭。父亲看着臂弯中熟睡的女婴,那漂亮的小脸儿,乌黑的头发,粉嫩的皮肤,软乎乎的小手,取名建平,这是一个寄予社会平稳快速发展希望的名字,也是父亲对爱女的期许。谁曾想,多年后,小小的人儿当真实现了对社会、对护理事业的卓越贡献。

多奉献、少索取、有担当,这是游父常常挂在嘴边的话,是融化在游建平血液中的气质,也是沉淀在她骨髓里的品格。父亲参军多年,家风家训也渗透着浓厚的军人色彩。父亲教育她忠诚爱国,唱国歌军歌,辨军纪军衔,悉军营文化,在严明的家风和父亲的言传身教下,游建平从小便有了一种刚毅坚定的军人风骨。这些耳濡目染也使得儿时的游建平对戎装军人一见如故。于是,有朝一日自己也能一袭军装为国效力的梦想,在小建平的心里萌出新芽。

作为地地道道的重庆人,除了喜欢在朝天门、洪崖洞、解放碑、人民大礼堂等地玩耍,最爱的,莫过于拉着父亲的手,跟着父亲去参观红岩革命纪念馆,听父亲讲述红岩精神是怎样在战争的洗礼中形成。"红岩精神"中包含刚柔相济、锲而不舍的政治智慧,"出淤泥不染,同流不合污"的政治品格,以诚相待、团结多数的宽广胸怀,善处逆境、宁难不苟的英雄气概,这一直是引领游建平在护理事业道路上勇往直前、冲锋陷阵、义无反顾、不畏艰辛的宝贵精神财富。

不留遗憾的"美丽天使"

从第三军医大学护理系毕业时,游建平就立下誓言:"干就不留遗憾,做就问心无愧。"

当时正逢第三军医大学第一附属医院组建 ICU 病房,她主动请缨来到了这个风险最高、压力最大、任务最重的科室。有一天夜班,一位年轻病人心搏骤停多次,游建平寸步不离地守在他床边整整一夜,一次又一次化险为夷,最终这位病人转危为安。这样的经历不胜枚举,也练就了她临危不惧的心理素质、冷静快速的判断能力、对病情变化的敏锐判断和永不言弃的精神品质。

2001年底,游建平在全院护士长岗位竞聘中脱颖而出,调任传染科,成为当时医院最年轻的护士长。和传染病打交道,许多人避犹不及,但游建平认为"只要是病人需要的地方,就是我应该去的地方"。

游建平发现,出于诊治需要,传染病病人均采取隔离措施,而医生、护士治疗和陪伴的时间有限,病人的心理压力极大。"传染科不应该是传播恐惧的地方,而是传递关爱的场所,越是危险越能体现医者的担当。"于是,游建平大胆改造病房格局,改进防护措施,改变医护人员固有观念,在保证科学防控的前提下,让护士和医生都走到了病人身边。

一次,传染科收治了一名车祸导致高位截瘫卧床多年合并肺部感染的病人。这位病人离异,无儿无女,长期缺乏良好照护,骶尾部有大面积压疮。"这样的病人更需要优质的护理服务。"游建平亲自给他洗脸、擦身、喂饭……通过近半年的精心护理与治疗,病人完全康复。他出院时紧握住游建平的手说:"其实我很舍不得走,你就是我的亲人。"

扛起使命的柔弱肩膀

2003年,突如其来的"非典"疫情肆虐全国,中国人民解放军陆军军医大学第一附属医院作为重点防控医院,抗疫刻不容缓,而这对年轻的游建平来说无疑是一场严峻的考验。

"你这么小的个子,这么瘦的肩膀,这么重的担子,承担得了吗?"面对上级首长的关切,年轻的游建平顶着各种压力,坚定信心,以军人敢打、能打硬仗的优良作风,顺利完成了任务。

在抗击"非典"时,游建平发现一位病人神情惶恐,敏锐的她意识到这可能是疑似病例,不顾感染风险近距离地和他耐心沟通,及时发现了这一疑似病人,有效地控制了疫情的播散。

两个多月的时间里,游建平组织队员严格执行防交叉感染流程进出隔离区,组织救治护理了数百名疑似和留观病例,无一例死亡,最终全部康复出院,一定程度上也缓解了市民的恐慌心理,为医院在抗击"非典"中实现零死亡、零感染的目标作出了贡献,也为今后的传染病疫情的防控积累了宝贵的经验。

映秀奋战的"提灯女神"

2008年5月12日汶川发生特大地震,游建平作为抗震救灾医疗队护士长奔赴一线。崎岖的山路,泥泞的小路,陡峭的悬崖,不时掉落的碎石,湍急的江水猛拍江岸,这样的艰巨环境下,身材娇小的游建平身背10多公斤药品,手脚并用爬过泥石流路段,星夜驰援灾区,历经8小时到达映秀。

抵达目的地后,露天坐卧着600多名伤员,游建平有些错愕,但很快冷静下来。她带领医疗队员们因地制宜,就地取材,收集衣物剪成布条消毒后代替绷带;从废墟上找来木板加工成夹板;铁条加棉布制作颈托;饮用水加食盐配成伤口冲洗水;输液管改成导尿管为病人解除尿潴留。

针对气性坏疽这种地震现场最严重的感染性疾病,她迅速建立简易隔离区,严格执行人员的消毒隔离和医疗废物的规范处理;针对驻地灾民和救援部队官兵,她组建宣讲队进行灾后传染病防范知识宣教,对灾民集中点和官兵驻地生活环境进行卫生整顿;她带领巡诊分队走村串户,给当地老百姓进行心理疏导……

5月16日中午,游建平护送医疗队救出的5名在旅游途中遇险的韩国留学生返回成都,路上又遇到坍塌的泥石松动,她大声鼓励学生们"不要怕,爬过去",自己则搀扶着有腿伤的女学生缓步前行,将留学生安全送达韩国驻成都总领事馆。领事代表韩国政府对中国军人的救援深表感谢,对游建平的勇敢行为由衷赞赏。

在映秀镇奋战的60多个日夜,游建平带领队员们与时间竞赛,与死神搏斗,创造了协同搜救、收容处置、护送转运三项任务伤员"零死亡"的救援奇迹。她就是伤员眼中神圣的"提灯女神"。

国际救援的中国军人

2014年,具有极高传染性和致死性的埃博拉病毒疫情肆虐非洲。当年8月,游建平被抽组参加中国首批援非抗埃医疗队,执行埃博拉病毒疫情防治任务,担任医疗队总护士长。

这次任务的困难程度非同以往,也是中国军队首次大规模成建制执行海外救援任务,抽调的68名护理人员来自全军11家医院,且97%为非传染病专科人员。为解决护理人员不足的问题,医疗队还从利比里亚当地招募了80余名社会工作者为卫生员。当时的利比里亚已经有超过百名医务人员在工作中感染了埃博拉病毒,医疗系统运行受阻,而在不到 1 个月的时间里,游建平将这支护理队伍打造成了密不透风的"铁娘子突击队"。

如何保证医疗队员在救治过程中不被感染成为她首要解决的难题。她向医疗队立下军令状:"只要有一名工作人员感染,我就不是一个合格的护士长。"

为接诊第一位病人,游建平带头第一个进入病房,在病房的时间突破医疗队规定的两小时极限,三个半小时后浑身湿透地走出病房。她严格掌握护理的各个环节:从传染病专科医院每一项护理制度的建立到每一个护理流程的制订,她全程参与;从每一个标志的设立到每一套防护用品的准备,她严格监督;从每一件清洁物品的归置到每一张病床的摆放,她亲力亲为;从每一名医护人员的工作到每一名工作人员的培训,她精心指导;从每一项流程的讲解到每一遍英文的解说,她流畅自如。

一名患儿在住院期间亲历了父亲的离去,一直闷闷不乐,游建平每次进入病房完成护理操作后就像对自己孩子一样陪伴他,教他跳舞、说中文、做游戏。尽管身着层层防护服,但患儿总能通过声音和眼神知道"游妈妈"的到来,于是脸上再次泛起笑容。患儿出院时对游建平护士长敬了一个标准的军礼,并用中文说:"我爱你,中国妈妈!"

在利比里亚的 70 天,游建平和队员们共接诊病人 112 人次,收治 64 例,其中疑似埃博拉病毒感染病人 59 例,顺利实现了"打胜仗、零感染"的目标,在国际舞台上成功亮出了"中国速度、中国质量、中国要求"的名片,为祖国、为军队赢得了荣誉。

教研有术的铿锵玫瑰

作为一名部队医院的护士长,游建平的日常工作与其他护士有所不同。在野战医疗所成立的十年间,游建平既是"资深"队员也是护理专家,她带领护理团队成功设计了批量伤员护理管理流程,标志着护理队员成功完成了从普通临床到野战生理、心理护理的转型。

2013 年,实战化卫勤训练成为医院重点攻关课题。游建平是课题组的核心成员,深入开展对抗性训练理念的研究论证,积极参与卫勤对抗创新模式分析和验证,深度参与模拟仿真训练平台的设计、制造和试用,创造性地构建了我军首个实战化卫勤研训中心,并以卫勤专家的身份,光荣地成为医院首支"卫勤蓝军"成员。

从 2014 年起,高原卫勤保障成为医院卫勤建设的重要任务。游建平主动请战,成为首批开赴海拔四五千米雪域高原参加联合训练和演习的卫勤队员之一。

初进空气稀薄的西藏,高原反应就给了她一个"下马威",头疼欲裂、夜不能眠,第二天早上又吐又拉,心率高达 120 次 /min,氧饱和度不到 70%。尽管这样,她仍然强忍不适,把模拟训练场搬到高原,开展一线官兵自救互救技能培训。在缺氧情况下示范穿脱防护服、戴防护口罩使呼吸变得更加困难。部队指战员关切地让她口述即可,但她说:"没事,我是一名护士,也是一名战士。"

除了高寒缺氧外,高原驻训还面临冰雹雷电等气象灾害风险。2015 年高原联训联演中突遇雷暴天气,3 名战士被雷电击成重伤,其中一名脊髓性休克,一名心搏骤停,一名下肢广泛蜂窝状盲管伤。她和战友通宵对伤员进行了抢救、清创缝合手术、补液、抗感染等紧急治疗,最后,3 名战士全都转危为安。

在两年时间里,她多次前往西藏,开展高原驻训全维卫勤保障,参与培训官兵自救互救 2 200 人次,培训自救互救骨干 378 人,参加大规模实兵实弹演习 2 次,让"白金 10 分钟,黄金 1 小时"战伤救治理念在部队官兵中迅速普及,官兵自救自护能力得到大幅跃升,合格率从培训前的 30% 提高到 100%。

2016 年 10 月 20 日,中德"联合救援 –2016"卫勤实兵联合演习在第三军医大学卫勤综合训练基地拉开帷幕,游建平勇挑大梁,身兼总护士长、联络组长、培训老师、翻译等数职,德国联邦国防军卫生总监坦普中将都对她的专业精神连连称赞。

幽香之兰
屹立之松　　2017 年 7 月 21 日上午,第 46 届国际南丁格尔奖章颁奖大会在北京人民大会堂举行,次日游建平载誉回到重庆。她是重庆第三位南丁格尔奖章获得者。

"颁奖的整个过程都很激动,马上要戴上奖牌时走路的步伐都偏快了。"游建平说,"之前从没想过真能获南丁格尔奖,作为每个护理人的梦想,只想着朝着这个目标去做就够了。"

游建平说,自己一直从事临床护理工作,接下来要更进一步做好本职工作,在突发事件和应急防控特别是军事卫勤保障上要发挥带头模范作用,用一言一行去传递南丁格尔精神。

从事护理工作 30 余年,游建平用实际行动践行南丁格尔精神。她说:"我心中的南丁格尔精神,就是用仁心和慈悲对待病人和官兵,用勇敢和担当对待危险和灾害,用能力和水平对待专业和国际交流,爱、责任、实力,这就是我的回答。"

2020年2月14日,武汉市泰康同济医院迎来了军队支援湖北医疗队。游建平再次出征,驰援抗疫前线。

"准备好了吗?"

"准备好了,这是一场硬仗。"层层防护下是温柔又坚定的目光,游建平再次出发。

（王奕霖）

参考文献

[1] 李珩.游建平缘何成为患者和官兵心中的"提灯女神"? [N].重庆日报,2017-07-24(6).

[2] 陈玉婷,向燕妮.爱,可以这样深沉与美丽:记第46届南丁格尔奖获得者、陆军军医大学附属西南医院感染科护士长游建平 [J].重庆行政(公共人物),2017(4):42-45.

李红

用专业知识照顾好每一位病人

> 有些病人不能完全治愈，我们常常去帮助、去安慰，这是南丁格尔精神一个最朴素、最基本的体现。
>
> ——李红

2019 年 5 月 12 日,红十字国际委员会授予福建省立医院主任护师李红第 47 届国际南丁格尔奖。当年的 9 月 2 日,在北京人民大会堂举办的颁奖典礼上,时任国家副主席、中国红十字会名誉会长王岐山为李红颁发奖章。继 1993 年、2011 年,福建护理人再一次摘取南丁格尔奖章。

李红(1968—),女,安徽马鞍山人,主任护师,教授。

1968 年 11 月出生。

1986—1990 年,就读于上海医科大学护理系(现复旦大学上海医学院);2000—2002 年,就读于北京协和医学院,取得护理学硕士学位;2002 年,取得首都经济贸易大学管理学硕士学位;2011—2016 年,就读于英国巴斯大学人文与健康学院卫生学,取得博士学位。

1990—1993 年,在江苏省苏州医学院附属第二医院(现苏州大学附属第二医院)从事护理工作;1993 年,在福建省立医院工作;历任福建省省立医院护理部干事、病区护士长、护理部副主任、护理部主任;2002 年 8 月—2019 年 10 月,任福建省立医院副院长;2009 年 5 月起,兼任福建卫生职业技术学院副院长;2016—2019 年,兼任福建医科大学护理学院院长;2019 年 10 月,任福建省立医院党委副书记、福建省立医院南院(福建省立金山医院)党委书记;2020 年 2 月,驰援武汉,任福建支援湖北抗击新冠肺炎专科护理队领队、武汉客厅(东西湖)方舱医院党委副书记和副院长;2023 年 1 月,任福建医科大学副校长。

兼任中华护理学会常务理事、重症护理专业委员会副主任委员、科研工作委员会副主任委员等;兼任中国医院协会护理专业委员会副主任委员、中国老年医学学会医疗照护分会常务委员、中华医学会健康管理学分会常务委员等;兼任福建省医学会健康管理学分会主任委员、福建省护理质量控制中心主任、福建省护理学会常务副理事长等;兼任《中国护理管理》《护理学杂志》《中华健康管理学杂志》等杂志编委。

在《护理学杂志》《中国护理管理》《中华护理杂志》等期刊发表《整体护理病房护理人力利用指标体系的建立及其应用》《综合性医院护理人员岗位聘用实践评价》《急性冠状动脉综合征患者心搏骤停前 24h 早期预警评分变化趋势的研究》等学术论文;主持国家自然科学基金等国家级、省级项目多项;获中国医院协会医院科技创新奖、省政府科技进步奖、中华护理科技奖等;主编《新概念护理学》《护理管理案例精粹》《临床护理实践手册》《老年护理培训教程》等专著和教材多部;向福建省发改委提交《提高全民健康水平的对策研究报告》;积极推动"解决问题,促进健康"(PSBH)全球健康促进项目,被评为"PSBH中国区荣誉大使"。

2003 年,荣获福建省第十届运盛青年科技奖;2004 年,荣获第七届福建青年科技奖;2005 年,卫生部、中华全国妇女联合会、总后勤部卫生部授予全国卫生系统护理专业巾帼建功标兵称号;2009 年,中华全国妇女联合会授予全国三八红旗手称号;2015 年,获评国家卫生计生委有突出贡献中青年专家;2017 年,当选为美国护理科学院院士;2019 年 5 月,荣获第 47 届国际南丁格尔奖;2020 年,荣获武汉客厅(东西湖)方舱医院突出贡献奖。

积极进取
创新管理

1990 年,李红毕业后在医院当一名普通护士。年轻的她对未来有着无限的憧憬。在她看来,临床护理工作虽然辛苦,却是学有所用的根基,更是促进护理专业科学发展的活力源泉。"当时我就给自己立下了规矩,要处处做有心人,时刻关心病人疾苦,用护理情怀和知识,温暖和照顾病人。"她决心要在护理岗位做出一番成绩。

李红不断加强学习,积极开展护理科学研究。她通过测定医院病房各项护理工作的平均工时,建立病房护理人力资源管理评价指标体系,并在此基础上开发了病房护理人力管理计算机系统。1998 年,她开始担任福建省立医院普外科护士长;1999 年,任护理部副主任负责护理教学与科研管理工作;2001 年,成为福建省立医院副院长分管护理工作,是彼时福建省属医疗卫生单位最年轻的副院长。那时的她，虽然职务有了变化，但呵护病人的初心始终不变，奋发向上的精神始终不变。她时刻关心病人疾苦，用知识温暖和呵护病人。她不断开拓创新，推进了福建省立医院护理管理改革。

2003年以来，李红带领福建省立医院护理队伍充分利用"病房护理人力管理计算机系统"，对医院现有人力资源情况进行统计分析，测算病房实际需要的护士人数，总结医院护理人力资源管理中存在的主要问题，改进护理服务流程，根据护理服务流程进行岗位设置，制订各级护理岗位工作说明书及明确的考核标准，成立聘任考核小组，制订出明确的聘后考核标准及奖惩措施等。护理人员实行全员聘任制，并设立了护理质量改进督导及护理培训督导管理岗位，形成了"护理部－护理督导－护士长"三级管理体系，建立与完善了护理质量安全管理与持续改进网络。通过一系列护理人事改革，医院逐步实现"以事设岗、以岗定人、逐级聘用、系统培训"的目标，提高了人力资源的利用率，充分调动了护士工作积极性，形成了良好的竞争氛围，增加了护理工作的满意感，护理人力资源得到了较合理的配置。

恪尽职守
无私奉献

在医院，护士们都喊李红"女神院长"。"严谨、微笑、优雅，是李院长对全院护理人员提出的护训，多年来，她自己也一直这样做。"重症监护室护士长陈巧玲说。

2003年春天，突如其来的"非典"疫情，对医护人员提出了严峻的考验。李红主动投入抗疫一线。她与医务部配合，对医护人员进行培训和操作演习。与此同时，还积极查阅"非典"防治的最新资料，制定了严格的防护措施，加强对"非典"疾病预防的宣教；她全程参与标准化隔离病房和发热门诊的筹建，提出了许多合理化建议；组织合理调配人员，保证了抗"非典"一线人力资源的配置，为防治"非典"作出自己应有的贡献。

2008年汶川地震，震区伤员众多，为保证伤员得到快速救治，部分伤员分批转送到救护水平更高的外省市医疗机构。有31名震区伤员被转至福建省立医院治疗，大部分伤员伤势较重，为竭尽全力挽救伤员生命，医院专门开辟了"爱心病房"。身为院领导的她深入临床一线，做起了病房的"大管家"，她细致梳理每一个细节，确保所有伤员得到最及时的治疗和最精心的护理。

2013年元旦，10名来自西藏林芝地区的先天性心脏病患儿来到福州治疗，这是福建省首次接收西藏先天性心脏病患儿来闽治疗，作为省卫生厅指定医院,福建省立医院接收了其中 4 名患儿。李红再次承担起"大管家"的角色,不仅指导日常护理工作,还时常陪在孩子身边,亲自喂孩子吃饭,陪着他们讲故事,一起做游戏,还为他们购买了玩具、学习用品等,并告诉他们要好好学习。

弘扬南丁格尔精神
绽放"白衣天使"风采

2020 年 2 月,受福建省卫生健康委指派,李红带领福建省支援武汉专科护理队一行共 103 人雨夜奔赴武汉,参加抗击新型冠状病毒感染疫情一线任务。2020 年 2 月 7 日至 3 月 7 日,她担任武汉客厅(东西湖)方舱医院临时党委副书记、副院长,参与方舱医院的运行管理。在去武汉的飞机上,李红对队员们说:"我们中很多人都是当天接到任务,丢下一切,拿起行装就出发了,所以大家一路上情绪激昂。但是现在,我希望大家心态回归平静、回归岗位,我们就是平凡的护士,要尽快进入我们的角色。这里不仅仅需要勇气,更需要我们对病人温暖的慰藉和专业的技能。"抵达武汉第一天就她就组织成立了临时党支部,带领队员重温入党誓词,组建党员突击队。

在方舱医院工作的日子里,李红带领队员发扬南丁格尔的奉献精神、科学精神。方舱医院建院不到一周时间,她就与多个护理团队沟通协调,执笔制订了总字数达 2 万字的方舱医院护理工作手册,对护理管理、工作守则、工作制度、工作流程、岗位职责、质量标准、突发应急应对方案等进行规范,得到院方及其他十余省市护理团队的高度肯定,并迅速在方舱医院推广实施。她建立了每日例会制度,做到日清日毕,并对队员进行严格的上岗前防护培训和业务培训,不合格者不得上岗。在做好常规治疗护理的同时,她重视对病人的生活、心理以及康复等方面的护理工作,并坚持组织病人每日打八段锦、做广播体操、做呼吸操等康复活动,发挥病人自身康复的主观能动性。同时秉承南丁格尔的人文精神,她组织开展丰富的人文关怀活动,为病人过生日、设立"爱心一角"食品角、制作心愿墙、制作七步洗手手绘画等,加强了护患间的沟通,并增强了病人抗疫的信心。

李红被队员们亲切地称为"李妈妈"。她说:"每天凌晨四点多,我一定会将煮好的参汤端到上早班的队员面前,看着他们吃进去两个鸡蛋,为大家开启元气满满的一天,吃好吃饱才有力气打胜仗。"截至 2020 年 3 月 7 日,福建专科护理队已连续工作了 30 天。在她的带领下,全队累计治疗护理 295 名病人,治愈出院 133 名,无队员感染;先后有 60 名队员递交入党申请书,11 名队员火线加入中国共产党,60 名队员获评方舱医院"先进标兵"荣誉称号,福建护理队也因此被国家卫生健康委、人社部、国家中医药管理局等三部门评为全国卫生健康系统疫情防控先进集体。

全心全意服务病人
科学决策提升质量

李红所在的福建省立医院，是一家大型综合性公立三甲医院，承担了福州市乃至全省各地大量疑难病症病人的救治工作。在庞大的就诊量下，如何优化护理流程、改善护理环境，全心全意为病人做好优质护理工作？"管理者一定要下病房参与护理行政管理查房，了解常态下的护理工作运行及质量，才能指导和督促科室改进工作。"李红说。

有一次，李红到 ICU 查房，发现病房对重症病人的约束率比较高，而病人被约束后多感到烦躁不安，甚至产生愤怒情绪，她将适当降低约束率的想法告诉了护士长陈巧玲。陈巧玲当时有些不解，认为适当约束是为了保护病人，防止病人发生非计划拔管、坠床等。李红便建议陈巧玲对此开展深入研究。"在李院长的指导下，我们通过循证研究，建立了重症医学科身体约束临床实践标准，以规范重症专科护士对危重症病人身体约束行为。在保证病人安全的同时，降低身体约束率，最大程度让病人舒适。"陈护士长说。

为了持续改进护理质量，更好满足病人的健康需求，李红牵头组织一批临床护理专家修订重点环节的护理质量评价标准，遴选专科护理质量关键指标，建立以重点环节和关键指标为框架的护理质量评价关键指标体系，形成科室自查和专家督查的强化管理模式，并运用科学的管理工具进行以数据为基础的持续质量改进。2007 年以来，全院完成 3 000 多项持续质量改进项目，极大地提高了护理服务水平和管理质量。

近年来，随着"互联网＋"的兴起，她积极推进"互联网＋医疗健康"服务，建立各类移动平台，为人民群众看病就医提供了 40 多种便民服务措施。为了提高服务效率，她又将 5 个程序烦琐的退费流程优化为"一键退费"，退费耗时由 1 小时压缩至 10 秒以内。2017 年，她牵头撰写的论文《中国三级公立医院缩短等待时间，提高病人满意度的探索：间断时间序列研究》被《柳叶刀》杂志摘录。

引领专科护理实践
基金孵化优质人才

"无论是护理管理、教育还是研究，只有切实提升专科护理水平，提升病人的护理体验，同时提升护士工作满意度，才能成为当今时代对护理变革所产生的强大驱动力。我坚信专业知识能提升临床护理质量和护理人员专业能力。"李红说。2005年，她带领的护理管理团队尝试建立专科护士培养制度，设置专科护士岗位，目前20多个护理专科在护理实践中发挥了有效的引领作用。同时，她借助国家和省级重点专科建设项目和福建省护理质控中心平台，制定了福建省专科护士核心能力培训体系和基地建设标准，出版11部专科护士临床实践手册，并为全省培养专科护士2 000多名。

2019年，获得南丁格尔奖章的她，倡导发起福建省红十字会南丁格尔护理奖学基金，并将61万元奖金全部捐赠。她希望能尽微薄之力设立基金，以帮助和激励致力于护理事业的优秀学生，推动护理教育事业发展，促进护理志愿服务的开展。同时提升社会各界对护理教育事业的关注，让更多护理专业学生得到物质和精神上的鼓励和期待。

作为一名研究生导师，李红将情感教育、护理理论教育以及护理实践教育融合在一起，做学生学术上的领路人，引导学生领悟到平凡的工作可以实现自身价值，让知识得到应用。同时她还注重培养学生善良的品质，是学生心灵的导师。"我今年下半年就进入博士三年级的学习，课题与论文都进入攻坚阶段，有时难免遇到瓶颈。每一次向老师求助，她都能一语点醒梦中人。"一名博士生说，一次李老师对其实验分组给出了新建议，"我按老师说的修改后，发现不仅实验中遇到的问题解决了，整个实验都比以前更严谨。后来，我在国外非常前沿的论文中看到了这种实验分组方法。"

目前，李红教授已经培养了60多名博士和硕士。她与教学团队共同努力获得"首批全国黄大年式教学团队"称号和国家级教学成果二等奖，成为2018年度获此殊荣的全国唯一护理教学团队。"学习、工作、生活，都应该是善良人性的自然流露。用专业知识照顾好每一位病人，通过平凡的工作来实现人文与科学的统一，从而使病人和护士双方都获得身体的健康和生命的圆融，这便是南丁格尔精神最朴素的境界。"她说。

（张利兵）

参考文献

[1] 福建省立医院护理部. 汗水筑就天使专家路：记"巾帼建功"标兵、福建省立医院副院长李红 [J]. 中国护理管理，2007,7(4):76–77.

[2] 魏李培. 李红：用专业知识照顾好病人 [EB/OL]. (2019-9-5)[2021-5-8].http://wjw.fj.gov.cn/ztzl/qzzhrmghgcl70zn/myfc/201909/t20190924_5032799.htm.

Florence
Nightingale

中国的 南丁格尔

——80位
国际南丁格尔奖章
获得者的护理生涯

中国的
南丁格尔

80
位

国际南丁格尔奖章
获得者的护理生涯

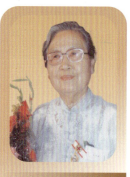

第 29 届 ｜ 王琇瑛

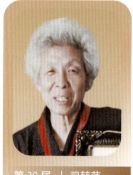

第 30 届 ｜ 司堃范

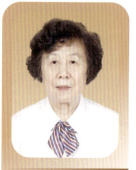

第 30 届 ｜ 杨必纯

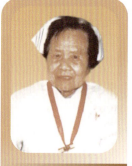

第 30 届 ｜ 梁季华

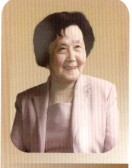

第 31 届 ｜ 史美利

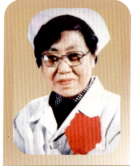

第 31 届 ｜ 张云清

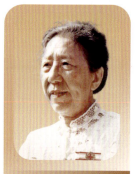

第 31 届 ｜ 陈路得

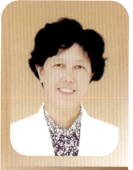

第 32 届 ｜ 孙秀兰

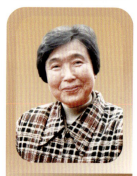

第 32 届 ｜ 陆玉珍

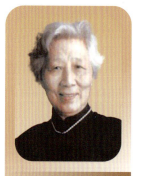

第 32 届 ｜ 林菊英

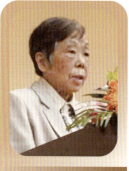

第 32 届 ｜ 周娴君

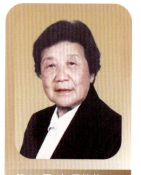

第 33 届 ｜ 吴静芳

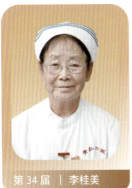

第 34 届 | 李桂美

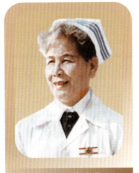

第 34 届 | 张水华

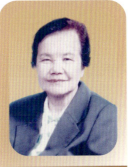

第 34 届 | 张瑾瑜

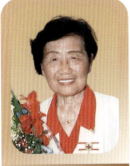

第 35 届 | 孙静霞

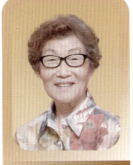

第 35 届 | 邹瑞芳

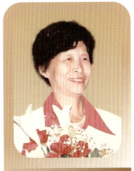

第 36 届 | 孔芙蓉

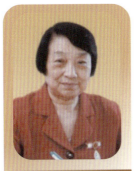

第 36 届 | 关小瑛

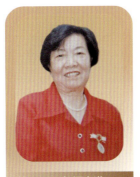

第 36 届 | 汪赛进

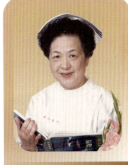

第 36 届 | 陆冰

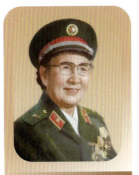

第 36 届 | 黎秀芳

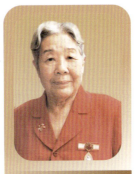

第 37 届 | 王桂英

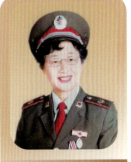

第 37 届 | 秦力君

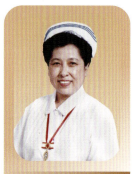

第 38 届 ｜ 王雅屏

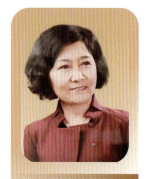

第 38 届 ｜ 李秋洁

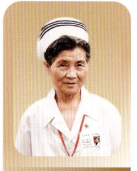

第 38 届 ｜ 吴景华

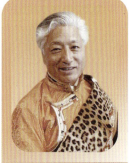

第 39 届 ｜ 巴桑邓珠

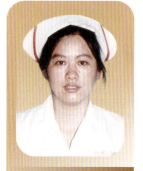

第 39 届 ｜ 叶欣

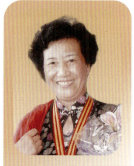

第 39 届 ｜ 苏雅香

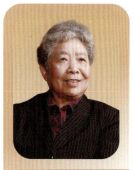

第 39 届 ｜ 李琦

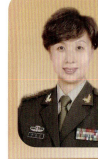

第 39 届 ｜ 李淑君

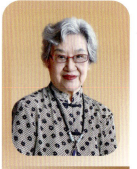

第 39 届 ｜ 陈东

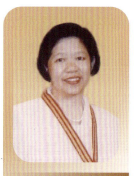

第 39 届 ｜ 钟华荪

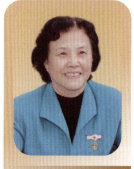

第 39 届 ｜ 梅玉文

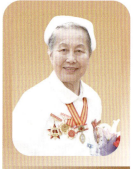

第 39 届 ｜ 章金媛

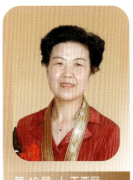
第 40 届 ｜ 王亚丽

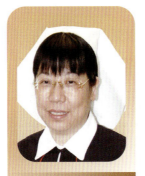
第 40 届 ｜ 冯玉娟

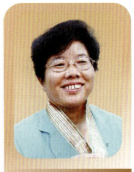
第 40 届 ｜ 刘振华

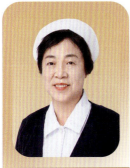
第 41 届 ｜ 丁淑贞

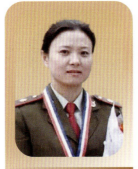
第 41 届 ｜ 陈海花

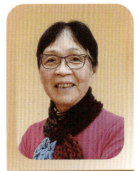
第 41 届 ｜ 罗少霞

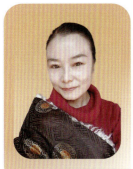
第 41 届 ｜ 泽仁娜姆

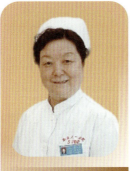
第 41 届 ｜ 聂淑娟

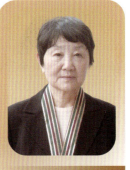
第 42 届 ｜ 刘淑媛

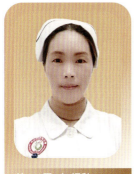
第 42 届 ｜ 杨秋

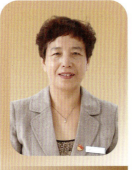
第 42 届 ｜ 张桂英

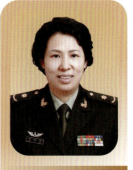
第 42 届 ｜ 鲜继淑

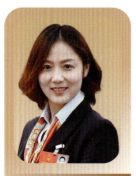

第 42 届 ｜ 潘美儿

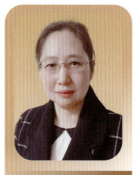

第 43 届 ｜ 孙玉凤

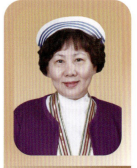

第 43 届 ｜ 吴欣娟

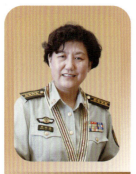

第 43 届 ｜ 张利岩

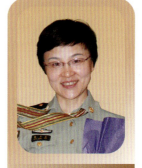

第 43 届 ｜ 陈声容

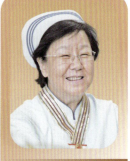

第 43 届 ｜ 陈荣秀

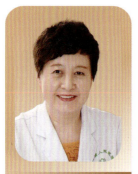

第 43 届 ｜ 赵生秀

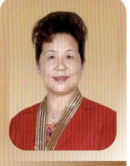

第 43 届 ｜ 姜小鹰

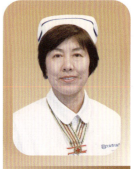

第 44 届 ｜ 王克荣

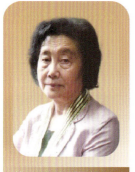

第 44 届 ｜ 成翼娟

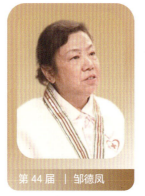

第 44 届 ｜ 邹德凤

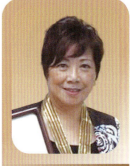

第 44 届 ｜ 林崇绥

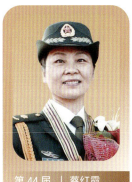

第 44 届 ｜ 蔡红霞

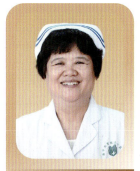

第 45 届 ｜ 杜丽群

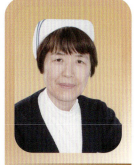

第 45 届 ｜ 宋静

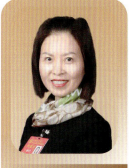

第 45 届 ｜ 赵庆华

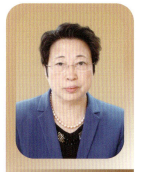

第 46 届 ｜ 李秀华

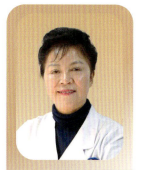

第 46 届 ｜ 杨辉

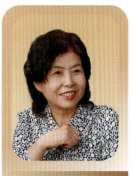

第 46 届 ｜ 杨惠云

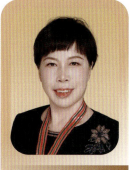

第 46 届 ｜ 殷艳玲

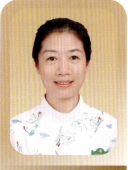

第 46 届 ｜ 游建平

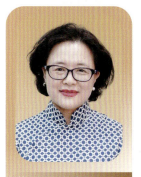

第 47 届 ｜ 李红

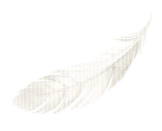

Florence
Nightingale

中国的 *南丁格尔*

——80位
国际南丁格尔奖章
获得者的护理生涯

32